中风病辨证论治

（修订本）

主　编　韩振廷
副主编　韩中宇　韩庆国　韩庆华
　　　　崔永珍　韩玉娟　韩素娟

中医古籍出版社
Publishing House of Ancient Chinese Medical Books

图书在版编目（CIP）数据

中风病辨证论治/韩振廷主编．——修订本．-北京：中医古籍出版社，2017.1（2020.12 重印）

ISBN 978-7-5152-1390-3

Ⅰ.①中…　Ⅱ.①韩…　Ⅲ.①中风-辨证论治　Ⅳ.①R255.2

中国版本图书馆 CIP 数据核字（2016）第 303653 号

中风病辨证论治

韩振廷　主编

责任编辑　张　磊
封面设计　韩博玥
出版发行　中医古籍出版社
社　　址　北京东直门内南小街 16 号（100700）
电　　话　010-64089446（总编室）010-64002949（发行部）
网　　址　www.zhongyiguji.com.cn
印　　刷　北京中献拓方科技发展有限公司
开　　本　850mm×1168mm　1/32
印　　张　19.5
字　　数　489 千字
版　　次　2017 年 1 月第 1 版　2020 年 12 月第 2 次印刷
书　　号　ISBN 978-7-5152-1390-3
定　　价　68.00 元

祝韩振廷《中风病辨证论治》再版

李经纬敬赠

己丑年季春于中国中医科学院

内容简介

本书从中风病的病名、病因、病机、诊法、治则、护理、康复、预防，以及常用中药、常用方剂诸方面，总结历代医家对中风病的认识，发展了中风病的理论，突出了中医学的特色。

编者认为中风病的病变部位在头脑，致病原因以环境污染、生态失衡、精神刺激、生活恶习为外因；以风、火、痰、瘀、虚为内因。其根本病机为脑脉瘀血和脑脉溢血。尤其是在中风病急症临床辨证论治上，编者认为中络以感觉障碍为特征，血凝脉涩为病机，手足麻木为主症，活血通络为治则；中经以运动障碍为特征，血瘀脉痹为病机，半身不遂为主症，活血通脉为治则；中腑以精神障碍为特征，血逆脉壅为病机，神志谵妄为主症，活血通腑为治则；中脏以意识障碍为特征，血溢脉破为病机，昏迷不省为主症，活血通神为治则。

本书内容丰富，条理清晰，汇集了历代中风病医学文献，总结了现代中风病临床诊疗经验，尤其是基层治疗中风病的实践经验，可供广大中医工作者临床参考。

作者简介

韩振廷，男，1947 年 12 月 17 日生，河北省馆陶县人，中国共产党党员，副主任医师。

1962 年初中肄业，回乡生产。1963 年任生产队卫生员，从事卫生防疫工作。1965 年任生产大队赤脚医生，并在馆陶县卫校学习两年。1968 年参军，在北京部队医院学习两年。1970 年在中医研究院高辉远等老师的辅导下学习中医，八年抄完了一套全国中医学院统编教材。1985 年参加了第一届《健康报》中医刊授的学习，三年学习期满，各科考试成绩及格，获大专毕业证书。嗣后研修于中国中医研究院（今中国中医科学院），得到李经纬老师的亲切指导，研究经典文献，探讨中医学术。已发表《对〈灵枢〉〈素问〉并非〈黄帝内经〉一文质疑》等二十余篇论文，其中《中国原始社会的医学起源》一文，获得第二届医圣杯国际中医药学术著作论文优秀奖；《黄帝内经成书年代考》一文，被评为第二届国际中华医药学术会议优秀论文。曾出席第一届国际中国医学史学术会议、第二届国际中华医药学术会议、第三届国际传统医药大会、首届中国医学文化学术会议、第三届全国内经学术会议。先后晋升为中医师，主治中医师，副主任中医师。业医四十余载，广撷各家学说；潜心临床，学验俱丰。临床擅长中医内科杂证，尤以治疗中风病为专长。《中风病辨证论治》一书为其代表作。多次受到各级领导的表彰，原卫生部戴志澄司长亲自登门指导。1993 年被评为“全国优秀乡村医生”，并经全国模范乡村医生评审委员会评定，授予“全国模范乡村医生”称号。

序　一

中风病是当代危害人类健康最为严重的疾病之一，是中老年人群的多发病、常见病，随着高血压发病率的明显增加，其高发病率、高致残率与高死亡率的特点也日益突出。

中风病是包括脑溢血、脑血栓、脑栓塞、蛛网膜下腔出血与脑血管痉挛等神经系统疾病的总称。据统计，我国有中风病患者约600万人，每年用于抢救医疗与康复的资金，若以每人平均1000元计，费用就高达60亿元，实际上远高于此数。世界卫生组织于1992年将中风病列为难治病，向全球号召将其列为医学界瞩目的重大课题，可见中风病仍然是一大难题。

中医学对该病积累了数千年的理论知识与丰富的医疗技术，历代医学名家几乎无不涉及该病的防治，特别是临床医疗经验的总结，几乎无书不载。近年来，更有不少名家涉足该病之科研，不断提高理论认识与防治水平，但中风发病率、致残率、复发率与死亡率尚未明显下降。

在同中风病的斗争中，从医疗设备条件、人员医疗水平讲，大城市比小城市要优越，城市比乡镇农村要好，这是不争的事实。令我十分欣慰的是，一位农村中医师，在诊疗之余竟然能以十年磨一剑的精神，完成了五十万字的经验总结，撰成《中风病辨证论治》一书，他就是河北省馆陶县韩范庄卫生所韩振廷副主任中医师。

我认识韩振廷医师是在1992年，当时，由我主持召开的中华医学会第一届国际中国医学史学术会议，他曾投给大会一篇题为《中国原始社会的医学起源》的文章。当时令我十分感兴趣的并非论题，而是这位来自农村最基层的作者韩振廷医师，有勇气涉足这一医史界长期争论而未能达成共识的理论研究。我思绪万千，倍感振奋，在我们这个中华民族传统文化大国的广阔农村，成长着如此令人欣慰的学者。

韩振廷医师不但在无名无利的医学起源问题上默默研讨，而且从那时起更开始了世界医学领域硬骨头——中风病的理论研讨与医疗的经验总结。经过十余年的时间，他克服了种种困难，完成了自己的夙愿——《中风病辨证论治》一书的著述，系统总结了他自己数十年临床治疗本病的经验，论述了自己提出的新观点。这些对于中风病的认识，包括他对中风病定义的新见解。他认为“中风者，脑脉气血之病也”。在讨论病变部位时，他提出“中风病的病变部位在脑，而不在肝”。他的病因观除强调“风、火、痰、瘀、虚”外，他还讲：“环境污染作为主要病因之一。”在病机认识上，他提出“根本病机为脑脉瘀血和脑脉溢血”“中络以血凝脉涩为病机，中经以血瘀脉痹为病机，中腑以血逆脉壅为病机，中脏以血溢脉破为病机”。从而在病证上强调：“中络以感觉障碍为特征，以手足麻木为主证；分风寒入络、风热中络、津燥滞络、情志郁络四型。中经以运动障碍为特征，以半身不遂为主证；分肝阳化风、肝阳化火、痰气郁结、瘀血污浊四型。中腑以精神障碍为特征，以神志谵妄为主证；分风热腑实、火热腑实、痰热腑实、瘀热腑实四型。中脏以意识障碍为特征，以昏迷不省为主证；分热结阳闭、寒凝阴闭、血衰阴脱、气竭阳脱四型”。在治疗上，根据上述辨证，他强调“以活血为主”，分别以十余个常用古方加减，选方用药，辨证论治，自成体系。从韩医师数十年治疗中风病的临床经验与心得体会以及提出的新理论、新观点来看，他已经克服了农村一无图书资料，二无精密仪器，三无师友借鉴研讨的重重困难；也说明他艰苦钻研、勤奋努力的治学精神，甚是可贵。

近年来每有中风病专著出版，韩医师的《中风病辨证论治》是很有特色的，我以为最大的特色就是作者紧密联系临床实际，运用自己的新体会指导临床辨证论治，取得了成功，得到了广大群众的信赖，值得给予肯定。

韩振廷医师是一位富有独立见解的农村医学家，他的科研成果——《中风病辨证论治》，内容丰富，理论联系实际，切合实用，是一部值得推荐的好书，应当引起中医学术界的关注。他的书稿几经修订成书时，约我为该书写序，在浏览书稿时，深为其独立思想、执着追求，在前人基础上有革新精神，从而在农村提高了医疗水平而感慨，他的精神值得学术界学习。为此，我特写上文与作者共勉。

李经纬

二〇〇四年七月十六日于中国中医研究院

序　二

韩振廷副主任中医师是中央老干部健康工作委员会医学专家团中医专家，高级保健医师。

韩振廷副主任中医师，临证业医五十余载，临床经验丰富；以中医内科、妇科为主，尤精于中医心脑血管病的研究，将毕生的精力致力于心脑血管病的防治工作。十年前，他著述《中风病辨证论治》一书，现在又耗费十年的心血，逐字逐句反复修改，真正达到精益求精的程度。本书详细介绍了中风病的病名、病因、病机、诊法、治则、护理、康复、预防，以及常用中药一百味、古今方剂千余首。尤其对中医脑神学的理论，他不仅从中医传统文化上进行探讨，而且还从道家理论进行考订，汇集了历代中风病的医学文献，总结现代中风病临床经验。在继承前人治疗中风病的基础上，他创造出治疗中风病的独特理论，实乃树起中医防治中风病的一面旗帜，有效地指导中医临床工作，使中医工作者在中风病临床辨证、立法、处方、用药方面，有章可循，有法可依，有药可用，有方可取。其为千百万中风病患者的康复保健，做出了极其重要的贡献。

韩振廷中医专家，实为中医界之楷模，令我十分敬佩。祝贺本书再版，这也是中医界的一件大喜事，为中医临床工作者提供了一本重要的参考书籍。

中央老干部健康工作委员会主任
高级医学教授
博士生导师
主任医师　潘侵存
二〇一六年五月十五日

序　三

我们鹤年堂中医医院是北京最早的中华老字号，国家非物质文化遗产，荟萃了众多名老中医专家。韩振廷副主任医师是我院中医心脑血管病专家、门诊主任，原中央老干部健康工作委员会医学专家团中医专家。

韩振廷主任从事中医临床工作五十余年，对于诸多病证，尤以心脑血管病有丰富的诊治经验。在长期的临床实践中，他博览医籍，熟谙经典，专门对中风病进行了大量的理论研究和实践探索，取得了丰硕的科研成果。曾发表中医学术论文20余篇，受到中医学术界同仁的关注。在中国中医科学院李经纬教授、中央老干部健康工作委员会潘侵存博士生导师等专家、学者的关怀下，韩振廷主任把中风病的科研成果——《中风病辨证论治》一书，于2006年、2017年两次出版。韩振廷主任以高度负责、认真严谨的治学态度，对前两版进行精心细致的删改和充实，对于中风病更具真知灼见，蕴涵了鹤年堂中医药养生文化“调元气，养太和”的思想精髓，为临床防治中风病具有参考价值和指导意义。

鹤年堂始建于明永乐三年（1405年），由元末明初养生大家丁鹤年所创，先后由出身御医世家的丁鹤年、曹蒲飒、王圣一、刘一峰四大家族相继传承，至今已有600余年的历史，是京城最早的中医药养生文化中华老字号品牌。明朝首辅严嵩亲笔题写“鹤年堂”正匾，同朝重臣杨继盛为鹤年堂题写“欲求养性延年物，须向兼收并蓄家”的楹联，抗倭名将戚继光为鹤年堂题写“调元气，养太和”的匾额，形成了内调与外养为特色的“鹤年堂中医药养生文化”。中华人民共和国成立后，鹤年堂第十六代掌柜刘一峰应邀参加开国大典，受到毛主席亲切接见。经国务院批准，鹤年堂中医药养生文化被文化部列为：国家非物质文化遗产，商务部授予鹤年堂“中华老字号”称号。2012年在菜市口老医馆基础上成立了北京鹤年堂中医医院，吸纳了大批德艺双馨的名老中医专家。以韩振廷主任为代表，他们谨遵鹤年堂医训，鹤心致善，调养延年，结合自己的临床经验和理论研究，推陈出新，为鹤年堂中医药养生文化的传承增添活力。借此，我院向以韩振廷主任为代表的名老中医专家们表示衷心的感谢，并祝贺韩振廷主任的《中风病辨证论治》一书出版。

北京鹤年堂中医医院院长　吴纯阳

二〇一九年九月一日

自　　序

自 1970 年我以中医针灸治疗第一例中风病开始，迄今已三十余载。从中取得了一些经验，也吸取了不少教训，从针灸按摩到辨证用药，从祛风通络到活血化瘀，从感性认识升华到理性认识，从书本知识深化到临证实践，经过实践、认识、再实践、再认识的反复过程，逐步提高了防治中风病的水平。

1993 年冬，我到邯郸医专拜访著名老中医淮辉先教授时，他让我从中医方面总结自己治疗中风病的临床经验，写一个中风病辨证论治的讲座稿。当时，我冒昧地答应了。回家以后，我就开始搜集资料，整理医案，总结经验，升华理论。1994 年秋后，讲座稿总算是写出来了，我又去邯郸医专请淮老审阅。淮老详审全文以后，非常惊喜。他认为："目前，在治疗中风病上，中医方面的书籍相当匮乏。这个讲稿在辨证论治方面写得颇具特色，有水平，可以扩写成一本书，书名就叫《中风论》吧。"当时，我就沉不住气："就凭我这点水平，可不是写书的材料。"他说："什么是书？书就是理论知识和实践经验的总结！张仲景写出了一部《伤寒论》，你就不能写出一本《中风论》？"我说："张仲景是圣人呐！"他说："圣人也是人。世上无难事，只怕有心人！只要你认真，下功夫，一定能写成！如果需要什么资料，我帮你查找。写吧！"从此，我就开始了漫长的写书生涯，殚精竭虑，探赜索隐。从 1994 年开始写到现在已有十余年，九易其稿。2000 年我在北京中国中医研究院研修期间，本书又得到中国医史文献研究所所长李经纬教授的亲切指导，并嘱："加强中风病文献资料的总结，增添保健、康复方面的内容；尤其是充实基层治疗中风病的经验，提高临床研究中风病的理论”，并帮助我搜集了部分珍贵资料。于是，我又进行了第七次全面修改。这次修改大部分由我口授，儿子庆国、庆华，儿媳永珍，女儿玉娟、素娟分头写出初稿，最后由我统稿定编。总的来说，形式尚可，内容较为粗糙。于是，我又进行第八稿、第九稿的全面修订。最后经李经纬教授审定。李经纬教授是中国中医研究院中国医史文献研究所所长，在百忙之中为一个最基层的中医师审阅文稿，欣然作序，真使我感激万分。李经纬教授建议将《实用中风病概论》改为《中风病辨证论治》，认为中风为中医学的病名，辨证论治是中医学的特色，这样名实相符，突出了中医学的基本特点。

本书在编写过程中，得到馆陶县人民医院著名老中医程绍欣院长的指导，医友张子生为本书编写提供了很多宝贵资料。曾受到卫生局领导的关怀。尤其是中医古籍出版社责任编辑伊广谦教授，为本书的修改、校正、编辑、出版，付出了艰辛的劳动。在此我衷心地向关心本书的编写、出版，大力协助，大力支持的恩师、医友、领导、同事，致以崇高的敬意和衷心的感谢。由于本人实践经验和学术水平所限，书中缺点和错误在所难免，希望专家和同道批评指正。

韩振廷

二〇〇五年七月一日

再　　序

我自一九六五年业医以来，已五十余载矣；在中医方面研讨心脑血管病的辨证论治，并写出了《中风病辨证论治》一书，现已出版十年矣。随着医疗实践的进步和中医理论的发展，书中有一些缺点和错误，必须修改。

中医脏腑学中有脑髓神明的浅显知识，然道家学说中却有头脑元神的深奥理论。老子讲“谷神”（《老子·成象》），汉代董仲舒讲“元神”（《春秋繁露·立元神》）。唐代白履忠指出：“泥丸者，脑之象也”“脑中丹田，百神之主”。（《黄庭内景经·至道章注》）宋代曾慥说：“天谷者，泥丸之宫也；元神之府也，谷神真一之至灵者也。”（《道枢·神景》）明代赵台鼎说：“脑为上丹田，元神所居之宫。”《脉望·卷五》）清代邵同珍说：“脑者，人身之大主，又曰元神之府。”（《医易一理·脑论》）传统中医学认为，头为精髓神明之府，脑为阴阳互藏之体。在中风病诊法上，书中对脉象做了必要的更正。在辨证上对于中络与中经的分型，做了部分调整；尤其是将中风病变证中的“脑髓水瘀”（即现代医学中的脑水肿、脑疝），改为中风病脑胀；这主要是根据《黄帝内经》有五脏六腑之胀，而无“脑胀”一词，在治疗上“无问虚实，工在疾泻”“补虚泻实，神归其室”（《灵枢·胀论》）。这说明在治疗中风病脑胀之时，不管虚实寒热，医生首先利水消肿，改善脑胀昏眩状态，使神志恢复清醒。对于中风病常用中药也做了部分调整，仍介绍一百种中药。中风病常用方剂删去重复之处，从历代中医典籍中撷选古今名方一千余首。

总之，自本书出版后，我就发现书中的一些缺点和错误，于是经常不断地加工修改，十年来尽最大努力使本书精益求精，以免贻误后人。但因自己的水平所限，仍然免不了出现缺点和错误，敬祈广大医务工作者，尤其是中医专家，不吝赐教。

中央老干部健康工作委员会医学专家团中医专家　韩振廷

二〇一六年五月二十日

自序三

北京鹤年堂历经明、清、民国、新中国六百年，先后由丁鹤年、曹蒲飒、王圣一、刘一峰四大家族传承至今。余有幸跻身于鹤年堂中医医院，在吴纯阳院长的关怀下，再次出版本书。

本书从1993年开始写作，至今已二十六年矣。虽于2006年、2017年两次出版，但从理论知识到实践经验中，发现有些内容不大实用。这次在鹤年堂“调元气，养太和”的宗旨指导下，进行了深入细致的修改。例如中风病常用药物中，有些中药不大实用，这次修改，进行调整。清热药：增加了苦参、蒲公英，删减了龙胆、天花粉；活血药：增加了三棱、莪术，删减了泽兰、茜草；祛风湿药：增加了木瓜，删减了豨签草；补养药：增加了党参，删减了山药；安神药：增加了酸枣仁、远志，删减了牡蛎、白僵蚕。在中风病常用方剂中，增加了部分内容，也删去了一些方剂。

《周易·系辞》云：“探赜索隐，钩深致远。”研《内经》之理，读仲景之书；触类旁通，偶有所得也。限于自己的水平，肯定有不少的缺点和错误，敬祈专家、读者予以批评指教。

北京鹤年堂中医医院门诊主任　韩振廷

二〇一九年十月一日

目 录

第一章　中风病名称

中风者，脑脉气血之病也。

中风病名称繁多，祖国医学称之为大厥、暴厥、薄厥、煎厥、中风、卒中、击仆、偏枯、巅疾、脑风、偏风、痱风、内风、风懿、风痱、真中、类中、阴中、阳中、非风、类风、暗风、偏废、偏瘫、半身不遂等。现代医学认为脑血管病变主要包括脑出血、蛛网膜下腔出血、高血压脑病、脑血栓形成、脑栓塞、腔隙性脑梗死、短暂性脑缺血发作、脑血管痉挛等，都归属于中风病的范畴。因此，中风病与现代医学脑血管疾病的内涵外延大体相当。

第一节　中医对人体脑髓的认识

头脑是人体脏腑的元首，脑髓是生命活动的中枢。在我国古代医学文献中，尚无中医脑髓学的专著。古人对头脑解剖学的认识，大多散见于历代典籍中。中医藏象学形成之初，人们对脑髓重要性的认识不足。随着医学科学的发展，人们逐渐认识到人体脑髓的主导地位，发现中风病与脑脉气血的内在联系。《黄帝内经》中关于人体脑髓学的解剖知识，远较西医认识为早。尤其是近年来，随着中医脑髓学的系统研究，丰富了中医脑髓学的理论，并逐步认识到：中风为脑脉气血之病变。

一、头脑主精髓

中医对头脑精髓的认识，最早为甲骨卜辞中关于“首”

“天”（巅）的文字记录。《周易·说卦》有“乾为首”的记载。《管子·水地》有“肾生脑”的记述。

据《黄帝内经》记载：“人始生，先成精，精成而脑髓生。”（《灵枢·经脉》）“诸髓者，皆属于脑。”（《素问·五脏生成》）“脑为髓之海，其输上在其盖，下在风府。”（《灵枢·海论》）这说明头脑为精髓聚集之首府。“脑之为言在也，人精在脑。”（《春秋纬·春秋元命苞》）这说明人精在脑，脑能察物。汉代张仲景说：“头者，身之元首，人神所注。”（《金匮玉函经·证治总例》）唐代白履忠说：“泥丸者，脑之象也”“脑中丹田，百神之主。”（《黄庭内景经·至道章》）宋代陈言说：“头者，诸阳之会；上丹产于泥丸宫，百神所集。”（《三因极一病证方论·头痛证治》）明代李梴说：“脑者髓之海，诸髓皆属于脑；故上至脑，下至尾骶，皆精髓升降之道路。”（《医学入门·脏腑》）大体说明了中枢神经的形态位置。清代王文绮说：“头为至清至高之处，故谓之元首至尊，而不可犯者也……盖脑为神脏，谓之泥丸宫，而精髓藏焉。”（《杂症会心录·头痛》）近人朱沛文说：“夫居元首之内，贯腰骶之中，统领官骸，联络关节，为之魂魄之窟宅，性命之枢机者，脑髓也。”（《中西脏腑图像会纂·脑论》）张锡纯说：“人之全体运动皆脑髓神经司之。”（《医学衷中参西录·论脑贫血痿废治法》）可见，头脑在人体至巅之部位，内藏精髓神明，外聚经络气血；头为诸阳之会，脑为元神之府。

总之，头者，阳也；“脑者，阴也”（《素问·解精微论》）。根据《难经·四十七难》记载：“头者，诸阳之会也”；清代赵兰亭说：“夫脑者，诸阳所聚，性命所系”（《救伤秘旨·整骨接骨夹缚手法》），故脑为阴阳互藏之体也。

中风的根本原因为瘀血，瘀血是人体气血循行障碍的产物。缺血性中风为血瘀脑脉，出血性中风为血溢脑脉。血瘀，血溢，皆为瘀血。然血内滞而为瘀，津外渗而为水，津血同源，水瘀相结，形成脑胀证。轻者头痛呕吐，哈欠频伸；重者嗜睡烦躁，神志昏迷。现代医学称之为脑水肿。血溢脑脉，水瘀相搏，形成脑髓厥痂证；轻者头痛项强，烦躁剧吐；重者面㿠神昏，喘促息微，目合口张，手撒尿遗，肢厥汗凉，瞳散脉败。现代医学称之为脑疝。肾不生精，精不化髓，髓不充脑，髓海亏空，形成脑髓空虚证；轻者头晕健忘，言謇肢麻；重者痴呆愚笨，便溺无知。现代医学称为脑萎缩。脑络瘀滞，髓海空虚，形成脑髓中空证。轻者口㖞流涎，肢麻语涩；重者肌僵行迟，痴呆失语。现代医学称之为腔隙性脑梗死及脑萎缩。

二、头脑主神明

神明是精神、情志、思维、认识的活动，是人体生命活动的表现。脑主神明就是指头脑有统帅诸神的功能，头脑居人体脏腑之首位，为神、魂、魄、意、志五脏神汇集之所，一切精神、意志、思维、认识、情感、记忆之生理活动，都接受头脑元神之统率。

《黄帝内经》记载：“头者，精明之府。”（《素问·脉要精微论》）就是说头脑是精髓神明的首府。《春秋纬·春秋元命苞》云：“头者，神之所居，上圆象天，气之府也。”隋代杨上善说：“头者，心神所居。”（《黄帝内经太素·厥头痛》）唐代孙思邈说：“头者，身之元首，人神之所法。”（《千金要方·灸例》）宋代曾慥说：“天谷者，泥丸之宫也；元神之府也，谷神真一之至灵者也。”（《道枢·神景》）明代赵台鼎说：“脑为上丹田，元神所居之宫，人能握元神，栖于本宫，则真气自生，真息自定。所谓一窍开则百窍齐开，大关通而百关尽通也。”（《脉望·卷五》）明代李时珍说：“脑为元神之府。”（《本草纲目·辛夷》）可见，元神为人体生命活动的中枢，居于脑中，统领诸神；元神如主，千神如臣。清代喻昌说：“头之外壳包藏脑髓，脑为髓之海，主统一身骨中之精髓……而脑之上为天门，身中万神集会之所。”（《寓意草·沙宅小儿治验》）清代汪昂指出：“今人每记忆往事，必闭目上瞪而思索之，此即凝神于脑之意也。”（《本草备要·辛夷》）清代王学权认为：“人之记性，含藏在脑”“盖脑为髓海，又曰元神之府。水髓充足，则元神精湛，而强记不忘。”（《重庆堂随笔·论虚劳》）清代王清任说：“灵机记性在脑。”（《医林改错·脑髓说》）这说明诸阳之神气，上会于头；诸阴之精血，上聚于脑；头脑有思维记忆的活动。近人张锡纯说：“盖神明之体藏于脑，神明之用发于心也”“神明在脑之说，吾中华医学早先西人数千百年而发明之，且其所发明者，较西人尤为精奥。”（《医学衷中参西录·人体神明诠》）这说明头为一身之首，脑为百神之会。

可见，头脑是精髓神明的首府，脑髓为思维记忆之中枢。中风病无论是缺血性中风，还是出血性中风，都直接影响着精髓神明的生理活动。轻者神疲力倦，舌謇肢痿；重者神昏痉厥，内闭外脱。头脑居人体脏腑之首位，总统诸神，主宰全身。脑府瘀血，神明失司，轻者口眼㖞斜，手足不遂；重者便溺阻隔，神志昏迷。而精神失常者，阴证则沉默寡言，阳证则躁狂易怒等。

三、头脑主脏腑

头脑为人体脏腑之元首。头脑居天阳至巅之首位，元神为百神至尊之主宰。脑神通过五脏神行主五脏六腑之功能，将人体精神活动统一成为一个阴阳互藏之整体。脑神正常则五脏六腑之功能正常，脑神失常则五脏六腑之功能失常。

《黄帝内经》云人体“五脏六腑之精气……与脉并为系，上属于脑，后出项中”（《灵枢·大惑论》）。这说明人体脏腑通过精气血脉与头脑相联系。汉代张仲景说：“夫人禀五常，因风气而生长……五脏元真通畅，人即安和”“经络受邪入脏腑。”（《金匮要略·脏腑经络先后病》）唐代孙思邈说：“头者，身之元首，人神所注。”（《千金要方·灸例》）宋代曾慥说：“凡人内有五脏，肝者，其气从后脊膆之左，上入于目。肺者，其气从后脊膆之右，上入于鼻。心者，其气从前腹之左，上入于舌。肾者，其气从前腹之右，上入于耳。脾者，其气从后脊膆，上入于脑。”（《道枢·血脉》）“夫脑者，一身之灵宗，百神之命窟。”（《道枢·平都》）明代张介宾说：“五脏六腑之精气，皆上升于头，以成七窍，故头为精明之府。”（《类经·疾病类》）头脑为人体脏腑之元首，通过经络与脏腑相互联系。清代喻昌说：“头为一身之元首，穹然居上，乃主脏而不奉脏者也。”（《寓章草·沙宅小儿治验》）清代邵同珍说：“脑者，人身之大主，又曰元神之府”“脑气筋入五官脏腑，以司视、听、言、动”“人身能知觉运动，及能记忆古今，应对万物者，无非脑之权也。”（《医易一理·脑脏论》）就是说头居天阳至巅之位，脑为人体脏腑之主，主宰着五脏六腑的活动，而不奉行五脏六腑的命令。

头脑与脏腑的关系，在生理上心主血脉，脑主神明。血者，神明之本；神者，血脉之主。心行血以营养周身，脑藏神以统率整体。肺主气，脑主神。肺为呼吸之器官，脑为生命之中枢；肺主宣发肃降之治节，脑主升清降浊之调理。肝主疏泄，脑主治理；肝藏血上奉于脑髓，脑神司命下治于肝。脾统血，脑统髓。脾主运化为气血生化之源，脑主神明为精髓贮藏之府；脾生血奉养于精髓，脑化神依赖于气血。肾藏精，脑藏髓。精者，人身之本；脑者，生命之根。肾精化血，上奉于脑；脑髓生精，下藏于肾。在病理上脑神功能失司则脏腑失主，脏腑功能失调则脑神失养。脑血失常，心脉瘀滞，则胸痹心痛，汗出肢冷。心血虚衰，脑脉失养，则瘫痪麻木，口㖞舌謇。脑气失统，肺经壅阻，则咳嗽吐痰，气喘息短。肺气虚弱，脑脉凝涩，则半身不遂，肌肤麻木。脑阳失驭，肝阳上亢，则头痛眩晕，舌謇肢麻。肝阳化风，脑脉溢血，则卒仆神昏，痉厥拘挛。脑阴失和，脾湿酿痰，则头重身困，脘闷腹胀。脾阴不化，脑脉瘀胀，则偏瘫肢肿，频伸数欠。脑精失度，肾水不足，则头晕耳鸣，腰酸膝软。肾虚生痰，脑神失驭，则舌喑足废，骨痿肢逆。当然，脑神与脏腑之间的病理关系相当复杂。诸如心病及脑，脑病及心；肺病及脑，脑病及肺；肝病及脑，脑病及肝；脾病及脑，脑病及脾；肾病及脑，脑病及肾等，可谓一言难尽，临床辨证，宜悉心体验，举一反三。

四、头脑主经络

经络是干经支络的总称，头脑是人体经络的主宰。经络是气血运行的通路，信息传导的网络。正如《黄帝内经》指出："人始生，先成精，精成而脑髓生。骨为干，脉为营……脉道以通，血气乃行。"（《灵枢·经脉》）并且强调"阴气从足上行至头"，认为"阳气从手上行至头"（《素问·太阴阳明论》）。近人张寿颐说："脑经者，其发源于脑，而分布于全体也。"（《中风斠诠》）因此，头脑有统率阴阳、脏腑、经络、气血的作用。

《黄帝内经》认为人体"十二经脉，三百六十五络，其血气皆上于面而走空窍"（《灵枢·邪气藏府病形》）。阳经上头，手阳明经脉上颊下眼，循口环唇，交会人中，上挟鼻孔。足阳明经脉起始鼻中，循鼻入齿，挟口环唇，抵颊上额。手太阳经脉循颈上颊，至目入耳，别颊抵鼻，斜络于颧。足太阳经脉起目内眦，上额交巅，至耳入角，通巅络脉。手少阳经脉耳后上角，下颊至䪼；入耳走颞，循颊交眦。足少阳经脉从目外眦，上抵头角，后入耳中，前行目后。督脉上风府而入脑内，循巅达额，通鼻抵唇，下入龈交。《黄帝内经》说："手之三阳，从手走头；足之三阳，从头走足。"（《灵枢·逆顺肥瘦》）唐代孙思邈认为人体"三百六十五络，皆上归于头；头者，诸阳之会也"（《千金要方

·灸例》)。宋代严用和说:“头者,上配于天,诸阳脉之所聚。”(《济生方·头痛论治》)明代张介宾指出:“督脉上额交巅入络脑。”(《类经图翼·经络》)清代李用粹认为“诸脉皆聚于目,脏腑筋骨之精;与脉并为系,上属于脑”(《证治汇补·眩晕章》)。近人张士骧说:“经络俱由脑中出。”(《类中秘旨》)可见,头脑为人体经络之统帅。

《黄帝内经》说:“孙络外溢,则经有留血”“血凝泣,凝则不通”“十二经脉皆生其病。”(《素问·调经论》)并把经络之病分为是动病和所生病两大类。《难经》认为:是动者,为气病;所生病,为血病。清代张志聪认为,是动者,病因于外;所生者,病因于内。然一般认为:是动病在经,所生病在脏,皆为本经病变。而中风病证见:头痛项强,眩晕耳鸣,恶心呕吐,便秘溺闭,半身不遂,手足麻木,口眼㖞斜,言语謇涩,神志昏迷,闭脱厥逆等,皆与经络循行部位有着内在微妙的联系。并初步认识到脑司经脉,左右交叉的现象。《黄帝内经》说:“从左之右,右目不开,上过右角,并跻脉而行,右络于左,故伤左角,右足不用,名曰维筋相交。”(《灵枢·经筋》)因此,脑左角受损伤,则右足不用。这种维筋相交的理论,已被现代医学所证实。清代王清任说:“人左半身经络上行头面而从右行,右半身经络上行头面而从左行,有左右交互之义。”(《医林改错·口眼歪斜辨》)可见,古人不仅认识到头脑司经络的生理功能,还认识到头脑司经络的交叉现象。

五、头脑主气血

《黄帝内经》云:“人之所有者,血与气耳。”(《素问·调经论》)气血是人体生命活动的基础。明代李中梓说:“头为天象,六府清阳之气,五藏精华之血,皆会于此。”(《医宗必读·头痛》)清代汪文绮说:“夫六腑清阳之气,五藏精华之血,皆会于头，为至清至高之处，故为天象。”（《杂症会心录·头痛》）近人张锡纯说：“血生于心，上输于脑。”（《医学衷中参西录·脑贫血治法》）因此，头脑依赖于气的推动和温煦、血的营养和濡润。所以，脑为气血交会之脏也，并主持周身气血之循行。

《黄帝内经》云：“血气者，神气也；故血之与气，异名同类。”（《灵枢·营卫生会》）因此，气血互根，名异实同；无气不生血，无血不化气。《难经》云：“气主煦之，血主濡之。”这说明气有温煦、气化的功能；血有营养、濡润的作用。汉代张机说：“阳者，气之统也；阴者，血之注也。”（《伤寒杂病论·平脉法》）故气能统血，血能藏气；气能生血，血能载气。唐代孙思邈说：“气行上下，五脏安定；血脉和利，精神乃居。”（《千金要方·胃腑》）宋代陈无择认为：“夫血犹水也……血之周流于人身荣、经、府、俞；外不为四时所伤，内不为七情所郁，自然顺适。”（《三因极一病证方论·失血叙论》）因为气为血之帅，血为气之母；气不得血则无所依附，血不得气则不能流通。所以，明代张介宾指出：“人身之用，止此气血……肺出气也，肾纳气也；故肺为气之主，肾为气之根也。血者……生化于脾，总统于心，藏受于肝，宣布于肺，施泄于肾，而灌溉一身。”（《景岳全书·传忠录》）清代张璐认为：“阳气为阴血之引导，阴血为阳气之依归。”（《张氏医通·诸血门》）清代唐宗海说：“人之一身，不外阴阳；而阴阳二字即是水火，水火二字即是气血。”（《血证论·阴阳水火气血论》）因此，水为阴，而化气之阳，赖阳气以煦水；火为阳，而生血之阴，赖阴血以养火。所以，血生于心火，而下藏于肝；气生于肾水，而上主于肺。其上下升降者，脾胃也；其主者，头脑也。故头脑者，人体气血生化循行之大主也。

中医气血病的变化机理，可用“气血失和”四字概括。《黄帝内经》云：“血气不和，百病乃变化而生。”（《素问·调经论》）故气血盛衰失调是导致气血不和的主要原因。《黄帝内经》云："阳气者，烦劳则张，精绝，辟积于夏，使人煎厥""大怒形气绝，而血菀于上，使人薄厥。"（《素问·生气通天论》）又说："血之与气，并走于上，则为大厥。"（《素问·调经论》）"血气分离，阴阳破败，经络厥绝，脉道不通。"（《灵枢·口问》）"血气虚，脉不通。"（《灵枢·天年》）又云："温气不行，凝血蕴里而不散，津液涩渗，著而不去，而积皆成矣。"（《灵枢·百病始生》）"营气稽留于经脉之中，则血涩而不行。"（《灵枢·痈疽》）因此，中风病以血凝脉涩，血瘀脉痹，血逆脉壅，血溢脉破；气滞血瘀，气虚血瘀，气逆血瘀，气陷血瘀；血虚血瘀，血溢血瘀，血寒血瘀，血热血瘀；阴虚血瘀，阳虚血瘀，最为常见。所以，中风为气血失调的病变。

六、头脑主津液

津液是人体水液的总称，津液是生命活动的基础。因为人体津液来源于饮食，通过胃的游溢精气，小肠的分清别浊而成。又通过脾脏散精输布，肺脏宣发肃降，肾脏蒸腾气化，肝脏疏泄条达，心脏推动运行，上奉脑髓，以生神明。所以，头脑主宰着人体津液代谢的生理活动。

正如《黄帝内经》云："五味入口，藏于肠胃，味有所藏，以养五气。气和而生，津液相成，神乃自生。"（《素问·六节藏象论》）"故神者，水谷之精气也。"（《灵枢·平人绝谷》）"五谷之津液，和合而为膏者，内渗入于骨空，补益脑髓。"（《灵枢·五癃津液别》）故水谷生津液，津液化脑髓，脑髓养神明，神明主津液。然何谓津液？《黄帝内经》云："三焦出气，以温肌肉，充皮肤，为其津；其流而不行者，为其液。"（《灵枢·五癃津液别》）"腠理发泄，汗出溱溱，是谓津。""谷入气满，淖泽注于骨，骨属屈伸，泄泽，补益脑髓，皮肤润泽，是谓液。"

(《灵枢·决气》)而五脏化液者,“心为汗,肺为涕,肝为泪,脾为涎,肾为唾,是谓五液”(《素问·宣明五气》)。可见,人体津液的生化功能,不仅与五脏关系相当密切,而且补益脑髓尤为重要。唐代孙思邈认为:“骨空之间,所以受津液而益脑髓。”(《千金要方·色脉》)宋代陈无择指出:“人之所以滋养其身者,唯气与血……津液流润。”(《三因极一病证方论·咳嗽叙论》)明代张介宾认为:“津液本为同类,然亦有阴阳之分。盖津者,液之清者也;液者,津之浊者也。津为汗而走腠理,故属阳;液注骨而补脑髓,故属阴。”(《类经·藏象类》)清代王清任指出:“脑者,因饮食,生气血,长肌肉,精汁之清者,化而为髓,由脊骨上行入脑,名曰脑髓也。”(《医林改错·脑髓说》)故津液不仅有滋养肌肤的作用,而且还有补益脑髓的功能。

人体津液气化失常,水液停蓄为患,尤其在中风病初期,可导致中风病脑胀。而人体津液耗伤,则脏腑、经络、筋骨、肌肤失调,以致津枯血燥,液亏血瘀,血行涩滞,脑脉瘀血,导致缺血性中风。故《黄帝内经》云:“温气不行,凝血蕴里而不散,津液涩渗,著而不去,而积皆成矣。”(《灵枢·百病始生》)“津脱者,腠理开,汗大泄;液脱者,骨属屈伸不利,色夭脑髓消,胫酸耳数鸣。”(《灵枢·决气》)“汗出偏沮,使人偏枯。”(《素问·生气通天论》)当津液失却营养脑髓的作用,则出现头痛眩晕,手足麻木,半身不遂,神志痴呆等症状。唐代孙思邈指出:“津液脱,腠理开,汗大泄,名曰恶风。”(《千金要方·肉极论》)宋代陈无择认为“津液枯乏”则“精髓内竭”(《三因极一病证方论·消渴叙论》)。金代刘完素说:“诸涩枯涸,干劲皴揭,皆属于燥。”(《素问玄机原病式·六气为病》)明代孙一奎说:“血弱阴虚,不能养筋;筋燥而手足不能运动,指甲干枯。”(《赤水玄珠·燥门》)清代林佩琴说:“凡诸燥证,多火灼真阴,血液衰少。”(《类证治裁·燥证》)近人周学海说:

"中风者，内燥化风。"（《读医随笔·中风有阴虚阳虚两大纲》）可见，中风病，内燥化风者，大多为津亏液乏，血枯脉极所致。

七、头脑主官窍

头脑是人体器官的主宰。官窍者，五官七窍也；精神之户牖也。《黄帝内经》云："五官者，五藏之阅也。"（《灵枢·五阅五使》）"五藏常内阅于上七窍也。"（《灵枢·脉度》）隋代杨上善说："声、色、芳、味之气，循七窍从外入内。"（《黄帝内经太素·阴阳》）清代喻昌说："目通肝、耳通肾、鼻通肺、口通脾、舌通心，不过借之为户牖，不得而主之也。其所主之脏，则以头之外壳包藏脑髓。"（《寓意草·沙宅小儿治验》）这说明了人体五官七窍虽然内通于五脏，但是，其主为头脑也。

头脑主官窍。《黄帝内经》云：人体"血气皆上于面而走空窍，其精阳气上走于目而为睛，其别气走于耳而为听，其宗气上出于鼻而为臭，其浊气出于胃，走唇舌而为味"（《灵枢·邪气藏府病形》）。"五脏六腑之精气，皆上注于目……裹撷筋骨血气之精，而与脉并为系，上属于脑，后出项中。"（《灵枢·大惑论》）由于脑髓本身与外界不通，而依赖人体的感觉器官，目之视、耳之听、鼻之嗅、口之味，把外界现象反映入脑，以认识客观事物。隋代杨上善说："七窍者，精神之户牖也。"（《黄帝内经太素·藏府气液》）唐代孙思邈说："足阳明有挟鼻入于面者，名曰悬颅""足太阳有通项入脑者，正属目本。"（《千金要方·七窍病》）宋代曾慥说："人之元首有九窍焉。"（《道枢·修真》）"五脏者，外通九窍：肝通于目，心通于舌，脾通于口，肺通于鼻，肾通于耳，下通于阴。"（《道枢·混元》）"首面七窍者，精神之门户也""神位其中，入于脑户，见于泥丸。"（《道枢·外景》）故五官七窍皆通于脑，并把客观世界的各种现象都反映于脑。明代袁黄说："泥丸一窍者，谓神居最上，顶贯百脉”“心中正穴者，谓百骸万窍，总通于心。”（《摄生三要·存神》）清代王宏翰认为：“人之一身，五脏藏于身内，为生长之具，五官居于身上，为知觉之具，耳、目、口、鼻聚于首，最显最高，便于接物；耳、目、口、鼻之所导入，最近于脑，必先以脑受其象而觉之，而寄之，而存之也。”（《医学原始·记心辨》）王清任指出：“两耳通于脑，所听之声，归于脑……两目系如线，长于脑，所见之物，归于脑……鼻通于脑，所闻香臭，归于脑。”（《医林改错·脑髓说》）这说明人体耳、目、口、鼻把外界现象反映于脑，产生知觉，并做出相应反应。人体官窍由脑所统治，故头脑为五官七窍之大主也。

头脑与官窍不仅在生理上密切联系，而且在病理上亦相互影响。《黄帝内经》说：“头痛巅疾，上虚下实，徇蒙招尤，目瞑耳聋。”（《素问·五脏生成》）“脑为髓之海……髓海不足，则脑转耳鸣，胫酸眩冒，目无所见，懈怠安卧。”（《灵枢·海论》）“故上气不足，脑为之不满，耳为之苦鸣，头为之苦倾，目为之眩。”（《灵枢·口问》）“五藏不和则七窍不通。”（《灵枢·脉度》）隋代杨上善说：“脑不满颅中，故脑易转，喜耳鸣也；髓不满胫中，故胻酸痛也。脑虚少，筋肉血等；精液不足，眩冒无所见也；髓虚，四肢腰脊无力，故懈怠安卧也。”（《黄帝内经太素·四海合》）唐代孙思邈说：“脑风头重，颈项强”“风眩、口祸、目斜、耳聋”“头面胀满，脑瘪偏枯。”（《千金要方·头面风》）宋代曾慥说：“脑中圆虚以灌真，万穴直立，千孔生烟，德备天地，混同大方，故曰泥丸。”（《道枢·平都》）“五行者，五脏也；肝者，木也；其中有气，入于其目。肺者，金也；其中有气，入于其鼻。心者，火也；其中有气，入于舌下。肾者，水也；其中有气，入于其耳。脾者，土也；其中有气，入于泥丸。”（《道枢·太清》）“泥丸者，脑也。”（《道枢·泥金》）明代张介宾说：“脑脂流下作翳”“髓海不足，则脑转耳鸣”“暴聋气蒙，耳目不明”“鼻为肺窍，通于脑”“脑渗为涕，时流浊涕或多臭气者，谓之鼻渊，又曰脑漏。”（《景岳全书·杂证谟》）清代王清任说：“舌中……内通脑气……气之往来，使舌动转能言。今半身无气，已不能动；舌亦半边无气亦不能全动。”（《医林改错·辨语言謇涩非痰火》）因头脑为中风病的部位，而眼、耳、鼻、口、舌皆在头部，距脑最近，五官七窍皆受其影响；症见口眼㖞斜，舌强言謇，眩晕耳鸣，神昏鼻鼾等，皆为中风病所引起的五官七窍之病变。

总之，头居天阳至巅之位，脑在元首颅腔之中。然脑髓生成，始于胚胎之时；人始生，先成精，精生髓，髓充脑，脑藏神。诸髓者，皆属于脑，脑为髓之海。

头脑为精髓神明之首府，脑髓为生命活动之中枢。头脑主脏而不奉脏矣。正如《黄帝内经》云：“肝藏血，血舍魂”“脾藏营，营舍意”“心藏脉，脉舍神”“肺藏气，气舍魄”“肾藏精，精舍志。”（《灵枢·本神》）。头为神魂魄意志汇集之所。清代汪文绮说：“夫脑属神脏，藏精髓而居高位。”（《杂证会心录·鼻渊》）清代吴谦说：“头为诸阳之首，位居至高，内涵脑髓，脑为元神之府，以统全身者也。”（《医宗金鉴·正骨心法要旨》）可见，脑髓是藏精聚髓之元首。头脑不仅有思维意识之功能，而且还有调节脏腑、经络、气血、津液的功能。五脏六腑之精华，皆上奉于头脑，使头脑保持正常的生理功能。

中风者，脑脉气血之病变也。由于气滞血瘀，血凝脉涩，脑脉瘀血，而导致缺血性中风；由于气逆血热，血菀脉壅，脑脉溢血，而导致出血性中风。

第二节 前人对中风病的称谓

“中风”一词，从外风到内风，从真中到类中，从中风到非风，从肝阳化风到血冲脑经，经历了反复更名的过程，其主要原因就在于对“风”字的认识角度不同，最后仍确立中风病为统一病名，又称脑卒中、脑中风。

一、中风病命名原则

中风者，百病之长也。因为其发病急骤，证见多端，变化迅速，病情危重；犹如矢石之中人，暴风之疾至，与自然界之疾风暴雨善行数变、来势凶猛的特性相似。所以，古人从广义上取类比象，认识和研究本病，故称之为“中风”，又名为“卒中”。但与《伤寒杂病论》中所述的太阳中风证名同实异。

中风是祖国医学的病名。《黄帝内经》有巅疾、薄厥、偏枯、痱风之病；汉代张仲景《金匮要略》有中络、中经、中腑、中脏之证；隋代巢元方《诸病源候论》有心中风、肝中风、脾中风、肺中风、肾中风之分类；唐代孙思邈《千金要方》有偏枯、风痱、风懿、风痹之辨证；宋代陈言《三因极一病证方论》有风懿、风痱、风柔、风颤、风喑之分；元代王履《医经溯洄集》有真中风、类中风之别。明代楼英《医学纲目》力主卒中之名；张介宾《景岳全书》首倡非风之称。王肯堂《证治准绳》提出阴中、阳中之说；李中梓《医宗必读》主张闭证、脱证之论。清代尤在泾《金匮翼》中风有外感、内伤之病；程国彭《医学心悟》中风有气虚、血虚之证。近人周学海《读医随笔》有阴虚中风证、阳虚中风证之别；张士骧《类中秘旨》有外中风之“中”读去声，内中风之“中”读平声之分。张寿颐《中风斠诠》认为：中风应辨内风、外风两大类；张锡纯《医学衷中参西录》强调：中风分脑充血、脑贫血两大别。现代中医学认为：中风是脑脉气血之病也，并分为脑脉瘀血、脑脉溢血两大类证。

自古以来，中风病命名范围甚广。古人认为：凡是发病急骤，头痛项强，神昏痉厥，口噤不语者，皆称之为中风病。但是，随着现代医学科研的发展，尤其是中医学术的进步，使“中风”一词逐步现代化，已经演变为脑血管疾病的专用名称。当前，中医学术界把中风病分为出血性中风和缺血性中风两大类，以中华中医药学会提出的“中风”为正式病名，又名“卒中”，即脑中风也。

二、中风病相关名称

早在甲骨文中已有“疒首”“疒旋”“疒舌”“疒言”“疒口”“疒目”“疒手”“疒足”的记载。这很可能是包括头痛眩晕，舌强言謇，口眼㖞斜，手足不遂之中风后遗症。《周易》有“眇”“跛”之病，《尚书》有“瞑眩”之证，《诗经》有“首疾”之内病，《山海经》有“风疾”之外证，《尸子》有“偏枯”之病例，《史记》有“沓风”之医案。虽然这些病证名称不一，但都是中风病在中国医学史上的早期记载。

中风一词，最早见于《黄帝内经》，云：“内外中风之病”（《素问·通评虚实论》）；“五藏之中风”（《灵枢·邪气藏府病形》）；“饮酒中风”“汗出中风”“新沐中风”（《素问·风论》），虽有古代中风病之名，但无现代中风病之实；然“卒中”一词，最早见于《黄帝内经》，云：“卒中偏痹，手足不仁”（《素问·本病论》），这可能包括缺血性中风。“偏中于邪风，则为击仆偏枯矣”（《灵枢·九宫八风》），这很类似出血性中风。其他如首风、脑风、目风、心风、肺风、肝风、脾风、肾风、胃风、肠风、内风、偏风、漏风、泄风、大风、微风等名称，大多为内风旋动之中风，比较接近现代中医中风病的临床证候。

汉代张机《金匮要略·中风历节病》首创中风病之名实：“夫风之为病，当半身不遂……脉微而数，中风使然”，并分为中络、中经、中府、中藏之不同。在临床上以肌肤麻木，半身不遂，舌謇失语，神志昏迷为主证，这与现代中风病的临床证候大体相同。华佗《中藏经·风中有五生死论》认为：中风病千端万状，“莫离于五脏六腑而生矣”；强调以心风、肝风、脾风、肾风、肺风为主病，并提及偏枯、失音、口㖞、舌强、半身不遂、语言謇涩、皮肤不仁、手足拳挛等常见中风病证候。

隋代巢元方《诸病源候论·风病诸候》提出了中风、风癔、风痱、风痉、风痿、风口㖞、风噤口、风偏枯、风不仁、风失音不语、风角弓反张、风舌强不语，及心中风、肝中风、脾中风、肺中风、肾中风五脏中风之名称。尤其是“中风候”认为：中风病的发病部位为“风邪入脑”。隋代杨上善在《黄帝内经太素·诸风数类》中说：中风病为“风邪循脉入脑，故名脑病也”。提出了中风病的发病部位在人体首脑的概念。

唐代孙思邈《千金要方·诸风》确立了中风病的名称，指出：“中风大法有四：一曰偏枯，二曰风痱，三曰风懿，四曰风痹”。并明确提出心中风、肝中风、脾中风、肺中风、肾中风、大肠中风，以及大风、卒风、贼风、恶风、偏风、久风、头风、风眩、风虚、卒中、卒中风等名称。《千金翼方·中风》还首次提及了“脑中风”的病名。唐代王焘《外台秘要·中风》记述了中风、卒中风、风失音不语、风半身不遂等名称。

宋代陈言《三因极一病证方论·五脏中风证》有中风病之专论，强调肝中风、心中风、脾中风、肺中风、肾中风、胃中风的名称。并提及了中风、卒中、偏枯、偏废、偏风、贼风、猥退风、半身不遂、手脚瘫痪、口眼㖞斜、肌肤不仁，以及风懿、风痱、风柔、风颤、风喑等；并首次提及了“头中风”一词。《圣济总录·诸风》中主张五脏之中风，并论及卒中风、中风半身不遂、中风失语、舌强言謇、瘫缓、风懿、风痱、风瘫、风痉、风口㖞、风噤口、风偏枯、风脚软、风亸曳、风腰腿不遂、风角弓反张、急风、偏风、柔风、贼风、肉苛等相关名称。

金代刘完素《素问玄机原病式·六气为病》强调了中风内因说，提出了中风、卒中、僵仆、卒倒、瘫痪、瞑眩、暗风等名称。金代张从政《儒门事亲·风论》提及了头风、首风、偏枯、眩运、失音、昏冒、风痰、风热、口眼㖞斜、手足麻痹、牙关紧急、不省人事，以及中风、暗风、抽搐、僵仆、半身不遂、失音不语等名称。金代李东垣《医学发明·中风》对于中风病的认识有独到的见解，提出了中风病分为中血脉、中腑、中脏三大病证。

元代朱震亨《丹溪心法·中风》先把中风病分为中脏和中腑两大类，并提到了半身不遂、手足麻木、口眼㖞斜、语言謇涩、手足颤掉、筋脉拘挛、风疾瘫痪、痿痹不仁、口噤昏迷等证候。明代戴思恭《证治要诀·中风》认识到中风、中气、中恶、中病、中脉、中腑、中脏等病名。王履《医经溯洄集·中风辩》主张把中风分为真中风和类中风两大病证；并提及了卒然暗哑、风痱、偏枯、心风、肺风、肝风、脾风、肾风等名称。

明代楼英《医学纲目·中风》力倡“卒中”之名：“中风，世俗之称也……其卒然仆倒者，经称为‘击仆’，世又称为‘卒中’”。包括手足不遂、神志昏迷、瘫痪亸曳、眩晕倒仆、半身不遂、膝脚缓弱、四肢无力、颤掉拘挛等证候。张介宾《景岳全书·非风》首创“非风”之论，主张“易去‘中风’二字……以‘非风’名之，庶乎使人易晓，而知其本非风证矣”。王肯堂《证治准绳·中风》提出中风分为“阴中”与“阳中”；李中梓《医宗必读·中风》主张中风病辨“闭证”与“脱证”。龚廷贤《寿世保元·中风》强调中风分“虚中风”与“实中风”两大类；赵献可《医贯·中风论》强调中风主虚论，并首倡中风辨“阴中之水虚”和“阳中之火虚”两证。秦昌遇《症因脉治·中风总论》认为：中风病分为“外感”和“内伤”两类，明确指出：“外感者，真中风也；内伤者，类中风也”。

清代喻昌《医门法律·中风论》强调中风病以中络、中经、中腑、中脏为证名。叶桂《临证指南医案·中风》深化认识：中风以内风、暗风、虚风、肝风为病名。尤在泾《金匮翼·中风》认为中风病无论“外感之风”和“内伤之风”，皆以肝风为基础。徐大椿《医学源流论·中风论》指出：“中风乃急暴之证，其为实邪无疑”；主张中风有虚证和实证之分，而无真中和类中之别。程国彭《医学心悟·中风真中类中辨症法》指出：“中风者，真中风也；类中者，似中风而非中风也”。沈金鳌《杂病源流犀烛·中风源流》主张中风病分中脏、中腑、中血脉为三大主证，并提及了偏枯、风痱、风懿、风痹、暴仆、暴喑等证名。王清任《医林改错·半身不遂论》明确中风以半身不遂为病名。费伯雄《医醇賸义·中风》主张中风病以中络、中经、中腑、中脏为证名，并提到了口眼㖞斜、半身不遂、中风僵卧、肝风、肾风等证候。

近代中西医汇通医学家周学海《读医随笔》把中风病分为阴虚和阳虚两大纲。张世骧《类中秘旨》认为：中风为血冲脑气筋之证，应以“类中”为病名。张寿颐《中风斠诠》主张：中风为血冲脑经之病，应以“内风”为病名。张锡纯《医学衷中参西录》强调：类中即内风，内风即类中；总结出中风病为“脑充血”和“脑贫血”两大类。何炳元《全国名医验案类编·中风案》汇集中风病“分脑充血、脑积血、脑出血、脑筋麻痹”四端。吴瑞甫《删补中风论》阐明：中风病“血涌入脑者，脑内之脉管破裂也；脑脉闭塞者，脑内之脉管阻塞也”。至此，中医对中风病的认识，已接近于现代脑血管疾病的实质。可见，中风为血冲脑经之学说，由张士骧开其端，张寿颐导其流，张锡纯阐发于前，何炳元汇总于后，吴瑞甫探讨其间。

现代中医学家王永炎院士把中风病分为缺血性中风、出血性中风两大类；并把缺血性中风分为风痰瘀血证、痰热腑实证、气虚血瘀证、阴虚风动证四种，出血性中风分为风火上扰清窍证、痰浊蒙塞心神证、邪热内闭心窍证、元气败脱心神散乱证四种。中医史学者杨金生博士广搜经典，博览载籍，述古论今，通中晓西，撰成了《中风病防治研究》一书，概括了中风病研究的全貌。这些都是人们研究防治中风病的积极成果。

三、中风病发病部位

中风者，脑脉气血之病也，这说明了中风病的病变部位在人体首脑。轻者，血瘀脑脉，精髓失养；症见手足麻木，半身不遂。重者，血溢脑脉，神明失统；症见便溺阻隔，神昏厥脱。故称之为脑中风、脑卒中。

中风病的病变部位在头脑。《黄帝内经》记载："头痛巅疾"（《素问·五脏生成》）；"眩冒巅疾。"（《素问·气交变大论》）唐代孙思邈首创"脑中风"（《千金翼方·中风》）之名称。宋代陈无择认为：中风病"上穿风府，陷入泥丸宫，而痛不可以药愈，夕发旦死"（《三因极一病证方论·头痛证治》）。明代张介宾说：中风病"自风府而上则入脑"（《类经·疾病类》）。清·程国彭说：中风病"脑受邪侵，则发为真头痛，手足青至节，势难为矣"（《医学心悟·头痛》）。近代中医学家张伯龙《类中秘旨》首倡中风为血冲脑气筋之说，张山雷《中风斠诠》力主中风为血冲脑经之论，张锡纯《医学衷中参西录》提出中风病有脑充血和脑贫血之分，吴瑞甫《删补中风论》阐明中风病有脑内血管闭塞和脑内血管破裂之别，使人们在临床医疗实践中，初步认识到中风病发病部位的实质。

总之，最初人类对中风病发病部位的认识较为模糊，但随着医学科学的日益发展，尤其是对于人体脑髓学的认识也在逐步深化，人们观察到中风病与头脑的关系最为密切，才真正认识到中风病的发病部位在头脑。

第三节　中风病最早医案

清代周学海说：“中风者，人间第一大病也。”（《读医随笔》）历代医书将中风病冠居诸病之首，以其为人类大病之危候。而关于中风病的最早医案，可追溯到原始社会。

中风病的医案记录，最早是原始社会末期的大禹。据《尸子·君治》记载：“古者，龙门未辟，吕梁未凿，河出于孟门之上，大溢逆流，无有丘陵，高阜灭之，名曰洪水。禹于是疏河决江，十年不窥其家，手不爪，胫不生毛，生偏枯之病，步不相过，人曰禹步。”而《列子·杨朱》记载：“禹纂业事雠，惟荒土功，子产不字，过门不入，身体偏枯，手足胼胝。”《吕氏春秋·慎行论·求人》记载：“禹……忧其黔首，颜色黧黑，窍藏不通，步不相过。”这说明大禹有中风后遗症之病也。《史记·扁鹊仓公列传》记载：“臣意常诊安阳五都里成开方，开方自言：以为不病，臣意谓之病：苦沓风。三岁四支不能自用，使人喑，喑即死。今闻其四支不能用，喑而未死也。病得数饮酒，已见大风气。所以知成开方病者，诊之，其《脉法》《奇咳》言曰：‘藏气相反者死’。切之，得肾反肺；《法》曰‘三岁死也’。”故成开方亦患中风病也。

上述两例中风医案的记载，其资料还是比较可靠的。这不仅是中国医学史上关于中风病医案的最早记载，而且也是世界医学史上关于中风病医案的最早记载。

第二章　中风病原因

中风病的发病原因虽多种多样，但总不外乎内因和外因两大类。外因是中风病的首因，内因是中风病的主因；外因是变化的条件，内因是变化的根据，外因通过内因而起作用。

第一节　中风病原因沿革

中风病在中国医学史上经历了从外风学说发展到内风学说的过程，唐宋以前以外风学说为主，金元以后以内风学说为主，近代以中西汇通病因学说为主。

一、唐宋以前的外风学说

从唐宋时期以前，上溯至先秦时期，人们对于中风病的病因认识，一直是以外风学说占主导地位。

《黄帝内经》云："风者，百病之始也。"（《素问·生气通天论》）又云："风中五脏六腑之俞，亦为藏府之风；各入其门户所中，则为偏风。风气循风府而上，则为脑风。"（《素问·风论》）这说明正虚邪实而中风。"大怒则形气绝，而血菀于上，使人薄厥。"（《素问·生气通天论》）又，"血之与气，并走于上，则为大厥"（《素问·调经论》），这说明气逆血菀而卒中。"仆击偏枯，甘肥贵人，则膏粱之疾"（《素问·通评虚实论》），这说明过食肥甘而致病。"内夺而厥，则为喑俳，此肾虚也"（《素问·脉解》），这说明内夺肾虚而发病。可见《黄帝内经》对于中风病的发病原因进行了多方面的探索。

汉代张机说："夫风之为病，当半身不遂……脉微而数，中风使然""脉迟而缓，迟则为寒，缓则为虚；荣缓则为亡血，卫缓则为中风。"（《金匮要略·中风历节病》）这说明中风病为人体空虚，风邪入中所致。华佗说："风中有五者，谓肝、心、脾、肺、肾也。五脏之中……皆由于四时不从之气，故为病焉……有偏枯者，有失音者。"（《中藏经·风中有五生死论》）这说明中风由四时邪气所致。并指出："病起于五脏者，皆阴之属也。其发也，或偏枯，或痿躄；或手足拳挛，或口眼不正，或皮肤不仁，或步行艰难……或暴无语，或久无音，绵绵默默，如斯之候，备出于阴。"（《中藏经·火法有五论》）这不仅注意到中风病的外来因素，而且意识到中风病的内在因素。

隋代巢元方指出："中风者，风气中于人也""风癔候，风邪之气，若先中于阴，病发于五脏者""风噤口候，诸阳为风寒所客则筋急，故口噤不开也""风舌强不语候，心脾二脏受风邪，故舌强不得语也""风失音不语候，风寒客于会厌之间，故卒然无音也""风口㖞候，遇寒则筋急引颊，故使口㖞僻，言语不正""风偏枯者，由于血气偏虚，则腠理开，受于风湿""半身不遂者，脾胃气弱，血气偏虚，为风邪所乘故也""风头眩者，由血气虚，风邪入脑，而引目系故也。"（《诸病源候论·风病诸候》）强调中风病为血气偏虚，风邪入侵所致，并提及"风邪入脑"一词，已意识到中风的发病部位在头脑。其实，《神农本草经》早有"中风入脑"（"芎䓖"）的记载。

唐代孙思邈认为"凡风多从背五脏俞入，诸脏受病""贼风邪气所中则伤于阳，阳外先受之，客于皮肤，传入孙脉，孙脉满则输入大经成病，归于六腑则为热""风邪入深，寒热相搏则肉枯；邪客半身入深，真气去则偏枯""邪随目系入脑，则目转眩，邪中睛，则散视见两物。风邪入脏，寒气客于中，不能发则喑哑，喉痹，舌缓""风遂脉流入脏，使人卒然喑，缓纵噤痉致死也。”（《千金要方·诸风》）并指出：“凡初得风，四肢不收，心神昏愦，眼不识人，言不出口”。尤其是强调“凡中风多由热起”。创立了中风主热说，并首次提出了“脑中风”（《千金翼方·中风》）一词。这说明已经认识到中风病的发病部位在头脑的思想。

宋代陈无择指出：“夫风为天地浩荡之气，正顺则能生长万物，偏邪则能伤害品类。人或中邪风，鲜有不致毙者”“盖风性紧暴，善行数变；其中人也卒，其眩人也晕。激人涎浮，昏人神乱，故推为百病之长。”（《三因极一病证方论·叙中风论》）可见，人中邪风，大多毙命。严用和认为：中风病“因喜、怒、忧、思、悲、惊、恐，或饮食不节，或劳役过伤，遂致真气先虚，营卫失度，腠理空疏，邪气乘虚而入，及其感也，为半身不遂，肌肉疼痛，为痰涎壅盛，口眼㖞斜，偏废不仁，神志昏乱；为舌强不语，顽痹不知，精神恍惚，惊惕恐怖，或自汗恶风，筋脉挛急，变证多端”（《济生方·中风论治》）。这就是人体气血亏损，脉络空虚，卫外不固，邪风入中而发病。

总之，唐宋以前的医学家在探讨中风病发病原因的过程中，创立了正虚邪中、火热致病、风邪入脑、情志失调、饮食不节、劳役过度、气逆血菀、内夺肾虚等学说。不仅主张中风外因说，而且也重视中风内因说。

二、金元以后的内风学说

金元以降，内风学说兴起，很多医学家从不同角度探讨中风病的病因，并对外风学说提出异议。

金代刘完素主火，提出“心火暴甚”之说，明确指出：“中风瘫痪者，非谓肝木之风实甚而卒中也，亦非外中于风尔。由于将息失宜，而心火暴甚；肾水虚衰，不能制之，则阴虚阳实，而热气怫郁，心神昏冒，筋骨不用，而卒倒无所知也；多因喜、怒、思、悲、恐之五志，有所过极而卒中者。有五志过极，皆为热甚故也。”（《素问玄机原病式·六气为病》）金代李杲主气，力主“正气自虚”之论，并认为“中风者，非外来风邪，乃本气病也。凡人年过四旬，气衰者，多有此疾，壮岁之际无有也；若肥盛则间有之，亦形盛气衰”（《医学发明·中风》）。元代朱震亨主痰，倡导“湿热生痰”之见；“中风大率主血虚有痰”，“东南之人，多是湿土生痰，痰生热，热生风也”（《丹溪心法·中风》）。元代王履认为：“三子之论，河间主乎火，东垣主乎气，彦修主乎湿；凡以风为虚象，而大异于昔人矣”“殊不知因于风者，真中风也；因于火，因于气，因于湿者，类中风而非中风也。”（《医经溯洄集·中风辨》）因而把昔人以外风为病因的中风病称之为真中风；把三子以“心火暴甚”“正气自虚”“湿痰生热”为病因的中风病称之为类中风。

明代戴思恭说：“五脏虽皆有风，而犯肝经为多；盖肝主筋属木，风易入之，各从其类。肝受风则筋缓不荣，或缓，或急”；所以，有㖞斜、瘫痪、不遂、舌强、语涩等证。尤其是提出“虚热生风”（《证治要诀·中风》）的概念，为内风学说又增添新内容。孙一奎说：“古人论中风、偏枯、麻木等证；以血虚、瘀血、痰饮为言，是论其致病之源。至其得病，则必有所感触，或因风，或因寒，或因湿，或因酒，或因七情，或因劳役、房劳、出汗；因感风、寒、湿、热，遂成此病。此血病、痰病为本，而外邪为标。”（《赤水玄珠·中风》）其不仅重视内因，而且也不忽视外因。杨继洲指出：“中风者，为百病之长”“或痰，或气，或怒，或喜，逐其隙而害成也。”（《针灸大成·中风论》）不仅注意到病邪因素，而且也注意到情志因素。张介宾认为：“中风之病，虽形证似风，实由内伤所致，本无外邪”。（《景岳全书·传忠录》）并强调指出：“凡病此者，多以素不能慎，或七情内伤，或酒色过度，先伤五脏之真阴，此致病之本也。再或内外劳伤，复有所触，以损一时之元气；或以年力衰迈，气血将离，则积损为颓，此发病之因也。”（《景岳全书·杂证谟》）故易“中风”之名，而立“非风”之论。秦昌遇认为：“中风之症……有外感、有内伤。外感者，真中风也；内伤者，类中风也”。（《症因脉治·中风总论》）“中风之因，或本元素弱，劳役过度，五志厥阳之火，煎熬真阴，阴虚则热，热则生风，风火相搏，痰涎自聚，不由外邪，其病自发。或膏粱积久，湿热之气，上熏成痰，迷其心窍，亦能倒仆，而成内伤之症。”（《症因脉治·内伤中风症》）这说明中风病以虚、劳、风、火、痰、瘀六端为主要病因。

清代喻昌指出：“中风之风乃人身自有之风，平素蕴蓄，而一旦内出者也。”（《尚论后篇·真中》）这说明中风为风从内出之内风，亦称之为“真中”。尤怡认为“中风之病……有外感之风，亦有内生之风……故无论贼风邪气从外来者，必先有肝风为内应，即痰、火、食、气从内发者，亦必有肝风为始基。”（《金匮翼·中风》）强调外风、内风相因为病，尤其是“中风之病，其本在肝”的理论，对于中风病辨证论治具有指导意义。叶桂指出：“内风乃身中阳气之变动。肝为风脏，因精血衰耗，水不涵木，木少滋荣；故肝阳偏亢，内风时起。”（《临证指南医案·中风》）发明了内风变动之学说。怀远认为“人之中风……河间谓五志过极，言其因也；东垣谓本气自病，言其本也；丹溪谓湿热生痰，言其标也；而究其根则在于肾元不足所致”（《医彻·中风论》），创立了肾元不足之学说。高世栻说：“人身肝血内虚，木不条达；外不充于经络，内不荣于脏腑，则血虚生风”（《医学传真·中风》），从而确立了血虚生风的理论。王清任说：“半身不遂元气亏损是其本源”（《医林改错·半身不遂本源》），气虚不能行血，形成了“气虚血瘀”之学说。

总之，从金元时期至清末时期的中医学家，在探讨中风病内因学说方面，创立了心火暴甚、本气自病、湿热生痰、虚热生风、内伤积损、本元气弱、膏粱久积、风从内出、中风本肝、肝风内动、肾元不足、血虚生风、气虚血瘀、情志失调等学说，从而使中风病因学之研究，日趋深入。

三、近代的中西汇通病因学说

近代随着西医学的传入，对中医学的发展产生极大影响，一些医学家主张吸收西医学之长，摒弃中医学之短，交流中西医学之术，形成了中西医汇通学派，从而对于中风病因学的认识，也日趋完善。

张士骧认为：中风为血冲脑气筋所致，由于“木火内动，肝风上扬，血气并走于上，冲激前后脑气筋，昏不识人”（《类中秘旨》）；强调内风昏仆，是阴虚阳亢，水不涵木，木旺生风，风火痰气上扰，冲激脑经，为中风病的主要原因。张寿颐指出：“脑经者，其发源于脑，而分布于全体也”。中风病“脑是受病之部位，而非酿病之源，病源为何？则肝阳不靖，气火生风，激其气血，上冲犯脑，而震扰脑之神经耳。故谓是病为血冲脑经则可，而直以为脑病则不可”（《中风斠诠》）。这说明中风为血冲脑经之病也。张锡纯强调：“人之全体运动皆脑髓神经司之”“对于痿废之证，皆责之于脑部，而实有脑部充血与脑部贫血之殊；脑充血者，血之注于脑者过多，力能排挤其脑髓神经，俾失所司。至脑贫血者，血之注于脑者过少，无以养其脑髓神经，其脑髓神经亦恒至失其所司。”（《医学衷中参西录·论脑贫血痿废治法》），从而将中风病分为脑中充血和脑中贫血两大类。何炳元说：“中风古医分为中络、中经、中腑、中脏四端。西医谓此由血冲脑经之病，分脑充血、脑积血、脑出血、脑筋麻痹，亦有四端。”（《全国名医验案类编》）其主张把中医中风病与西医脑卒中沟通汇合，并从中西医两方面认识中风病的发病原因。吴瑞甫说："夫中风，血病也""中风病人多血热""偏枯者，其源由血热者多。"并从人体解剖学角度，阐述中风病的病因："血涌入脑者，脑内之血管破也"。(《删补中风论》)，从而创立了血热生风之学说。

在近代中国医学史上，一些进步的医学家汇通中西医之说，提出了中风病为血冲脑气筋、血冲脑经、脑充血、脑贫血、脑出血、脑积血、脑脉闭塞、血涌入脑、血热生风所致等学说。一言以蔽之：中风者，血病也。这都是中西医汇通之病因学说。

四、现代的中风病因学说

自古以来，历代医学家对于中风病因学的研讨，根据各家临床经验之不同，得出因风、因火、因痰、因瘀、因虚的观点，反映出中风病因学的复杂性。尤其是现代中医瘀血学说的兴起，对于中风病因学是一大贡献。

《黄帝内经》奠定了中医病因学的基础，首先将复杂的致病因素分为阴阳两大类："夫邪之生也，或生于阴，或生于阳。其生于阳者，得之于风雨寒暑；其生于阴者，得之于饮食居处，阴阳喜怒"(《素问·调经论》)。并根据天人相应的思想，运用阴阳五行学说将六淫、七情、饮食、劳倦与人体之间广泛联系。同时，也指出了各种致病因素的特点。汉代张机对于病因学进行了重新分类："千般疢难，不越三条；一者，经络受邪入脏腑，为内所因也；二者，四肢九窍，血脉相传，壅塞不通，为外皮肤所中也；三者，房室、金刃、虫兽所伤；以此详之，病由都尽"(《金匮要略·脏腑经络先后病》)。这与《黄帝内经》的阴阳分类方法相比，又前进一步。宋代陈无择提出了著名的三因论："凡治病，必先识因，不知其因，病源无目。其因有三：曰内、曰外、曰不内外。内则七情，外则六淫，不内不外，乃背经常"；并明确指出："所谓中伤寒、暑、风、湿、瘟疫、时气，皆外所因。脏腑虚实，五劳六极，皆内所因。其如金疮、踒折、虎狼、毒虫，涉不内外；更有三因备具，各有其名”（《三因极一病证方论·五科凡例》）。从而成为沿用至今的中医病因学。

中风病因学在中国医学史上经历了不断的创新与发展。随着时代的发展，致病因素也不断地发生变化。现代中医学家王新陆指出：“中医的病因已由原来的六淫七情，饮食劳倦，疫疠之气，药邪所伤等，转向到环境污染、精神因素、不良生活习惯三大致病因素”“首先，气候因素发生了变化，地球不断地变暖，臭氧层的破坏，太阳黑子的活动频繁，均导致了气候因素的变化，影响着机体的病理表现。其次，社会因素发生了变化。随着信息社会的到来，人们的生活节奏加快，生活压力增大，竞争加剧，增加了情志刺激的强度和深度。再次，环境因素发生了变化。环境污染已经成为一个新的致病因素，有害物质对大气、水质、土壤和动植物进行污染，并达到致害的程度。这些有毒物质进入人体或食物中，会引起慢性中毒或引起危害，噪声、光电、磁场等，也向中医病因学说提出挑战。”（《王新陆文集·中医病因学说新探》）因此，随着致病因素的改变和疾病谱系的变化，在祖国医学传统理论的基础上，提出了脑血辨证的理论体系，将中风病因学的创新理论，发展到前所未有的水平。

总之，自然因素、社会因素、环境因素、生态失衡、劳逸失度、饮食失宜、情志失调、遗传因素、体质因素、心理因素等，已成为当前中风病发生的主要原因。

第二节　内因是中风发病的根据

毛泽东说：“唯物辩证法认为外因是变化的条件，内因是变化的根据，外因通过内因而起作用。”（《毛泽东选集·矛盾论》）

中医生理学认为：人体是对立统一的整体，而脏腑、经络、精神、气血、津液，在功能上是普遍联系，相互协作的。一切疾病发生的内因，则直接损害脏腑、经络、精神、气血、津液的协调关系，破坏了人体生理功能的平衡关系，故内因是中风病的主因。

中风病发生的常见内因致病因素，主要有情志失调、饭食所伤、劳逸过度、痰气凝聚、瘀血积滞等。

一、情志失调

中医生理学认为：情志是五脏精神活动的反映，不同的情志变化对于人体内脏有不同的影响。《黄帝内经》云："人有五脏化五气，以生喜、怒、悲、忧、恐。"又云："怒伤肝""喜伤心""思伤脾""忧伤肺""恐伤肾。"（《素问·阴阳应象大论》）一般情况下，喜、怒、思、悲、恐的情志变化不会使人致病。只有突然的、强烈的、长期的精神刺激，超过了人体生理调节的限度，才会导致中风病的发生。金代刘完素说："喜、怒、思、悲、恐之五志，有所过极而卒中。"（《素问玄机原病式·六气为病》）这说明了情志失调在中风病内因中的重要作用。

中医病理学认为：情志失调的关键就在于脑神逆乱。情志刺激主要伤脑，脑神逆乱，气机失调；其次，影响到肝、心、脾、肺、肾等脏腑。故《黄帝内经》云："百病生于气也，怒则气上，喜则气缓，悲则气消，恐则之下，思则气结。"（《素问·举痛论》）所谓气上者，气机逆上也。大怒伤肝，藏血失驭，则气逆血涌，冲激脑经；证见神昏厥逆，偏瘫失语。气缓者，为气机缓散也。大喜伤心，心气缓散，则血脉不充，营卫稍衰；证见头晕心悸，少寐多梦。气消者，气机消减也。大悲伤肺，肺气消弱，则上气不足，脑神虚衰；证见少气懒言，神情淡漠。气结者，气机郁结也。大思伤脾，脾气郁结，则运化失常，脑神紊乱；证见情志沉默，不思饮食。气下者，气机陷下也。大恐伤肾，肾气陷下，则精髓虚弱，元神失养；证见头晕耳鸣，腰酸膝软。可见，情志失调，则伤及脏腑；而脏腑病变，又伤及脑神。但主要影响人体气机升降失调，导致人体气血循行失常。然七情伤人，以怒为最。正如《黄帝内经》所云："大怒则形气绝，而血菀于上，使人薄厥。"（《素问·生气通天论》）这就是说，大怒伤肝，藏血失驭，气逆血菀，脑脉溢血，蒙蔽清窍，神昏厥逆。这就形象地说明了中风病的病因、病机及临床表现。

总之，情志失调直接影响着人体生理功能，导致人体气机升降失调。然过怒则伤肝，过喜则伤心，过思则伤脾，过悲则伤肺，过恐则伤肾等。而人体脏腑功能失调，又经常影响着情志变化。因为情志失调，伤及脏腑；脏腑不和，扰乱脑神；脑神逆乱，又伤及内脏。所以情志失调往往引起中风病的发生。

二、饮食所伤

汉代张仲景说："凡饮食滋味，以养为生；食之有妨，反能为害。"（《金匮要略·禽兽鱼虫禁忌》）就是说人类依赖于饮食摄取营养以维持生命，但饮食失宜又是导致中风病发生的重要原因之一。临床上饮食致病的原因，主要有饮食不节、饮食偏嗜、饮食不洁、饮食中毒、饮酒过度、嗜烟过多等。

1. **饮食不节** 正如《黄帝内经》云："饮食自倍，肠胃乃伤。"（《素问·痹论》）由于饮食失其常度，打乱饮食规律，则导致中风病的发生。饮食过饱：由于过度饮食，则损伤脾胃，气机阻滞，郁久化热，伤及气血，则可导致脑中风的发生。失食过饥：由于过度饥饿，则营养不良，生化不足，气血亏损，正气日衰，精血耗伤，内伤积损，日久颓败，卒致中风病。

2. **饮食偏嗜** 《黄帝内经》云："凡治消瘅、仆击、偏枯、痿厥、气逆发满、甘肥贵人，则膏粱之疾也。"（《素问·通评虚实论》）由于嗜好某种食物的习惯，造成人体内部的某些营养成分过盛或不及。营养过剩：由于过食肥甘厚味，易于聚湿生痰，伤及脾胃，痰郁化火，热极生风，卒发中风。营养不及：由于人类社会生活水平的日益提高，多食精米白面，少吃五谷杂粮，野菜之类更为罕见，导致人体某些营养成分和微量元素的含量过偏，引起某种脏腑功能障碍，导致中风病的发生。

3. **饮食不洁** 汉代张仲景说："秽饭、馁肉、臭鱼，食之皆伤人也。"（《金匮要略·禽兽鱼虫禁忌》）"果子落地经宿，虫蚁食之者，人之大忌食之。生米停留多日有损处，食之伤人。"（《金匮要略·果食菜谷禁忌》）因此，饮食不洁，则损伤脾胃，甚至引起腹痛、腹胀、呕吐、泄泻等，以至伤津脱液。而有极少数病人，由于剧烈呕吐，频繁泄泻，而引起津枯液亡，以至气衰血稠，血行不畅，血瘀脑脉，元神失养，遂致偏瘫。

4. **饮食中毒** 汉代张机说："六畜自死，皆疫死则有毒""食自死六畜肉中毒""食郁肉漏脯中毒""食牛肉中毒。"（《金匮要略·禽兽鱼虫禁忌》）现在农田庄稼，大棚蔬菜，使用农药、化肥过多，粮食、蔬菜中的残毒含量增高，食品污染，食物腐败生毒，饮食摄入，引起中毒，伏郁血中，沉积日久，浊血污脑引起中风病。这是中风发病率、复发率日趋上升的重要原因之一。

5. **酗酒嗜烟** 清代黄元御说："酒酿之性，湿热之媒。其濡润之质，入于脏腑，则生下湿；辛烈之气，腾于经络，则生上热。"（《四圣心源·杂病解》）由于经常嗜酒无度，酿湿生热，湿热生痰，上蒙脑窍，遂致中风。由于嗜烟过度，则浊气污血，浊血污脑；血瘀脑脉，遂致中风。

总之，饮食所伤之脏腑，主要是脾胃。脾胃是人体气机升降的枢纽，脾胃受伤则气机升降失调，中焦为浊邪阻滞，在上则浊邪攻脑，而头痛眩晕，甚则神昏卒仆，口㖞偏枯；在下则气机壅滞，而腑气不通，腹痛便秘。故气机逆乱，升降失调。这是中风病发生的重要因素之一。

三、劳逸过度

劳动使人体气血舒畅，体质增强；休息则能恢复体力和调养精神，这是人类生活的必需。古人云：文武之道，一张一弛。劳和逸是人类生活的节律。但是，过度劳累和过度安逸都是导致中风病发生的重要因素之一。

过度劳累 历代医学家对劳伤都有论述。《内经》有“五夺”之论，《难经》有“五损”之说，《伤寒杂病论》有“五劳”之病，《诸病源候论》有“七伤”之证。《黄帝内经》指出：“劳则气耗。”（《素问·举痛论》）就是说劳累过度，则元气亏耗，积损正衰；劳力过度，则神疲力倦，气虚血热；劳心过度，则阴血暗耗，心神失养；房劳过度，则肾气耗伤，精血俱损。因为过度劳累，大多是在学习、工作、生活、家务中，繁忙劳累，超过了人体负担的限度。所以，临床上常见到一些劳力过度，用脑过度者，往往引起心中悸动，肝阳上亢。尤其是平素有中风先兆者，往往导致肝阳化风，脑脉溢血，卒发中风；亦有血液黏稠，脑脉瘀血，发生偏瘫。

过度安逸 过逸则会使气血循行迟缓，脉道涩滞，胃纳脾化功能呆滞，气血生化不足，人体抗病能力下降，正气虚弱；证见食少纳呆，神疲力倦，头昏心悸，健忘失眠等。尤其是素有痰湿，身胖体丰者，更应该加强锻炼活动。汉代华佗指出：“人体欲得劳动，但不当使极尔。动摇则谷气得消，血脉流通，病不得生，譬犹户枢不朽是也。”（《三国志·魏书·方技传》）临床上经常遇到一些人，从无中风先兆证，清晨醒来，则发现偏瘫失语，俗称“睡中风”。其原因是夜间睡眠，气虚血凝，循行迟缓，脑脉瘀血，导致偏瘫。

四、痰气凝聚

津液是人体水液的总称。津者，清而稀薄；液者，浊而稠厚。人体津液依靠脾之传输，肺之宣降，肾之气化，肝之疏泄，心之循行，方可输布代谢，以滋养脏腑，润泽皮肤，滑利关节，补益脑髓。津液行于脉外，渗于脉中，周流全身，无处不到。

痰气是人体津液代谢障碍的产物。宋代宋祁说：“痰，病液也。”（《集韵·痰》）代·王肯堂认为“痰者，津液所聚也。”（《灵兰要览·痰说》）。清代冯兆张说：“痰者，津液之病名也。”（《冯氏锦囊秘录·痰饮大小总论合参》）因此，痰气的形成，主要与外感六淫，内伤七情，饮食不节，脏腑失调有关。湿聚为水，水积为饮，饮凝为痰，痰郁为病。所以，痰、饮、水、湿，异流同源，既是病理产物，又是致病因素。痰气是一种独特的病邪，分为有形和无形两大类，并有聚散不定，流动不居的特性。清代沈金鳌说：“故其为害，上至巅顶，下至涌泉，随气升降，周身内外皆到，五脏六腑俱有。来去无端，聚散靡定；火动则生，气滞则盛，风鼓则涌，变化多端。故痰为诸病之源，怪病皆痰成也。”（《杂病源流犀烛·痰饮源流》）中医临床上痰气病证甚多，故有“百病多由痰作祟”的说法。

痰气是中风病的重要原因。痰滞脉络，气血痹阻，则肢体麻木，半身不遂。痰阻舌本，机窍不利，口舌㖞斜，言语謇涩。痰气上扰，蒙蔽清窍，则神识昏蒙，不省人事；痰浊中阻，腑气不通，则意识昏蒙，便溺阻隔；痰阻肝脏，则眩晕动风；痰迷心窍，则神昏谵语；痰郁脾脉，则头重身困；痰滞肺络，则痰壅气喘；痰入肾经，则舌喑足废；痰瘀脑脉，则眩晕瘫痪等。

五、瘀血痹阻

人体血液循行脉之中，主要依靠心气之推动运行，肺气之宣发输布，肝气之疏泄条达，脾气之统摄升降，肾气之温煦气化，方能运行全身，内养脏腑，外荣皮毛，渗濡肌肉，滋润筋骨。气为阳，血为阴；气主煦之，血主濡之，气能生血，血能化气；气能行血，血能载气。气为血之帅，血为气之母；气行则血行，血至则气至。

瘀血是人体气血循行障碍的产物。汉代许慎指出："瘀，积血也。"（《说文解字·瘀》）清代段玉裁认为："瘀，血积于中之病也。"（《段氏说文解字·瘀注》）因此，有人称之为"瘀血"，有人称之为"血瘀"，二者互用，大体相当。瘀血的形成主要是外感六淫，内伤七情，环境污染，阴阳失调，及外伤所致。当瘀血形成之后，本身失去营养的功能，并对人体产生有害的影响，根据不同的瘀血部位，出现不同的瘀血证候：心脉瘀血，则心痛头晕；肺脉瘀血，则胸痛咯血；肝脉瘀血，则胁痛呕血；脾脉瘀血，则脘痛吐血；肾脉瘀血，则腰痛溺血；胞脉瘀血，则经痛崩漏；脑脉瘀血，则头痛偏瘫，为缺血性中风；脑脉溢血，则头晕神昏，为出血性中风等。

瘀血是中风病的主要原因，临床上常见多种瘀血情况。气滞血瘀：气机失调，情志郁结，血脉痹阻，气滞成瘀。气虚血瘀：气机失利，精神萎靡，血脉艰涩，气虚成瘀。气逆血瘀：气机上逆，升阳化风，血行力强，气逆成瘀。气陷血瘀：气机下陷，中气不升，血行力弱，气陷成瘀。血寒血瘀：寒入脉中，损伤阳气，血凝脉涩，血寒成瘀。血热血瘀：热入血中，消灼阴血，血结脉壅，血热成瘀。血虚血瘀：中气衰弱，生化不足，血亏脉微，血虚成瘀。血溢血瘀：气逆火旺，迫血妄行，血涌脉破，血溢成瘀。阴虚血瘀：阴虚内热，血脉失濡，水亏火旺，阴虚成瘀。阳虚血瘀：阳虚外寒，血脉失煦，火衰水盛，阳虚成瘀。中风病属于中医瘀血证的范畴，气滞与血瘀，互为因果；气逆与血溢，相行始终，存在于中风病发展的过程中，贯穿于中风病发展过程的始终，成为中风病发生的主要原因之一。

人体在生理上津血同源，同时，在病理上痰瘀互结。痰气是人体津液代谢障碍的产物，瘀血是人体气血循行障碍的产物。因此有“痰乃津液之变，瘀乃气血之化”的说法。所以，痰气滞脉，则导致瘀血；瘀血停蓄，则引起痰气。

瘀血者，虽然瘀血发生的原因很多，但在临床表现上有共同特征：面目黧黑，唇爪发绀，出血青黑，皮肤瘀斑，血丝赤缕，癥瘕积聚，痛处固定，痛如针刺，肢节疼痛，神志狂躁，半身不遂，手足麻木，肌肤甲错，毛发枯萎，发热口渴，心悸怔忡，胸胁刺痛，少腹硬满，舌质紫黯，脉象涩结，甚则无脉，故有“久病多瘀”的说法。所以，瘀血是人体气血循行障碍的病证。

痰气者，虽然痰气形成的原因繁多，但在临床表现上有共同特征：头晕目眩，胸闷脘痞，咳嗽吐痰，气逆喘息，恶心纳呆，嗳气呃逆，脘闷腹胀，形体肥胖，身重嗜卧，肢体麻木，半身不遂，情志抑郁，烦躁易怒，神昏痰鸣，便黏溲涩，舌苔湿腻，脉象弦滑；精神错乱，癫狂痫痴，瘰疬瘿瘤，痃癖痞积等。故有“怪病多痰”的说法。所以，痰气是人体津液代谢障碍的病证。

中风者，脑脉气血之病也。根据发病因素的不同，缺血性中风为脑脉瘀血，出血性中风为脑脉溢血。根据脑脉受损程度的不同，出现四种不同的病证：中络证为血凝脉涩，中经证为血瘀脉痹，中腑证为血逆脉壅，中脏证为血溢脉破。然在临床上中络以血凝脉涩为病机，以手足麻木为主证；分风寒入络、风热中络、津燥滞络、情志郁络。中经以血瘀脉痹为病机，以半身不遂为主证；分肝阳化风、肝阳化火、痰气郁结、瘀血痹阻。中腑以血逆脉壅为病机，以神志谵妄为主证；分风热腑实、火热腑实、痰热腑实、瘀热腑实。中脏以血溢脉破为病机，以昏迷不省为主证；分热结阳闭、寒凝阴闭、血衰阴脱、气竭阳脱等。这是临床上最常见的证候。

现代研究瘀血的病理变化，认为包括以下几种病理变化的部分过程：

1. 血液循环障碍，尤其以微循环障碍所致的缺血、淤血、出血、血栓和水肿的病理改变。

2. 炎症所致的组织渗出、变性、坏死、萎缩或增生等。

3. 代谢障碍所引起的组织病理反映。

4. 组织无限制的增生，或细胞分化不良。

第三节　外因是中风发病的条件

中风病的发病原因不外乎内外两方面，中医病因学既重视内因，又不忽视外因；常见的外伤性致病因素主要有天时、地理、气候、环境等的影响。

人类在自然环境中生活，人体的生理和病理不断受到自然变化的影响。人类在改造大自然的斗争中，维持着人体生理的正常活动；但是，人类适应自然变化的能力是有一定限度的，尤其是在四时交替、地理变迁、气候骤变、环境变异的时期，人体不能迅速做出适应性的调节，就会导致各种疾病的发生。故外因是中风病的首因。

中医学在整体观念的指导下，论证了天时变化、地理变化、气候变化、环境变化对于人体生理活动和病理变化的影响，从而说明了自然变化是中风病发生的重要因素，进一步认识到外因是中风发病的条件。

一、天时变化

古代医学家认识到：人体生理活动、病理变化与天时因素息息相关，并且呈周期性、规律性的变化。《黄帝内经》云：“人与天地相参也，与日月相应也。”（《灵枢·岁露论》）因为岁月变更，昼夜交替是大自然变化的客观规律。所以如果违背这一客观规律，就可能导致疾病的发生。

一切疾病的发生、发展、变化都有其自身的内在规律，但却不能忽视天时变化对于疾病的影响。《黄帝内经》云：“病在肝，愈在夏，夏不愈，甚于秋，秋不死，持于冬，起于春”“病在心，愈在长夏，长夏不愈，甚于冬，冬不死，持于春，起于夏”“病在脾，愈于秋，秋不愈，甚于春，春不死，持于夏，起于长夏”“病在肺，愈于冬，冬不愈，甚于夏，夏不死，持于长夏，起于秋”“病在肾，愈于春，春不愈，甚于长夏，长夏不死，持于秋，起于冬。”（《素问·脏气法时论》）这是以五行生克乘侮的理论说明疾病发展变化的规律性，虽然难免有牵强附会之处，但是人体确实存在着疾病的周期性变化。中风病一年四季均可发病，尤以寒冷冬季较为多见；然出血性中风多发生在活动之时，而缺血性中风多发生在安静之时。

天地是一个运动的整体，顺循着一定的规律在不断地运动，从而形成了日往月来，斗转星移的自然现象。天时对于人类的生存和健康具有很大的影响，因而必须服从自然界的变化规律。所以，《黄帝内经》指出：“因天时而调血气也”（《素问·八正神明论》）。这说明顺应天时而调血理气，是治疗中风病的主要法则之一。

二、地理变化

地球是人类生活的家园，是我们祖祖辈辈生活栖息的地方。由于城市乡村、平地高原、山川丘陵、海滨河畔的地理情况不同，人类对生活环境的适应能力不相同，发病情况也因地理环境而不相同，尤其是中风病的发生，全国、全世界各地的发病率也很不平衡。

中医学认为人类的生命活动与大自然息息相关，地理变化可以直接或间接地影响人体的生理活动和病理变化。因地异邪是中风病因学的观念之一。正如《黄帝内经》所云："东方生风""南方生热""中央生湿""西方生燥""北方生寒""天不足西北，西北方阴也"；"地不满东南，故东南方阳也。""此天地阴阳所不能全也，故邪居之""不用地之理，则灾害至矣。"（《素问·阴阳应象大论》）地处东南西北中不同，所以，病因风热湿燥寒异邪。根据流行病学调查，我国中风病的地理分布，大体从南向北逐渐升高，由东往西逐渐降低；平原高于山区，沿海高于草原，城市高于农村，寒带高于热带。但是，内蒙古位于北方，中风发病率是全国最低的地区；上海市位居于南方，而中风发病率是全国最高的地区。斯大林说："一切以条件、地点和时间为转移。"（《辩证唯物主义和历史唯物主义》）因此，南人北上，北人南下，东人西迁，西人东移，往往能引起中风发病和病情变化。异地迁居，从城市到农村，从农村到城市，往往因水土不服，而导致各种疾病的发生，这是现实生活中的常见情况。

人类在自然界中生息，由于地理环境的不同，所反映出来的生理特点和病理变化也有所差异。然异地迁居，往往引起人体阴阳失调，脏腑失衡，经络失常，气血失和，津液失宜，升降失职，倘有诱发因素往往导致中风病的发生。

三、气候变化

古代术数家以五日为一候，三候为一气。正如《黄帝内经》所云："五日谓之候，三候谓之气，六气谓之时，四时谓之岁，而各从其主治焉。"（《素问·六节脏象论》）一年二十四气，七十二候，各气各候都有其自然特征，合称"气候"，气候是各地多年的天气特征。

中医学认为：风、寒、暑、湿、燥、火是自然界气候变化的普遍现象。一般情况下，六气并不是致病因素，而是有利于万物生长的条件。但是，气候反常却是导致中风病的诱因。《黄帝内经》云："四时之气，各不同形，百病之起，皆有所生。"（《灵枢·四时论》）又云："百病之生也，皆生于风、寒、暑、湿、燥、火，以之化之变也。"（《素问·至真要大论》）可见，中风发病与气候变化有密切关系。入冬骤冷，寒邪内侵，则血凝脉涩，脑脉瘀血，导致偏瘫。初春忽热，风阳内动，则气逆血菀，脑脉溢血，卒发中风。素体虚弱，气血不足，经脉空虚，风邪偏中于五脏六腑之俞则为偏风。正气虚衰，腠理不固，虚邪挟痰，瘀滞脑脉，遂致偏瘫。因此，气候反常变化虽然不是导致中风病的主要原因，但是，在四时交替，气候骤变的情况下，中风发病率明显上升。所以，气候变化是中风病的诱发因素，尤其是当今时代的发展，太阳黑子的频繁活动，臭氧层的不断破坏，地球逐渐变暖，气候因素的反常变化，影响着人体生理活动，增加了中风病的诱发因素。

总之，气候是由太阳辐射、大气环流、地面性质等因素相互作用所决定的。根据各地的气候特征，中风发病率也有很大的差异。近年来很多医学家研究发现，中风病的发生和死亡，常与气温、气压、风向、风速、阴晴、月亮圆缺、太阳黑子的频繁活动等，有着十分微妙的关系。

四、环境变化

祖国医药学十分重视人类与周围环境的关系。《黄帝内经》云："人者，天地之镇也。"（《灵枢·玉版》）这说明人类是自然界的主人。又："天食人以五气，地食人以五味。"（《素问·六节藏象论》）因此，人类生存于自然界相互作用的环境之中，时时刻刻维持着人体与周围环境的密切关系。所以，人类应发挥万物之灵的主观能动性，改造周围环境，创造有利于人类生息的必要条件，从而适应自然界变化的客观规律。

人类分布在世界各地的环境中，不仅包括各种自然环境，而且也包括各种社会环境。然环境是人类生存的条件，而环境条件与人体健康有直接关系，必须保持人类与环境的协调统一。正如《吕氏春秋·季春纪·尽数》所云：“轻水所，多秃与瘿人；重水所，多尰与躄人；甘水所，多好与美人；辛水所，多疽与痤人；苦水所，多尪与伛人。”当前，环境变化主要是由于人为的因素影响，有害物质对环境污染达到一定程度，则危害着人体健康，影响正常生命的活动。环境污染主要包括大气、土壤、水质、食品等方面。

大气污染：主要是工矿企业、机动车辆、采暖锅炉、病尸腐化、秸秆焚烧等，排出的有害物质，污染空气。

水质污染：主要是工矿企业的废水、废气、废渣、废料，城市生活污水，农田滥用化肥、农药等，使有害物质进入江、河、湖、海之中，造成水质恶化。

土壤污染：主要是大气和水中的有害物质，侵入田间；以及过量使用化肥、农药、除草剂所致。

食品污染：主要是食品在生产、贮藏、运输、销售、食用过程中，受到了有害物质的污染所致。

因此，环境污染产生了自然界生态环境中前所未有的有害物质，已经发展成为一种新致病因素，严重威胁着人类机体。当有毒物质被人体吸收后，沉积日久，浊血污脑，危害机体。

总之，环境污染主要是通过口鼻侵入人体。其致病特点，一为直接损害：如噪音、光电，直接损伤感官，刺激脑神；二为潜伏入血：如大气中的一氧化碳、硫化氢等，通过空气吸入，伏郁血中。食物腐败生毒，食物链中有毒物质通过饮食摄入，伏郁血中。环境污染，有毒物质，潜伏血中，以致血伤，蕴郁日久，影响内脏。因而导致人体阴阳、脏腑、经络、气血、津液功能失调，并成为中风病发生的重要因素之一。所以，当前中风病的发病率日趋上升，环境污染是一个不可忽视的重要原因。

第四节　现代医学对中风病因学的认识

中风病的发病原因比较复杂，主要有动脉粥样硬化、高血压、高血脂、高血糖、脑血管畸形、脑血管炎症，以及心脏病、血液病、嗜烟、酗酒等。

1. **动脉硬化是中风病的主要原因**　动脉粥样硬化的原因是高血脂，由于血脂调节障碍，血管壁斑块硬化，管腔变窄，阻力增大，血液凝聚，形成血栓。

2. **高血压是中风病的主要原因**　高血压的原因是动脉硬化，而血管硬化加重的原因是高血压，进而引起脑组织水肿，点状出血，导致脑出血和脑梗死。

3. **高血脂是中风病的重要原因**　人体血液脂质代谢紊乱，可使胆固醇沉积，形成动脉粥样硬化，并且使血液的黏稠度增加，从而导致中风病的发生。

4. **脑血管异常是中风病的重要原因**　脑血管畸形、颅内动脉瘤、小动脉瘤等，是脑出血、蛛网膜下腔出血的常见原因，尤其是多发性小动脉瘤，可反复发作。

5. **脑血管炎症是中风病的重要原因**　脑动脉和脑静脉的炎症，引起管腔内膜粗糙，是形成血栓和出血的原因，从而导致缺血性中风和出血性中风。

6. **心脏病是中风病的重要原因**　冠心病、高心病、风心病、肺心病、先心病、心内膜炎，可引起附壁血栓，当心衰、房颤时，栓子脱落，导致栓塞。

7. **血液病是中风病的重要原因**　血小板减少性紫癜可引起出血性中风，各种类型的白血病常并发脑出血，真性红细胞增多症也可引起脑血管疾病。

8. **糖尿病是中风病的重要原因** 糖尿病可促使动脉粥样硬化，血液黏稠度增高，很多人在发生中风病以后，才发现有糖尿病，但以缺血性中风为多见。

小 结

中医病因学随着医学科学的发展，社会生活水平的提高，不断地创新与发展，建立起以环境因素、生态因素、精神因素、生活因素为主的病因体系；并与六淫七情、虫毒外伤、遗传体质等因素结合，探讨中风病的原因。

1. **环境因素** 大气污染，水质污染，土壤污染，食品污染，声光噪音，电磁辐射等，这些人为的环境污染，对于人类健康的侵害，越来越严重。环境污染的致病途径，主要是通过口鼻侵入。大气中的有毒物质，通过呼吸侵入人体，伏郁血中，有毒物质被人体吸收之后，在体内沉积日久，浊血污脑，损伤脑神。

2. **生态因素** 太阳黑子的频繁活动，臭氧层的不断破坏，人类对地球无限度的开发，地震海啸，飓风暴雪，天灾地祸，连年发生。地球气温，日趋变暖；气候变化，不断恶劣，导致一些动物、植物的濒临灭绝，直接或间接地影响着人类的身体健康，导致各种疾病的发生。尤其是心脑血管病，发病率逐年增加。

3. **精神因素** 随着信息社会的到来，人们生活的节奏加快，生活压力增大。人事境遇的精神刺激，往往是多种情志紊乱交织在一起，导致发病。所涉及的脏腑也常为多种，往往很难区别，但是，总以脑脉为主。精神因素刺激大脑，大脑中微小的化学变化出现偏差，就会导致中风病的发生。

4. **生活因素** 大量饮酒，能引起血压升高，脑血流量增加，凝血因素改变，使血管破裂而中风。长期嗜烟，使血液黏稠度增高，促使动脉粥样硬化，浊血污脑，导致血栓。食品污染，食物链富集之毒，通过饮食入血，导致气血逆乱，升降失常，引起卒中。起居失常，生活紊乱亦致中风病的发生。

其他：气候寒冷、疲劳过度、情绪激动、持重用力、口服避孕药、肥胖症、高血压、高血脂、高血糖等疾病，都是中风病的诱发因素。年龄在五十岁以上，每增长十岁，中风发病率就能增长一倍，而男性发病率较女性高百分之三十。因此，年龄、性别也是中风病发生的重要因素之一。

第三章 中风病机理

中风病的变化机理，虽然内容繁多，形式复杂，但是基本上可以从人体阴阳失调、脏腑失常、经络失职、气血失和、津液失宜等方面加以概括。

第一节 中风病机理沿革

中医病机学是历代医学家从临床实践中，对疾病证候的观察分析，并根据辨证求因、审因论治的原则，总结出中风病的发生、发展、变化的机理。

一、唐宋以前的病机学说

从唐宋以前上溯至先秦时期，中医病机学在临床实践的过程中，逐渐认识到中风病变化机理。

中风者，脑脉气血之病变也。《黄帝内经》云："气上不下，头痛巅疾。"（《素问·方盛衰论》） "血菀于上，使人薄厥。"（《素问·生气通天论》） "血之与气，并走于上，则为大厥。"（《素问·调经论》）上者，人体首脑之部位也；厥者，气血上逆之病变也。由于血随气逆，菀积于上，导致脑脉瘀血，甚则脑脉溢血。这说明头脑血脉是中风病的病变部位。并指出："虚邪偏客于身半，其入深，内居营卫，营卫稍衰，则真气去，邪气独留，发为偏枯。"（《灵枢·刺节真邪》）这说明正虚邪中，导致人体内部的病理变化。并指出："凡治消瘅、仆击、偏枯、痿厥、气满、发逆、甘肥贵人，则膏粱之疾也。"（《素问·通评虚实论》）强调富贵之人，过食肥甘，蕴湿酿痰，积热生风，遂致偏枯。还指出："内夺而厥，则为喑俳，此肾虚也。"（《素问·脉解》）这说明内耗其精，阴阳俱亏，气血不得上荣于脑，精髓神明失养，而致舌喑足废。可见，《黄帝内经》从中医病机学上阐明了内外中风病的变化机理。

汉代张仲景指出："夫风之为病，当半身不遂；脉微而数，中风使然。寸口脉浮而紧，紧则为寒，浮则为虚，寒虚相搏，邪在皮肤。浮者血虚，经络空虚，贼邪不泻，或左或右，邪气反缓，正气即急，正气引邪，㖞僻不遂。"（《金匮要略·中风历节病》）说明中风病有血虚脉空，正衰邪盛的病变。华佗说："中风之病，口噤筋急，脉迟者生，脉急而数者死。""其脉浮虚者，自虚而得之；实大者，自实而得之；弦紧者，汗出而得之；喘乏者，饮酒而得之；癫厥者，自劳而得之；手足不遂者，言语謇涩者，房中而得之……千端万状，莫离于五脏六腑而生矣。"（《华佗中藏经·风中有五生死论》）可见，在临床上中风病的脉象变化，皆由人体五脏六腑的病变所致。

隋代巢元方认为："中风者，风气中于人也""其为病者，藏于皮肤之间，内不得通，外不得泄；其入经脉，行于五脏者，各随脏腑而生病焉""血气凝涩，不能润养，久不瘥，真气去，邪气独留，则成偏枯""半身不遂者，脾胃气弱，血气偏虚，为风邪所乘故也。"（《诸病源候论·风病诸候》）可见血凝脉涩，内虚邪中为中风病的病机。杨上善指出："人身衰时……一曰气血虚弱，谓当脉血气虚也；二曰卫气减少，谓脉外卫气去而少也；三曰肌肉疏减；四曰皮肤虚缓；五曰腠理空开；六曰毛发虚浅；七曰焦理疏薄；八曰理无烟垢。有此八虚，所以，贼邪深入，令人卒病也。"（《黄帝内经太素·三虚三实》）可见，人体在脉内血气虚衰和脉外卫气虚衰之时，风邪入内，导致中风病的发生、发展、变化。

唐代孙思邈说："风者，百病之长也。至其变化，乃为他病，无常方焉。是知风者，善行而数变，在人肌肤中，内不得泄，外不得散，因人动静，乃变其性""风邪客于肌肤，虚痒成风疹瘙疮；风邪入深，寒热相搏则肉枯；邪客半身入深，真气去则偏枯。邪客关机中即挛，筋中亦然。邪淫于脏，梦脏大形小；淫于腑，梦脏小形大。邪随目系入脑，则目转眩。邪中睛，则散视是两物。风邪入脏，寒气客于中，不能发，则喑哑、喉痹、舌缓。不时服药，针灸。风逐脉流入脏，使人卒然喑，缓纵噤痉致死也""风懿者，病在脏腑。"（《千金要方·诸风》）"夫卒死者，是风入五脏。"尤其强调"凡中风多由热起"（《千金翼方·中风》）的观点，明确指出："凡患风，人多热""凡此风之发也，必由热盛"（《千金要方·诸风》），已认识到中风是火热内扰，脏腑失调的病变，首创中风主热论。

宋代王怀隐认为："夫脏腑久虚，气血衰弱，腠理开泄，阴阳不和，真气散失，荣卫虚竭，邪气毒风，从外而入，伤于经络，故名中风也。"（《太平圣惠方·治卒中风诸方》）这说明人体阴阳、脏腑、经络、气血、营卫的衰弱是中风病变化的内在因素。曾慥说："瘫痪之疾，是气不胜血，而神不胜形也；气壅于上，脑滞于中，久而经络不能通畅，故有体重形疲之苦。"（《道枢·会真》）陈无择说：中风者，"经络空虚，而中伤者；随其脏气，所为不同。或左或右，邪气反缓，正气反急，正气引邪，㖞僻不遂。盖风性紧暴，善行数变；其中人也卒，其眩人也晕。激人涎潮，昏人神乱，故推为百病之长"（《三因极一病证方论·叙中风论》）。这说明中风病脉虚邪中，善行数变的病理特性。严用和说："人之有生，以元气为根，营卫为本。"中风者"真气先虚，营卫失度，腠理空疏……变证多端"（《济生方·中风论治》）。可见，人体元气虚衰，营卫失度，腠理空疏，风邪入侵，变证多端，已发展成为中风病变化的病理因素之一。

总之，唐宋以前，大多医学家在探讨中风病机学上，认识到内虚邪中、气逆血菀、蕴湿酿痰、肾精亏耗、元气虚衰、脏腑失调、经络空虚、营卫失度、火热内扰、风邪数变等，皆为中风病的变化机理。

二、金元以后的病机学说

自金元以降至明清时期，大多医学家从中风病因学上认识到，中风病为人体阴阳、脏腑、经络、气血、津液的原因所致；而中风病机学亦从人体阴阳、脏腑、经络、气血、津液的变化所致，探讨中风病的变化机理。

金代刘完素认为："风本生于热，以热为本，以风为标。凡言风者，热也"。其病机为"热气太甚，郁结壅滞，气血不能宣通，阴气暴绝，阳气后竭而死，俗谓'中风'。或即不死而偏枯者，由经络左右双行，而热甚郁结，气血不得宣通，郁结乃发"。特别强调指出："人卒中，则气血不通而偏枯也"（《素问玄机原病式·六气为病》）。可见，中风以心火暴甚，肾水虚衰，阴虚阳实，水亏火旺为病机。并认识到气血不通为中风病变化的内在因素，首倡"心火暴甚"之说。张从正认为：中风之为病，"善行而数变者，皆厥阴肝之用也。夫肝木所以自甚而致此者，非独风为然；盖肺金为心火所制，不能胜木故也"（《儒门事亲·指风痹痿厥近世差互说》）。这是从五行生克乘侮的规律上认识到火盛乘金，金衰不能制木，木盛生风的中风病变化机理；并主张"肝盛生风"之论。李杲指出："中风为百病之长，乃气血闭而不行"（《医学发明·中风》）。这说明中风以气滞血瘀为病机，并力主"正气自虚"之说。元代朱震亨说："中风大率主血虚有痰……或属虚，挟火与湿，又须分气虚、血虚……在左属死血，瘀血；在右属痰，有热，并气虚"。又说："有风病者，非风也；皆湿土生痰，痰生热，热生风也。"（《丹溪心法·中风》）

这说明中风以气虚、血虚、痰气、瘀血、火热为病理变化，并提出“痰热生风”之论。

明代戴思恭认为：中风者，“风邪既盛，气必上逆，痰随气上，停留壅塞，昏乱晕倒，皆痰为之也”。并指出：“肥人多中病，以其气盛于外，而歉于内也。肺为气出入之道，人肥者气急，气急必肺邪盛，肺金克木，胆为肝之腑，故痰涎壅盛”（《证治要诀·中风》）。说明气急上逆，痰涎壅盛为中风病的变化机理，提出了气逆痰壅的观念。楼英指出：“中风皆因脉道不利，血气闭塞也。”（《医学纲目·中风》）强调了脉道涩滞，气血闭塞的变化机理，形成了“血瘀脉痹”的概念。孙一奎认为：中风以瘀血痰气为病机，“气滞则血滞，气逆则血逆；得热则瘀浊，得寒则凝涩；衰耗则顺行不周，渗透不遍”。然而“血浊气滞，则凝聚而为痰；痰乃津液之变，遍身上下，无处不到”（《赤水玄珠·中风》），强调“瘀血痰气”之说。孙文胤指出：人体“真元耗亡，气血消尽，大经细络，积虚弥年。平时无甚痛苦，而不知营卫皆空，徒存躯壳……卒然颠仆，顿为废人……实因内气之虚也”（《丹台玉案·中风门》），力主“真元内虚”之论。龚廷贤认为：中风者“因虚而痰火为病”“痰火停久便成郁，郁久便生火，火能伤气耗血”“血气大虚，脾胃亏损”（《寿世保元·中风》），强调“痰热生风”之说。缪希雍认为：中风者，“内虚暗风”，且以“阴虚者为多”，并且指出：“真阴既亏，由热弥甚，煎熬津液，凝结为痰，壅塞气道。不得通利，热极生风”（《医学广笔记·中风》）。因此，内虚即阴虚，暗风即内风，强调“热极生风”之说。赵献可指出：“河间主乎火，东垣主乎气，彦修主乎湿，反以风为虚象”；并说：中风“以气血痰湿为主，而不及真阴；不能无遗弊于后世焉”（《医贯·中风论》），并力倡“真阴亏虚”之说。张介宾认为：中风者，“皆内伤积损颓败而然，原非外感风寒所致”“凡此病者，多素不能慎，或七情内伤，或酒色过度，先伤五脏之真阴，此致病之本也”。其病机为“阴亏于前，而阳伤于后；阴陷于下，而阳乏于上。以致阴阳相失，精气不交。所以，忽而昏愦，卒然仆倒”（《景岳全书·非风》）。首倡“气虚非风”之说。

清代尤怡提出“中风之病，其本在肝”的观点。并指出：“脏气内虚，肝风独胜……风自外来，其气多实……风从内出，其气多虚。病虚者，气多脱；病实者，气多闭。脱者，欲其收，不收者死。闭者，欲其通，不通亦死”。然中风以“凝痰死血，壅塞经络”为病机，“经络者，血气所流注，不可塞也；塞则气血壅而废矣”（《金匮翼·中风》），特别强调了凝痰瘀血，壅塞经络的主导思想。叶桂指出：“阳气不藏，内风动越”“阳气有升无降，内风无时不动也”（《临证指南·中风》），从而认为：内风乃身中阳气之变动。肝为风脏，因精血衰耗，水不涵木，阴虚阳实，肝风内动。并阐发了“肝阳化风”的学说。怀远说：“试观中风者，恒于密室之中，行住坐卧之倾，卒然仆倒……斯时未尝有风，而从何中之?”并且还说：“河间谓五志过极，言其因也；东垣谓本气自病，言其本也；丹溪谓湿热生痰，言其标也。而究其根，则在于肾元不足所致。然肾元无亏，五志过极，即显五志之证；元气不足，即显虚损之证；湿热生痰，即是痰热之证。惟根本既亏，而五志乘之，劳役乘之，而卒然仆倒，遂莫之交尔。”（《医彻·中风论》）故认为“肾元不足”为中风病之病机。熊笏提出：中风病有伤寒与偏枯之别，“伤寒之中风……必有恶寒，发热等证……左右俱病，断无偏枯之证。偏枯之中风……起首无恶风，发热等证。且卫气本左右分布，两边各出；故病左者不及右，病右者不及左，此所以有偏枯之症也”（《中风论·偏枯中风》）。“卫气不足”为中风病之病机。高世栻说：“风者，厥阴之本气也；在天为风，在地为木，在脏为肝。人身肝血内虚，木不条达，外不充于经络，内不荣于脏腑，则血虚生风；而有中络、中经、中腑、中脏之不同，实皆中风病也。”（《医学真传·中风》）尤其强调“血虚生风”之论。冯兆张说：“中风之风乃内虚暗风，的系阴阳两虚；五脏本气自病，为内夺暴厥也；然阴虚者为更多，与外来风邪迥别。”（《锦囊秘录·方脉中风合参》）倡导“阴阳两虚”之说。沈金鳌说：“虚因为中风之根也，惟中风之病由于虚；故腑虚则中腑，脏虚则中脏，血脉虚则中血脉。”（《杂病源流犀烛·中风源流》）阐明“脏腑虚弱”的理论。王清任指出：元气亏损是半身不遂之本源，“元气藏于气管之内，分布周身，左右各得其半”。故元气一亏，经络空虚，血管无气，停血成瘀。中风病“实因气亏得半身不遂，以致跌仆”（《医林改错·半身不遂本源》），创立“气虚血瘀”之说。

总之，金元以后，大多医学家已经遗弃了外风学说，而致力于探讨中风病的内在因素，从而产生了心火暴甚、正气自虚、湿痰生热、热极生风、内伤积损、肝阳化风、血虚生风、阴阳两虚、气逆痰壅、瘀血痰气、真元内虚、痰热生风、内虚暗风、气虚非风、肾元亏损、卫气不足、脏腑虚弱、气虚血瘀等各种中风病内因学说。

三、近代中西医汇通的病机学说

近代由于西医学的传入，客观上促进了我国医学的发展。在西医学的冲击下，中医学受到极大影响，一些医学家深感中医学必须发展提高。于是，探索中西医学相互沟通的渠道，形成了中西汇通的思潮，出现了中西汇通医学派，吸收西医学的新思想，研讨治疗中风病的新方法。

近代医学家周学海说：中风者，“脉迟而紧，是阳虚之寒证也”；“脉迟而缓，是阴虚之热证也”；“二证之本，皆由正气大虚”“阳虚血必凝”；“阴虚血必滞”；“病此者，脑中有水，或有死血"；"水者，阳衰而水凌也"；"死血者，阴虚而血沸也；皆中气暴乱，激之以至脑也"；"惟探其本于津枯血滞，明其机于阳气内陷与阳气外散，辨其证于痰之有无，外感之轻重，究其变于化寒、化热，而大义赅于此矣"（《读医随笔·中风有阴虚阳虚两大纲》）。尤其强调指出：中风者，人间第一大病也。

张士骧认为：中风为血冲脑气筋之证，明确指出"人身知觉运动，专由于脑""经络俱由脑中出，盖脑如树根，筋如枝叶，根一动则枝叶未有不动者""中风一证，肾水虚而内风动者多""是为肝风自中而发，由于水亏木动，火炽生风；而气血上窜，痰涎猝壅。""盖肝风内动，气血上冲于脑；扰其后脑，则昏不识人；扰其前脑，在一边则半身不遂，口眼㖞斜，在两边则为全身瘫废"（《类中秘旨》）。并通过锥伤二兔之前脑和后脑的动物试验，认为血冲脑气筋是中风病发生的变化机理。

张寿颐认为：中风是血冲脑经之病。"脑有神经分布全体，以主宰此身之知觉运动。凡猝倒昏瞀，痰气上壅，中风皆由肝火自旺，化风煽动，激其气血，奔走于上，直冲犯脑，震扰神经，而为昏不识人，㖞斜倾倒，肢体不遂，言语不清诸证，皆脑神经失去功用之病""凡以是病死者，其脑中必有死血及积水，是血冲入脑，信而有征。"（《中风斠诠》）认为"类中"之名，泛而不切，不得其要领；而"内风"之称，顾名思义，易得指归。遂以"内风"为病名，以"血冲脑经"为病机。

张锡纯指出：中风者，"外受之风为真中风，内生之风为类中风"（《医学衷中参西录·镇肝熄风汤》）。故内风即类中，类中即内风。遂以内风类中为中风病之名称。并说："脑髓之质为神经之本源也。"（《医学衷中参西录·论脑贫血治法》）"盖脑髓神经原借血为濡润者也，而所需血之多少，尤以适宜为贵。"（《医学衷中参西录·论脑贫血痿废治法》）"脑充血者，其脑中之血过多，固能伤其脑髓神经。脑贫血者，其脑中之血过少，又无以养其脑髓神经。是以究其终极，皆可使神经失其所司也。”（《医学衷中参西录·加味补血汤》）故脑髓神经失司是中风病发生的病理基础，脑中充血与脑中贫血，一虚一实，皆称之为中风病也。

何炳元主张：“中风之为病，古医向分中经、中络、中腑、中脏四端。西医谓此由血冲脑经之病，分脑充血、脑积血、脑出血、脑筋麻痹，亦有四端。”（《全国名医验案类编》）从而汇通了中医中风病与西医脑卒中之学说，并确立了血冲脑经是中风病的病机。

吴瑞甫指出：中风之为病，“血涌入脑者，脑内之血管破也”“偏枯者，其源由血热者多”，“中风以热盛则生风也”，“风痰升逆，脑筋迸裂，为中风暴死”（《删补中风论·论中风》）。从而把中医中风病的病变机理与西医的脑内血管闭塞、脑内血管破裂相互沟通，创立了“血热生风”之理论。

现代中医学认为：人体是对立统一的整体，而脏腑、经络、气血、津液之间，在生理上相互联系，相互制约，在病理上也相互影响，相互转化。由于人体正气与疾病邪气的斗争，破坏了人体生理功能的平衡，导致了各种病理性变化。中风为脑脉气血之病变也，其根本病机就在于脑脉瘀血和脑脉溢血，从而导致了人体内部阴阳失调、脏腑失常、经络失职、气血失和、津液失宜、升降失司、五邪内生等各种病理性变化。

总之，近代西医学传入我国以后，促使中医学对于中风病的理论探讨日趋深入，并且归纳为风、火、痰、瘀、虚五端，尤其是脑脉瘀血，脑脉溢血的理论；阐明了中风为脑脉气血之病变，明确了中风的病变部位在头脑，从而使中风病机学日臻完善，促进中风病理论的不断发展。

第二节 阴阳失调

阴阳失调是人体阴阳失却平衡的调节作用，是脏腑、经络、气血、津液失调的概括。人体阴阳失调的病理变化，是一切疾病发生发展的根本原因。

中医脏腑学认为：人体是阴精阳气协调统一的整体。然阴精主要是指人体的精、血等物质，内溉脏腑，外濡肌腠，变化阳气，育养精髓，是人体生命活动的物质基础。而阳气主要是指人体的神、气等功能，温煦机体，卫外御邪，生成阴精，助长神明，是人体生命活动的精神反映。所以，在中医病机学中，人体阴阳失调是对人体各种功能性和器质性病变的高度概括。

中风病阴阳失调的病理变化，主要表现为阴阳的盛衰，阴阳的格拒，阴阳的互损，阴阳的亡失等。尤其是在中风病危重阶段，为最常见的病理变化。

一、阴阳的盛衰

阴阳盛衰是在阴阳相互消长的基础上，往往发展为阴盛阳衰，阳盛阴衰的病理变化。正如《黄帝内经》所云：“阳虚则外寒，阴虚则内热；阳盛则外热，阴盛则内寒。”（《素问·调经论》）这就概括地说明了中风病阴阳盛衰的病理变化。

阳虚则外寒 大多为先天不足，后天失养，久病损阳，阴盛阳伤所致。阳气不足，机能衰弱；甚则气衰阳弱，外寒中虚。导致阳不制阴，则阴盛寒实；阳不化阴，则水湿内停；阳虚火衰，则畏寒肢厥；寒凝血瘀，则脉痹偏枯。

阴虚则内热 大多为五志化火，热盛伤津，久病耗阴，阳盛阴伤所致。阴血不足，津液亏损；甚则津枯液竭，精衰血亏。导致阴不制阳，则阳盛热实；化火动风，则眩晕昏仆；阴衰水亏，则血虚肢麻；瘀热内闭，则脉壅偏瘫。

阳盛则外热 大多为阳盛热结，寒从热化，瘀热内闭，痰火上扰所致。阳盛血热，热极生风；甚则痰瘀互结，火旺血溢。导致热盛风动，则神昏痉厥；火盛血动，则脑脉溢血；痰瘀化火，则神昏烦躁；热结血菀，则腑实便秘。

阴盛则内寒 大多为阴盛寒凝，热从寒化，水寒内郁，寒凝中阻所致。阴盛血寒，气化失职；甚则血凝气滞，寒极厥脱。导致寒盛水郁，则血凝脑胀；水盛气滞，则脑髓水瘀；阴寒凝结，则手足厥逆；血瘀脉痹，则半身不遂。

中风病阴阳盛衰的病理变化，在一定条件下各自朝着相反的方向转化。《黄帝内经》云："寒极生热，热极生寒""阴胜则阳病，阳胜则阴病；阳胜则热，阴胜则寒，重寒则热，重热则寒""重阴必阳，重阳必阴。"（《素问·阴阳应象大论》）这就是说寒证转化为热证，热证转化为寒证；阴证转化为阳证，阳证转化为阴证。中风病闭证可以转化为脱证，脱证可以转化为闭证；中经络可以转化为中脏腑，中脏腑也可以转化为中经络等。

二、阴阳的格拒

阴阳格拒是在阴阳实强的基础上，病变发展而影响及对方，形成阴阳两实的病理变化。阴盛格阳者，称之为内关；阳盛格阴者，称之为外格。因此，导致人体阴阳内外维系失调，从而产生了真假寒热的病理现象。

《黄帝内经》记载："阴气太盛，则阳气不能荣也，故曰关；阳气太盛，则阴气不能荣也，故曰格。阴阳俱盛，不得相荣，故曰关格。"（《灵枢·脉度》）然阳盛格阴者，是阳热盛极，邪闭于内，格拒阴气，被遏于外的病理变化。中风病阳闭，为阳邪内闭之证；大多为素体阳盛，肝阳暴亢，气逆血菀，痰火动风，上蒙清窍，而出现阳热亢盛之征象。但阳闭者，为阳盛于内，而拒阴于外；临床上往往出现四肢厥逆，身静脉沉的阳证似阴之证候。而阴盛格阳者，是阴寒盛极，邪闭于内；格拒阳气，浮越于外的病理变化。中风病阴闭，为阴邪内闭之证；大多为素体阴盛，痰湿壅郁，气逆血菀，风痰互结，上蒙清窍，而出现阴寒内盛之征象。但阴闭者，为阴盛于内，而格阳于外，临床上往往出现面红身热，口渴脉浮的阴证似阳之证候。

中风病闭证为邪气内闭之实证。在中医临床上虽然经常出现阳证似阴、阴证似阳的假象，但是大多数已发展到本虚标实，内关外格的危重阶段。

三、阴阳的互损

阴阳互损是在阴阳虚弱的基础上，病变发展而影响及对方，形成阴阳两虚的病理变化。阴损及阳者，由阴虚导致阳虚也；阳损及阴者，由阳虚导致阴虚也。因此，导致人体阴阳内外维系失调，从而产生了阴阳衰弱的病理变化。

临床上阴损及阳者，由于阴精亏损，无阴则阳无所生，累及阳气，生化不足，在阴虚的基础上导致阳虚，形成了以阴虚为主的阴阳两虚的病理现象。中风病经过前期的邪正斗争，严重耗伤了人体阴精，因而阳气生化不足，到中、后期，往往出现自汗、畏寒、肢冷、下利等阳虚证候，即为阴损及阳，最后发展成阴阳两虚的病证。而临床上阳损及阴者，由于阳气虚衰，无阳则阴无以化，累及阴精，生化不足，在阳虚的基础上导致阴虚，形成了以阳虚为主的阴阳两虚的病理现象。中风病阳气亏耗，阴精生化不足，到后期出现消瘦、盗汗、躁热、失眠等阴虚证候，即为阳损及阴，最后发展成阴阳两虚的病证，导致阴阳衰弱的病理变化。

中医生理学认为：肾藏精气，内寓真阴真阳，为人体阴精阳气之根本；无论阴虚或阳虚，皆损及肾中之阴阳。清代张秉成说："夫中风一证……不离阴虚、阴虚两条。如肾中真阳虚者，多痰多湿；真阴虚者，多火多热。阳虚者，多暴脱之证；阴虚者，多火热之证。"（《成方便读·地黄饮子》）人体阴阳互藏，精血同源，而阴损及阳，阳损及阴，从而导致中风病阴阳两虚的病理现象。中风喑痱证就是阳损及阴，阴损及阳所导致的阴阳两虚证。

四、阴阳的亡失

阴阳亡失是人体阴液阳气的脱失消亡，包括亡阴与亡阳两类性质不同的病证。阴阳亡失是一切疾病的危险证候，中风病阴脱阳亡是生命垂危的变理变化。

阴阳亡失是人体机能活动衰竭的病理现象。亡阴是人体阴液大量的脱失，而导致阴血亏耗，全身机能严重衰竭的病理变化。由于阳盛热炽，火邪稽留，外泄大汗，内耗阴液所致。《黄帝内经》云："阴者，藏精而起亟也。"（《素问·生气通天论》）中风病阴脱为阴液外泄之证，临床上常见大汗淋漓，汗热味咸，喘渴躁烦，身热肢温，舌燥脉疾的危重证候。亡阳是人体阳气大量的消亡，而导致阳气衰弱，全身机能严重衰竭的病理变化，由于阳衰阴弱，脏气耗竭，阳随阴泄，虚阳外越所致。《黄帝内经》云："阳者，卫外而为固也。"（《素问·生气通天论》）中风病阳脱为阳气外泄之证，临床上常见大汗外脱，汗凉味淡，神疲力倦，身冷肢厥，舌润脉散的危重证候。

人体阴阳互根互用，阴脱者，则阳无所依附而散越；阳脱者，则阴无所生化而耗竭。故亡阴而导致亡阳，亡阳而引起亡阴。中风病脱证为正气外脱之虚证。人体阴精耗竭，阳气脱亡；正如《黄帝内经》所说："阴阳离决，精气乃绝"（《素问·生气通天论》），从而导致人体生命活动终止而死亡。

总之，阴阳五行是祖国医药学的理论基础，是中医临床的指导思想。正如《黄帝内经》云："阴阳者，天地之道也，万物之纲纪，变化之父母，生杀之本始，神明之府也。治病必求于本。"(《素问·阴阳应象大论》)故人生之本，本于阴阳；阴阳失调，百病乃生。中风病阴阳失调者，主要影响着人体阴血阳气的生理功能；但是，阴阳失调的病理变化，包括阴阳盛衰、阴阳格拒、阴阳互损、阴阳亡失的病理现象，随着中风病正邪斗争的盛衰而发生变化。

第三节　脏腑失调

脏腑失调主要是人体脏腑功能失调的病理变化，这是中风病主要的病理变化之一。

人体脏腑之间的生理功能是协调平衡，密切相关的。脏之经脉联于腑，腑之经脉络于脏，彼此经气相通，相互作用，体现了阴阳表里相通互应的关系。当人体脏腑发生病变时，又往往相互影响，相互传变。在一脏腑病变的过程中，往往又影响其他脏腑的生理活动，从而导致脏腑之间的功能失调，并影响着中风病的病理变化。

中风病的脏腑失调，主要包括头脑功能的失调、五脏功能的失调、六腑功能的失调等。

一、头脑功能的失调

《黄帝内经》云："头者，精明之府。"(《素问·脉要精微论》)就是说头脑为精髓神明之首府。头为神明之府，脑为精髓之会。因此，头脑主精髓、主神明、主思维、主记忆、主感觉、主运动、主脏腑、主经络、主气血、主津液、主官窍、主调节。所以，头脑为人体脏腑之元首，脑髓为生命活动之中枢。故头脑功能的失调，就是指头脑阴阳气血功能失调的病理变化。脑阳实盛，火郁血热，则头痛眩晕，神昏偏瘫。脑阳虚衰，火微水泛，则头晕面白，肢麻偏枯。脑阴实盛，水郁血寒，则头重脑胀，神昏瘫痪。脑阴虚衰，水亏火旺，则头晕颧赤，肢麻偏枯。脑气实盛，气逆脑府，则头痛脑逆，神昏偏瘫。脑气虚衰，气陷脑府，则头晕目眩，肢麻偏枯。脑血实盛，血溢脑脉，则头痛脑厥，神昏偏瘫。脑血虚衰，血瘀脑脉，则头晕目眩，肢麻偏枯。这是导致中风病变化的主要因素。

中风者，脑脉气血之病也。其病变部位在头脑，故称之为脑中风；其根本病机为脑脉瘀血、脑脉溢血，故又归属于中医瘀血证的范畴。在临床实践上，缺血性中风以气血失调、脑脉瘀血为病机，以半身不遂、肢体麻木、口眼㖞斜、言语謇涩为主证。出血性中风以气血逆乱、脑脉溢血为病机，以神志昏迷、半身不遂、口眼㖞斜、言謇失语为主证。然而中络以血凝脉涩为病机，以感觉障碍为特征，以手足麻木、口眼㖞斜、言语不利为主证。中经以血瘀脉痹为病机，以运动障碍为特征，以半身不遂、肢体麻木、口眼㖞斜、言语謇涩为主证。中腑以血逆脉壅为病机，以精神障碍为特征，以神志昏蒙、便溺阻隔、半身不遂、口眼㖞斜、舌强失语为主证。中脏以血溢脉破为病机，以意识障碍为特征，以突然昏仆、不省人事、便溺失禁、半身不遂、口眼㖞斜、舌痿失语为主证。风邪由风府入脑为脑风，症见头痛项强，剧烈呕吐；甚者神识昏蒙，肢体痉厥等。还有气滞血瘀、气虚血瘀、气逆血瘀、气陷血瘀、血虚血瘀、血溢血瘀、血寒血瘀、血热血瘀等，这都是头脑功能失调的病理变化。

中医生理学把脑神功能归属于五神脏：心藏神，肺藏魄，肝藏魂，脾藏意，肾藏志，但以心、肝、肾与脑神的关系最为密切。中风病头脑与五脏的病机，脑心相通：脑主神，心藏神；脑主髓海，心主血脉。心血奉脑，则脑清神聪；脑脉溢血，心脉失主。故脑病宜清心醒神，从心论治。脑肺相联：脑主神，肺藏魄；脑主精，肺主气。脑集百神，肺朝百脉。气充血足，则脑清神明；气逆血菀，则头昏薄厥。故脑病宜肃肺醒脑，从肺论治。脑肝相应：脑主神，肝藏魂；脑会诸阳，肝生风阳。肝气条达，则脑神调节；疏泄失职，则清窍闭塞；藏血失驭，则脑脉溢血。故脑病宜平肝熄风，从肝论治。脑脾相关：脑主神，脾藏意；脑主精髓，脾主气血。气生血化，则脑充髓盈；气血不充，则精髓空虚；清阳不升，则神明蒙浊。故脑病宜益脾升清，从脾论治。脑肾相济：脑主神，肾藏志；脑主髓，肾藏精。肾精生髓，则髓海充盈；肾精亏损，则髓海空虚。故脑病宜补肾填髓，从肾论治。可见，中风病头脑功能失调，往往与脏腑功能失调，互为因果。脑病及心，心病及脑；脑病及肺，肺病及脑；脑病及肝，肝病及脑；脑病及脾，脾病及脑；脑病及肾，肾病及脑等。

二、五脏功能的失调

《黄帝内经》关于“五脏之中风”（《灵枢·邪气脏腑病形》）的记载，说明了中风病的发生、发展、变化与五脏阴阳气血功能失调有密切关系。故五脏功能的失调，就是指五脏阴阳气血功能失调的病理变化。

1. **心** 心属火，主神志，主血脉。心阳、心气主神志，既能聚精会神，又能温血行脉。心阴、心血主血脉，既能敛阴藏神，又能生血充脉。脑主神，心主血；血旺则荣升于脑，故脑清神旺，脉充心健。

心的病机就是心脏阴阳气血失调的病理变化。心的病变主要是心主血脉、主神志的异常变化。心阳实盛，则五志化火；心火暴甚，则卒中昏冒。心阳虚衰，则元神失养；虚寒内生，则血凝脉涩。心阴实盛，则聚湿生痰；寒滞心脉，则血瘀胸痹。心阴虚衰，则心神不宁；虚热内生，则五心烦热。心气实盛，则血热脉壅；气旺行速，则血溢脑脉。心气虚衰，则血脉不充；气衰力弱，则心神失养。心血实盛，则脑脉溢血；血逆脉壅，则卒中偏瘫。心血虚衰，则百脉亏空；血液衰少，则神思恍惚。因此，心脏失调，寒则血凝脉涩，神情沉静；热则血逆脉壅，神狂谵妄。虚则血行力弱，神疲懒言；实则气滞血瘀，躁扰谵妄。这是导致中风病的主要原因之一。

心为火脏，火生土，心与脾：心主血，脾生血；心行血，脾统血。脾生血化源，靠心神主宰；心行血脉中，赖脾气统摄。心行血无力，则血瘀脉中；脾统血失驭，则血溢脉外。火克金，心与肺：心主血，肺主气；气血失和，则击仆偏枯。心主血脉，行血贯肺；肺朝百脉，辅心行血。血无气推动，则气虚血瘀；气无血运载，则气衰血脱。脑主神明，下统于心；心主血脉，上奉于脑。脑病及心，心病及脑。心病可并发心性脑病而致心中风。

2. **肺** 肺属金，主气，司呼吸。肺阳、肺气主宣发肃降，通调水道；肺阴、肺血主滋养脏腑，辅心行血。百脉之血，朝会于肺。脑主神，肺主气；气能行血，血能载气。肺吐故纳新，则脑清神明；脑升清降浊，则肺健气充。

肺的病机就是肺脏阴阳气血失调的病理变化。肺的病变主要是肺主宣发、肃降、朝百脉的异常变化。肺阳虚衰，则宣发失司；肺阳失宣，则痰湿内生。肺阳实盛，则痰火郁结；阳升火亢，则气逆血菀。肺阴虚衰，则内燥耗精；津液不足，则血稠脉滞。肺阴实盛，则聚湿生痰；肺失行水，则水液停聚。肺气虚衰，则清肃失常；肃降不利，则聚湿生痰。肺气实盛，则升降失调；痰火郁结，则卒中偏枯。肺血衰少，则面白气喘；百脉虚弱，则头晕偏废。肺血郁滞，则血液稠浊；脑脉瘀血，则半身不遂。因此，肺脏失调，寒则痰湿壅盛，头重嗜睡；热则痰火上扰，头痛卒仆；虚则宣肃失常，水湿不化；实则痰热内闭，气逆腑实。这是导致中风病的重要因素。

肺为金脏，金生水，肺与肾：肺主呼气，肾主纳气。肺为气之主，肃降纳于肾；肾为气之根，升腾归于肺。肺主气，肾主精；气衰精亏，则舌喑足废。肺为行水之器，肾为主水之脏；中风病水液代谢障碍，则水瘀脑胀。金克木，肺与肝，肝升肺降，则气机和畅；升降失调，则血行瘀滞。脑脉瘀血，则半身不遂，手足麻木；脑脉溢血，则神昏厥逆，舌喑失语。脑主一身之神，肺主一身之气；脑病及肺，肺病及脑，肺病可并发肺性脑病而致肺中风。

3. **肝**　肝属木，主疏泄。肝阳、肝气主流泄，既能条达气机，又能调节情志。肝阴、肝血主藏血，既能涵敛肝阳，又能资理肝气。然脑主神明，肝主气机；气机升降条达，则神明情志和畅。

肝的病机就是肝脏阴阳气血失调的病理变化。肝的病变主要是肝主疏泄、藏血的异常变化。肝阳、肝气常有余；肝阴、肝血常不足。这是肝脏病机的一般规律。肝阳上亢，则上盛下衰；升阳无制，则化风内动。轻则面红目赤，头重足轻；重则手足麻木，半身不遂。肝阴不足，则阴不制阳；阴虚阳亢，则肝阳化风。轻则头晕目眩，胁肋隐痛；重则肢麻震颤，卒仆神昏。肝气郁结，则情志失调；气机不畅，则气滞血瘀。轻则胁肋胀痛，情志抑郁；重则气逆血菀，头痛昏仆。肝血亏虚，则爪甲不荣；血不荣筋，则筋脉失养。轻则头晕目眩，肌肤不仁；重则肢麻肉瞤，瘛疭偏枯。因此，肝脏失调，寒则胁肋胀痛，筋脉挛缩；热则头胀烦躁，痉厥抽搐；虚则头晕目眩，肢麻偏风；实则头痛目赤，卒仆昏厥。这是导致中风病的重要因素。

肝为木脏，木生火，肝与心：肝藏血，心主血。肝血亏虚，则心主失权；心血不足，则肝血失藏。肝主疏泄，心主神志；大怒伤肝，则肝气上逆；肝阳上亢，则气逆血菀。气郁化火，则上扰心神；痰火相结，则蒙蔽心窍。木克土，肝与脾，肝藏血，脾统血；肝主疏泄，脾主运化。肝失藏血，则脑窍蔽塞；脾失统血，则脑脉溢血。疏泄失职，则气机上逆；运化失常，则痰浊腑实。脾虚肝实，则风阳内动；肝强脾弱，则多怒少食。脑主调节，肝主疏泄；疏泄失调，则情志抑郁。脑藏髓，肝藏血；藏血失驭，则脑胀水瘀。脑病及肝，肝病及脑。因此，脑病肝病可并发肝性脑病而致肝中风。

4. **脾** 脾属土，主运化，统血。脾阳主温肌化湿，脾阴主资精生血；脾气主升清统血，脾血主营脉养脏。脾之气血阴阳协调，则运化统血共济。脑生神，脾生血；脾血生化输布正常，则脑神聪明，统率全身。

脾的病机就是脾脏阴阳气血失调的病理变化。脾的病变主要是脾主运化，藏血的异常变化。脾阳虚衰，则温化失职；脾阴不足，则生化无源。脾气虚衰，则统摄失权；脾血不足，则营运无力。脾阳不振，则水湿内停；脾阴亏损，则精血暗耗。脾气下陷，则升举无力；脾血虚衰，则精微不化。因此，脾脏失调，寒则唇淡肌冷，脘满腹泻；热则口甘唇赤，便秘溲涩；虚则面萎肉削，气短蜷卧；实则腹满胀痛，便溺阻隔。脾喜燥恶湿，水湿内停，则聚湿生痰；痰浊中阻，则升降失调。在上浊邪攻脑，则头痛眩晕，甚则昏仆偏瘫；在下气滞腑实，则腹满便秘，甚则烦躁谵妄。胃主纳，脾主化；胃失脾助，则纳呆化迟；饮食不足，则生血无源。脾胃是人体气机升降的枢纽。气机逆乱，则躁扰谵妄；升降失调，则腑实便秘。这是导致中风病的重要因素。

脾为土脏，土生金，脾和肺：脾主化湿，肺主行水。脾主消食输精，生血化液；肺主呼浊吸清，吐故纳新。脾气虚弱，则运化失常；肺气亏损，则宣肃失职。脾阳失煦，则水湿不化；肺阳虚衰，则聚水成饮。痰饮生发于脾，成贮于肺。脾统血固脉，肺行血朝脉，统血失驭，则血溢脉外；行血失利，则血瘀脉中。土克水，脾与肾，肾为先天之本，脾为后天之根。脾阳不振，则损及肾阳；肾阳虚衰，则水泛为肿。脾生血统血，肾生精藏精；精血亏耗，则舌喑足废。脾主气血生化，脑主气血调节；气充血盈，则脑神灵敏；气血虚衰，则脑神失统。因此，脑病及脾，脾病及脑。所以，脾病可以并发脾性脑病而致脾中风。

5. **肾**　肾属水，主水主火，藏精纳气，主骨生髓，通于脑。肾阴肾阳是人体阴阳之本，肾精肾气为肾阴肾阳之根。肾为水脏，主藏精化血。肾藏精，脑藏髓；精生髓，髓化精。精充髓足，脑聪神明。

肾的病机就是肾脏阴阳气血失调的病理变化。肾的病变主要是肾的阴阳亏损，精气虚衰的异常变化。肾阴虚弱，则相火妄动；肾阳亏损，则命门火衰。中风病不外阴虚、阳虚两大类。肾中真阳虚者，则多水多寒；肾中真阴虚者，则多火多热。阳虚者，多厥脱之证；阴虚者，多火盛之证。清代周学海说："阳虚之寒证也，其下系以口眼㖞斜，四肢拘急，口吐涎沫诸证""阴虚之热证也，其下系以心气不足，胸闷气短，缓纵不收之证。"(《读医随笔·中风有阴虚阳虚两大纲》)然阳虚血必凝，阴虚血必滞，中风病为瘀血之证也；脑中有水气，有瘀血。水气者，阳衰而水凌也；瘀血者，阴虚而血沸也。故中风病为气血逆乱、冲激脑经之病变。《黄帝内经》云："入中为喑者，阳盛已衰，故为喑也。内夺而厥，则为喑俳，此肾虚也。"(《素问·脉解》)肾者，藏精纳气；精为阴，气为阳。精化气，气发声。阳盛则声大，阳衰则声小，故阳盛已衰则为喑。肾脉上挟舌本，下循足心，精气内夺，肾虚为厥。故阳气夺于上者，则舌喑；阴精亏于下者，则足废。肾脏失调是导致中风病的主要因素。

肾为水脏，水生木，肾与肝：肾藏精，肝藏血，精血同源。然精血亏耗，髓海失养，则头眩足废，脑萎髓消。肾主水，肝主木；肾阴下亏，肝阳上亢，则水不涵木，遂发中风。水克火，肾与心，肾主水，心主火。肾水亏损，心火亢盛，则水亏火旺，卒中暴仆也。脑为神之府，肾为精之室；脑肾互根，精神互用；脑病及肾，肾病及脑。肾病可并发肾性脑病而致肾中风。

总之，中风病五脏失调的病理变化，是由于五脏阴阳气血功能的失调所致，故中医学脏腑辨证的理论知识是指导中风病辨证论治的实践基础。

三、六腑功能的失调

六腑的主要功能为传导化物。正如《黄帝内经》所说："六腑者，传化物而不藏，故实而不能满也。"（《素问·五脏别论》）六腑不仅泻而不藏，实而不满，而且以通为顺，以降为常是其生理功能的特点。其中，胆不仅参与消化，而且与情志调节有关；三焦是人体气化功能的概括。

1. **胆** 胆属木，内藏精汁，故称之为中精之府也。主中正决断，升清降浊，疏肝利脾。

胆的病变主要是胆液贮藏和排泄的异常变化。肝失疏泄，则胆液内郁；中焦湿热，则生痰化火。胆经郁热，则挟痰上扰；痰火郁结，则扰乱脑神。轻则口苦心烦，少寐多梦；重则头痛胆惊，偏枯中风。清阳不升，则头晕呕逆；浊阴不降，则痰郁胸闷。中土失疏，则脘满少食；决断不利，则心神不宁。然胆腑寒则头晕少寐，脘闷欲呕；热则口苦易怒，寒热烦躁。虚则头眩眼花，胆惊失眠；实则头痛气恼，胸闷胁痛，而易发中风。

胆为肝之腑，胆与肝相表里，胆属阳，肝属阴；在病理上多为阳亢火旺之证，实者居多。

2. **胃** 胃属土，胃主受纳和熟腐水谷，故称之为水谷之海也。胃主通降，喜润恶燥。

胃的病变主要是胃腑受纳腐熟水谷的异常变化。胃寒则腐熟失职，饮食不化，中焦寒凝，脘痛喜温。胃热则阳盛阴衰，消谷善饥，口渴多饮，龈肿衄血。胃虚则胸脘痞闷，食少化迟，胃痛喜按，嗳气吐酸。胃实则胸脘胀满，腹痛拒按，嗳腐吞酸，宿食便秘。瘀热内闭，则腹痛躁扰；燥热中结，则热结旁流。湿热内蕴，则里急后重；风热内郁，则躁扰谵妄。胃腑失调，风火炽盛而中腑。

胃为脾之腑，胃与脾相表里，脾气主升，胃气主降，故胃在病理上多为升降失调的变化。

3. **小肠**　小肠属火，主受盛化物，泌别清浊，故称之为受盛之官也。小肠主液，主溲便。

小肠的病变主要是受盛化物，泌别清浊的异常变化。受盛失职，则上吐下泻；化物失司，则食积腹胀。清浊失调，则吐泻肠鸣；转输失宜，则溲涩便利。湿热下注，则溲频尿混；心热下移，则溲赤尿浊。然小肠寒则尿清频数，腹痛肠鸣；热则心烦舌疮，尿痛赤涩；虚则腹痛喜按，尿频便溏；实则脘腹胀满，矢气方快。

小肠为心之腑，小肠与心相表里，心移热于小肠，故小肠在病理上多为清浊不分之证。

4. **大肠**　大肠属金，主传导糟粕，吸收津液，故称之为传导之官也。大肠主津，主通降。

大肠的病变主要是传导糟粕，吸收津液的异常变化。传导失调，则腹泻便秘；通降失职，则壅滞腑实。湿热蕴结，则下利脓血；大肠气滞，则里急后重。然大肠寒则腹痛肠鸣，尿清便溏；热则下利肛肿，溲浊便秘；虚则久利泄泻，脱肛下坠；实则便秘溲涩，下利赤白。

大肠为肺之腑，大肠与肺相表里，大肠主津，主降，故大肠在病理上多为津液通降失常之证。

5. **膀胱**　膀胱属水，主贮存津液，排出尿液，故称之为州都之官也。膀胱主气化，主津液。

膀胱的病变主要是贮存尿液，气化行水的异常变化。肾气虚弱，则膀胱失约；肾阳亏损，则气化不利。行水无权，则遗尿失禁；气化失常，则尿少癃闭。然膀胱寒则小便清长，频数不禁；热则尿频尿急，尿血尿痛；虚则排尿无力，点滴不爽；实则小腹胀痛，尿少癃闭。

膀胱为肾之腑，膀胱与肾相表里，膀胱主化气行水，故膀胱在病理上多为贮排尿液失常之证。

6. **三焦** 三焦属火，主通行元气，运输水谷，故三焦为五脏六腑之总司。上焦主纳如雾，中焦主化如沤，下焦主出如渎，总领五脏六脏之气化。

三焦的病变主要是心肺、脾胃、肝肾和水液代谢的异常变化。上焦心肺，虚寒则精神失守，短气失语；实热则胸膈闷瞀，咽肿喘满。中焦脾胃，虚寒则肠鸣腹泻，腹痛喜按；实热则腹满痞胀，脘闷喘急。下焦肝肾、胆肠、膀胱，虚寒则便溏尿清，腹满体肿；实热则便秘溲涩，下利脓血。三焦失司则人体水液代谢障碍。

三焦为心包之腑，三焦与心包相表里，三焦主气化，故三焦在病理上多为全身气化失调之证。

小　结

中腑证为气机壅滞，升降失调的病理变化。故金代李明之说："中腑者，内有便溺之阻隔。"（《医学发明·中风》）大多为受纳水谷，消化饮食，吸收营养，输布精微，传导糟粕，排泄水液，调节情志，升清降浊的气化失常，从而导致中风病的发展变化。六腑以通为用，以降为顺。临床上风热郁里，阳从火化，则心烦口渴，躁扰便秘。湿热内蕴，升清失利，则身困神疲，便溺阻隔。燥热中结，降浊失职，则腹胀便秘，神识昏蒙。瘀热中阻，气机郁滞，则腹痛拒按，烦躁谵妄。清阳不升，浊阴不降，则头痛眩晕，神识不清。脑脉瘀血，首府痰气，则口㖞言謇，肢麻偏瘫。中腑证气化失司则尿闭，湿热下注则淋闭，膀胱不约则癃闭，大肠津枯则便闭。中腑证应及时通腑导滞，清热泻浊，以防阴竭于内，阳脱于外的中风病变证。

总之，人体脏腑功能失调是中风病变化的重要病机之一。《黄帝内经》云：“风者，百病之长也”“身中卒至，五脏绝闭，脉道不通，气不往来。”（《素问·玉机真脏论》）这说明了中风病脏绝脉痹，气滞血瘀的病理变化。清代高世栻说：“中腑者，腑与脏表里雌雄相应”“腑气不外通于经，而内逆于脏，亦死矣。经云：连脏则死，连经则生。”（《医学真传·中风》）这说明中风病变化机理与人体脏腑功能失调有密切关系。

第四节　经络失调

经络失调主要是人体经络气血运行障碍的病理变化。这也是中风病发展变化的重要病机之一。

经络是运行气血、传导信息、联络内外、沟通上下的道路，把人体五脏六腑、四肢百骸、五官九窍、皮肉筋脉等组织器官，联结成对立统一的整体，共同进行着有机整体的统一活动，使机体内外上下保持着协调关系。而这种有机的配合，主要依靠经络的联系。据《黄帝内经》云：“夫十二经脉者，内属于腑脏，外络于肢节。”（《灵枢·海论》）人体内外的组织器官，均需气血灌溉濡养，才能维持正常的生理活动。而气血之所以能够通达全身发挥作用，必须通过干经支络的运行。《黄帝内经》云：“经脉者，所以，行血气而营阴阳，濡筋骨，利关节也。”（《灵枢·本脏》）故经络是人体脏腑器官联系的独特系统。张士骧说：“经络俱由脑中出，盖脑如树根，筋如枝叶，根一动则枝叶未有不动者”“人身知觉运动，皆主于脑。”（《类中秘旨》）因此，脑髓与经络在生理、病理上密切相连。

经络病机是经络功能的失调，导致经络的循行部位及络属脏腑组织器官功能障碍而发病。

一、经络气血的盛衰失调

人体经络气血功能失调则影响人体脏腑组织的生理活动。经络气血偏盛则导致脏腑组织功能亢进而发病，而经络气血偏衰则导致脏腑组织功能减退而发病。

《黄帝内经》云：“脉之盛衰者，所以候血气之虚实，有余不足也。”（《灵枢·顺逆》）因此，经络的盛衰决定了气血的虚实。在临床上人体经络气血的盛衰失调，皆可引起中风病的变化。正如《黄帝内经》记载：“三阳三阴发病，为偏枯痿易，四支不举”（《素问·阴阳别论》），人体“三虚相搏，则为暴病卒死”“偏中于邪风，则为击仆偏枯矣”（《灵枢·九宫八风》）。又说：“所谓入中为喑者，阴盛已衰，故为喑也。内夺而厥，则为喑俳，此肾虚也。”（《素问·脉解》）由此可见，人体经络气血的盛衰失调，必然导致中风病的发展变化。然气盛血实，脑脉溢血，则可引起出血性中风；而气衰血虚，则可引起缺血性中风。

近人张寿颐说：“脑经者，以其发源于脑，而分布于全体也。”并明确指出：“中风为血冲脑经之病也。”（《中风斠诠》）故经络失调是中风病发展的重要因素之一。

二、经络气血的升降逆乱

人体经络气血升降逆乱，影响着气机升降调节，破坏了气血循行的规律，导致气血上逆下陷而发病；而人体气血的失常，亦必导致经络气血逆乱而发病。

升降逆乱是中风病变化的重要原因。故《黄帝内经》云：“清气在阴，浊气在阳；营气顺脉，卫气运行。清浊相干……乱于头，则为厥逆，头重眩仆。”（《灵枢·五乱》）因而中风病与气机逆乱，升降失调，清阳不升，浊阴不降有密切关系。《黄帝内经》云：“阳气者，烦劳则张，精绝，辟积于夏，使人煎厥。”（《素问·生气通天论》）故烦劳过度，导致阴虚阳亢之体，久积至夏，天气炎热，则阳气耗散于外，阴精竭绝于内，孤阳外浮，独阴内夺，气厥上逆，昏不识人。又说：“大怒则形气绝，而血菀于上，使人薄厥。”（《素问·生气通天论》）这说明大怒伤肝，藏血失驭；肝气上逆，菀积于上；则上实下虚，脑脉溢血，而导致出血性中风。还说：“血之与气，并走于上，则为大厥，厥则暴死。”（《素问·调经论》）可见，气逆血菀，脑脉溢血，故卒仆厥逆，暴死神亡。

总之，经络气血升降逆乱是导致各经不同的厥逆证。《黄帝内经》云：“巨阳之厥，则首肿头重，足不能行，发为眩仆。”（《素问·厥论》）故气血逆乱，上盛下衰；轻则头重足轻，甚则眩晕昏仆。而其他经脉，气滞血瘀，脑脉痹阻，则出现各经中风病证候。

三、经络气血的运行郁滞

人体经络气血运行郁滞，主要是脉道涩滞，血液稠浊，血难载气，气难行血；经脉运血障碍，气血循行不畅，人体脏腑组织器官失养，导致各种疾病的发生。

《黄帝内经》云：“夫百病之始生也，皆生于风雨寒暑，阴阳喜怒；饮食居处，大惊卒恐。则血气分离，阴阳破败，经络厥绝，脉道不通；阴阳相逆，卫气稽留；经脉空虚，血气不次，乃失其常。”（《灵枢·口问》）因此，人体经络气血的循行失常，主要是血凝脉涩，则口喎肢麻；血瘀脉痹，则舌謇偏瘫；血逆脉壅，则腑实谵妄；血溢脉破，则神昏厥逆；皆为中风病变化的重要因素。《黄帝内经》云：“头痛巅疾，下虚上实；过在足少阴、巨阳，甚则入肾。”（《素问·五脏生成》）因为足少阴经脉，穿脊贯腰内属肾；足太阳经脉，上额交巅入络脑。所以，人体经络气血失调，气血循足太阳经脉上逆，则头痛巅疾，眩晕昏仆。甚至循足少阴经脉下陷，则头晕耳鸣，舌喑足废等。这是临床上常见的中风病变化机理。

总之，人体经络运行郁滞是导致各种疾病发生的重要原因。正如《难经·二十四难》指出："脉不通，则血不流。"就是说脉道不通，血液不行，以至气不能煦，血不能濡，肢体失养，元神失司，而导致手足麻木、半身不遂、口眼㖞斜、言语謇涩等。故人体经络瘀滞，是中风病变化的内在机理之一。

四、经络气血的机能衰竭

人体经络气血的机能衰竭，是经气衰败乃至竭绝，气血亦随之衰竭而出现病情危重，生命临终的病理现象。由于各经循行部位不同，其络属脏腑功能各异，因此，人体各经脉之气血衰竭时，所出现的证候亦不相同。

《黄帝内经》云："五阴气俱绝，则目系转，转则目运；目运者，为志先死；志先死，则远一日半死矣。六阳气绝，则阴阳相离，离则腠理发泄，绝汗乃出；故旦占夕死，夕占旦死。"(《灵枢·经脉》)可见经气竭绝是病情危重阶段的现象。因为人体以脏腑为本，经络为标；经脉之气来源于脏腑，经气的虚实取决于脏腑精气的盛衰，所以经气之衰竭，实质上是脏腑之气的终绝。同时，十二经脉相互衔接，气血运行不休，故一经气绝，十二经之气亦随之而绝。故经气终绝是濒临死亡的征象。

中风病脱证为正气外脱，元神失养，五脏正气，衰微欲绝。然气随血脱，血随气陷；元气衰败，精血耗竭。阴陷于下，阳乏于上；阴竭于内，阳脱于外。阴阳离决，精气乃绝，人体十二经脉之气血亦随之而绝矣。

总之，经络失调是中风病变化的重要病机之一。正如宋代陈无择所说："经络空虚而中伤者，为半身不遂，手脚瘫痪，涎潮昏塞，口眼㖞斜，肌肉不仁，痹瘁挛僻，随其脏气，所为不同。"（《三因极一病证方论·叙中风论》）故经络失调与中风病变化有密切关系。

第五节　气血失调

中风者，脑脉气血之病也。这概括了病因、病机、病位的根本所在。气血失调是人体气血失却相互协调的病理变化，这是中风病的主要病机之一。

人体气血在生理上互根互用：气为阳，血为阴；气主温煦，血主濡养。气生血，血化气；气为血之帅，血为气之母。气行血，血载气；气行则血行，血至则气至。在病理上互损互失：气病及血，血病及气。气虚则血衰，血虚则气衰；气滞则血瘀，血瘀则气滞。血随气上逆，气随血下陷；气随血脱，血随气亡等。故《黄帝内经》云："血气不和，百病乃变化而生也。"（《素问·调经论》）此之谓也。

中风病的基本病机，属于中医瘀血证之范畴，在临床上往往与气滞、气虚、气逆、气陷、血虚、血溢、血寒、血热、阴虚、阳虚等，有密切关系。

一、气虚血瘀

气虚是人体元气亏损，脏腑衰竭的病理变化。大多为先天不足、后天失养、劳伤过度、久病虚损所致。

人体元气亏损，脏腑虚衰，则少气懒言，神疲力倦。气虚清阳不升，脑髓失养，则头晕目眩，脑转耳鸣。气虚行血无力，血瘀脉痹，则手足麻木，半身不遂。气虚毛窍疏松，卫外不固，则气不摄津，表虚自汗。气虚营养不足，百脉失养，则四肢疲软，周身无力。气虚阳生不足，温煦失职，则喜温畏凉，手足逆冷。气虚水液不化，输布障碍，则手足肿胀，脑髓水瘀。劳则气耗，动则气损；运动之后，诸症加剧，中风病亦随之变化。元气亏损为半身不遂之本源。

中风病变化，然气不行血，脑脉瘀血，精髓失养，则导致缺血性中风。而气不摄血，脑脉溢血，神明失统，则导致出血性中风。

二、气滞血瘀

气滞为人体气机郁滞，运行不畅的病理变化。大多为情志郁结、痰气积聚、瘀血凝结、闪挫外伤等因素，阻滞气机功能，导致人体气血循行障碍而发病。

肝主疏泄而藏血，然疏泄失职，则肝气郁结，由气滞而导致血瘀。心主血脉而行血，然行血失权，则由血瘀而导致气滞。脾主运化而统血，然升降失调，则气机上逆，由气逆而导致血瘀；气机下陷，由气陷而导致血瘀。肺主调气行水而洁血，然宣肃失宜，则气郁血浊，由气郁而导致血瘀。肾主藏精纳气而化血，然藏纳失主，则精亏气衰，由气衰而导致血瘀。然气为血之帅，血为气之母；气行则血行，血至则气至。而气滞则血瘀，血瘀则气滞；血瘀脉痹，脑髓失养，甚则神明失统。

中风病气郁不行，血壅不流；浊血不去，清血不生。所以，血凝则脉涩，血瘀则脉痹，血逆则脉壅，血溢则脉破。脑府瘀血，则精髓神明失养而中风。

三、气逆血瘀

气逆为人体气机逆乱，升降失调的病理变化。大多为情志失调、饮食不节、痰气中阻、瘀血内结所致。

气逆为气实上逆，和降失职。气逆者，则常见于肝、肺、胃等脏腑。正如《黄帝内经》云："大怒则形气绝，而血菀于上，使人薄厥。"（《素问·生气通天论》）又云："血之与气，并走于上，则为大厥，厥则暴死。"（《素问·调经论》）再云："气上不下，头痛巅疾。"（《素问·方盛衰论》）这说明大厥为气逆血瘀之巅疾，由于气血上逆，脑脉溢血所致。《黄帝内经》说："诸风掉眩，皆属于肝"（《素问·至真要大论》），这说明肝风为肝脏阴阳气血失调的病理变化。清代尤怡认为："中风之病，其本在肝。"（《金匮翼·中风》）然中风病气逆血瘀，脑脉痹阻，升阳化风，以肝为主；而肝为刚脏，主升主动，肝气上逆，阳升风动。轻者则头痛眩晕，急躁易怒；重者则神昏厥逆，抽搐偏瘫等。

中风病气逆血瘀，脑脉溢血，阻遏清窍，元神失统，则偏瘫失语，神昏厥脱，称之为出血性中风。

四、气陷血瘀

气陷是人体气机下陷，升举无力的病理变化。大多为情志失调，饮食不节；脾胃虚弱，中气下陷；惊恐伤肾，下元衰惫；痰气中阻，瘀血内结所致。

气陷为气机陷下，升举失职。气陷者，则常见于脾、肾、胃等脏腑。《黄帝内经》指出："恐则气下""而血及陷下"（《素问·举痛论》）。然"诸厥固泻，皆属于下"（《素问·至真要大论》）；"上气不足，脑为之不满，耳为之苦鸣，头为之苦倾，目为之眩；中气不足，溲便为之变，肠为之苦鸣；下气不足，则乃为痿厥心悗"（《灵枢·口问》）。这说明恐惧是气机下陷的原因，厥逆、泄泻、短气、下血是气虚下陷的病证。而上气不足，则头晕目眩，脑转耳鸣；中气不足，则脘坠肠鸣，溲便失禁；然下气不足，则有心乱烦闷，痿躄厥逆等症。金代李杲认为："脾胃既损，元气败坏"（《兰室秘藏·脾胃虚损论》），故气陷为气虚发展而来也。中风病气陷血瘀，以脾为主。中气下陷，升举无力；轻则头晕目眩，肢麻偏瘫；重则神昏厥逆，气脱神亡。

中风病气虚下陷，血凝脉涩，则头晕目眩，口㖞肢麻。上气不足，血瘀脉痹，则脑转耳鸣，舌謇偏瘫。升清失司，血不荣脑，则导致缺血性中风。

五、血虚血瘀

血虚是人体血液亏损，濡养失职的病理变化。大多为脾胃虚弱，化源不足；失血过多，新血不生；久病沉疴，营血暗耗；瘀血内结，生血不足所致。

血液是人体生命活动的基础。血者，主于心，布于肺，藏于肝，统于脾，根于肾。《黄帝内经》云："夫脉者，血之府也。"（《素问·脉要精微论》）就是说血脉是血液循行的道路。《难经·二十二难》云："气主煦之，血主濡之。"因为气血是营养机体的精华，血虚失濡，血瘀失养。所以，血虚血瘀，头目失养，则头晕目眩，双目干涩。血虚血瘀，唇甲失养，则口唇暗淡，爪甲无华。血虚血瘀，筋脉失养，则手足麻木，屈伸不利。血虚血瘀，肌肤失养，则面色淡白，肌肤干燥。血虚血瘀，心脉失养，则胸闷气短，心悸失眠。血虚血瘀，脑髓失养，则口㖞舌謇，肢麻偏枯等。

中风病血虚不能载气，而气虚无力行血；血虚血瘀，则人体脏腑百脉失养；血少气衰，则血凝脉涩；脑脉瘀血，则元神失养，从而导致缺血性中风。

六、血溢血瘀

血溢是人体经脉损伤，血溢脉外的病理变化。大多为郁怒伤肝，肝气上逆；藏血失驭，血溢脉外。而亦有气不摄血，负重努伤，热邪伤络，血溢脉外。

正如《黄帝内经》指出："人之所有者，血与气耳。"（《素问·调经论》）"脉道以通，血气乃行。"（《灵枢·经脉》）《难经》认为："经脉者，行血气，通阴阳，以荣于身者。"（《二十三难》）明代李梴说："人心动，则血行诸经。"（《医学入门·脏腑》）心脏是血液运动的器官，经脉是血液循行的通路。近人唐宗海说："血生于心火，而下藏于肝；气生于肾水，而上主于肺。其间运行上下者，脾也。"（《血证论·阴阳水火气血论》）故气之原在肾，水衰则气热；血之原在心，火盛则血热。然正邪斗争，阴阳失调；血溢脉外，则为瘀血。凡离经之血，是清血、鲜血，亦是瘀血，即血溢血瘀之证也。肺经受伤，则为咳血；胃脉受伤，则为呕血；肠络受伤，则为便血；膀胱受伤，则为尿血；冲任受伤，则为漏血；鼻窍受伤，则为衄血。而突然大出血，则气随血脱，血随气亡；以至阴阳离决，精气乃绝。

《黄帝内经》云："大怒则形气绝，而血菀于上，使人薄厥。"（《素问·生气通天论》）中风病由于大怒伤肝，藏血失驭；肝气上逆，血随气壅；冲激脑经，脑脉溢血，则卒然昏迷，暴厥卒仆，口眼㖞斜，半身不遂，为出血性中风。

七、血寒血瘀

血寒为人体血脉寒盛，血液凝涩的病理变化。大多为阴寒之邪，入侵人体；阳气被遏，阴盛阳衰；寒为阴邪，其性凝敛；寒客脉中，气滞血凝所致。

人体气血津液运行不息，全赖一身阳气的温煦作用。正如《黄帝内经》云："寒气入经而稽迟，泣而不行；客于脉外则血少，客于脉中则气不通。"（《素问·举痛论》）因此，寒邪入侵，阴盛阳衰，则气滞血凝，血瘀脉痹。阳气虚弱，温煦失职，则畏寒喜热，肢冷蜷卧。脾阳久虚，津液不化，则口湿不渴，尿清便溏。由于寒性凝滞，脉痹不行，则肢体冷痛，手足拘挛。血凝脉涩，阻遏阳气，则有肢体麻木，皮肤不泽等证候。

瘀血是人体气血循行障碍的产物。然寒凝经脉，气滞血瘀；阴盛阳衰，温煦失职。中风病为血凝脉涩，脑脉瘀血而发病，从而导致缺血性中风。

八、血热血瘀

血热为人体经脉热盛，气炅血沸的病理变化。大多为阳热之邪，侵入机体；情志郁结，郁久化热；五志过极，火热伤血；肝郁化火，火热血沸所致。

人体之血生于火，火化于血。脾气生清，上奉心火。故火为阳，随血出入，以生血之阴，濡养周身。而人体之气生于水，水化于气，脾土化湿，下输肾水。故水为阴，随气升降，以化气之阳，温煦机体。夫水火气血，既相互对立，又相互维系。因此，水病则累血，火病则累气。所以，气分水阴不足，则阳盛乘阴而病血；血分火阳不足，则阴盛侮阳而病气。《黄帝内经》云：“血并于阴，气并于阳，故为惊狂；血并于阳，气并于阴，乃为炅中。”（《素问·调经论》）可见，血并于阴，气并于阳，则阳气外盛而惊狂；血并于阳，气并于阴，则阳气内盛而热中。正如明代汪机所说：“血热者，阳气陷于血中，血因而热”（《医学原理·气血》），故血热证分为出血和瘀血两大类。然热入血分，血热脉盛，则血行疾速，甚则妄行。热稽血中，耗阴动血，则上扰神明，甚则急躁易狂。热灼津液，耗阴成瘀，则瘀热互结，血瘀脉痹。热盛津亏，伤及营血，则燔灼肝经，热极生风。阴液枯竭，筋脉失养，则筋挛肉颤，虚热生风。故水虚者，水为气之所化，水津衰少，水亏火旺，则气热。火实者，火为血之所生，血液盛多，血沸气炅，则血热也。血热是中风病的重要病机。

中风病气炅血热，阻遏清窍；脑脉溢血，元神失统，导致出血性中风。气逆血菀，因热致瘀，脑脉瘀血，髓海失养，导致缺血性中风。这些都是临床常见的病变现象。

九、阴虚血瘀

阴虚是人体阴液不足，精血亏损的病理变化。大多为阳气亢盛，火热伤阴，五志化火，津液亏损，导致阴虚内热，阴虚火旺，阴虚阳亢，阴虚阳浮之证。

阴虚病变，五脏六腑皆可发生，虽常见心阴虚、肺阴虚、肝阴虚、脾阴虚、肾阴虚等，但一般以肝肾阴虚为主，尤以肾阴虚为最。因为肾阴为人体诸阴之本源，所以，肾阴虚在阴虚病机中占主导地位。由于阴液不足，阴不制阳，从而形成了阴虚内热、阴虚火旺、阴虚阳亢、阴虚阳浮等证。阴虚内热者，则五心烦热，口渴咽燥，骨蒸潮热，消瘦盗汗。阴虚火旺者，则面憔颧赤，潮热盗汗，烦躁易怒，口燥咽痛。阴虚阳亢者，则面白颧赤，潮热盗汗，少寐多梦，消瘦咳血。阴虚阳浮者，则头晕目眩，唇红颜赤，面浮色泛，耳聋耳鸣等。

中风病阴虚内热，则精血耗损，血热致瘀；脑脉瘀血，遂发中风。阴虚火旺，则耗阴伤血，煎熬成瘀；脑脉瘀血，遂发卒中。阴虚阳亢，则气逆血菀，脑脉溢血；离经成瘀，卒仆神昏。阴虚阳浮，则阴亏于下，阳浮于上；阴虚血瘀，卒致偏枯等。

十、阳虚血瘀

阳虚是人体阳气不足，阴寒内盛的病理变化。大多为先天不足，后天失养；久病沉疴，损伤阳气，导致阳虚外寒、阳虚水泛、阳虚阴盛、阳虚阴沉之证。

阳虚病变，五脏六腑皆可发生。但一般以脾肾阳虚为主，尤以肾阳虚为最。因为肾阳是人身诸阳之根本，所以，肾阳虚在阳虚病机中占主导地位。由于阳气不足，阴不制阳，从而形成了阳虚外寒，阳虚水泛，阳虚阴盛，阳虚阴沉等证。阳虚外寒者，则面色㿠白，口润不渴，畏寒喜暖，四肢逆冷。阳虚水泛者，则面浮身肿，四肢厥逆，神疲怯寒，尿少腰重。阳虚阴盛者，面㿠无华，肢体水肿，尿少便溏，痰饮内停。阳虚阴沉者，则面色灰白，腰下水肿，便溏尿清，足凉膝冷等。

中风病阳虚外寒，则元气虚损，血寒凝结；脑脉瘀血，遂发偏瘫。阳虚水泛，则伤阳耗气，寒滞血瘀，脑脉瘀血，遂发中风。阳虚阴盛，则气寒血凝，脉涩成瘀；脑脉瘀血，遂发偏废。阳虚阴沉，则阴盛于下，阳衰于上；血凝脉痹，遂发厥逆等。

总之，中风病气血失调的病理变化是多方面的。因为中风病基本上属于瘀血病范畴，所以，瘀血不仅是缺血性中风的病机，而且是出血性中风的病机。由于瘀血是人体气血循行障碍的产物，不仅是病理产物，而且还成为致病因素。

第六节　津液失调

津液是人体水液的总称。因为津液中含有大量的营养精华，濡养脏腑经络、五官百骸，随气流注，遍布全身，所以是人体生命活动的基本物质。

《黄帝内经》云："水谷皆入于口，其味有五，各注其海，津液各走其道。"（《灵枢·五癃津液别》）又说："肾者，水脏，主津液。"（《素问·逆调论》）可见，人体津液来源于饮食水谷，通过胃肠之消化吸收，脾之输布，肺之宣降，肾之气化，肝之疏泄，心之循行，才能完成生成、输布、濡养、排泄的过程。其中，以脾、肺、肾为主，尤以肾为最。津液有滋润营养，化生血液，调节阴阳，排泄糟粕的功能。当人体水液代谢出现障碍时，则产生痰、饮、水、湿的各种病变。

津液的病机主要分为津液不足和水湿停聚两大类。中风病水液代谢失常的病理变化，大多以脑髓水瘀、痰浊中阻、水湿内停、津伤化燥最为常见。

一、水瘀脑胀

水瘀脑胀是痰气瘀血，水积脑髓的病理变化。大多为津液不化，水湿内生；痰气上逆，瘀血菀脑所致。以至脑髓水胀，神明失统；脑髓厥疝，昏迷不省。

《黄帝内经》云："孙络水溢，则经有留血。"（《素问·调经论》）又云："凝血蕴里而不散，津液涩渗而不去。"（《灵枢·百病始生》）可见瘀血内聚，浊液外渗，则脑髓水瘀，神明失统。汉代张机说："血不利，则为水。"（《金匮要略·水气病》）唐代孙思邈说："血自化成水。"（《千金要方·月水不通》）宋代陈言说："气血不和，停滞宿饮。"（《三因极一病证方论·瘫痪证治》）明代张介宾说："水肿证，以精血皆化为水。"（《景岳全书·肿胀》）清代唐宗海说："瘀血化水，亦发水肿。"（《血证论·阴阳水火气血论》）故人体水液输布障碍，血凝内阻，升降失调，痰气瘀血，互结为害，为其病机变化。

中风病脑胀，脑府瘀血为首发病因，水湿痰气为继发病变。血病不离水，水病不离血；水积生浊，痰气瘀血，蕴酿化热，郁聚脑府，导致脑髓水瘀之证。

二、风痰血瘀

风痰血瘀是痰气瘀血，化热动风的病理变化。大多为肝阳上亢，风阳内动；湿热蕴酿，痰气内生；气血逆乱，脑脉瘀血所致。以至风火痰瘀，互结为害。

清代吴谦说："风痰属肝也。"（《医宗金鉴·痰饮总括》）因为风痰上扰，气逆血菀，则头痛眩晕，神识昏蒙。风痰入经，脑脉瘀血，则手足麻木，半身不遂。痰瘀阻窍，舌本不利，则口眼㖞斜，言语謇涩。痰瘀互结，上蒙清窍，则头痛神昏，躁扰谵安。痰蒙心窍，血瘀脑脉，则神昏谵妄，鼻鼾痰鸣。清代冯兆张说："在肝经者，名曰风痰。脉涩面青，四肢满闷，便溺秘涩，时有躁怒，其痰青而多泡。"（《锦囊秘录·痰饮大小总论》）所以，风痰血瘀，阻遏经络，痰瘀互结，上蒙清窍，遂发中风。

中风病风痰瘀血者，由于风痰入经，血凝脉涩，则脑脉瘀血，髓海失养，遂发偏风。风火上扰，痰瘀互结，则脑脉溢血，元神失统，遂发卒中。

三、湿痰血瘀

湿痰血瘀是聚湿酿痰，血瘀脉痹的病理变化。大多为脾失健运，津液不化；水湿停聚，蕴湿酿痰；血壅湿盛，瘀结痰积；气逆血菀，脑脉瘀血所致。

清代吴谦说："湿痰属脾也。"（《医宗金鉴·痰饮总括》）故脾虚生湿，湿聚为水，水积为饮，饮凝为痰，痰为诸病之源。湿痰伤阳，清阳不升，则头重身困，四肢酸沉。湿痰困脾，运化失权，则水湿停聚，肢体肿胀。湿痰滞络，阳气困阻，则肌肤不仁，关节重着。湿困上焦，浊阴不降，则胸闷呕恶，痰多清稀。湿阻中焦，纳化失常，则脘痞腹胀，不思饮食。湿滞下焦，水湿停聚，则水肿下趋，便泻尿浊。湿痰阻滞大肠，则下利黏滞，里急后重。湿痰阻滞膀胱，则小便混浊，涩滞不畅。冯兆张说："在脾经者，名曰湿痰。脉缓面黄，肢体沉重，嗜卧不收，腹胀食滞，其痰滑而易出。"（《锦囊秘录·痰饮大小总论》）故湿痰血瘀，互为因果，为害广泛，无处不到。

中风病湿痰血瘀者，由于湿痰内盛，上蒙清窍，则头重肢困，胸闷呕恶；痰瘀互结，气逆血菀，则脑脉血壅，神明失统，以至口眼㖞斜，半身不遂；甚者，卒仆神昏。

四、燥痰血瘀

燥痰血瘀是燥热伤阴，痰结血稠的病理变化。大多为燥热伤津，阴亏化燥，燥结成痰，痰滞脉涩，燥热则干，干涩伤津，津亏液枯，血稠脉涩所致。

清代吴谦说：“燥痰属肺也。”（《医宗金鉴·痰饮总括》）因为伤津化燥，燥盛津枯，则口渴咽燥，干咳少痰。津液枯涸，阴虚内热，则肌肤干燥，唇焦皮裂。心燥伤阴，燥热内扰，则心烦惊悸，舌红失眠。肺燥伤阴，炼液为痰，则痰稠如珠，量少质黏。肝燥伤阴，阴液亏耗，则目干筋挛，爪甲脆折。脾燥伤阴，津少液亏，则口干咽燥，纳少化迟。肾燥伤阴，阴精枯少，则形体清瘦，齿槁痿厥。肠燥伤阴，阴津枯竭，则大便秘结，小便短少。津液亏损，伤及血脉，则血稠脉涩，肢麻偏枯。然燥痰伤上焦，则头痛口燥；燥痰伤中焦，则烦渴呃逆；燥痰伤下焦，则便秘溲涩。清代冯兆张说：“在肺经者，名曰燥痰；脉涩面白，气上喘促，洒淅寒热，悲愁不乐，其痰涩而难出。”（《锦囊秘录·痰饮大小总论》）所以，燥痰血瘀，灼津耗血，痹阻经络，瘀滞脑脉，遂发中风。

中风病燥痰血瘀者，燥热伤阴，津液亏损，则口渴咽燥，干咳少痰。炼液为痰，煎血成瘀，则痰瘀互结，气滞血稠，脑脉瘀血，遂致缺血性中风。

五、热痰血瘀

热痰血瘀是痰浊瘀热相互恋结的病理变化。大多为阳盛热郁，炼液为痰；热遏血壅，煎血成瘀；互结为害，血菀脑脉，上扰神明，元神失统所致。

清代吴谦说：“热痰属心也。”（《医宗金鉴·痰饮总括》）故火热内盛，煎熬津液，则阳盛阴伤，炼液成痰。痰火上逆，扰乱心神，则头痛烦热，神昏躁狂。痰热内扰，升降失调，则咳痰黄稠，腑实便秘。痰火入血，血结成瘀，则高热神昏，烦躁谵妄。痰瘀互结，火热扰神，则头痛身热，神昏抽搐。元代朱震亨说：中风者，“湿土生痰，痰生热，热生风也”（《丹溪心法·中风》）。清代冯兆张说：“在心经者，名曰热痰。脉洪面赤，烦热心痛，口干唇燥，时多喜笑，其痰坚而成块。”（《锦囊秘录·痰饮大小总论》）所以，热痰血瘀，扰乱脑神；痰瘀互结，痹阻脑脉。

中风病痰热血瘀者，火热内盛，扰乱心神，则头痛身热，神昏谵妄。阳盛热郁，炼液为痰；煎血成瘀，痰瘀恋结；脑脉瘀血，导致缺血性中风；甚则脑脉溢血，导致出血性中风。

六、寒痰血瘀

寒痰血瘀为阴寒痰浊，瘀血凝结的病理变化。大多为感受寒邪，阴盛阳衰；水湿凝滞，气化失职；寒痰血瘀，相互凝结；血瘀脑脉，元神失司所致。

清代吴谦说：“寒痰属肾也。”（《医宗金鉴·痰饮总括》）故寒痰凝结，阳气受损，则畏寒蜷卧，手足厥冷。经脉阻滞，气机不畅，则肢体麻木，筋脉拘挛。气血痹阻，筋脉失养，则骨痹刺痛，四肢不举。然《黄帝内经》云：“天寒日阴，则人血凝涩。”（《素问·八正神明论》）故天寒地湿，困遏脾阳，则运化失常，寒痰内生。寒水所胜，肺失宣降，则气化失调，凝聚成痰。寒伤肾阳，温运失职，则气滞水停，聚湿酿痰。气寒水湿，相互恋结，则三焦失化，水冷凝结为寒痰。清代冯兆张说：“在肾经者，名曰寒痰。脉沉面黑，小便急痛，足寒而逆，心多恐怖，其痰有黑点而多稀。”（《锦囊秘录·痰饮大小总论》）故寒痰血瘀，面黑溲急；痰瘀互结，偏枯肢逆。

中风病寒痰血瘀者，水寒内盛，上扰神明，则头痛肢逆，畏寒身颤。阴盛寒郁，湿凝成痰，则筋脉拘挛，蜷卧厥逆。痰瘀恋结，脑脉痹阻，导致缺血性中风。

总之，中风病津液失调，分为津液亏损和津液停聚两大类。然津液亏损则人体脏腑组织器官失其濡养滋润，症见面目焦枯，皮肤干燥，口渴唇裂，尿少便结。而水湿停聚则人体水液输布障碍而脏腑肿胀，肺失宣降，则痰壅气喘；肝失疏泄，则气滞生痰；脾失运化，则聚湿酿痰；肾失气化，则尿少水肿；心失温煦，则水气泛滥。痰气是人体津液代谢障碍的产物，瘀血是人体气血循行障碍的产物；痰瘀互结是中风病变化的主要病机之一。

第七节　五邪内生

中医病因学把自然界气候的异常变化对于人体发病的影响，总结出风、寒、暑、湿、燥、火六种致病因素。因为邪从外来，所以，属于中医病因学的范畴。

《黄帝内经》有“邪在肺……邪在肝……邪在脾……邪在肾……邪在心”（《灵枢·五邪》）的记载，但其内容不同。中医学通过辨证求因，总结出阴阳、脏腑、经络、气血、津液功能失调，所产生的内风、内寒、内热、内湿、内燥五种病理变化。五邪内生不仅是中医病因学的致病因素，而且还是中医病机学的病理变化。

中医病机学把人体内脏功能失调所产生的病理变化，归纳为内风、内寒、内热、内湿、内燥五种病理现象。因为邪从内生，所以属于中医病机学的范畴。

一、内风逆动

内风逆动是升阳无制，化风内动的病理变化。大多为阳盛阴衰，阴不制阳所致。因为内风与肝脏的关系甚密，所以，内风属于肝，故又称之为肝风逆动。

《黄帝内经》记载：“诸风掉眩，皆属于肝。”（《素问·至真要大论》）故内风者，即肝风也。清代叶桂说：“内风为身中阳气之动变。”（《临证指南·肝风》）故阳盛阴衰，阴不制阳，则升阳无制，肝风内动。症见眩晕肢麻，震颤抽搐等。然而肝风内动有虚实之分，临床上主要有肝阳化风、阳盛风动、阴虚风动、血虚生风、血燥生风等。肝阳化风者，由于阴虚阳亢，水不涵木，则头晕肢麻，偏瘫失语等。阳盛风动者，由于火炽热盛，灼津燔血，则高热惊厥，神昏抽搐等。阴虚风动者，由于阴虚阳实，津枯热竭，则筋挛内颤，手足蠕动等。血虚生风者，由于阴血亏损，血不荣络，则肢体麻木，手足拘挛等。血燥生风者，由于津枯血少，化燥失润，则肌肤不仁，筋内颤动等。故虚者，为阴衰血虚；实者，为阳盛气实。

中风病内风逆动者，由于情志失调，饮食不节；火热炽盛，阴液亏损；生血不足，津液枯少；瘀血内结，痰气中阻；以至肾阴下亏，肝阳上亢；升阳无制，化风内动。症见口㖞言謇，肢麻偏瘫；甚则卒仆神昏，不省人事等。

二、内寒变凝

内寒变凝为阳衰阴盛，气化衰退的病理变化。大多为命门火衰，温煦失职所致。因为内寒与肾脏的关系极为密切，所以，内寒属于肾，故又称之为肾寒变凝。

《黄帝内经》记载：“诸寒收引，皆属于肾。”（《素问·至真要大论》）内寒病变与脾肾阳虚的关系甚密。脾为气血生化之源，脾阳有温煦四肢肌肉的作用，并为人体蒸腾气化之本源，故脾肾阳虚，则温化失职，最易导致内寒之象，尤以肾阳虚为最。阳气衰弱，虚寒内生，则面色苍白，形寒肢冷等。寒性收引，温煦失职，则筋脉拘挛，肢节痹痛等。阳气不足，气化失司，则水肿浮胀，尿清便溏等。内寒积滞，血凝脉涩，则肢冷蜷卧，偏枯筋挛等。脾肾虚寒，饮食不化，则纳少呕逆，下利清谷等。肾阳虚衰，温化失司，则腹痛膝冷，五更泄泻等。

中风病内寒变凝者，由于阴盛内寒，温煦失职，则血凝脉涩，脑脉瘀血，遂致中风。脾胃虚寒，气化失常，则水湿停积，痰饮中阻，引起偏瘫等。

三、内热化火

内热化火是阳盛阴衰，火热内扰的病理变化。大多为阳盛热结，郁热化火所致。因为内热与心脏的关系甚密，所以，内热属于心，故又称之为心热化火。

《黄帝内经》记载："诸热瞀瘛，皆属于心。"（《素问·至真要大论》）内热病变不外乎实火与虚火两大类。实火者，为阳盛化火，五志化火等；虚火者，为水亏火旺，虚火上炎等。而火与热同类，唯程度上不同，热为火之渐，火为热之极。阳盛化火者，阳盛热极，火热内扰，则高热神昏，烦渴躁扰等；阳郁化火者，阳气郁滞，积热化火，则头痛身热，口渴引饮等；五志化火者，情志过极，怫郁化火，则心烦口渴，身热躁动等；阴虚化火者，阴虚阳亢，虚火内生，则心烦失眠，潮热盗汗等。

中风病内热化火者，多为阳盛热极，阴虚火旺所致。金代刘完素说："中风瘫痪者……多因喜、怒、思、悲、恐五志有所过极而卒中者，由五志过极，皆为热甚故也。"（《素问玄机原病式·六气为病》）故五志化火，心火暴甚，肾水虚衰，热气怫郁，心神昏冒，则卒倒无知也。

四、内湿生痰

内湿生痰为水湿内停，痰气积滞的病理变化。大多为脾气虚弱，运化失职所致。因为内湿与脾脏的关系甚多，所以，内湿属于脾，故又称之为脾湿生痰。

《黄帝内经》记载："诸湿肿满，皆属于脾。"（《素问·至真要大论》）脾虚是聚湿生痰的根源，内湿为人体水液代谢失调的产物。由于脾失健运，水液不化，聚而成湿，停而成痰，留而成饮，积而成水。然内湿致脾阳虚衰，运化失职，则津液不化，聚生内湿。而且肾阳虚衰，气化无权，则津液肿满，水湿泛滥。湿性黏滞，留阻血脉，则头重如裹，肢体重着。湿浊停蓄，阻遏经络，则项背强急，屈伸不利。湿邪留聚，郁阻上焦，则头重身困，胸闷咳嗽。蕴湿不化，滞阻中焦，则胸闷呕恶，脘痞腹满。湿滞蕴酿，郁积下焦，则大便泄泻，小溲混浊等。

中风病内湿生痰者，多为素体肥胖，痰湿过盛，脾失健运，水湿不化所致。在生理上，水能化血，血能化水；血中有水，水中有血。在病理上，血结则病水，水结则病血；水肿可导致瘀血，瘀血可引起水肿。

五、内燥成瘀

内燥成瘀是津伤液耗，气衰血少的病理变化。大多为高热大汗，吐泻出血所致。因为内燥与肺脏的关系甚密，所以，内燥属于肺，故又称之为肺燥成瘀。

金代刘元素说："诸涩枯涸，干颈皴揭，皆属于燥。涩枯者，水液衰少，气血虚弱，皮肉不荣；故皮肤皴揭而涩也，甚则麻痹不仁。涸干者，水少火多。"（《素问病机气宜保命集·病机论》）内燥是五脏六腑皆可发生，但以肺、胃、大肠为多。肺为燥金之脏，而主气；肺气虚而水精不能宣发输布，形成燥热阴虚之证。大肠为燥金之腑，而主津；胃为阳明燥土，喜湿恶燥，胃肠火热结滞，灼伤津液，致燥便结。肾为水脏，总司一身之水液，肾阴不足，水亏火旺，伤津致燥，血燥成瘀，血瘀脉痹。

中风病血燥成瘀者，由于内燥失润，津亏血少，气滞血稠，血瘀脉痹。近人周学海说：“中风者，内燥化风也。”（《读医随笔》）则津亏血滞，脑脉瘀血，遂致中风。

小　结

总之，中风病五邪内生，并不是外来致病邪气，而是由于人体阴阳、脏腑、经络、气血、津液失调所产生的病理变化。

内风逆动，主要是肝阳上亢，升阳无制，肝阳化风，肝阳化火的病理变化。内寒变凝，主要是肾阳虚弱，命门火衰，阴寒内盛，水饮停滞的病理变化。内热化火，主要是心火暴亢，阳盛化热，五志化火，水亏火旺的病理变化。内湿生痰，主要是脾失运化，水湿留聚，痰湿内生，蓄积停滞的病理变化。内燥成瘀，主要是肺阴不足，阴虚阳亢，水亏火旺，津枯血燥的病理变化。

中风是本虚标实之证。在本为阴阳失调，脏腑失常，经络失衡，气血失和，津液失宜；在标为内风逆动，内寒变凝，内热化火，内湿生痰，内燥成瘀。

第八节　现代医学对于中风病机的认识

中风是脑血管的病变。这是全身血液循环紊乱所致的脑组织供血障碍，其基本病理是在血管壁病变的基础上，加之血液成分的改变及血流动力学的改变所致。这就是现代医学对于中风病变化机理的基本认识。

一、血管壁病变

动脉粥样硬化：在各种脑血管病中是最常见的主要原因，大多数病人都有动脉粥样硬化。其次，还有不同原因引起的动脉炎，如风湿性、糖尿病性、红斑狼疮性、钩端螺旋体性、梅毒性、结节性动脉炎等。外伤、中毒、肿瘤，还有血管先天性异常，如脑血管畸形等，也是比较常见的原因。

二、血液成分改变

血液黏度增高：高脂血症、高血糖症、高蛋白血症、脱水、红细胞增多症、白血病、血小板增多症、骨髓病等，可使血液黏度增高，血流缓慢，形成血栓。

凝血机制异常：血小板减少性紫癜、血友病、大量使用抗凝剂、弥漫性血管内凝血等，可以导致凝血机制发生异常，而发生颅内出血。此外，贫血也可以发生弥漫性的小血管梗死和出血。妊娠、产后、术后、口服避孕药等，皆可以造成血液凝聚现象。

三、血流动力学改变

高血压是导致血流动力学改变的常见原因，约占非栓塞性脑血管病的大多数。此外，低血压，心功能障碍，如心力衰竭、心肌梗死、心房颤动、传导阻滞等，也是常见原因。风心病是引起脑栓塞的常见原因。

四、其他方面的原因

一是血管外因的影响，主要是大血管邻近的病变，如颈椎病、肿瘤等因素的压迫，影响脑供血不全。二是颅外形成的各种栓子，如细菌性栓子、主动脉附壁血栓、肺静脉血栓、骨折性脂肪栓、气胸性空气栓等。

第四章 中风病诊法

诊法是诊察疾病的方法。中风病通过望、闻、问、切的四诊方法，从发病年龄、先兆证候、诱发因素、发病形式、临床表现，以及病因先后、病机进退、病位浅深、病证虚实、病情轻重、病势顺逆、正邪盛衰、体质强弱等，从八纲、脏腑、经络、气血、津液等方面，进行临床辨证，做出正确诊断。

第一节 中风病诊法沿革

根据古人对于中风病原因的不同认识，对中风病机理的理解差异，在中风病诊法上也比较简略，故从唐宋以前、金元以后、近代中西医汇通三个时期进行探讨。

一、唐宋以前的中风病诊法

唐宋以前，尤其是先秦时期对于中风病的诊法相当简略。《周易》有“跛”的记载，《尚书》有“瞑眩”的证候，《诗经》有“首疾”的病名，《尸子》有“偏枯之病，步不相过”的简述，从而略知中风病的概貌。

《黄帝内经》指出：“汗出偏沮，使人偏枯。”（《素问·生气通天论》）“偏枯，男子发左，女子发右，不喑舌转。”（《素问·大奇论》）“卒中偏痹，手足不仁。”（《素问·本病论》）“偏枯，身偏不用而痛，言不变，志不乱”“痱之为病也，身无痛者，四肢不收，志乱不甚，其言微知，可治；甚则不能言，不可治也。”（《灵枢·热病》）“内夺而厥，则为喑俳。”（《素问·

脉解》）故偏枯、偏痹、偏风、喑俳等，大多为中风病中经络证。以半身不遂、手足麻木、言语謇涩、神志不乱为特征，说明为慢性起病，而无神志障碍，为缺血性中风。《黄帝内经》认为："阳气者，烦劳则张，精绝，辟积于夏，使人煎厥""大怒则形气绝，而血菀于上，使人薄厥。"（《素问·生气通天论》）"暴厥者，不知与人言。"（《素问·大奇论》）"大厥，厥则暴死；气复反则生，不反则死。"（《素问·调经论》）故煎厥、薄厥、暴厥、大厥等，大多为中风病中脏腑证。大多以卒仆神昏，不省人事，半身不遂，口眼㖞斜，中风失语为特征；说明了急性起病，而且有意识障碍，为出血性中风。

汉代张机说："夫风之为病，当半身不遂……脉微而数，中风使然。""邪在于络，肌肤不仁；邪在于经，即重不胜；邪入于腑，即不识人；邪入于脏，舌即难言，口吐涎。"（《金匮要略·中风历节病》）根据不同证候，将中风病分为中络、中经、中腑、中脏四证。还提出"肺中风""肝中风""心中风""脾中风"（《金匮要略·五脏风寒积聚病》）等病证的诊法。华佗说："风中有五者，谓肝、心、脾、肺、肾也。"将五脏之风，心风、肺风、肝风、脾风、肾风之不同证候及生死预后详细论述。并强调："凡诊其脉，滑而数者，风也；缓而大，浮而紧，软而弱，皆属风也""中风之病，鼻下黑赤相兼，吐沫而身直者，七日死""中风之病，口噤筋急，脉迟者生，脉急而数者死""心脾俱中风，则舌强不能言也；肝肾俱中风者，则手足不遂也。"（《中藏经·风中有五生死论》）还明确指出："病起于五脏者皆阴之属也。其发也，或偏枯，或痿痹，或手足拳挛，或口眼不正，或皮肤不仁，或步行艰难，或暴无语，或久无音，绵绵默默，状若死人。"（《中藏经·火法有五论》）华佗在《黄帝内经》的基础上，对于五脏中风的证候，进行发挥和补充。

隋代巢元方说："风口㖞候：口㖞僻，言语不正，而目不能平视；诊其脉，浮而迟”，这是以口眼㖞斜，言语不利为主证的中络证。“风偏枯候：半身不遂，肌肉偏枯，小而痛，言不变，志不乱也”“胃脉沉大，心脉小牢急，皆为偏枯”，这是以半身不遂，肌肉不仁，神志清楚为主证。“风痱候：身无痛，四肢不收，神志不乱，一臂不遂者，风痱也。时能言者，可治；不能言者，不可治”，这是以半身不遂，肢体麻木，言语謇涩，神志不清为主证的中腑证。“风癔候：奄忽不知人，喉里噫噫然有声，舌强不能言，发汗身软者，可治；眼下及鼻人中左右上白者，可治。一黑一赤，吐沫者，不可治；汗不出，体直者，七日死。”（《诸病源候论·风病诸候》）这是以卒然昏仆，不省人事，舌强不语，喉中痰鸣，半身不遂为主证的中脏证。并把中风病归属为心中风、肺中风、肝中风、脾中风、肾中风之五脏中风证。杨上善也详细论述了心风、肺风、肝风、脾风、肾风之病证，提出了“风邪循脉入脑，故名脑病也”（《黄帝内经太素·诸风数类》），为中风病辨证论治，奠定了理论基础。

唐代孙思邈指出：“中风大法有四，一曰偏枯，二曰风痱，三曰风懿，四曰风痹”。然中风病包括肝风、心风、脾风、肺风、肾风、胃风、首风、脑风、偏风、内风、漏风等，诸证多端，善行数变；但“所言四者，说其最重也”。其中，“偏枯者，半身不遂，肌肉偏不用而痛；言不变，智不乱”。这是以半身不遂为主证。“风痱者，身无痛，四肢不收，智乱不甚，言微可知，则可治；甚即不能言，不可治。”这是以神志昏蒙，言语謇涩为主证。“风懿者，奄忽不知人，咽中塞，窒窒然，舌强不能言。”这是以卒然昏仆，喉中痰鸣，舌强不语为主证。“风痹、湿痹、周痹、筋痹、脉痹、肌痹、皮痹、骨痹、胞痹，各有证候，形状如风，得脉别也，脉微涩，其证身体不仁。”因为诸痹由风、寒、湿三气外因所致，虽形如风，身体不仁，手足麻木为主证；但是与中风病的内在因素、病理证候实不相同。因为

“夫诸急卒病多是风”，所以“风者，百病之长”（《千金要方·诸风》）。尤其是“初得中风，四肢不收，心神昏愦，眼不识人，言不出口，凡中风多由热起”（《千金翼方·中风》）的认识，及所述“中风发热”“烦热厥逆”“热风心烦”“脾胃间热”等证，首创中风主热说。并强调“头破脑出，中风口噤”（《千金要方·备急》）的外伤性中风。

宋代陈无择确立“半身不遂，手脚瘫痪，涎潮昏塞，口眼㖞斜，肌肤不仁，痹瘁挛僻”（《三因极一病证方论·叙中风论》）为主证。尤其是对五脏中风证有独到见解，“肝中风者……脉浮而弦……多汗恶风，色微苍，头目瞤，左胁偏痛，嗜甘，如阻妇状，筋急挛痹不伸，诊在目，其色青。心中风者……脉洪而浮……多汗恶风，色微赤，翕翕发热，喑不能言，欲饮食，食则呕，诊在舌，其色赤焦。脾中风者……脉浮而微迟……多汗恶风，色薄黄，四肢急堕，皮肉瞤动，发热短气，不欲饮食，嗜卧如醉人，诊在唇，其色黄。肺中风者……脉浮涩而短……多汗恶风，色皓然而白，口燥而喘，逆气肩息，身重背痛，面肿胀，昼差暮甚，诊在鼻，其色白。肾中风者……脉浮而滑……多汗恶风，色如怡，面庞然浮肿，腰脊痛引少腹，隐曲不利，昏寝汗愈多，志意惶惑，诊在耳，其色黑”（《三因极一病证方·五脏中风证》）；系统阐述了中风病的各类证候。严用和指出：中风者“为半身不遂，肌肉疼痛；为痰涎壅塞，口眼㖞斜，偏废不仁，神志昏乱；为舌强不语顽痹不知精，神恍惚，惊惕恐怖；或自汗恶风，筋脉挛急，变证多端”，为缺血性中风的常见证候。尤其是“卒然中风，神自如醉，四肢不收，涎潮于上，声如牵锯，牙关紧急”“但眼闭不开，声如鼾睡，遗尿者，皆所不治”（《济生方·中风论治》），为出血性中风的危重证候。

总之，唐宋以前，在中风病因学上以外风为中风病的首因，虽未明言内因是中风病的根源，但在临床表现上，也客观反映了中风病的各种证候。

二、金元以后的中风病诊法

金元以降，中风内因学说逐步兴起，对于中风病变化机理的认识，随着医疗实践也不断深化，对于中风病的诊法，也发生相应的变化。

金代刘完素说：“中风瘫痪者，非为肝木之风实甚而卒中也，亦非外中于风尔。由于将息失宜，而心火暴甚，肾水虚衰，不能制之；则阴虚阳实，而热气怫郁，心神昏冒，筋骨不用，则卒倒无所知也。多由喜、怒、思、悲、恐之五志过极而卒中者，由五志过极，皆为热甚故也”（《素问玄机原病式·六气为病》），这是审因论证，辨证求因的诊法。张从正指出：“风者，百病之始，万病之长也。盖内不得通，外不得泄，此谓之病生于变化也。或失音而昏冒，或口目而喎斜”（《儒门事亲·风论》），出现“耳鸣眩转，目不识人，善僵仆，筋骨强直而不用，卒倒无所知也”（《儒门事亲·风木郁之病》），从病机上认识中风病的证候。李杲强调：“中风为百病之长，乃气血闭而不行”“中血脉，则口眼喎斜；中腑，则肢节废；中脏，则性命危”。辨证各有其特征：“中血脉，外有六经之形证”“中腑，内有便溺之阻隔”“中脏，痰涎昏冒”（《医学发明·中风》），把中风病分为中血脉、中腑、中脏三大类证。元代朱震亨提出：“中风大率主血虚有痰……或属虚，挟火与湿，又须分气虚、血虚。半身不遂大率多痰，在左属死血、瘀血；在右属痰，有热，并气虚”“而有中脏，中腑之分”“中腑者，面显五色，有表证而脉浮，恶风恶寒，拘急不仁”“中脏者，唇吻不收，舌不转而失音，鼻不闻香臭，耳聋而目瞀，大小便秘结，或眼合直视，摇头口开，手撒遗尿，痰如拽锯，鼻鼾”（《丹溪心法·中风》），从风、火、痰、瘀、虚上审因辨证。元代危亦林说：“口开者，心气闭绝；遗尿者，肾气闭绝；手撒者，脾气闭绝；眼合者，肝气闭绝；鼻鼾者，肺气闭绝。备此五证，尤不可治”（《世医得效方·风科》），提出了五种不治之证候。

明代戴思恭强调指出：“中风之证，卒然晕倒，昏不知人；或痰涎壅盛，咽喉作声；或口眼㖞斜，手足瘫痪；或半身不遂，舌强不语”（《证治要诀·中风》），阐述中风病的主要证候。王履认为：“人有卒暴僵仆，或偏枯，或四肢不举，或不知人，或不死者，世以中风呼之。”（《医经溯洄集·中风辨》）以卒仆偏枯为中风病的主证。楼英指出：“中风，世俗之称也；其证卒然仆倒，口眼㖞斜，半身不遂，或舌强不言，唇吻不收是也。”（《医学纲目·中风》）虞抟认为：“中腑者，多著四肢，故面加五色，脉浮而恶风寒，四肢拘急不仁，或中身之前，或中身之侧，皆曰中腑也”“中脏者，多滞九窍，故唇缓、失音、耳聋、鼻塞、目瞀、大小便秘结，皆曰中脏也”（《医学正传·中风》），分为中腑与中脏两大主证。杨继洲说：“中风者，有五不治也；开口、闭眼、撒屎、遗尿、喉中雷鸣，皆恶候也。”（《针灸大成·中风论》）张介宾说：“凡非风：口开目闭，手撒尿遗，吐沫直视，声如鼾睡，昏沉不省，肉脱筋痛之极，发直，摇头上窜，面赤如妆，或头重，面鼻山根青黑，汗缀如珠，痰声辘辘者，皆不治。”（《景岳全书·非风》）这是中风病凶险危候。王肯堂提出中风有阴中、阳中之分：“阴中：颜青面白，痰厥喘塞，昏乱眩运，㖞斜不遂，或手足厥冷，不知人，多汗”“阳中：面赤如醉，喜怒，牙关紧急，上视，强直掉眩”（《证治准绳·中风》）。李中梓认为中风有闭证、脱证之别，“凡中风昏倒……最要分别闭与脱二证明白：如牙关紧闭，两手握固，即是闭证”“若口开心绝，手撒脾绝，眼合肝绝，遗尿肾绝，声鼾肺绝，即是脱证”（《医宗必读·真中风》）。龚廷贤说：“中腑者，多着四肢，手足拘急不仁，恶风寒，为在表也”“中脏者，多滞九窍，唇缓失音，耳聋目瞀，二便闭涩，为在里也”“中血脉者，外无六经之形证，内无便溺之阻隔，肢不能举，口不能言，为在中也”“中经络者，则口眼㖞斜，亦在中也。”（《寿世保元·中风》）临证有中脏、中腑、中血脉、中经络之分。秦昌遇说：“中风之症，卒然仆倒，昏不知人；若痰涎暂升，少顷即醒，此中之轻者。卒然仆倒，昏不知人，痰涎壅盛，口噤失音，良久不醒，渐渐沉重，此中之重者。”（《症因脉治·中风总论》）可见，临证只有轻重之别。

清代喻昌对于中风病的辨证分型，提出“中府必归胃腑，中脏必归心脏”的认识：“风入胃中，胃热必盛，蒸其津液，结为痰涎，壅塞隧道，胃之交脉络心者……故不识人……则舌纵难言，廉泉开而流涎沫也”（《医门法律·中风门》）。尤怡对于中风病的诊法，坚持中络、中经、中腑、中脏的观点：“口眼㖞斜，络病也”“手足不遂，身体在痛，经病也”“卒中昏仆，语言错乱，腑病也”“唇缓失音，耳聋目瞀，遗尿声鼾等证，则为中脏也”。并明确指出：“大抵倒仆之候，经腑皆能有之。其倒后神清识人者在经，神昏不识人者在腑耳”（《金匮翼·中风统论》）。程国彭认为：“中风之症，有中腑、中脏、中血脉之殊”。尤详于中脏证：“不语中心，唇缓中脾，鼻塞中肺，目瞀中肝，耳聋中肾”“而有闭与脱之分焉。闭者，牙关紧急，两手握固”“脱者，口张心绝，眼合肝绝，手撒脾绝，声鼾肺绝，遗尿肾绝。更有发直，摇头上窜，面赤如妆，汗出如珠，皆为脱绝之症”（《医学心悟·论中风》）。沈金鳌指出：“口噤不开，口眼㖞斜，语言謇涩，四肢不举，身体疼痛，痰涎壅盛，遗尿不禁，小便不利，善饥喜食，自汗盗汗，神气昏瞀，左瘫右痪”（《杂病源流犀烛·中风源流》），将中风病分列为十二类证候。叶桂认为：中风病“审证之法，有身体缓纵不收，耳聋目瞀，口开眼合，撒手遗尿，失音鼾睡”，此为“阴阳枢纽不交”。“若肢体拘挛，半身不遂，口眼㖞斜，舌强言謇，二便不爽”，此为“营卫脉络失和”（《临证指南·中风》）。吴谦指出：“中风病四证，曰络、曰经、曰府、曰藏，其说最为的当，可为后世法。盖口眼㖞斜，肌肤不仁，邪在络也；左右不遂，筋骨不用，邪在经也；昏不识人，便溺阻隔，邪在府也；神昏不语，唇缓涎出，邪在藏也。”（《医宗金鉴·中风总括》）这对中风病的临床辨证具有指导意义。费伯雄说：“中络者，风入肌表，肌肉不仁，或手指足趾麻木”“中经者，风入经脉，身体重着，步履艰难”“中腑者，风火炽盛，胃津不能上行，痰塞灵窍，昏不识人”“中脏者，心为一身之主，心火上犯；则神明散乱，舌不能言，口流涎沫；甚或神昏鼾睡，面色油红”“中脏虚症，四肢解散，昏不识人，遗尿鼾睡。”（《医醇賸义·中风》）仍继承了张机关于中络、中经、中腑、中脏的中风病理论。高世栻说：“风者，有中络、中经、中腑、中脏之不同，实皆中风病也”（《医学真传·中风》），弘扬了张机对于中风病的认识，继承了中络、中经、中腑、中脏的临床辨证方法。王清任认为：元气亏损是半身不遂的本源。对于中风病辨证诊法，他说：“半身不遂，口眼歪斜；言语謇涩，口角流涎；大便干燥，小便频数。”（《医林改错·半身不遂论》）从而避开风字，以主证立论。并观察到“凡病左半身不遂者，歪斜多半在右；病右半身不遂者，歪斜多半在左”（《医林改错·口眼歪斜辨》）。这是经络左右交叉之义，大多为缺血性中风。

总之，金元以后中风病在临床诊法上，虽有很多不同的辨证分类，但很多医学家采用张机关于中络、中经、中腑、中脏的辨证方法。这对于中风病的辨证论治有较大的发展。

三、近代中西医汇通的中风病诊法

近代中医学家周学海指出：中风有阴虚阳虚两大纲。“脉迟而紧，是阳虚之寒证也；其下系以口眼㖞斜，四肢拘急，口吐涎沫诸证。脉迟而缓，是阴虚之热证也；其下系以心气不足，胸闷气短，纵缓不收诸证。”并说：“西医谓此病者，脑中有水，或有死血。殊不知水者，阳衰而水凌也；死血者，阴虚而血沸也。皆中气暴乱，激之以至脑也。”（《读医随笔》）从中西医两方认识中风病证候。然阳虚水必凝，痰涎壅盛；阴虚血必滞，瘀血蕴结。故明其机于阳气内陷与阳气外散，而辨其证于痰气之多少，瘀血之轻重。终究其变于化寒化热，而大义赅于此矣。

张士骧认为：“中风为血冲脑气筋之证。谓人身知觉运动，专由于脑”“经络俱由脑中出。脑如树根，筋如枝叶，根一动则枝叶未有不动者”。通过临床的实践观察，与锥伤二兔前后脑的实验，证明西医血冲脑气筋与中医类中风之理论暗合，“盖此证皆由木火内动，肝风上扬，血气并走于上，冲激前后脑气筋，昏不知人。但木火上冲，有虚有实；其实者，周身搐搦，其虚者，则真水枯竭，水不能涵木，肝风内动而上扬，冲动脑筋；因而口眼㖞斜，手足搐搦，口不能言”（《类中秘旨》）。以中西医汇通之诊法，辨别真中和类中之证。

张寿颐把中风病分为外风和内风两大类，“大率从外感受者，由浅入深，自经络而脏腑……此外因之风邪，为害固已甚厉”“大率自内而发者，因静生动……此内因之风火，恣肆又最难训”。“参用西学血冲脑经之说，谓脑有神经分布全体，以主宰此身之知觉运动。凡猝倒昏瞀，痰气上壅之中风皆由肝火自旺，化风煽动，激其气血，并走于上，直冲犯脑，震扰神经，而为昏不识人，㖞斜倾倒，肢体不遂，言语不清诸证。皆脑神经失其功用之病”（《中风斠诠》）。可见在中西医汇通思想的影响下，张氏参用中西医两法之学说，明确指出：中风为血冲脑经之病也。

张锡纯认为中风病“外受之风为真中风，内生之风为类中风”。把张士骧之真中、类中，与张寿颐之外风、内风，合二而一。“内中风证，其脉弦长有力，或上盛下虚，头目时常眩晕，或脑中时常作疼发热，或目胀耳鸣，或心中烦热，或时常噫气，或肢体渐觉不利，或口眼渐形㖞斜，或面色如醉，甚或眩晕。至于颠仆，昏不知人，移时始醒，或醒后不能复原，精神短少，或肢体痿废，或成偏枯。”并结合西医知识，“脑充血者，其脑中之血过多，故能伤其脑髓神经；脑贫血者，其脑中之血过少，又无以养其脑髓神经。是以究其终极，皆可使神经失其所司也”（《医学衷中参西·镇肝熄风汤》），将中风病分为脑充血和脑贫血两大类。

吴瑞甫说：“夫中风，血病也。”并且明确指出“中风之人每多血热，头常疼，大便时常燥结，卫气热而中风起，脑筋之血，受卫热煎熬……脉管不胜胀积而绽破矣，此中风之所自来者也”。“偏枯者，其源由血热者多，我国古圣名为中风，以热盛则生风也”。这是将中医中风病与西医脑血管病汇通一体。从人体解剖学上阐述中风病的实质，“血涌入脑者，脑内之血管破也，方书名为中风，第言其病状，而未能实指其受之所在也”。又说：“血涌入脑外与脑里，则必于对面之肢体瘫痪”“血涌入脑里各房，则病状凶险，沉昏不醒；半身或周身抽筋，或半身绉纵失力者；与及两眼瞳仁不同，一大一小。”（《删补中风论》）把西医学知识运用到中医中风病的病名、病位、病因、病机、诊法、治则各个方面。

可见，近代中西医汇通派医学家总结祖国医学的中风病理论，结合西医学知识，从人体解剖学上探讨中风病的实质，已认识到脑脉出血和脑脉闭塞是中风病的病机。神昏不省，肢体不遂，尤其是两眼瞳神，一大一小，两目瞳神散大或天吊，皆为中风病凶险证候，从而发展了中风病的诊法。

总之，汉代张机对于中风病的诊法，以中络、中经、中腑、中脏为分类辨证。到了金元时期的医学家，合并经络而称为中血脉、中腑、中脏的分类方法。而现代中医学家根据中风病以脑脉瘀血和脑脉溢血为根本病机，故在临床上又将中风病分为中经络和中脏腑两大类。这种诊断分类方法，执简驭繁，确有很大的实际意义；但对于中风病的辨证论治，在临床上仍以中络、中经、中腑、中脏的分类方法较为明确。当前，随着现代科学技术的不断发展，运用各种先进仪器的辅助检查，进一步做出明确诊断，为临床提供了可靠的依据。但是，目前中医界对于中风病的诊法，出现了一种辨病不辨证的倾向，不辨别寒热虚实，不分清风火痰瘀，不问明标本先后，不遵循四诊八纲；在诊疗上顾此失彼，避坑落井，造成一些不良后果。因而对于中风病的诊法，必须坚持以中医的四诊八纲为依据，以辨证论治为核心，才能对中风病做出正确中医诊断，以达到正确的辨证立法、组方用药的原则。

第二节　四诊在中风临床的应用

四诊是望、闻、问、切四个方面。《难经·六十一难》云："望而知之者，望见其五色，以知其病。闻而知之者，闻其五音，以别其病。问而知之者，问其所欲五味，以知其病，其所起所在也。切脉而知之者，诊其寸口，视其虚实，以知其病，病在何脏腑也。"从外测内，见证知病。根据四诊合参，辨证求本的原则，把四诊搜集到的临床资料，综合分析，鉴别证候，判断疾病。同样，中风病通过对神色形态的望诊，听声嗅味的闻诊，询因求证的问诊，按脉查体的切诊，把四诊搜集到的各种证候，去粗取精，去伪存真，由此及彼，由表及里地综合分析，以便审查病因，掌握病机，识别病证，推断病情的发展规律，为中风病的辨证论治、遣方用药奠定基础。

一、中风病望诊

望诊是观外测内的诊法。《黄帝内经》云："视其外应，以知其内脏，则知其所病矣。"（《灵枢·本藏》）主要从总体望诊和分部望诊，以观察病人的神、色、形、态、舌象、五官、九窍、分泌物、排泄物的异常表现，借以测知人体内脏功能的病理变化。

（一）总体望诊

包括望神、望色、望形、望态等。

1. **望神** 神是人体生命活动的表现，是精神意识活动的反映。望神是观察人体生命活动的一切外荣。清代石芾南说："人之神气，栖于两目，而历乎百体，尤心统百体而察之。"（《医原·望病须察神气论》）精为神之宅，神为精之华。通过对目光、面色、举止、言谈、声息、反映、体态、舌象、脉象等多方面观察，尤其是望神的重点，就在于目光、表情、动态，从而判断脏腑的虚实、气血的盛衰、病情的轻重、预后的吉凶等。

得神 得神是精充神旺的征象。中风病人两目灵活，意识清楚，语言清晰，面色荣润，表情自然，反应灵敏，呼吸平稳，肌肉不削等，则为得神，或有神。《黄帝内经》云："神者，正气也。"（《灵枢·小针解》）"得神者生。"（《灵枢·天年》）"得神者昌。"（《素问·移精变气论》）故精全则神旺，神旺则气充，气充则血盛，血盛则神强。临床上多见于中风病人初期中经络之轻证，或中脏腑之恢复期，表示正气未伤，预后良好。

失神 失神是精极神竭的征象。中风病人目无光彩，瞳神呆滞，意识障碍，精神萎靡，言语不利，面色晦暗，反应迟钝，动作笨拙；甚则神昏不省，目合口张，鼻鼾息微，气喘痰鸣，手撒溺遗，汗出肢冷，循衣摸床，撮空理线等，则为失神，或无神。《黄帝内经》云："失神者死。"（《灵枢·天年》）"失神者亡。"

(《素问·移精变气论》) 因此，精枯则神衰，气竭则神败。中风病危重期，邪气内闭，正气外脱，精神绝亡，预后不良。

少神　少神是精疲神倦的征象。中风病人目漫神清，面色无华，精神不振，表情淡漠，气怯声低，懒言少语，动作缓慢，怠惰无力，纳呆食少，反应迟钝等，则为少神，或神气不足，介于有神与无神之间，常见于中风病虚证。《黄帝内经》云："精气夺则虚。"(《素问·通评虚实论》) 人体的气、血、津、液、精是神的物质基础，神是生命活动的现象，气、血、津、液、精不足，为少神，或神气不足，多见于中风病恢复期。

假神　假神是精绝神败的征象。中风病人本已失神，但突然精神转佳，目光变亮，言语不休，声音洪大，面赤如妆，思亲相友，突然暴食，食不知饱等。《黄帝内经》云："真脏之气独见，独见者，病胜脏也，故曰死。"(《素问·玉机真脏论》) 这就是精神暴绝，濒临死亡。汉代张机称之为"除中"(《伤寒杂病论·辨厥阴病》)。除者，除去也；中者，中气也。后世称之为残灯复明，回光返照。故假神出现，两个时辰至两天，必将死亡。

乱神　乱神是精潜神乱的征象。中风病前期往往出现便溺阻隔，腹痛拒按，手足妄动，烦躁不宁，谵语乱言，情志异常，精神错乱，如癫欲狂之中腑证。中风病后期往往有发痴、癫、狂、痫的情志失常，精神错乱之证。痴病则精神不振，思维迟钝，抑郁寡欢，行动呆傻等。癫病则精神抑郁，沉默多疑，言语失伦，悲哭喜笑等。狂病则精神躁狂，奇思妄想，逾垣上屋，打骂毁物等。痫病则精神无知，昏仆抽搐，口吐涎沫，醒后如常等。乱神虽为失神的表现，但是，这与精气衰竭的失神有本质区别。

2. **望色**　色是人体脏腑气血盛衰的表现。望色主要是观察面部的颜色与光泽。《黄帝内经》云："夫精明五色者，气之华也。"(《素问·脉要精微论》) 颜色是精血之征象，光泽是神气之反映。清代汪宏说："光明润泽者，气也；青赤黄白黑者，色也。”（《望诊遵经·色以润泽为本》）清代林之翰说：“夫气由脏发，血随气华”“内含则气藏，外露则气泄。”（《四诊抉微·五色见于面审生死诀》）颜色是病邪证候轻重的反映，光泽是人体精气盛衰的表现。中风病人面色鲜明、滋润者，多为中风病之轻证；表示病变轻浅，气血未衰，其病易治，预后良好。面色晦暗、枯槁者，多为中风病之重证；表示病变深重，精气已伤，预后不良。

《黄帝内经》云：“五色微诊，可以目察。”（《素问·五脏生成》）五色各有其主，察色而知其病。

白色主病：主寒、主虚、脱血、夺气。中风病人面色晄白者，多为阳虚气衰，寒凝血虚。面色淡白者，多为气虚内寒，血虚血瘀。面色苍白者，多为阳气暴脱，血行迟滞。面色灰白者，多为气急喘促，脱气失神。

黄色主病：主湿、主虚、为风、为热。中风病人面色淡黄者，多为蕴湿酿热，气虚血瘀。面色微黄者，多为中气不足，血虚血瘀。面色黄肿者，多为水饮内停，痰湿血瘀。面色枯黄者，多为虚热伤津，阴虚血瘀。

赤色主病：主阳、主热。赤微为虚热，赤甚为实热。中风病人面色赤红者，多为实热内盛，阳闭腑实。两颧潮红者，多为阴虚阳亢，虚热内生。面色苍白，而突然面赤如妆，嫩红淡白者，多为虚阳外越之戴阳证。

青色主病：主风、主痛、主寒、主瘀。中风病人面色淡青者，多为气滞血瘀，肝风内动。面色灰青者，多为气虚血瘀，心阳不振。面色青黑者，多为湿痰血瘀，阴寒内盛。面色青黄者，多为痰厥头痛，眩晕呕吐。

黑色主病：主寒、主痛、主饮、主瘀、主肾虚。中风病人面色黧黑者，多为阴寒内盛，血凝脉涩。面色枯黑者，多为精枯暗俳，血瘀脉痹。面色浅黑者，多为阳虚水寒，手足不遂。面色深黑者，多为瘀血内结，筋脉拘急。

望色察精神气血的盛衰。清代喻昌说：“色者，神之旗也；神旺则气旺，神衰则气衰；神藏则气藏，神露则气露。因此，察色之妙，全在察神；血以养气，气以养神。”（《医门法律·望色论》）所以，望色察神，相须为用。

3. **望形**　形是人体肥瘦强弱的形状。望形是观察人体外形的概貌。清代林之翰说：“人之大体为形。”（《四诊抉微·察形气》）因此望形以测知人体脏腑之虚实，气血之盛衰，邪正之消长，病势之顺逆。一般来说，形体的强弱胖瘦与内脏的坚脆盛衰是统一的；内盛则外强，内衰则外弱。所以，观察人体形状之强弱，可以推断人体脏腑气血之盛衰。

强弱　强是指身体强壮，弱是指身体衰弱。中风病人骨骼粗大，胸廓宽厚，肌肉充实，皮肤润泽等，表示气血旺盛，虽病预后良好。而中风病人，骨骼细小，胸廓狭窄，肌肉消瘦，皮肤枯燥等，表示气血不足，病则预后较差。观其皮肤之纹理疏密，可知胃气之强弱；观其表面之润燥滑涩，可知津液之盈亏；察其毫毛之长短粗细，可知气血之盛衰；视其肌肉之坚脆，可知脾胃之强弱；望其诸筋之粗细，可知肝血之多少；揆其骨骼之大小，可知肾气之虚实；度其血脉之盈亏，可知气血之盛衰；等等。

胖瘦　胖是肥胖，瘦是消瘦；胖人多痰湿，瘦人多瘀热。中风病人形体肥胖，肌肉松软，肤白气少，神疲力倦者，则为形盛气虚，多湿多痰，大多为阳气不足。而中风病人形体消瘦，面色苍黄，胸廓狭窄，皮肤枯燥者，则为形衰阴亏，多火多瘀，大多为阴血不足。中风病发生于形体肥胖之人，因其形盛气虚，气机不畅，聚湿生痰，痰盛气滞；久郁化火，痰火上扰，暴发卒中。然中风病发生于形体消瘦之人，则因其阴虚阳亢，上实下虚，肝风内动，上扰神明；阳热化火，血气上逆，脑脉溢血，卒仆偏枯等。

肢体 肢为四肢，体为躯体。因此，中风病人手足臃肿者，多为实证；手足枯细者，多为虚证。手掌肿胀无纹者，多为阴虚气绝；手背肿胀至腕者，多为阳虚气结。而中风病人胫肉细小者，多为肾虚偏枯；瘫肢肿胀者，多为气虚血瘀。中风病人肌肤甲错，皮毛枯涩者，多为津亏液耗，血瘀脉痹。形肉大脱，骨瘦如柴者，多为脏气衰竭，精神欲绝。

4. **望态** 态是人体肢节的动态，望态是观察人体姿势的动静。正如清代汪宏所说："夫体以形言，态以容言；观其体，察其态；斯病证明，而病情著。经言观察病人之态，以知精神魂魄之存亡。"（《望诊遵经·身容望法提纲》）因此，望态主要是观察病人的姿态，以测知人体内脏病变的反映。《黄帝内经》指出："阴静阳躁。"（《素问·阴阳应象大论》）所以，阴主静，喜静者，多为阴证；阳主动，喜动者，多为阳证。

五府强弱 《黄帝内经》指出："头者，精明之府；头倾视深，精神将夺矣。背者，胸中之府；背曲肩随，府将坏矣。腰者，肾之府；转摇不能，肾将惫矣。膝者，筋之府；屈伸不利，行则偻俯，筋将惫矣。骨者，髓之府；不能久立，行则振掉，骨将惫矣。"（《素问·脉要精微论》）可见，人体从头颈躯体到四肢出现异常的姿态，说明人体脏腑、经络、精神、气血、津液的病理变化。故曰：得强则生，失强则死矣。

动静行止 行动者，病在阳；静止者，病在阴。中风病人肌肉颤动，手足拘挛，为肝风内动之象；肢体偏废，麻木不仁，则为气虚血弱之证。弛纵不收者，正气虚而中于热；转筋挛急者，邪气实而伤于寒。屈而不伸者，病在筋；伸而不屈者，病在骨。身偏不举者，病在肌腠之间；肢偏不用者，病在经络之内。不可转侧者，足少阳之实；不能动摇者，足少阴之虚。步不相过，人曰禹步，多为半身不遂；行则促步，止则不停，多为元神失驭。卒然昏仆，牙关紧闭，两手握固为闭证；神昏不省，目闭口开，手撒尿遗为脱证。卒仆神昏，半身不遂，口眼㖞斜，多为中脏腑；神志清楚，半身不遂，口眼㖞斜，多为中经络。卒仆神昏，四肢厥冷，呼吸自续，为厥证；神昏不语，撮空理线，循衣摸床为危候；然神昏不省、口开、鼻鼾、目合、手撒、尿遗、四肢冰冷，或面赤如妆，脉浮大无根，或脉沉细欲绝者，为危证。口开为心绝，鼻鼾为肺绝，目合为肝绝，手撒为脾绝，尿遗为肾绝，神昏不省为脑绝，肢冷如冰为阳绝，面赤如妆为阴绝。脉浮散无根为虚阳外越，脉沉小欲绝为阴阳俱绝。更有两目直视，摇头上窜，发直如妆，汗出如油，皆属中风病脱绝之候。

坐态卧式　中风病人坐而喜伏者，多为气衰血虚；坐而喜仰者，多为气逆血菀。但坐不得卧，卧则咳喘者，多为痰盛气逆；但卧不得坐，坐则昏沉者，多为脱血夺气。坐而欲起者，多为湿盛阴实；坐而欲卧者，多为气衰阳虚。坐而垂手者，多为偏枯；坐而难立者，多为痿废。卧而向外者，多为阳证；卧而向内者，多为阴证。卧而身能转侧者，多为实证；卧而身不能转侧者，多为虚证。卧而仰面伸足者，多为热证；卧而蜷屈抱手者，多为寒证。卧而嗜睡者，多为脾虚湿盛；卧而惊悸者，心虚血瘀。手举足扬者，多为阳热证；手静足凉者，多为阴寒证。手不欲动者，多为脾湿之证；足不欲行者，多为肝劳之病。颦蹙捧头者，多为脑风头痛；头垂倾欹者，多为精亏痈痿。喘息不休，汗出如油，张口抬肩，手足逆冷，水浆不下，乍静乍乱，神昏息弱，多为命绝之凶兆。

（二）分部望诊

分部望诊主要包括头面、五官、颈项、胸腹、四肢、皮肤、舌象、分泌物、排泄物等。而中风病人主要是观察头颈、五官、肢体、舌象等方面。

望头颈　头为五体之尊，脑为元神之府。中风病人头颈摇动，不能自主者，多为阳盛风动，或阴衰风动，或气血亏损，脏气衰竭等。头颈固定，两目凝视者，多为脑脉溢血，神昏厥逆等。而中风病人头痛项强，兼见频繁呕吐者，多为邪入风府，脑络溢血。头昏项弱，兼见舌喑足废者，多为脑髓空虚，肾精耗竭。头项强直者，为脑溢血而邪气实；头项软弱者，为脑瘀血而正气虚。仰头者，其病在阳；俯首者，其病在阴。头动烦躁者，热也；首静难顾者，寒也。发逆上者，死证；发冲起者，绝候。

望五官 《黄帝内经》记载："十二经脉，三百六十五络，其血气皆上于面而走空窍。"（《灵枢·邪气藏府病形》）因此，头面五官的神色形态，反映出人体脏腑、经络、气血、津液的变化。临床上欲观气色，先识明堂；欲察明堂，先知部位。首面上在于阙庭，王宫在于下极。五脏次于中央，六腑挟其两侧。头面察脏腑之部位，古人是根据"有诸内，必有诸外"的理论，结合长期的临床实践经验而提出来的。正如《黄帝内经》云："肝热病者，左颊先赤；心热病者，颜先赤；脾热病者，鼻先赤；肺热病者，右颊先赤；肾热病者，颐先赤。"（《素问·刺热》）这虽是从热病角度上划分的，但后世医家逐步推广到一切疾病的望诊上。中风病之诊：心风诊在口，其色赤；肝风诊在目下，其色青；肺风诊在眉上，其色白；脾风诊在鼻上，其色黄；肾风诊在颐上，其色黑等。因此，望诊于面，则有五脏之分。故《黄帝内经》云："五官者，五脏之阅也。"（《灵枢·五阅五使》）舌者，心之官也；鼻者，肺之官也；目者，肝之官也；唇者，脾之官也；耳者，肾之官也。故心病者，舌短面赤；肺病者，喘息鼻张；肝病者，眦青目瞀；脾病者，唇黄流涎；肾病者，颧黧颜黑。所以，望诊于窍，窍有五脏之别。中风病口眼㖞斜，嘴角流涎，偏侧目不能合，口不能闭，多为络脉空虚，风痰入中之面瘫。口眼㖞斜，兼见肌肤麻木，偏身无力者，多为中络证；口眼㖞斜，兼见半身不遂，手足麻木，言语謇涩者，多为中经证；口眼㖞斜，兼见精神躁扰，半身不遂，舌强不语，便溺阻隔者，多为中腑证。口眼㖞斜，兼见神昏不省，中风失语，半身不遂，唇缓涎出，鼻鼾痰鸣者，多为中脏证。中风病人瞳神大小不一者，多为脑脉溢血；瞳神散大者，多为病危凶兆。中风病人目窠内陷者，多为精气已衰；目陷窠深者，多为阴阳竭绝。横目斜视者，多为肝风内动；目睛微定者，多为痰热内闭。露睛昏睡者，多为脾胃虚极；目翻上视者，多为病势危重。中风病人鼻鼾痰鸣，气粗口臭者，多为中脏闭证；鼻鼾息微，冷汗如珠，多为中脏脱证。口开气出不还者，为肺绝；口开如鱼张口者，为脾绝。中风病人耳厚大者，为形实；耳薄小者，为形虚；耳肿大者，为邪气实；耳瘦小者，为正气虚；耳轮甲错者，为久病郁滞；耳轮萎缩者，为肾气竭绝。

望肢体　中风病人手足臃肿者，多为实证；手足枯细者，多为虚证。手足拘急者，多为寒证；手足弛缓者，多为热证。手足屈曲者，多为阴证；手足伸直者，多为阳证。屈而不伸者，病在筋；伸而不屈者，病在骨。两手不举者，脾实也；四肢不收者，脾虚也。叉手冒心者，血液大亏；交手目瞀者，气营耗损。足纵不能践地者，大经空虚；足摇不能任身者，骨髓枯萎。手足麻木者，风痱之形；手足亸曳者，风懿之状。扬手掷足者，里实烦躁；循衣摸床者，邪实正虚。身体羸瘦，独足肿大者，营卫俱微；足趺臃肿，两膝如斗者，胃气欲绝。中风病人背曲肩随者，为精气亏虚，胸府将坏；背直项强者，为风邪强盛，脑神失统。中风病人腹胀者，为有余；腹消者，为不足。腹胀满，按之痛者，为实证；腹陷下，按之不痛者，为虚证。腹满时减，复如故者，为寒凝；腹满不减，便燥秘者，为热结。中风病人掌腕肌肤滑泽者，多为津液充足；肌肤枯涩者，多为津液亏耗。尺肤急者，为寒；尺肤缓者，为热。汗固者，为闭；汗泄者，为脱。中风病人肌肉肥盛者，多为脾实；肌肉瘦弱者，多为脾虚。肌肉枯瘦者，多为气血亏耗；久病大肉削尽者，多为沉疴危候。

望舌象 舌象是人体内脏和疾病变化的反映。因此，脏腑的虚实，气血的盛衰，津液的盈亏，病情的轻重，病势的顺逆，预后的吉凶等，都从舌象上反映出来。望舌主要是观察舌质和舌苔两方面。舌质察内脏的虚实，舌苔观病邪的进退，气病察苔，血病观质。

1. **望舌质** 主要是观察神、色、形、态的变化。

舌神 舌神是舌质荣枯的表现。中风病人舌质荣润鲜明，红活灵动者，则是有生气，有光彩，谓之有神，虽然中风亦为善候。若津枯色暗，舌偏体硬者，则是无生气，无光彩，谓之无神，所以，一旦中风则为恶候。

舌色 舌色是气血盛衰的反映。中风病人舌质淡白者，为中风病后期，由于气虚、血虚、阳虚所致。舌质鲜红者，为肾阴下亏，肝阳上亢，气逆血菀，津亏血热所致。舌质红绛者，为阴虚火旺，肝火上升所致。舌质紫黯，兼见瘀斑者，为气滞血瘀，脉痹络阻所致。舌质蓝灰者，为气血亏耗之重证。舌质色黑者，则为气血败伤，精神衰竭之危候。

舌形 舌形是舌体形状的变化。中风病人舌体胖大，色淡湿滑者，为痰浊内盛，水湿不化。舌体瘦小，色淡燥涩者，为津液亏耗，阴血不足。瘦枯红绛者，为水亏火旺；瘦薄淡白者，为气虚血亏。中风病人舌体苍老，纹理粗糙者，为实证；舌体胖嫩，纹理细腻者，为虚证。舌体裂纹，舌色淡白者，为阴血亏损；舌体芒刺，舌苔老黄者，为痰热腑实。舌肿者，病在血；舌痿者，病在肉。舌偏者，病在经；舌缺者，病在脏。舌形干瘪，色绛不能言者，险证也；舌形干缩，色灰不语者，死候也。

舌态 舌态是舌体动态的现象。中风病人舌体强硬，言语謇涩者，为痰阻舌窍，脉络失养。舌本颤动，伸缩不利者，为血虚生风，肝风内动。舌体偏斜，麻木不仁者，为气虚血瘀，筋脉失养。舌体短缩，胖嫩湿腻者，为痰浊内闭，阻滞舌本。舌纵舌缩者，病在心；舌战舌颤者，病在脾。舌卷舌短者，心肝之证；舌强舌硬者，心脾之候。舌强难言，神气不清者，中风之证；舌痿失语，神昏喉鸣者，风懿之候。而舌体偏斜者，左瘫舌向左，右瘫舌向右；舌体偏枯者，发于左舌转，发于右舌喑。

2. **望舌苔**　主要是观察苔色和苔质的变化。

苔色　苔色主寒热虚实的变化。中风病人舌质淡红，舌苔薄白者，为中风轻证，风寒入中。舌质红暗，舌苔厚黄者，为瘀热内盛，痰火上扰。舌红苔黄厚燥者，为郁热化火，腑实便秘；舌胖有齿痕、苔灰湿滑者，为阴寒内盛，津液不化。舌瘦红绛，苔灰干燥者，为炽热伤津，水亏火旺；舌黯质紫，苔黑滑者，为寒湿不化，阴盛阳衰。但黑苔有虚、实、寒、热之不同，虚则神清，实则神昏也；喜冷饮者为热，喜热饮者为寒。总之，黑苔以燥湿分寒热，以薄厚辨虚实；无论寒、热、虚、实，多为中风病危候。

苔质　苔质为病邪进退之反映。中风病人出现薄苔者，为病邪浅轻；厚苔者，为病邪深重；湿苔者，为水湿不化；燥苔者，为热感伤津；腻苔者，为痰湿内蕴；腐苔者，为腐食积滞；剥脱无苔者，为气阴两伤，病多凶危。

3. **危重舌象**　中风病人的危重阶段，精神、气血、津液枯竭，舌质和舌苔也出现特殊变化。

中风病人舌光无苔者，胃气已绝；舌绛无苔者，为心气内绝；舌蓝苔灰者，为肺气伤绝；舌卷卵缩者，为肝气将绝；舌如雪片者，为脾气将绝；舌赭带黑者，为肾气将绝。舌晦枯萎者，为五脏已绝；舌燥干裂者，为津液枯竭；舌边齿陷者，为脏虚湿重；舌强不语者，为中风病入脏；舌如猪肝色而晦暗者，为气血败坏。

二、中风病闻诊

闻诊是听声嗅味的诊法。声音和气味是人体脏腑功能活动和气血津液盛衰的反映。听声音，主要包括发声、语言、呼吸、咳嗽、呃逆等。嗅气味，主要包括病体气味、官窍气味、病室气味、排出物气味等。

（一）听声音

肺为声音之本，肾为声音之根；声音与内脏的关系相当密切。《黄帝内经》指出："听音声，而知所苦。"（《素问·阴阳应象大论》）故根据病人声音的临床表现，可诊察人体内脏的异常变化。

声嘶与失音　病人声音嘶哑，说话无音的现象。人体气血失调，脏腑功能紊乱者，其声音就会失去柔和流畅之态。中风病人语声低沉，混浊不清者，为声嘶；发音无声，口不能言者，为失音。中风病人发声重浊，音高气粗者，多为实证；而发声轻清，声低气弱者，多为虚证。中风病人鼻鼾痰鸣，面赤气粗者，多为中脏闭证；而鼻鼾息微，手撒尿遗者，多为中脏脱证。

谵语与郑声　病人在神志昏迷，意识障碍之时，出现的言语异常。谵语则见神志昏迷，胡言乱语，兼见身热烦躁，便秘溲赤者，多为邪气太盛，扰动心神之实证。中风病人多见于中腑证、中脏闭证。郑声则见语言重复，声音低微，兼见言不成句，时断时续者，大多为正气大伤，心神失养之虚证。中风病人多见于脏腑衰弱，精气内夺，脑主失驭，神明散乱的危证。

言謇与失语　病人言语謇涩，言语丧失的现象。中风病人舌体强硬，言语謇涩，兼见口眼㖞斜，半身不遂者，多为后遗症。然中风病人体质肥胖，痰涎壅盛；风痰滞络，机窍不利，舌动失灵，则发音不清；而体质消瘦，真阴耗散，血液亏损，津不上承，舌体失养，则言语謇涩。中风新病者，多为瘀血内阻，舌强言謇之实证；中风久病者，多为精气内夺，舌痿语涩之虚证。

独言与错语　病人在神志清醒，思维迟钝之时，出现的言语异常。独言为独自言语，见人则止之证。中风病人后期出现的独言，大多为心血不足，神明失养，或为痰浊内盛，上蒙神明所致。错语为语言错乱，说后自知之证。中风病人在后期出现的错语，大多为肝气郁滞，痰浊内阻，或为心脾两虚，神明失常所致；临床上必须辨别其寒热虚实，以确定治疗方案和用药。

狂言与癫语　病人在神志错乱，思维障碍之时，出现的语无伦次。狂言为骂詈歌笑，胡言乱语，喧扰妄动，烦躁不安之阳证；多为痰火扰心，肝胆郁热所致。癫语为语无伦次，精神恍惚，哭笑无常，自言自语，或默默无语，不欲见人之阴证；多为痰浊内闭，心脾两虚所致。二者皆以精神错乱，语无伦次为主证。

呕吐与呃逆　呕呃为胃失和降，气逆上冲所致。中风病人剧烈呕吐，声音壮厉，吐势迅猛；兼见头痛项强，肢体抽搐，神志昏迷，高热稽留等，多为出血性中风。呃逆为胃气上逆，冲扰喉间所致。中风病人长期卧床，突然呃逆，呃声断续，良久一声；兼见精神萎靡，甚则神志昏迷等，多为胃气衰败，病势转危之兆。

咳嗽与喷嚏　咳嗽为有声有物也，而咳为有声无痰，嗽为有痰无声。中风病人咳嗽吐痰稀白者，为风寒外袭；吐痰黄稠者，为痰热内郁。咳声重浊者，为实证；咳声低弱者，为虚证。中风病人喷嚏频作，兼见鼻塞声重，恶寒发热者，为风寒外袭，鼻窍不利所致。中风日久，突然喷嚏者，为阳气恢复，病情好转之兆。

嗳气与太息　嗳叹是胃气上逆，脘腹郁闷的声音。中风病人实证嗳气者，大多为怒气伤肝，肝气郁结，横逆犯胃，胃气上逆，则嗳气频作，声音重浊。虚证嗳气者，大多为脾气虚弱，运化无力，脾气不升，胃气不降，则嗳气频作，声音低弱。太息是胸中郁闷之气，发出长嘘之声音。中风病人肝气郁滞，胁胀叹息者，大多为精神刺激，情志失调，肝失条达，气机不畅所致。脾弱气虚，脘满叹息者，大多为长期情志不遂，脾失运化，气虚无力所致。

呵欠与呻吟 呵欠为张口深吸气的现象。中风病前期呵欠频伸，兼见头痛眩晕者，大多为气滞血瘀，湿郁脑胀所致。中风病后期呵欠频伸，兼见气短懒言者，大多为气虚血衰，脾肾阳虚所致。呻吟为病痛时发出的声音。中风病人攒眉呻吟者，多为头痛；摇头呻吟者，多为头风。扪腹呻吟者，大多为痰热腑实；身重呻吟者，大多为痰湿内蕴；长吁呻吟者，大多为情志郁结。

气粗与气微 中风病人呼吸如常者，为形病而气未病；呼吸异常者，为形气俱病。呼吸气粗者，为邪气有余；呼吸气微者，为正气不足。中风病闭证，气粗息壅，神昏谵语，气逆喘促，鼻鼾痰鸣者，大多为痰湿壅盛，病多危殆。而中风病脱证，气微息弱，神昏不语，呼吸断续，汗出肢冷者，多为肺肾气虚，病情凶险。

（二）嗅气味

人体脏腑气血受病邪熏蒸侵害而产生各种异常气味。通过诊察病体、官窍、病室、排泄物散发的异常气味，可以了解病情，判断疾病。

病体气味 汗液是人体生理功能活动的代谢产物。然病体因汗液受到邪气熏蒸，才产生异味；同时，汗液是邪气外出的一种途径。因此，中风病人痰热壅盛，或阴虚火旺，汗出量多者，常有腐酸之气。湿热蕴结，汗液蒸腾者，则有特殊臭味。汗出如油，黏腻腥咸，多为中风病之危候。

官窍气味 官窍是面部五官七窍与外界相通之处。中风病人气粗口臭，便秘腹胀者，则多为实热内盛，痰浊中阻之腑实证。

中风日久，口鼻气味，腐秽恶臭者，则多为凶险之候，病危之兆。晋代王熙说："病人尸臭者，不可治。"（《脉经·扁鹊华佗察声色要诀》）尤其盛夏，恶臭难闻。

病室气味　病室异味大多为病体气味和排出物气味散发所致。中风病人长期卧床，汗出日久，不得洗浴者，则病室有酸臭之气味，多见于实热内盛，阴虚火旺之证。中风日久卧床不起，便溺失禁者，则病室有臭秽之气味。褥疮溃烂，腐败不愈者，则病室有恶臭之气味。

排出物气味　排出物混浊有臭秽难闻的气味者，多为实热证；排出物清稀无特殊的气味者，多为虚寒证。中风病人呕吐物臭秽者，多为内热腑实，气机失调所致。呕吐物无臭味者，多为内寒中虚，运化失常所致。大便秘结，气味恶臭者，多为内热腑实；大便溏薄，气味不大者，多为胃气衰败。

三、中风病问诊

问诊是问证别病的诊法。《黄帝内经》云："凡欲诊病者，必问饮食居处。"（《素问·疏五过论》）"入国问俗，入家问讳，上堂问礼，临病人问所便。"（《灵枢·师传》）明代张介宾把问诊称之为"诊病之要领，临证之首务"（《景岳全书·传忠录》）。中风病通过询问病史和现症，以诊察先兆证候、诱发因素、病情轻重、发展趋势等。

（一）问病史

既往病史与现病证候，常有因果之联系。中风病先兆，症见头晕耳鸣，急躁易怒，肌肤不仁，肢体麻木等。现代医学的脑动脉硬化、高血压、暂时性脑缺血发作，多是中风之先兆。嗜好吸烟者，往往易致偏瘫；嗜好饮酒者，往往易致卒中。应详细询问中风的发病时间、发展变化的全过程，以及诊断治疗经过，用药效果如何等。中风病经过治疗，虽然证候基本消失，但是其病源根本未除，一旦条件成熟，往往卒发复中。

（二）问现证

现有证候是中风病问诊的主要内容，根据中风病的临床表现，问诊往往有一定的特殊情况，这对于中风病辨证论治，具有极为重要的意义。

发病 中风病的发病时间，在黑夜睡眠安静之时，缓慢起病，神志清楚，大多为缺血性中风；在白天活动剧烈之时，突然发病，神志昏迷，大多为出血性中风。但是，以头目眩晕，口眼㖞斜，肌肤麻木为首发主证者，大多为中络证；以半身不遂，手足麻木，口眼㖞斜，言语謇涩为首发主证者，大多为中经证；以神识谵妄，便溺阻隔，半身不遂，口眼㖞斜，舌强言謇为首发主证者，大多为中腑证；以突然昏仆，不省人事，半身不遂，口眼㖞斜，鼻鼾痰鸣，唇缓涎出为首发主证者，大多为中脏证。在临床上中风病的诱发因素也是多方面的，如情志失调、饮食不节、劳累过度、出力过猛、用脑不当、体位突变、性格孤僻、急躁心烦、环境污染、气候反常等。

头身 头为诸阳之会，脑为诸髓之海。中风病虽为脑脉气血之病变，但波及头项、胸腹、肢节、肌肉，致运动障碍。中风病头痛：实证者，多为热瘀脑府，血脉损伤；虚证者，多为清阳不升，脑髓失养。头痛烦热，颧赤口燥者，多为阴虚；头痛畏寒，面㿠肢冷者，多为阳虚。头痛隐隐，遇劳益剧者，多为气虚；头痛绵绵，眩晕面白者，多为血虚。头痛如裹，胸闷呕恶者，多为痰气；痛如锥刺，部位固定者，多为瘀血。头痛呕吐，颈项强直者，多为脑风上扰；头痛神昏，㖞僻不遂者，多为脑脉溢血。头痛肢麻，筋惕拘挛者，多为肝风；头痛且胀，口苦咽干者，多为肝火。头痛胸热，舌绛脉洪者，多为心火；头痛出汗，心悸健忘者，多为心虚。头痛身重，纳呆泛涎者，多为脾湿；头沉眩晕，腹胀便溏者，多为脾虚。头痛气喘，干咳无痰者，多为肺燥；头晕气喘，自汗盗汗者，多为肺虚。头昏尿频，腰酸膝冷者，多为肾寒；头晕耳鸣，足痿膝软者，多为肾虚。头胀且痛，眼花耳鸣者，多为肾阴下亏，肝阳上亢。头胀且晕，烦躁易怒者，多为肝火上炎，升阳化风。头晕目眩，视物旋转者，多为风痰上扰，邪入脑府。头重脑胀，胸闷呕恶者，多为痰湿中阻，清阳不升。头晕面白，心悸气短者，多为气血亏虚，心神失养。头晕耳鸣，失眠健忘者，多为肾气虚衰，脑髓空虚。目眩耳鸣，面赤心烦者，多为肝肾阴虚，风邪上扰。头晕目眩，面白唇淡者，多为气血不足，面目失养。耳聋口苦，情志不舒者，多为肝气郁结，胆经酿热。耳鸣口腻，胸闷腹胀者，多为肝脾不和，蕴湿酿热。耳鸣声细，腰膝酸软者，多为肾阴亏耗，虚火上浮。耳鸣时作，气短便溏者，多为清阳不升，浊阴不降。暴聋者为实，渐聋者为虚。耳聋口苦，头晕脑胀者，多为肝郁化火，上扰脑神。耳聋耳鸣，腰酸溲赤者，多为肾阴下亏，虚热内扰。胸闷胁胀，叹息稍舒者，多为肝气郁结，情志不舒。胸闷胁痛，舌青苔燥者，多为上焦瘀血。胸部刺痛，掣痛者，多为瘀血，胸部胀痛，串痛者，多为气滞。胁部刺痛，固定不移者，多为气滞血瘀，脉络痹阻。胸部隐痛，绵绵不休者，多为肝血不足，气滞血络。胸胁苦满，脘腹痞闷者，多为痰浊中阻，气机不畅。背寒肢冷，腰痛难伸者，多为阳气不足，阴精亏虚。腹痛喜按，得温则舒者，多为脾湿内寒，中气不足。腹痛拒按，身热便秘者，多为内热腑实，中焦阻滞。脘痛腹胀，食欲不振者，多为脾虚不化，胃弱食积。腹胀胁痛，叹气太息者，多为肝气郁结，情志不遂。颜面麻木，活动自如者，多为风痰入络，中风先兆。头晕目眩，偏身麻木者，多为气血虚衰，脑脉失养。手足发麻，犹如虫行者，多为气虚；手足发木，爪甲不荣者，多为血虚。麻木日久，舌有瘀斑者，多为血凝络痹；肌肤麻木，知觉尚存者，多为痰气郁滞；肢体疼痛，关节不利，多为血瘀脉痹。背痛连肩，游走不定者，多为风痹；肢体着痛，周身困重者，多为湿痹。肢体剧痛，逢寒加重者，多为寒痹；关节剧痛，红肿灼热者，多为热痹。脊骨空痛，不可俯仰者，多为督脉精亏；膝胫足跟，隐痛时作者，多为肾气不足；等等。

寒热 明代张介宾说：“寒热者，阴阳之化也。”（《景岳全书·传忠录》）中风病人口润不渴，便溏溺清，安静少言，面皖肢冷者，多为寒证；而口渴饮冷，便秘溲赤，烦躁多语，面赤身热者，多为热证。中络证恶寒发热者，多为脉络空虚，风邪入中所致。中经证眩晕烦热者，多为脑脉瘀血，阴虚内热所致。中腑证腹痛潮热者，多为瘀热腑实，便溺阻隔所致。中脏证高热神昏者，多为脑脉溢血，元神失统所致。《黄帝内经》云：“阳虚则外寒，阴虚则内热；阳盛则外热，阴盛则内寒。”（《素问·调经论》）这说明阳主外，主热；阴主内，主寒。故阳气衰弱者，则外生虚寒；症见畏寒怯冷，手足发凉，甚则四肢厥逆，面色㿠白。阴液亏耗者，则内生虚热；症见五心烦热，颧赤唇红，甚则骨蒸潮热，头晕目眩。阳气盛强者，则外生实热；证见高热烦渴，手足躁动，甚则神昏谵语，四肢抽搐。阴气盛强者，则内生实寒；证见形寒肢冷，溺清便溏，甚则神昏厥逆，唇缓涎出。中风病神昏高热者，多为阳盛实热，现代医学称之为中枢性发热；而神疲低热者，多为阴衰虚热，现代医学称之为吸收性发热。恶寒发热者，多为热毒性发热；腹痛潮热者，多为腑实性发热。面赤身热，吐衄便漏者，则为阳盛热极，灼伤脉络。中风病重证，背腹骤然发热，手足厥冷者，则为阴阳离决，病入险境。而亡血之后，面白身冷者，多为气随血脱，血随气亡；阴竭于内，阳越于外，多难挽救。

出汗 《黄帝内经》云：“汗出偏沮，使人偏枯。”（《素问·生气通天论》）中风病人白天经常汗出不止，活动尤甚者，称之为自汗，多为阳虚，卫表不固所致。黑夜入睡汗出，醒后汗止者，称之为盗汗，多为阴虚，卫阳入里所致。但不管自汗、盗汗，凡兼见虚热之象者，皆为阴液不足所致；兼见虚寒之象者，皆为阳气不足所致。中风病人头面多汗者为头汗，多见于肝火上扰，热邪循经上熏头面。偏身出汗，肌肤麻木者，多见于邪客身半，营卫失调。中风病人潮热汗出，日晡加剧者，多为阳明腑实，内热邪盛，多见于便溺阻隔之中腑证。大汗高热，面赤气粗，口渴饮冷，脉象洪大者，多为阳明经证，热盛汗泄，多见于阳闭阴脱之中脏证。中风病人头痛项强，身颤肢搐，继而汗出者，为战汗，风邪入脑，脑脉溢血，多见于脑风。中风病人危重期，突然额汗如珠，胶黏如油，脉微气喘者，为脱汗，多为中风病脱证。冷汗淋漓，面色苍白，肢厥身冷，脉微欲绝者，为绝汗，多为精气衰竭，虚阳外越之危证。

饮食　中风病人口淡乏味，食欲不振者，多为胃虚纳呆，脾弱化迟。口甘而腻，脘闷不舒者，多为湿热蕴脾，浊气上泛。口酸呕逆，脘满胁痛者，多为肝火胃热，化腐上蒸。口苦咽干，心烦胁胀者，多为心火暴甚，肝胆郁热。口咸多唾，腰酸膝冷者，多为肾阳虚衰，水湿上泛。口黏而腻，胸闷呕恶者，多为湿浊困脾，水气不化。中风病人口渴多饮，壮热出汗者，多为阳盛火实，阴液大伤。口渴少饮，五心烦热者，多为阴精不足，津液亏损。口渴引饮，大汗吐泻者，多为气机紊乱，津液大伤。渴不欲饮，胸闷呕恶者，多为湿热内蕴，脾困胃郁。口渴欲饮，饮入即吐者，多为痰饮内阻，中焦湿困。口干欲饮，漱水不咽者，多为瘀血内结，气机失利。渴喜热饮，饮水量少者，多为内寒。渴喜冷饮，饮水量多者，多为内热。中风病人有胃气则生，无胃气则死。食后易饥，饥不欲食者，多为胃阴亏虚，虚火上炎。多食腹胀，大便溏泄者，多为胃强脾弱，纳多化少。食欲减退，厌食恶饮者，多为胃虚脾弱，纳呆化迟。喜食膏粱厚味之品，积湿生痰，形体肥胖者，多为脾虚生湿，中风好发体质。嗜食辛辣烈性之物，积热生风，形体消瘦者，多为肝阳上亢，中风好发体质。

在中风病发展的过程中，食欲渐复者，则为胃气渐盛，预后良好。而食欲渐减者，则为胃气渐衰，预后不良。中风病人久不能食，而突然暴食，食不知饱者，名曰“除中”。除者，除去也；中者，中气也。多为胃气败绝之危象，实质上为中气衰弱，死亡先兆。

便溺 中风病人大便秘结，腹痛硬满者，多为胃肠瘀热，腑实内闭。大便秘结，干燥坚硬者，多为血亏津枯，燥化太过。大便溏泄，腹痛肢冷者，多为脾虚内寒，燥化不及。大便先干后稀，腹满纳呆者，多为脾胃虚弱，中气不足。大便时干时稀，胁痛脘胀者，多为肝郁脾虚，肝胃不和。五更泄泻，畏寒肢冷者，多为肾阳虚弱，命门火衰。滑泻无度，下利清谷者，多为脾阳虚弱，中气衰微。中风病人神昏面白，出汗遗尿者，多为中脏脱证；神昏面赤，发热尿闭者，多为中脏闭证。小便清长，尿量增多者，多为肾阳虚衰，寒凝气机。小便短涩，尿量减少者，多为实热伤津，阴液亏少。溺有余沥，点滴不禁者，多为肾气虚衰，开合失司。尿遗不禁，纳少懒言者，多为脾阳虚衰，中气不足。中风病人便溺阻隔，神识昏蒙者，多为中腑证；便溺失禁，神昏不省者，多为中脏证。

精神 中风病人心情愉快，面悦喜言者，则气血和调，得病易治。而心情郁闷，面愁太息者，则气血瘀滞，发病难疗。同时，五志过极而卒中，多为气机逆乱。过喜者，心伤而气散；过怒者，肝伤而气逆；过思者，脾伤而气结；过忧者，肺伤而气沉；过恐者，肾伤而气怯。中风病人健忘失眠，头晕目眩者，多为心血不足，肾精亏虚。怔忡心悸，面白颜暗者，多为心虚脉痹，气血不畅。烦躁不安，颧赤唇红者，多为阴虚火旺，热扰脑神。精脱神失，面淡颜白者，多为中风日久，元气亏损。惊吓恐惧，神不守舍者，多为心胆气虚，卒受惊吓。情志抑郁，唉声叹气者，多为肝气郁结，情志所伤。精神错乱，意识失常者，多为中风后遗症，痴呆癫狂。

睡眠　中风病人嗜睡身重，头昏目沉者，多为痰湿困脾，清阳不升。神疲懒言，似睡非睡者，多为心肾阳虚，神气不敛。意识恍惚，昏睡不省者，多为热蔽清窍，邪扰脑神。卒然昏仆，沉睡不语者，多为风邪中脏，痰阻脑窍。中风病人失眠不寐，入睡易惊，甚则彻夜不眠者，多为阳不入阴，神不守舍。失眠烦躁，心悸盗汗者，多为水亏火旺，心肾不交。失眠自汗，心慌气短者，多为心阳虚弱，元神失养。少眠多梦，烦躁易怒者，多为水不涵木，阴虚阳亢。失眠脘满，腹胀嗳气者，多为胃浊上逆，扰乱脑神。正如《黄帝内经》所云："胃不和则卧不安。"（《素问·逆调论》）思虑过多，难睡易醒者，多为心脾两虚，营血不足。失眠易惊，心悸怔忡者，多为心气不足，心血虚衰。少寐多梦，梦魇易惊者，多为肝不藏血，魂无所归。头晕耳鸣，梦遗而醒者，多为肾阴不足，精关不固等。

四、中风病切诊

切诊是按脉切体的诊法。切诊分脉诊和按诊两大部分。脉诊是切脉察象，按诊是触、摸、按、切，从而获得中风病临床资料的诊断方法。

（一）脉诊

从人体脉象的变化，可测知人体阴阳、脏腑、经络、气血、津液的盛衰。从脉诊的部位上来说，有遍体诊法、三部诊法、寸口诊法三种。

1. **遍体诊法**　《黄帝内经》记载：切脉部位有上、中、下三部，每部又分天、地、人三候，三而三之，故又称之为三部九候法(《素问·三部九候论》)。

上部天　两额之动脉（太阳穴），属足少阳经，以候头角之气。上部人，耳前之动脉（耳门穴），属手少阳经，以候耳目之气。上部地，两颊之动脉（巨髎穴），属足阳明经，以候口齿之气。

中部天，寸口之动脉（太渊穴），属手太阴经，以候肺脏之气。中部人，掌后之动脉（神门穴），属手少阴经，以候心脏之气。中部地，歧骨之动脉（合谷穴），属手阳明经，以候胸中之气。

下部天，趾间之动脉（太冲穴），属足厥阴经，以侯肝脏之气。下部人，足背之动脉（冲阳穴），属足太阴经，以候脾胃之气。下部地，内踝后之动脉（太溪穴），属足少阴经，以候肾脏之气。

2. **三部诊法** 汉代张仲景在《伤寒杂病论》中记载：人迎（颈侧动脉），以候胃气；寸口（桡侧动脉），以候十二经之气；趺阳（足背动脉），以候胃气。

目前，这两种诊脉方法在临床上已很少采用。遍体诊法主要是比较两侧动脉的强弱有无，说明经脉有无闭阻现象。三部诊法可诊察动脉的强弱有无，说明动脉的通畅痹阻。可见，这两种诊脉方法对于中风病的诊断具有极为重要的意义。

3. **寸口诊法** 这是目前临床上最常用的脉诊方法。始见于《内经》，独取于《难经》，推广于《脉经》，普及于《脉诀》。又经历代医学家的发挥和充实，广泛应用于临床。脉诊是中医诊断学的特色，在祖国医学中具有悠久的历史。在长期的医疗实践中不断发展，现在已发展成为比较系统的中医理论。

中风病临床诊断上常见以下十二种脉象：

大脉 形体粗大，倍增于常。主阳证。脉大而数者，主阳盛实热，风火交煽；脉大而迟者，主阳衰虚寒，痰瘀互结。脉大而弦者，主阳盛邪实，中脏阳闭证；脉大而散者，主阳衰正虚，中脏阳脱证。

小脉 形体细小，倍减于常。主阴证。脉小而数者，主水亏火旺，阴虚阳亢；脉小而迟者，主水盛火衰，阴凝阳微。脉小而牢者，主阴盛邪实，中脏阴闭证；脉小而疾者，主阴衰虚热，中脏阴脱证。

浮脉　举之有余，按之不足。主表证。脉浮而大者，主阳盛外实；脉浮而小者，主阳衰外虚。浮迟主表寒，浮数主表热；浮强主表实，浮弱主表虚。浮滑主风痰，浮涩主血瘀；浮弦主阳亢，浮散主阳脱。

沉脉　举之不足，按之有余。主里证。脉沉而大者，主阴盛里实；脉沉而小者，主阴衰里虚。沉迟主内寒，沉数主内热；沉强主里实，沉弱主里虚。沉滑主痰气，沉涩主瘀血；沉弦主阴盛，沉散主阴衰。

迟脉　一息三至，往来迟缓。主寒证。脉迟而大者，主腑实内闭；脉迟而小者，主脏虚中陷。脉迟而强者，主实寒气滞；脉迟而弱者，主虚寒血凝。脉迟而滑者，主痰壅气郁；脉迟而涩者，主瘀滞血凝。

数脉　一息六至，往来数急。主热证。脉数而大者，主热盛阳实；脉数而小者，主火旺阴虚。脉数而强者，主热盛邪实；脉数而弱者，主热衰正虚。脉数而滑者，主痰火血菀；脉数而涩者，主瘀热血结。

强脉　举按有力，来去俱盛。主实证。脉强而大者，主邪实阳盛；脉强而小者，主邪实阴衰。脉强而浮者，主表实里虚；脉强而沉者，主表虚里实。脉强而迟者，主邪实阴闭；脉强而数者，主邪实阳闭。

弱脉　举按无力，来去俱衰。主虚证。脉弱而大者，主阳气虚衰；脉弱而小者，主阴血亏损。脉弱而迟者，主阳虚外寒；脉弱而数者，主阴虚内热。脉弱而浮者，主阳气外虚；脉弱而沉者，主阴血内亏。

滑脉　往来流利，应指圆滑。主痰证。脉滑而大者，主痰壅血实；脉滑而小者，主痰滞气虚。脉滑而迟者，主痰湿虚寒；脉滑而数者，主痰火实热。脉滑而强者，主痰结气实；脉滑而弱者，主痰凝血虚。

涩脉 往来艰难，应指短涩。主瘀证。脉涩而大者，主阳盛血瘀；脉涩而小者，主阴衰血瘀。脉涩而迟者，主血瘀寒凝；脉涩而数者，主血瘀热结。脉涩而强者，主气滞血瘀；脉涩而弱者，主气虚血瘀。

弦脉 端直有力，如按琴弦。主肝病、胆病、痰浊、气滞、诸郁之证。中风病多见于痰浊内蕴、气滞血瘀、肝气郁结、肝阳上亢、肝阳化风、肝阳化火等。

散脉 浮散无根，至数不齐。主心衰、肾竭、气脱、血亡、诸损之证。中风病多见于元气离散、阴阳脱亡、脏腑衰微、经络耗竭、精气败绝、生命危殆等。

上述十二种脉象，为中风病临床上最常见的基本病脉。大脉主阳证，小脉主阴证；浮脉主表证，沉脉主里证；迟脉主寒证，数脉主热证；强脉主实证，弱脉主虚证；滑脉主痰气，涩脉主瘀血；弦脉主肝盛，散脉主心衰。其中，强弱之脉是从脉搏力度而定，是对虚实而言；强脉非指弦脉，弱脉是指虚脉。

（二）按诊

中风病按诊以触、摸、切、按的手法，察头项、胸腹、手足、肌肤之部位，以了解异常变化，从而推断中风病的性质和病情轻重。

头项 中风病人头痛呕吐，颈项强直，甚则剧烈头痛，频繁呕吐，高热神昏，肢体抽搐等。大多为风邪由风府入脑为脑风。然中风病人额部灼热为阳证，额部湿冷为阴证。而额部犹温，为阳气尚存；额部冰凉，为阳气已亡。

胸腹 按中风病人的胸腹，首先应注意“虚里”之势。按之动微者，有不及也，是宗气内虚之证；其动应衣者，为太过也，是宗气外泄之候。其动过速者，是宗气受迫也；其动欲绝，而证无死候者，为痰饮内盛也。其动停止者，为宗气已绝，则为险候。按其胸腹胀痛者，为痰热气结也；而胸腹胀满者，为湿浊内阻也。中风病人脘腹灼热，喜凉手按切者，属实热。脘腹清凉，喜温手按抚者，属虚寒。腹痛喜按者，为虚证；腹痛拒按者，为实证。中风病人腹痛胀满，按之压痛充实，叩之声音重浊者，为实满；腹部胀满，按之不痛空虚，叩之声音轻清者，为虚满。

手足　中风病人神志昏迷，不省人事者，以针尖刺其两侧手足，可测知瘫侧及瘫痪程度。两侧手足温凉不同者，多为中风先兆证，或半身不遂证。手足热者，为阳证；手足寒者，为阴证。手足背热者，为阳实外热；手足心热者，为阴虚内热。额上热甚于手足热者，为表热；手足热甚于额上热者，为里热。手足温暖者，则阳气犹存；手足冰凉者，则阳气已亡，而为中风病之险证。

肌肤　中风病人肌肤灼热者，为阳证；肌肤清冷者，为阴证。肌肤润泽者，为津液未伤；肌肤潮湿者，为身汗已出。肌肤干燥者，为津液耗损；肌肤甲错者，为瘀血内阻。肌肤壮热者，为邪气亢盛；肌肤寒冷者，为正气虚衰。肌肤丰盛者，为气血旺盛；肌肤枯衰者，为气血虚衰。肌肤肿胀者，为邪气实；肌肤消减者，为正气虚。肌肤羸瘦者，为久病；肌肤枯槁者，为危候。

第三节　辨证在中风临床的应用

中风病通过四诊所取得的临床资料，以八纲、脏腑、经络、气血、津液辨证为依据，进行综合分析，辨明病机的内在联系，从而得出正确的判断。

一、中风病辨病

中风病根据好发年龄、先兆诱因、发病形式、临床表现等，可分为缺血性中风和出血性中风两大类。

1. **缺血性中风** 好发年龄大多在五十岁以上，常有头晕目眩，手足麻木等先兆诱因；一般在安静、睡眠时发病，起病缓慢，而无神志昏迷等证候。

本病以半身不遂，口眼㖞斜，言语謇涩，肢体麻木为主症；兼见头晕目眩，耳鸣口干，少寐多梦，腰酸腿软等。为脑脉瘀血，元神失养，故称之为缺血性中风。

2. **出血性中风** 好发年龄大多在四十岁以上，常无先兆证候，多以剧烈运动，情志失调为诱发因素。一般发病急骤，进展迅速，有神志昏迷等证候。

本病以昏迷不省，半身不遂，口眼㖞斜，中风失语为主症；兼见头痛呕吐，颈强肢搐，发热痉厥，鼻鼾痰鸣等。为脑脉溢血，元神失统，故称之为出血性中风。

二、中风病辨证

目前，中风病辨证大多以中经络、中脏腑作为辨证和治疗的依据。这种辨证分类方法执简驭繁，确有一定的临床意义。但根据个人的临床经验，仍采用汉代张机关于中络、中经、中腑、中脏的辨证方法。

1. **中络证** 以手足麻木，口眼㖞斜，言语不利为主症；兼见口角流涎，偏身力弱，手足不稳，舌淡尖红，舌苔薄黄，脉象浮弦。

2. **中经证** 以半身不遂，手足麻木，口眼㖞斜，言语謇涩为主症；兼见头晕目眩，急躁易怒，腰酸膝软，舌质紫黯，舌苔黄厚，脉象涩弦。

3. **中腑证**　以神识昏蒙，便溺阻隔，半身不遂，口眼㖞斜，舌强言謇为主症；兼见头痛眩晕，肢体麻木，腹痛拒按，谵妄躁狂，舌苔厚腻，脉象滑弦。

4. **中脏证**　以突然昏仆，不省人事，头痛呕吐，半身不遂，口眼㖞斜，中风不语为主症；兼见面赤气粗，牙关紧闭，两手握固，肢体强痉，便结溲闭，脉大数弦，为闭证。兼见面白汗出，口开目合，手撒尿遗，息鼾息微，喘促厥逆，周身湿冷，脉小迟散，为脱证。

三、中风病辨型

中风病在发展过程中变化多端，临床上必须病千变医亦千变，证万变药亦万变，进一步辨证分型，方能正确认识各种复杂的证候，以正确指导治疗。因为中风病千变万化，所以临床上分型繁多。由于中医各家实践范围不一，认识角度各异，因而分型类似和重复的现象甚多。加之病情多变，故临床分型很难概全。根据著者的临床经验，简述以下主要分型的方法。

（一）中络证

中络以血疑脉涩为病机，以感觉障碍为特征，以手足麻木，口眼㖞斜，言语謇涩为主证。可分以下主要证型：

1. **风寒入络型**　头痛恶寒，肢体拘急，关节酸楚，肌肉颤动，手足麻木，偏身力弱，口眼㖞斜，言语不利，肌肤不仁，口中流涎，舌苔薄白，脉象浮紧。

2. **风热中络型**　头痛发热，汗出恶风，面红目赤，身热烦躁，手足麻木，偏身力弱，口眼㖞斜，言语不利，胸胁胀痛，肌肤不仁，舌苔薄黄，脉象浮数。

3. **津燥滞络型**　头痛面焦，身热无汗，口渴唇裂，鼻燥咽干，手足麻木，偏身力弱，口眼㖞斜，言语不利，皮肤枯涩，便秘尿少，舌红少津，脉象小数。

4. **情志郁络型** 头痛脑胀，急躁易怒，胸闷叹息，情志抑郁，手足麻木，偏身力弱，口眼㖞斜，言语不利，脘腹痞满，少腹胀痛，舌质暗红，脉象弦涩。

中络证辨表里，先分内风、外风。内风者，内生之风也；外风者，外中之风也。清代吴谦说："中风有内生、外中二因。内生则胃浊生痰，志极动火；外中则因形气不固，感召风邪。所以，内生者，病必痰迷不语，火发神昏；外中者，病必筋骨不用，口眼㖞斜。单发者易治，同发者难愈。"(《医宗金鉴·删补名医方论》）根据不同的病因，外中之风为真中风，内生之风为类中风。故风者，无论内生、外中，皆曰中风病。

（二）中经证

中经以血瘀脉痹为病机，以运动障碍为特征，以半身不遂，手足麻木，口眼㖞斜，言语謇涩为主证。可分以下主要证型：

1. **肝阳化风型** 头痛目胀，眩晕耳鸣，面赤身热，心中烦躁，手足拘挛，肢体颤动，半身不遂，手足麻木，口眼㖞斜，言语謇涩，舌苔黄厚，脉象弦大。

2. **肝阳化火型** 头痛眩晕，面红目赤，口苦咽干，身热耳鸣，急躁易怒，便秘溲赤，半身不遂，手足麻木，口眼㖞斜，言语謇涩，舌质红绛，脉象弦数。

3. **痰气内蕴型** 头痛如裹，胸闷呕恶，肢体困重，神疲嗜卧，半身不遂，手足麻木，口眼㖞斜，言语謇涩，眩晕心悸，纳呆便溏，舌胖苔腻，脉象弦滑。

4. **瘀血内滞型** 头痛如锥，面色晦滞，口唇紫黯，健忘失眠，半身不遂，手足麻木，口眼㖞斜，言语謇涩，眩晕胸闷，神情淡漠，舌质紫瘀，脉象弦涩。

中经证辨寒热，先分水病、火病。水病者，阴盛阳衰，水凝痰气也；火病者，阴衰阳盛，火结瘀血也。清代唐宗海说："人之一身，不外阴阳；而阴阳二字，即是水火。水火二字，即是气血；水即化气，火即化血。”（《血证论·阴阳水火气血论》）然水者，肾之所主也。肾水得阳，蒸腾输布，温煦机体，谓之气。水生气，气化水，水为阴而生气之阳，赖阳气以涵水。因此，水病即气病，气郁则生痰。而火者，心之所主也。心火得阴，变化沃赤，濡养周身，谓之血。火生血，血化火；火为阳而生血之阴，赖阴血以养火。因此，火病即血病，血滞则成瘀。所以，明代孙一奎提出“治痰先治气，气顺痰自清；治风先治血，血行风自灭”（《赤水玄珠·风门》）的治疗原则。

（三）中腑证

中腑以血逆脉壅为病机，以精神障碍为特征；以昏蒙谵妄，便溺阻隔，半身不遂，口眼㖞斜，舌强失语为主证。临床上可分以下主要证型：

1. **风热腑实型** 头痛面赤，烦躁谵妄，神识昏蒙，便溺阻隔，半身不遂，肢体强痉，口眼㖞斜，舌强失语，胸脘满闷，腹痛拒按，舌苔薄黄，脉象浮数。

2. **火热腑实型** 头痛潮热，谵妄欲狂，神识昏蒙，半身不遂，手足躁扰，肢体强痉，口㖞失语，气粗口臭，腹痛拒按，便秘溲赤，舌苔黄厚，脉象大数。

3. **痰热腑实型** 头痛眩晕，面赤身热，神识昏蒙，谵妄如狂，半身不遂，口眼㖞斜，胸脘满闷，腹痛拒按，鼻鼾痰鸣，便秘溲涩，舌苔黄腻，脉象滑数。

4. **瘀热腑实型** 头痛项强，面赤腹热，神识昏蒙，谵妄躁狂，半身不遂，肢体疼痛，舌强失语，呕吐腹痛，口渴咽燥，便秘溲赤，舌红瘀斑，脉象弦数。

中腑证辨虚实，先分正气、邪气。正气者，人体生理功能之总称；邪气者，人体致病因素之总称。正邪斗争在临床表现上的反映，主要为虚实的变化。一般来讲，虚证为人体正气的衰弱，邪气为致病邪气的盛强。《黄帝内经》指出：“邪气盛则实，精气夺则虚。”（《素问·通评虚实论》）因此，中风病气逆、血瘀、痰气、阳热者，皆为实证；而气衰、血弱、阴亏、阳损者，皆为虚证。中腑证前期以实证为多，虚证甚少。

（四）中脏证

中脏以血溢脉破为病机，以意识障碍为特征；以突然昏仆，不省人事，便溺失禁，半身不遂，口眼㖞斜，舌痿失语为主证。可分以下主要证型：

1. **热结阳闭型** 面赤身热，神志昏迷，颈项强直，肢体躁扰，牙关紧闭，两手握固，半身不遂，舌强不语，鼻鼾痰鸣，便秘溲赤，舌苔黄厚，脉象大数。

2. **寒凝阴闭型** 面白身凉，神志昏迷，静卧不省，肢体瘫痪，牙关紧闭，两手握固，半身不遂，舌强失语，鼻鼾痰鸣，口中流涎，舌苔白腻，脉象小迟。

3. **血衰阴脱型** 面枯颜白，神昏不省，口燥唇焦，汗脱肌热，半身不遂，舌痿失语，合目露睛，形瘦失神，气促息短，便秘溲短，舌质暗红，脉象小疾。

4. **气竭阳脱型** 面㿠颜白，神昏不省，口润唇淡，汗脱肌凉，半身不遂，舌痿失语，目合口开，涎出失神，气喘息弱，手撒尿遗，舌质暗淡，脉象大散。

中脏证辨阴阳，先分闭证、脱证。闭证者，邪气内闭也；脱证者，正气外脱也。明代李中梓指出：“凡中风昏倒……最要分别闭与脱二证明白。如牙关紧闭，两手握固，即是闭证也；若口开心绝，手撒脾绝，眼合肝绝，遗尿肾绝，声鼾肺绝，即是脱证也。”（《医宗必读·真中风》）因此，临床上闭证有阴闭、阳闭之分，脱证有阴脱、阳脱之别。所以，在治疗上必须详细辨证，精心论治，做到病千变，医亦千变；证万变，药亦万变。

（五）气血失调证

气血失调以人体气血循行障碍为基本病机；以半身不遂，手足麻木，口眼㖞斜，言语謇涩为主证。可分以下主要证型：

1. **气滞血瘀型**　头痛眩晕，面暗唇紫，胸痛胁胀，腹疼拒按，肢体疼痛，肌肤不仁，半身不遂，手足麻木，口眼㖞斜，言语謇涩，舌质紫黯，脉象强涩。

2. **气虚血瘀型**　头晕目眩，面淡唇暗，语声低微，自汗气短，神疲力倦，尿频便溏，半身不遂，手足麻木，口眼㖞斜，言语謇涩，舌质黯淡，脉象弱涩。

3. **气逆血瘀型**　头晕脑胀，面红目赤，急躁易怒，恶心呕吐，神昏厥逆，气短胸闷，半身不遂，手足麻木，口眼㖞斜，言语謇涩，舌质瘀红，脉象大涩。

4. **气陷血瘀型**　头晕耳眩，面枯颜白，神疲力倦，少气懒言，纳呆久泄，脏腑下垂，半身不遂，手足麻木，口眼㖞斜，言语謇涩，舌质淡白，脉象小涩。

5. **血虚血瘀型**　头晕眼花，面白唇淡，神疲力乏，心悸失眠，毛发枯萎，肌肤甲错，半身不遂，手足麻木，口眼㖞斜，言语謇涩，舌质暗淡，脉象弱涩。

6. **血溢血瘀型**　头痛眩晕，吐衄便漏，神识昏蒙，鼻鼾气促，脘腹胀闷，肢体疼痛，半身不遂，手足麻木，口眼㖞斜，言语謇涩，舌苔厚腻，脉象强滑。

7. **血寒血瘀型**　面色苍白，唇口暗淡，身凉肢冷，喜暖畏寒，肢体疼痛，毛发不泽，半身不遂，手足麻木，口眼㖞斜，言语謇涩，舌质暗淡，脉象迟涩。

8. **血热血瘀型**　面红目赤，身热烦躁，神昏谵妄，鼻齿衄血，口渴饮冷，便秘溲赤，半身不遂，手足麻木，口眼㖞斜，言语謇涩，舌质红绛，脉象数滑。

9. **阴虚血瘀型**　面憔颧赤，五心烦热，形体消瘦，目眩耳鸣，口渴咽燥，腰腿酸软，半身不遂，手足麻木，口眼㖞斜，言语謇涩，舌绛无苔，脉象小数。

10. **阳虚血瘀型** 面皖颜白，畏寒肢冷，气短音弱，神疲自汗，口淡纳呆，便溏溺清，半身不遂，手足麻木，口眼㖞斜，言语謇涩，舌胖苔白，脉象大迟。

（六）津液失调证

津液失调以人体水液代谢障碍为病机；大多以头重呕逆，频伸数欠，或口鼻干燥，肌肤枯涩为主证。可分以下主要证型：

1. **水郁血瘀型** 头痛项强，恶心呕吐，神识昏蒙，肢体困重，呵欠频伸，嗜睡不醒，半身不遂，手足麻木，口眼㖞斜，言语謇涩，舌苔白湿，脉象缓滑。

2. **风痰血瘀型** 头痛眩晕，神志昏蒙，咳痰黄稠，喉中痰鸣，肢体颤动，肌肤不仁，半身不遂，手足麻木，口眼㖞斜，言语謇涩，舌苔白腻，脉象浮滑。

3. **湿痰血瘀型** 头痛如裹，胸闷呕恶，嗜睡目沉，肢体因重，口中流涎，便溏溲清，半身不遂，手足麻木，口眼㖞斜，言语謇涩，舌苔湿痕，脉象沉滑。

4. **燥痰血瘀型** 头痛面瘦，口渴唇焦，鼻目枯涩，皮毛不泽，咳痰带血，便秘尿少，半身不遂，手足麻木，口眼㖞斜，言语謇涩，舌红光裂，脉象弦涩。

5. **寒痰血瘀型** 头痛面苍，形寒肢冷，口润流涎，痰稀色白，喜暖蜷卧，便溏尿清，半身不遂，手足麻木，口眼㖞斜，言语謇涩，舌苔白腻，脉象迟滑。

6. **热痰血瘀型** 头痛眩晕，面红目赤，身热烦躁，神昏谵妄，口渴痰黄，便秘溲涩，半身不遂，手足麻木，口眼㖞斜，言语謇涩，舌苔黄腻，脉象数滑。

总之，临床上分型不是固定不变的，往往随着病情的变化而相兼出现。清代费伯雄说：“巧不离乎规矩，而实不泥乎规矩……然运用之妙，在乎一心；尤以临机应变为要，旨哉言乎。”（《医醇賸义·同病各发》）因此，中风病辨型主要根据八纲、脏腑、经络、气血、津液的辨证规律，经过去粗取精，去伪存真，由此及彼，由表及里的分析，才能适应千变万化的病情。

四、中风病辨名

中风病后期则往往出现一些后遗症，如半身不遂，手足麻木，口眼㖞斜，言语謇涩，神情痴呆，精神失常，癫痫抽搐，震颤麻痹等。这些都是中医学的病证名称。因此，临床上根据这些病证名称，进一步辨证分型。

1. **偏瘫**　中风病后期一侧肢体运动障碍的后遗症。又称偏枯、偏痱、偏风、半身不遂等。大多为气虚血瘀，痰湿壅盛，肝阳化风，肾精耗损所致。

2. **口㖞**　中风病后期口向健侧，舌向患侧歪斜的后遗症。又称口㖞、口僻、口眼㖞斜等。大多为风邪入络，气血痹阻，风痰阻窍，瘀血滞脉所致。

3. **舌喑**　中风病后期语言障碍后遗症。又称舌强言謇，舌痿语涩，言语不清，中风失语等。大多为风痰阻络，痰浊闭窍，肝阳上亢，肾精下亏所致。

4. **麻木**　中风病后期一侧肢体麻而不用，木而不仁的后遗症。又称偏身麻木，手足麻木等。大多为气滞血瘀，痰浊痹阻，气虚失运，血亏不荣所致。

5. **痴呆**　中风病后期思维迟钝，神志呆傻，表情淡漠，动作愚笨的后遗症。又称痴呆病等。大多为痰浊阻窍，瘀血滞络，肝肾不足，脾肾亏虚所致。

6. **癫狂**　中风病后期表情淡漠，沉默静呆，或急躁易狂，语无伦次的后遗症。又称花癫、五癫。大多为痰气郁结，瘀血阻滞，气虚痰聚，痰蒙心窍所致。

7. **痫证** 中风病后期卒暴昏仆，肢体抽搐，口吐涎沫，两目上视的后遗症。又称痫病、暴痫。大多为火郁、痰积、瘀血、惊恐所致。故曰：无火不动痰，无痰不作痫。

8. **颤证** 中风病后期手足颤抖，肢体动摇，运动障碍，面无表情的后遗症。又称震颤、颤振。大多为肝肾亏损，气血虚弱，痰热内扰，阴虚火旺所致。

9. **痿证** 中风病后期肢体瘫痪，筋脉迟缓，手足无力，肌肉萎缩的后遗症。又称痿躄、痿厥。大多为肝肾亏虚，脾胃损伤，痰气阻脉，瘀血滞络所致。

10. **痹证** 中风病后期肢体疼痛，关节酸楚，手足麻木，肌肉重着的后遗症。又称痛风、挛痹。大多为风湿寒热，停痰留瘀，气血双亏，阴阳两虚所致。

可见，中风病后期出现的一些后遗症，既是中风病的一个证候，又可以单独成为一个病名。在临床上既可以单独出现，又可以相兼出现，往往随着病情轻重而变化。因此，临证既要分清病名，又要辨证分型。

总之，中风病前期辨证，注意辨病；中期辨型，注意辨证；后期辨名，注意辨型。

五、中风病分期

目前，对于中风病的分期，存在着一些不同的看法。大多以一个月以内为急性期，半年以内为恢复期，半年以外为后遗症期。这种分期方法虽然简明扼要，易于施行和推广，但是，根据汉代张机关于中络、中经、中腑、中脏的辨证方法，结合作者自己多年来的临床经验，采用以病情轻重缓急为原则的分期方法，更适于临床实际。

1. **中络证** 一周以内为前期，一个月以内为中期，一个月以外为后期。

2. **中经证**　二周以内为前期，二个月以内为中期，二个月以外为后期。

3. **中腑证**　三周以内为前期，三个月以内为中期，三个月以外为后期。

4. **中脏证**　四周以内为前期，四个月以内为中期，四个月以外为后期。

这种分期方法是根据个人的长期临床经验总结出来的，又通过长期临床实践的检验，较为适用于临床实际的一般情况，但不能包罗中风病的一切情况。

第四节　中风病鉴别诊断

中风病发病急骤，病情复杂，演变迅速，短时间内往往不能做出明确诊断，而且很容易与一些类似病证相互混淆，常常发生误诊失治的情况。因此，在临床上必须与痫证、痉证、厥证、痹证、痿证，以及出血性中风与缺血性中风等，及时做出相应的鉴别诊断，以免贻误病情。

一、中风病与痫证

中风病与痫证都是有卒然昏仆的证候，但痫证为阵发性发作疾病，卒发昏仆时常口中作声，如猪、羊叫，四肢抽搐，两目上视，口吐白沫，移时苏醒，醒如常人，多可再发。中风病则卒仆无声，一般无四肢抽搐，口吐白沫的证候；有神昏者，经及时治疗，方可逐渐清醒；并多有口眼㖞斜，半身不遂等证候。神昏尚浅者，待苏醒后则半身不遂诸症可知。所以，中风病与痫证的鉴别并不难。中风病兼有抽搐与痫证的区别：一般中风病抽搐多在一则，另一侧半身不遂，而痫证多为全身性抽搐。但是中风病脑脉溢血发生在脑桥，则会出现四肢抽搐，并兼见去大脑强直。且中风病人有瞳孔缩小，而无两目上视，口吐白沫的证候。痫证病人有两目上视，口吐白沫，而无瞳孔缩小的证候。故临床上鉴别不难。

二、中风病与痉证

中风病与痉证往往皆因热扰脑神，导致神志昏迷；或因阴虚血衰，虚风内动，筋脉失常，引起肢体拘急，手足抽搐的证候。中风病神昏痉厥，兼见口眼㖞斜，半身不遂，清醒后虽多遗留筋脉拘急，强痉抽搐的证候，但较痉证为轻。痉证神志昏迷，兼见项背强直，四肢抽搐，甚则角弓反张，并多伴有头痛发热的现象；但无口眼㖞斜，半身不遂的证候。从病因病机上来说，中风病以风、火、痰、瘀、虚为病因，以脑脉瘀血，元神失养，脑脉溢血，元神失统为病机。痉证以风、寒、热、燥、湿为病因，以经络痹阻，热扰神明，消灼津液，阴血损伤，筋脉失养为病机。故中风病与痉证在临床上不难鉴别。

三、中风病与厥证

中风病与厥证皆可出现突然昏仆，不省人事。但厥证神昏，兼见面色苍白，四肢厥冷，无口眼㖞斜，半身不遂，以及四肢抽搐的证候。中风病神昏，兼见口眼㖞斜，言语謇涩，半身不遂；清醒以后，多有后遗症。从病因病机上来看，厥证大多为气机逆乱，升降失调，阴阳气血，不相顺接所致。属于实证者，病位在脑；由于大怒伤肝，藏血失驭，气机上逆，血随气升，冲激脑经，血溢脉破，导致突然昏厥，不省人事。属于虚证者，病位在脑；由于肺脾气虚，清阳不升，气陷于下，血不达上，脑神失养，发为厥证。中风病大多为情志失调，恣食肥甘，房室所伤，劳倦过度，以至肾阴下亏，肝阳上亢，内风暗动，气血逆乱，风火交煽，痰瘀互结，横窜经脉，蒙蔽脑窍，导致卒仆神昏，半身不遂等。

四、中风病与痹证

中风病与痹证虽均有手足麻木，肌肤不仁，肢体疼痛，屈伸不利，甚则肢体瘫痪，肌肉枯萎等证候，但二者在病因病机、临床表现上有区别。中风病以风、火、痰、瘀为病因病机，以起病急剧，变化迅速，突然昏仆，不省人事，半身不遂，口眼㖞斜，言謇失语为主症；缓则以半身不遂，手足麻木，口眼㖞斜，言语謇涩为主症。痹证病因病机，大多为风、寒、湿、热之邪，乘虚入侵，导致人体气血循行障碍，经络痹阻，筋脉骨节失养。痹证大多为起病缓慢，逐渐加重，多伴有关节疼痛，肌肤麻木，甚则红肿热疼，四肢酸楚，手足麻木，肌肉重着，关节畸形，运动障碍等证候；而无口眼㖞斜，神志障碍等证候。

五、中风病与痿证

中风病与痿证皆有肢体软弱，肌肉枯瘦的证候。痿证大多为肺热熏蒸所致，大多发生在温热病中，有时在病后突然肢体痿软不用。因脾肾阳虚者，起病缓慢，渐至下肢痿软不用；因脾胃气虚者，多见四肢困倦，痿软无力；因湿热浸淫者，多见两足痿软，肢体困重；因经络瘀滞者，多见肌肤不仁，手足麻木，肢体痿软，肌肉削瘦等症；大多为元气亏损，肾精耗伤所致。而半身不遂，手足麻木，口㖞舌謇，神昏谵妄等症，大多为脑脉溢血所致，一侧肢体运动障碍，兼见肢体强痉。而痿证多为两侧上肢或两侧下肢痿软无力，甚则痿软不用，而无肢体强痉之症。故在临床表现上二者不难鉴别。

第五章 中风病治则

中风病的治疗原则是建立在整体观念和辨证论治的基础上，通过四诊搜集到的临床资料，进行全面分析和综合，使对中风病的认识更加全面和系统，从而指导辨证、立法、处方、用药。

第一节 中风病治则沿革

在中国医学史上，中风病的治疗法则可分为唐宋以前的治疗法则、金元以后的治疗法则、近代中西医汇通的治疗法则等三个阶段。

一、唐宋以前的治疗法则

关于中风病的治疗法则，历代医家认识不同，有主张疏散外风，有主张平息内风，有主张清热凉血，有主张滋阴降火，有主张燥湿祛痰，有主张通腑泻浊，有主张活血化瘀，有主张益气养血，有主张开窍启闭，有主张回阳固脱，常从各个方面引起争鸣。

《黄帝内经》总结了先秦各家之学说，提出了对于一切疾病的治疗法则："病之起始也，可刺而已；其盛，可待衰而已。故因其轻而扬之，因其重而减之，因其衰而彰之。形不足者，温之以气；精不足者，补之以味。其高者，因而越之；其下者，引而竭之；中满者，泻之于内。其有邪者，渍形以为汗；其在皮者，汗而发之；其剽悍者，按而收之；其实者，散而泻之。审其阴阳，以别柔刚，阳病治阴，阴病治阳。定其血气，各守其乡。血实宜决之，气虚宜掣引之”（《素问·阴阳应象大论》），并指出：“偏枯……巨针取之，益其不足，损其有余”（《灵枢·热病》）。这作为治疗中风病的法则，具有重要的指导意义。

汉代张机根据“内虚邪中”的病因，以“侯氏黑散，治大风，四肢烦重，心中恶寒不足”“风引汤，除热瘫痫”“防己黄芪汤，治病如狂状，妄行独语不休，无寒热，其脉浮”；外用“头风摩散”（《金匮要略·中风历节病》），为治疗中风病的方剂，内蕴祛风清热，熄风化痰，益气养血，镇痉安神之法则。华佗创立了治疗中风病的法则：“在上则吐之，在中则泻之，在下则补之，在外则发之，在内则温之，按之，熨之也。吐，谓吐出其涎也；泻，谓通其塞也；补，谓益其不足也；熨，谓助其阳也。治之各合其宜，安可一揆，在求其本”（《中藏经·论治中风偏枯之法》）。不仅总结出吐、泻、补、发、温、按、熨七法，而且还制订出十几个治疗中风病的方剂。张机、华佗的这些学术观点，对后世治疗中风病具有极为重要的影响。

唐代孙思邈对于中风病的治疗，以疏表散风，扶正祛邪为原则：“夫诸急卒病多是风，初得轻微，人所不悟，宜速与续命汤，依腧穴灸之”“偏枯者……温卧取汗，益其不足，损其有余，乃可复也”“风懿者……治之，先补于阴，后泻于阳，发其汗”（《千金翼方·中风》）。并认为中风病初发以清热涤痰为先，宜服竹沥汤、荆沥汤，及治中风发热方，卓然新见，启迪后学，功绩重大，从而创立了中风主热说。《千金要方》和《千金翼方》中记载了小续命汤、大续命汤、葛根汤、防风汤、羌活汤、独活汤、乌头汤、附子汤、大黄汤、竹沥汤、犀角汤、地黄汤、芎䓖汤、茯神汤、人参汤、黄芪汤、犀角地黄汤，独活寄生汤等三百余方剂，大多以散风疏表、清热化痰、除风消瘀、活血通脉、温经活络、益气养血、滋阴助阳、镇痉安神、固脱救逆为主导思想。王焘治疗中风病，以疏风散邪，活血通脉为原则，其中以续命汤为代表："此方为诸汤之最要"（《外台秘要·中风门》）。此外，尚有大续命汤、小续命汤、千金续命汤、西州续命汤、深师续命汤、崔氏续命汤等。这类方剂皆以唐代甄立言《古今录验》续命汤为主要代表，而此方是以麻黄汤为基础，麻黄散瘀，桂枝通脉，杏仁祛痰，甘草和中，当归养血，人参益气，干姜温经，川芎行血，佐石膏以制其辛燥之性也，其功能以活血通脉，疏风散邪为主。

宋代陈无择认为中风者"其经络空虚，而中伤者，为半身不遂，手脚瘫痪，涎潮昏塞，口眼㖞斜"（《三因极一病证方论·叙中风论》），采用生姜生附汤、神异温风丹、活络通经丸、乌药顺气散、白散子、红龙丹、排风汤、独活丹、三黄丹、雄朱丸、仁寿丸、铁弹丸等二十余方，内含祛风消痰、清热开窍、豁痰启闭、扶正祛邪、温经通脉、搜风剔络、顺气止痛、补肝滋肾、益气养血、固脱救逆等治疗法则。严用和说："中风者，变证多端。治疗之法，外因六淫而得者，亦当先调气；然后以所感六气，随证治之，此方法也。"（《严氏济生方·中风论治》）以八味顺气散、青龙妙应丸、二香三建汤、加减地仙丸、小续命汤、虎胫骨酒、排风汤、星附汤、寿星丸、蠲痛丸、豨莶丸进行治疗，力倡调气在中风病治法中的主导地位。陈自明说："贼风偏枯，其状半身不遂……医风先医血，血行风自灭。治法当以十八风汤、增埙茵芋酒、续断汤以养其血，则风自祛矣"（《妇人良方·众疾》），首创"医风先医血，血行风自灭"的治疗中风病大法。许洪在《指南总论》中，对于卒中急风、不省人事、涎潮昏塞、舌强不语者，先用通关散，后服至宝丹；半身不遂，口眼㖞斜者，用七宝丹、小续命汤、追风应痛丸；中风入腑，狂言恍惚者，用排风汤；项背拘强，牙关紧急者，用活络丹等，从而总结出治疗中风病的法则。

由此可见，《黄帝内经》的益其不足，损其有余；汉代张机的疏散风邪，温通血脉；华佗的吐泻补发，温按熨法；隋代巢元方的汤熨针石，补益宣导；唐代甄立言、孙思邈、王焘的疏表散风，益气养血，清热涤痰，凉血散瘀；宋代严用和的祛风先调气，陈自明的医风先医血，血行风自灭，陈言的祛风化痰，通经舒筋，许洪的开窍通关，排风活络等治疗原则，都是在治疗中风病的临证实践中发展而来。

二、金元以后的治疗法则

金元以降，刘完素主火，李东垣主气，朱震亨主痰，陈自明主血虚，张介宾主气虚，叶桂主阳亢内风，张璐主内虚暗风，徐大椿主标本虚实，王清任主气虚血瘀，中风病因说由外因向内因发展，治法从治外风向治内风转化。

金代刘完素首先重视中风病先兆的治疗："中风者，俱有先兆之证；凡人如觉大拇指及次指麻木，或不仁，或手足不用，或肌肉蠕动者，三年内必有大风……宜先服八风散、愈风汤、天麻丸各一料为效""若风中腑者，先以加减续命汤随证而发其表；若忽中脏者，则大便多秘涩，宜以三化汤通其滞""中风外无六经之形证，内无便溺之阻格，知血弱不能养筋，故手足不能运动，舌强不能言语，宜养血而筋自荣，大秦艽汤主之"（《素问病机气宜保命集·中风论》），并在《黄帝素问宣明论方·喑俳证》中创制了地黄饮子，从肾论治舌喑足废之证。刘完素主火，肝火上冲，用当归龙荟丸；表热里实，用防风通圣散；中风病闭证，用至宝丹、灵宝丹开窍。这些治法方药在临床上被广泛应用。其大法：除怫热，开结滞，散风壅，解表邪，使气血宣通，筋脉濡养。

张从正继承刘完素的学术思想，认为"夫风者，厥阴风木之主也。诸风掉眩，风痰风厥，涎潮不利，半身不遂，失音不语，留饮飧泄，痰实呕逆，旋运，口㖞，抽搐，僵仆，目眩……

首风，沐风，手足挛急，肝木为病，人气在头”，治疗用“防风通圣散、防风天麻汤、防风汤、祛风丸、排风汤、小续命汤、消风散”（《儒门事亲·治病百法》），汗而治之。然“风者，善行而数变，此乃风者，百病之始，万病之长也。盖内不得通，外不得泄，此谓之病生于变乱也。或失音而昏冒，或口目而㖞斜，可用三圣散吐之；或不知人事者，或牙关紧急者，粥不能下，不能咽之，煎三圣散，鼻内灌之，吐出涎沫口自开也。次服无忧散、通解丸、通圣散、凉膈散、人参半夏丸、桂苓甘露散，消风散热，除湿润燥，养液之寒药，排而用之”（《儒门事亲·治病杂论》），即下而治之。在临床上把汗、吐、下三法，运用到治疗中风病的实践中。

李杲指出：“中风者，为百病之长，乃气血闭而不行也。”治疗原则为“和脏腑，通经络，便是治风”“中血脉，外有六经之形证，则从小续命汤加减，及疏风汤治之；中腑，内有便溺之阻隔，宜三化汤，或《局方》麻仁丸通利。外无六经之形证，内无便溺之阻隔，宜养血通气，大秦艽汤，羌活愈风汤治之。中脏，痰涎昏冒，宜至宝丹之类镇坠”（《医学发明·中风》），从而把养血疏风、通腑开窍作为治疗中风病之法则。尤其强调“中风者，非外来之风邪，乃本气病也。凡人年逾四旬，气衰者，多有此疾；壮岁之际，无有也。若肥盛，则间有之，亦形盛气衰”（《医学发明·中风》），其病因为情志失调，饮食不节，劳倦过度，起居无时等。其病机为元气虚衰，内伤不足，导致内风。其治法为升阳益气，补脾养胃。其方剂为补中益气汤、调中益气汤、清神益气汤、清暑益气汤等。

元代朱震亨说：“中风大率主血虚有痰，治痰为先，次养血行血。或属虚，挟火与湿；又须分气虚，血虚。半身不遂，大率多痰，在左属死血，瘀血；在右属痰，有热，并气虚。左以四物汤，加桃仁、红花、竹沥、姜汁；右以二陈汤、四君子汤、加竹沥、姜汁。痰壅盛者，口眼㖞斜者，不能言者，皆当用吐法；一吐不已，再吐。轻者用瓜蒂一钱，或稀涎散，或虾汁……重者用藜芦半钱或三分，加麝香少许、齑汁调，吐。若口噤昏迷者，灌入鼻内吐之；虚者不可吐”“肥白人多湿，少用乌头、附子行经……用痰药，以二陈汤、四君子汤、四物汤，加减用之。瘦人阴虚火热，用四物汤加牛膝、竹沥、黄芩、黄柏；有痰者，加痰药”。因而“治风之法，初得之即当顺气，及日久即当活血，此万古不易之理。惟可以四物汤吞活络丹愈者，正是此义”（《丹溪心法·中风》），故有“养血风自灭，顺气痰自除”之说，此乃治疗中风病之纲领也。

明代楼英说：“凡治中风，莫如续命汤之类。然此可扶持初病，若要有全功，火艾为良。中风皆因脉道不利，血气闭塞也。灸则唤醒脉道，而血气得通，故有全功”“凡中风，续命、排风、风引、竹沥诸汤，及神精丹、茵芋酒之类，更加以灸，无不愈者。然此疾积聚之久，非一日所能攻，宜大剂久而取效。”（《医学纲目·中风》）故治疗中风病，续命汤之类仅适于发病初期；中期、后期应辨证论治，宜大剂久服，方可取效之论，具有极为重要的指导意义。

王履说：“人有卒暴僵仆，或偏枯，或四肢不举，或不知人，或死，或不死，世以中风呼之，而方书亦以中风治之”“殊不知因于风者，真中风也；因于火，因于气，因于湿者，类中风而非中风也。”（《医经溯洄集·中风论》）从而提出“真中风”与“类中风”之分别。因于风者，宜大小续命汤、西州续命汤、排风汤、八风散治疗。因于火者，因于气者，因于湿者，应从刘元素、李杲、朱震亨三人之治法。这是王履治疗中风病之大法。

戴思恭指出：“中风之证，卒然晕倒，昏不知人，或痰涎壅盛，咽喉作声；或口眼㖞斜，手足瘫痪；或半身不遂，舌强不语。”（《证治要诀·中风》）对于神昏不省，口噤不开者，急用生半夏末吹鼻，或细辛末，皂角末吹喉，以判断病情轻重。稍苏，宜八味顺气散以理气，小续命汤以祛风；未苏，宜苏合香丸以醒神，或五积散，或星香散，或醒风汤，或星附汤，或三生汤，或沉香汤，或养正丹等。并以理气祛风，醒神化痰为治疗原则。

缪希雍认为，中风者“内虚暗风，确系阴阳两虚，而阴虚者为多，与外来风邪回别。法当清热、顺气、开痰，以救其标，次当治本；阴虚则益血，阳虚则补气；气血两虚则气血兼补，久以持之”（《医学广笔记》）。临床治疗上选方用药，清热宜天冬、麦冬、菊花、白芍、天花粉等；顺气宜苏子、橘红、郁金、枇杷叶等；开痰宜贝母、瓜蒌、竹沥、白芥子等；益阴宜天冬、麦冬、生地黄、当归、白芍、枸杞子等；补阳宜人参、黄芪、鹿茸、大枣、附子、肉桂等。制订了清热化痰，滋阴补阳的治疗原则。

王肯堂认为，中风病卒仆偏枯者，多为热盛生风也。“治法先以降心火为主，或清心汤，或泻心汤，大作剂料服之，心火降则肝木自平矣。次以防风通圣散汗之，或大便闭塞者，三化汤下之。内邪已除，外邪已尽，当以羌活愈风汤常服之；宣其气血，导其经络，病自已矣。”（《证治准绳·中风》）中风病卒然厥仆者，亦有元气虚衰，宜大剂参芪治之。亦有不仆，而舌强语涩，痰浊壅盛，口眼㖞斜，肢体不遂者，以六君子治之。热盛生风，宜清心泻火；元气虚衰，宜益气固脱等。

张介宾指出：“中风一证，病在血分，多属肝经；肝主风木，故名中风”（《景岳全书·古方八阵》），并提出元气虚弱为中风病发生的根本原因，痰气为中风病的病理产物；其根源于脾肾气虚，培补元气为中风病的治疗原则。“必须以大剂参附峻补元气，以先其急；随用地黄、当归、甘杞之类，填补真阴，以培其本”“凡血中无气，则病为缓纵废弛；气中无血，则病为抽掣拘挛”“无血者，宜三阴煎，或大营煎、小营煎之类主之；无气者，宜五福饮、四君子汤、十全大补汤之类主之”“火虚者，宜大补元煎、右归饮、右归丸、八味地黄丸之类主之，庶可以益火之源；水虚者，宜左归饮、左归丸、六味地黄丸之类主之，庶可以壮水之主。若气血俱虚，宜以大补元煎之类，悉力挽回，庶可疗也。”（《景岳全书·非风》）故张介宾认为益火、壮水、补气、养血为治疗中风病的大法；尤其强调医风先医血，血行风自灭，为治疗中风病的原则。

秦昌遇认为“中风之治，初起脉细神清；宜活血安神，加减茯神汤。古人云：治风先治血，血行风自灭；此指内伤中风虚者而言也。若脉数沉实，昏冒不省，先宜清火为急，安神丸；痰涎壅盛，当化痰理气，涤痰汤；膏粱积热者，清胃汤；俟诸证平安，然后养血安神。气虚者，四君子汤；血虚者，四物汤；气血皆虚，加味归脾汤”。并进一步指出：“半身不遂之治，血痹者，活血汤；结痰者，二陈汤加竹沥，生姜；酒湿成瘫者，戒酒，服散湿热之药；葛花平胃散，或加栀、连，或栀连二陈汤；若气虚补气，血少补血”（《症因脉治·内伤中风论》）。秦氏在临床上以清热安神，清火安神，养血安神，益气安神，理气化痰，活血化瘀等，为治疗中风病之大法也。

清代喻昌指出：“中风一证，动关生死安危，病之大而且重，莫过于此者”“中络者，肌肤不仁；中经者，躯壳重着；中府者，即不识人；中藏者，即舌难言，口流涎沫。然中府必归胃府，中藏必归心藏也。”（《医门法律·中风门》）尤重中风病的救治，认为卒中、气闭、痰迷之证，宜开窍为先。对于热阻关窍者，宜用牛黄丸开之；而寒阻关窍者，可用苏合丸开之。口开、目合、手撒、溺遗、鼻鼾之绝证者，可急用人参、附子峻补，间有生者。但此脱证，不可用牛黄、苏合之药，入口即毙。

尤怡指出：“病有阴阳表里虚实缓急之殊，医有寒温汗下补泻轻重之异；不知此，不足以临病矣。故立中风八法以应仓卒之变”“盖病千变，药亦千变；凡病皆然，不独中风”“一曰开关”，宜白矾散、急救稀涎散；“二曰固脱”，宜参附汤。“三曰泄大气”，宜小续命、三化汤；“四曰转大气”，宜八味顺气散、匀气散；“五曰逐痰涎”，宜涤痰汤、清心散；“六曰除热风”，宜竹沥汤、地黄煎；“七曰通窍隧”，宜苏合香丸、至宝丹。“八曰灸俞穴”（《金匮翼·中风》），对于治疗中风病具有指导意义。

叶桂根据“肝阳化风”之说，力倡“缓肝之急以熄风，滋肾之液以驱热”的原则。“气重以镇之，介类以潜之，酸味以收之，复入滋肝以凉肝，引之导之，浮阳内风，勿令鼓动。”（《临证指南医案·中风》）肝阳上亢者，滋阴熄风，宜虎潜、固本、复脉之类。阴阳并损者，温润补通，宜地黄饮子、还少丹之类。风木过动，中土受戕者，宜六君子、玉屏风、茯苓饮、枣仁汤之类。痰火阻窍，神识不清者，芳香宣窍，辛凉清火，宜至宝之类。阴阳离决，卒仆暴脱者，宜参附汤之类等。

熊笏对于中风病的治疗“专从卫气治之而已”。“根本治法，有宜补火者，如灯之添草，则光焰益大；有宜补水者，如灯之加油，则长明不熄。”（《中风论·治法》）其治有四法：火衰者，温中以益之，如灯之添草也；方用四逆、回阳、理中、温中之类。火盛者，壮水以制之，如灯之添油也；方用知柏、六味、封髓、固精之类。火离于水，虚阳外浮者，则先用温中引阳，下归于肾；后用壮水恋阳，使不得越，则阴平阳秘矣。火郁于水，真阳不伸者，则于益阳之中，加以透发，如麻黄附子细辛之类，则阴退阳盛矣。卫气之根在于肾，处方用药先治本。

沈金鳌在《杂病源流犀烛·中风源流》中说：“治中风大法，卒然昏倒，必先顺气，然后治风；宜苏合丸，用竹沥、姜汁调灌。如口不开，急用吹鼻散吹入；有嚏可治，无则死。亦须辨明，气血所属，气虚者，右手足必不仁，宜六君子汤、加竹沥、钩藤；血虚者，左手足必不仁，宜八珍汤、加竹沥、钩藤、姜汁，此其要法也。若夫禀赋不齐，七情并起，六气殊伤，又难持一。”

陈念祖在《医学从众录·类中风证》中，根据刘完素主火、李杲主虚、朱震亨主痰之论，治疗中风病。火中之说，大法以白虎汤、三黄汤沃之，治实火也；以逍遥散疏之，治郁火也；以防风通圣散、凉膈散双解之，治表里邪火也；以六味地黄汤滋之，以壮水制火；以八味地黄丸导之，引火归原。以地黄饮子滋阴补阳，开窍化痰，治舌喑足废，神妙无比。虚中之说，大法以六君子汤、补中益气汤治之；气逆而厥者，以解肝煎主之。痰中之说，以二陈汤、滚痰丸、竹沥汤主之。可见，陈氏从治疗外风发展到治疗内风。

费伯雄认为，治疗中风病之大法，惟侯氏黑散，填空窍以堵截外风，“而其尤要者，则在于收涩敛汗，使在内之肝风不动”（《医醇賸义·中风》）。并分证治疗：中络者，加味桂枝汤；中经者，养血祛风汤；中腑者，加味竹沥汤；中脏者，清心饮。中脏虚证，阴阳两救汤。口眼㖞斜者，消风返正汤；半身不遂，气虚者，黄芪九物汤；血虚者，舒筋通络汤；中风僵仆者，补真汤。其他如滋生青阳汤、滋肾熄风汤、人参补气汤、资寿解语汤、防风通圣散、乌药顺气散、愈风丹、天麻丸、凉膈散、竹沥汤、胃风汤、排风汤、地黄饮子、黑锡丹等，辨证论治，选方用药。

王清任指出：“半身不遂亏损元气是其本源……若元气一亏，经络自然空虚……实因气亏得半身不遂，以致跌仆。”（《医林改错·半身不遂本源》）故元气既虚，必不能达于血管，血管无气，必停留成瘀，导致气虚血瘀之证。从而中风病以气虚血瘀立论，治疗以益气升阳，活血化瘀立法，创立了补阳还五汤为代表方剂。其他如血府逐瘀汤、膈下逐瘀汤、少腹逐瘀汤、会厌逐瘀汤、身痛逐瘀汤、通经逐瘀汤、通窍活血汤、解毒活血汤、黄芪桃红汤、黄芪赤风汤等，皆为治疗中风病的有效方剂。

可见，金元以来对于中风病的治疗，从外风发展到内风，而治疗外风之中药方剂日趋渐少。从疏表散风、养血祛风、燥湿化痰、通经活络，逐步发展到平肝熄风、活血化瘀、通腑泻浊、启闭固脱等治疗原则。

三、近代中西医汇通的治疗法则

随着西医的传入，近代很多医家吸收西医知识，阐发中医理论。随着中西汇通的出现，尤其是对于人体脑髓功能的认识不断深化，对于中风病的治疗，也发生了相应的变化。

近人周学海认为："中风有阴虚阳虚两大纲""大抵阳虚之治，药取其气，气重在辛；阴虚之治，药取其味，味重在酸；而言须重佐之以活血，何者？阳虚血必凝，非此无以拨其机；阴虚血必滞，非此无以通其道也。"（《读医随笔·中风有阴虚阳虚两大纲》）然病在中焦以上，为肝脾之实邪，治宜开之、降之、涤痰、化瘀，佐以养阴。病在下焦肝肾，阴空阳散，大开不合，治宜滋之、敛之、养心、平肝，佐以行气。倘若四肢躁扰，有力如狂，治宜大承气加人参、地黄急下之。阳虚血必凝，阴虚血必滞，治疗以活血化瘀为主旨。这是周氏关于中风病的治疗原则。

张士骧指出：中风为血冲脑气筋之证。"经络俱由脑中出，脑如树根，筋如枝叶，根一动，则枝叶未有不动者""人身知觉运动，皆由于脑"。中风病"皆由木火内动，肝风上扬，血气并走于上，冲激前后脑气筋，昏不知人"（《类中秘旨》）。中风以类中为主，有虚有实。然实证者少，为阳盛血热，气逆血菀，上冲脑经，血壅脉溢；治则清火通腑，不可妄用风药升散，愈散愈动。而虚证者多，为真水枯竭，水不涵木，肝风上扬，冲动脑经；治则滋阴潜阳，镇肝摄肾，"方宜龟板、磁石、阿胶、甘菊、乌豆衣、女贞子、生地、熟地、蝉蜕为剂，微见热加石斛，小便多加龙齿，大便不通加麻仁，服一、二剂后，其风自息。三日后加归身，应验如神。此方用于初起之日，无论口眼㖞斜，昏迷不省，虚痰上壅，手足不能动均效”（《类中秘旨》）。临证常用清肝熄风，养血熄风，清热开窍，豁痰开窍，滋阴潜阳，调营和卫，通经活络，宣痹活络等法。

张寿颐认为，中风者“肝阳不靖，气火生风，激其气血，上冲犯脑，而震扰脑之神经耳。故谓是病为血冲脑经”；“脑经者，其发源于脑，而分布于全体也”；“此病发见之时，脑是受病之部位”；“激扰后脑，则昏不知人；激扰前脑，则肢体不动；激扰一部，则口眼㖞斜，或半身不遂，左右瘫痪等证”（《中风斠诠》）。通过对中风病因、病机、证候、脉象的分析，提出治疗中风八法：一曰闭证宜开，用通关散取嚏，乌梅肉擦牙，针水沟、合谷穴开窍。二曰脱证宜固，阴脱用人参、阿胶、鸡子黄之滋养，龙骨、牡蛎、玳瑁、龟板、鳖甲之潜镇；阳脱用人参、附子之回阳。三曰肝阳宜潜镇，用珍珠母、石决明、玳瑁、牡蛎、龟板、鳖甲之介类；代赭石、磁石、龙骨、生铁落、寒水石、辰砂之石类。四曰痰涎宜于开泄，用竹沥、荆沥、胆南星、天竺黄等。偏虚者，用稀涎散、滚痰丸、控涎丹、青州白丸子等。五曰气逆宜于顺降，用二陈、温胆、匀气散、顺气散等。六曰心液肝阴宜于培养，养心宁神，用酸枣仁、朱茯神、柏子仁、浮小麦等；养肝滋阴，用滋水清肝饮、一贯煎等。七曰肾阴宜于滋填，用四物汤、六味地黄丸等。八曰偏瘫宜于宣通，用通经宣络法等。

张锡纯指出，中风有外风、内风之分，真中、类中之别。“外受之风为真中风，内生之风为类中风”；“然真中风证极少，类中风证极多”。而类中风者“实有脑部充血与脑部贫血之殊”（《医学衷中参西录》）。然脑中之血过多为脑充血，而脑中之血过少为脑贫血。治法方药，虚实有别。凡脑充血者，宜镇肝降逆，滋阴清热；选用镇肝熄风汤、起痿汤、养脑利肢汤为基础进行加减变化，重用代赭石、牛膝之类。盖代赭石镇肝潜阳降逆气，牛膝引热下行散瘀血，为治脑充血之无上妙品。并酌加活血化瘀之药，如大黄、丹参、桃仁、红花、乳香、没药等。总以镇敛肝火，宁熄内风，益阴潜阳，清胃降热为主，选用龙骨、牡蛎、白芍、生地黄、龟板、玄参等。凡脑贫血者，宜益气养血，通经活络，选用加味补血汤，干颓汤、补脑振痿汤为基础进行加减变化。尤其在中风后期肢体痿废者，主张以益气养血，化瘀通络之法，重用黄芪益气升阳补元气，当归养血和营化瘀血；取当归补血汤之意，酌加龙眼肉、鹿角胶、核桃肉、山茱萸，及丹参、土鳖虫、地龙、乳香、没药等活血化瘀之品。临床上常以平肝熄风、滋阴潜阳、清热泻火、疏肝解郁、行气活血、和胃安中、消积化滞、补精填髓、益气养血等为治疗中风病之大法。

吴瑞甫认为："夫中风，血病也""以中风论之，中国有真、类之分；西人亦有真、类之别。中国以贼风邪气所中者为真，痰火食气所发者为类；西人即以血涌入脑之证为真，而以脑积血，及脑脉闭塞之证为类""脑脉闭塞之病状……行动艰难，肌肉无力，动则发颤，舌本木强，四肢麻痹""脉管破裂，血流入脑；则忽然不省人事，状似中风，四肢松软，过后则半身不遂""血涌入脑里各房，则病状凶险，沉昏不醒，半身或周身抽筋，或半身绉纵失力，及两眼瞳仁不同，一大一小。"（《删补中风论·中风后论》）并创立了血热生风之说。在治疗方法上"主以凉药散邪""大都以清凉诸品，降血下行"；用白虎加生地、天麻、甘菊、羚羊角、桑枝之类，选用竹沥汤、地黄煎、加味玉女煎等。

新中国成立以来，中医界对于中风病的研究，包括病名、病位、病因、病机、病证、诊法、治则、中药、方剂，及流行病学、疗效标准、预防方案、实验检查、中药新药等，都取得了可喜的成就。目前，平肝熄风、通腑泻浊、活血散瘀、燥湿化痰、滋阴潜阳、益气养血、清热启闭、回阳固脱等，都是治疗中风病的常用法则。尤其是活血化瘀的广泛应用，受到了中医学术界的普遍重视，研制出许多行之有效的中药制剂，总结出治疗中风病的经验。中西医结合治疗中风病，展示出十分广阔的前景。

根据作者长期诊治中风病的实践经验，在临床上坚持中西医结合的原则，治疗中风病前期以中药注射剂为主，中药汤剂为辅；中期以中药汤剂为主，中成药为辅；后期以中成药为主，康复医疗为辅。在医疗实践中不断丰富和发展中风病的科研成果，创造出中风病的新学说。

第二节　中风病前期治疗

中风病前期是病情变化多端的急性期，根据病情的轻重缓急，以确定急性期的时间长短。大体来讲，中络证一周以内为前期，中经证二周以内为前期，中腑证三周以内为前期，中脏证四周以内为前期。

一、中络证

病因：大多为环境污染、生态失衡、精神刺激、生活恶习等，侵入人体，沉积血中，生痰变瘀，血凝脉涩所致。

证候：头痛恶寒，肢体拘急，周身酸楚，筋肉瞤惕，手足麻木，偏身无力，口眼㖞斜，言语不利，口中流涎，舌苔薄白，脉象浮紧。甚则头晕目眩，急躁易怒，胸闷腹胀，恶心呕吐，手足麻木，步履不稳，舌苔薄黄，脉象浮弦。

辨析：中络证不外内风、外风两大类。外风者，外中之风也；内风者，内生之风也。中络以血凝脉涩为病机。

外风者，人体正气虚弱，风邪入中，则头痛恶寒，肢体拘急。风寒中络，阴阳相搏，则周身酸楚，筋肉瞤惕。气滞血凝，脑脉冱涩，则手足麻木，偏身无力。痰气阻窍，瘀血滞络，则口眼㖞斜，言语不利。营卫不和，气血痹阻，则肌肤不仁，口中流涎。风入肌表，正气虚弱，则舌苔薄白，脉浮紧。

内风者，人体肾阴下亏，肝阳上亢，则头痛眩晕，急躁易怒。气机壅滞，升降失调，则恶心呕吐，胸闷腹胀。气滞血凝，脑脉瘀血，则手足麻木，步履不稳。阴虚内热，肝风升动，则舌苔薄黄，脉象浮弦。临床上有无表证是鉴别外中之风与内生之风的主要依据。

治法：中络证以感觉障碍为特征，以血凝脉涩为病机，以手足麻木为主症，以活血通络为大法。

方药

（一）中药注射剂

1. 复方丹参注射液 20ml，加入 0.9% 氯化钠注射液 250ml 中，静脉滴注，一日一次。

2. 维脑路通注射液 20ml，加入 10% 葡萄糖注射液 250ml 中，静脉滴注，一日一次。

3. 黄芪注射液 20～30ml，加入 0.9% 氯化钠注射液 250ml 中，静脉滴注，一日一次。

4. 红花注射液 10～20ml，加入 10% 葡萄糖注射液 250ml 中，静脉滴注，一日一次。

5. 川芎嗪注射液 10ml，加入 5% 葡萄糖注射液 250ml 中，静脉滴注，一日一次。

6. 血塞通注射液 10ml，加入 0.9% 氯化钠注射液 250ml 中，静脉滴注，一日一次。

7. 脉络宁注射液 20ml，加入 10% 葡萄糖注射液 250ml 中，静脉滴注，一日一次。

8. 清开灵注射液 40ml，加入 5% 葡萄糖注射液 250ml 中，静脉滴注，一日一次。

9. 灯盏花注射液20ml，加入0.9%氯化钠注射液250ml中，静脉滴注，一日一次。

10. 刺五加注射液60ml，加入10%葡萄糖注射液250ml中，静脉滴注，一日一次。

上述十种中药注射剂，根据临床辨证论治，酌选二至三种即可。其他：如甘露醇注射液、低分子右旋糖酐注射液、706代血浆注射液、培它啶注射液、维生素C注射液、胞二磷胆碱注射液、三磷酸腺苷注射液、氯化钾注射液等，酌情应用。

(二) 中药方剂

1. 风寒入络，血凝脉涩型

病因：大多为正气虚弱，风寒入络，营卫失和，血行不畅，气血凝冱，脑脉涩滞所致。

证候：头痛恶寒，肢体拘急，关节酸楚，筋肉抽搐，手足麻木，偏身无力，口眼㖞斜，言语不利，肌肤不仁，口中流涎，舌苔薄白，脉象浮紧。

辨析：人体正气虚弱，外风入侵，则头痛恶寒，肢体拘急。风寒入络，阴阳相搏，则关节酸楚，筋肉抽搐。气滞血凝，脑脉冱涩，则手足麻木，偏身无力。血凝脉涩，阻遏机窍，则口眼㖞斜，言语不利。风寒袭表，营卫不和，则肌肤不仁，口中流涎。正邪相争，脉络失宜，则舌苔薄白，脉象浮紧。

治法：祛风散寒，活血通络。

方药：小续命汤(《千金要方》)。

麻黄　桂枝　杏仁　甘草　人参　白芍　川芎　防风　防己　黄芩　附子　生姜

方解：本方为麻黄汤合桂枝汤加减组成。麻黄汤疏达肌表，桂枝汤调和营卫，藏刚柔相济之妙，寓表里互调之功。麻黄活血，桂枝通脉，防风祛寒，防己胜湿，人参益气，白芍养血，川芎消瘀，杏仁化痰，黄芩清热，附子散寒，生姜止呕，甘草和中。共治风寒入络，血凝脉涩之证。

加减：恶寒无汗者，倍麻黄、防风；恶风有汗者，倍桂枝、白芍；身热有汗不恶风者，加葛根，减附子；身凉无汗者，倍附子；身凉有汗者，倍桂枝、附子。

用法：一日一剂，水煎温服。

2. 风热中络，血凝脉涩型

病因：大多为气血虚衰，风热中络，阴虚阳实，热气怫郁，气滞血菀，脑脉凝涩所致。

证候：头痛发热，汗出恶风，面红目赤，身热烦躁，手足麻木，偏身无力，口眼㖞斜，言语不利，胸胁胀痛，肌肤不仁，舌苔薄黄，脉象浮数。

辨析：人体正气不足，风热中络，则头痛身热，汗出恶风。正邪相争，阳盛热郁，则面红目赤，身热烦躁。气滞血菀，脑脉瘀涩，则手足麻木，偏身无力。痰气阻窍，瘀滞舌本，则口眼㖞斜，言语不利。肝气郁结，肺气失宣，则胸胁胀痛，肌肤不仁。血脉郁热，营卫不和，则舌苔薄黄，脉浮数。

治法：祛风清热，活血通络。

方药：大秦艽汤(《素问病机气宜保命集》)。

秦艽　羌活　白芷　防风　当归　川芎　白芍　熟地黄　独活　细辛　石膏　黄芩　生地黄　白术　茯苓　甘草

方解：本方为“六经中风轻者之通剂”(《医方集解》)。秦艽祛一身之风，石膏泻通体之火。羌活散太阳之风，白芷散阳明之风，秦艽散少阳之风，防风散太阴之风，细辛散少阴之风，独活散厥阴之风。熟地黄、白芍养血和营，滋阴柔筋；当归、川芎补血活血，行滞散瘀；白术、茯苓益气利水；黄芩、生地黄清热凉血；甘草补中缓急，调和诸药。共治风热中络，血凝脉涩之证。

加减：肢麻偏枯者，加丹参、赤芍、桃仁、红花、鸡血藤；口喎言謇者，加白附子、白僵蚕；颈项拘急者，加葛根、桂枝；痰盛呕逆者，加半夏、天南星等。

用法：一日一剂，水煎温服。

3. 津燥滞络，血凝脉涩型

病因：大多为津液燥化，气血凝涩，脏腑、组织、器官、机窍失却滋润濡养所致。

证候：面瘦形消，口渴唇焦，皮枯肤涩，尿少便结，手足麻木，偏身无力，口眼喎斜，言语不利，干咳无痰，甚则痿厥，舌光干裂，脉象小数。

辨析：近人周学海说："中风者，内燥生风，而复感于邪之所作也""惟探其本，津枯血滞。"（《读医随笔》）人体津液枯涸，阴虚内热，则面瘦形消，口渴唇焦。内燥津亏，器官失濡，则皮枯肤涩，尿少便结。津燥血稠，脑脉瘀滞，则手足麻木，偏身无力。阴液衰少，机窍失濡，则口眼喎斜，言语不利。肺阴耗竭，累及肾精，则干咳无痰，甚则痿厥。津亏血滞，脉经失濡，则舌光干裂，脉象小数。

治法：滋阴润燥，活血通络。

方药：滋燥养荣汤(《赤水玄珠》)。

生地黄　熟地黄　白芍　当归　秦艽　防风　黄芩　甘草

方解：生地黄滋阴凉血散瘀血，熟地黄补血养阴填精髓。白芍敛阴和营，平肝抑阳；当归养血和营，润燥育阴。秦艽祛风止痛退虚热，防风祛风解痉散滞气。黄芩清热凉血，甘草清热解毒。共治津燥滞络，血凝脉涩之证。

加减：血瘀者，加丹参、赤芍、郁金、红花等；津枯者，加玄参、天冬、百合、玉竹等。

用法：一日一剂，水煎温服。

4. 情志郁络，血凝脉涩

病因：大多为怒气伤肝，疏泄失职；肝气郁结，上逆犯脑；脑神逆乱，情志失调所致。

证候：头痛脑胀，急躁易怒，胸闷胁胀，抑郁叹息，手足麻木，偏身无力，口眼㖞斜，言语不利，脘腹痞满，少腹胀痛，舌质黯红，脉象弦涩。

辨析：人体肝气上逆，情志失调，则头痛脑胀，急躁易怒。疏泄失职，肝气郁结，则胸闷胁胀，抑郁叹息。血凝脉涩，脑络阻滞，则手足麻木，偏身无力。气郁痰滞，阻遏气机，则口眼㖞斜，言语不利。肝气乘脾，运化失职，则脘腹痞满，少腹胀痛。瘀血酿热，郁滞脉络，则舌质暗红，脉象弦数。

治法：疏肝解郁，活血通络。

方药：柴胡疏肝汤(《景岳全书》)。

柴胡　白芍　香附　甘草　川芎　枳壳　陈皮

方解：柴胡疏肝解郁理气滞，白芍柔肝敛阴散血凝。香附理气解郁，疏肝行滞；川芎行气活血，醒脑散瘀。枳壳行气消胀破痰积，陈皮理气燥湿消痰饮。甘草益气健脾，调中和药。共治情志郁络，血凝脉涩之证。

加减：血瘀者，加丹参、郁金、降香、桃仁、红花。血热者，加犀角（以水牛角代）、生地黄、赤芍、牡丹皮、玄参等。

用法：一日一剂，水煎温服。

（三）中成药

1. 天麻丸

天麻　杜仲　羌活　独活　附子　萆薢　生地黄　玄参　牛膝　当归

功效：祛风胜湿，活血通络。

主治：中风病半身不遂，手足麻木，口眼㖞斜，言语謇涩。

用法：一次一丸，一日三次。

2. **活络丸**

蕲蛇　乌梢蛇　虎骨　全蝎　白僵蚕　地龙　龟板　麝香　藿香　松香　乳香　沉香　木香　丁香　安息香　香附　人参　白术　茯苓　甘草　当归　川芎　赤芍　熟地黄　附子　肉桂　麻黄　细辛　天麻　羌活　白芷　防风　威灵仙　葛根　黄芩　黄连　玄参　没药　血竭　乌药　青皮　何首乌　骨碎补　天竺黄　草豆蔻　白豆蔻　熟大黄　竹叶　香附　人工牛黄　水牛角浓缩粉　冰片　朱砂

功效：活血化瘀，通经活络。

主治：中风病半身不遂，手足麻木。

用法：一次一丸，一日两次。

3. **大活络丸**

蕲蛇　乌梢蛇　全蝎　白僵蚕　龟甲　地龙　虎骨　牛黄　犀角　麝香　藿香　松香　乳香　沉香　木香　丁香　安息香　龙脑香　人参　白术　香附　甘草　当归　赤芍　熟地黄　麻黄　细辛　川乌　草乌　天麻　防风　葛根　羌活　黄芩　玄参　黄连　肉桂　大黄　乌药　贯众　青皮　豆蔻　血竭

功效：祛风化痰，通经活络。

主治：中风病瘫痪麻木，筋骨疼痛。

用法：一次一丸，一日两次。

4. **小活络丸**

胆南星　地龙　川乌　草乌　乳香　没药

功效：祛风胜湿，温经通络。

主治：中风病半身不遂，手足麻木。

用法：一次一丸，一日两次。

5. **偏瘫复原丸**

黄芪　人参　白术　茯苓　甘草　当归　川芎　赤芍　熟地黄　丹参　三七　牛膝　杜仲　秦艽　防风　威灵仙　补骨脂

骨碎补　白附子　天麻　钩藤　全蝎　白僵蚕　地龙　半夏　肉桂　泽泻　桂枝　枳壳　麦冬　香附　沉香　安息香　龙脑香　豆蔻仁

功效：补气活血，祛风通络。

主治：中风病半身不遂，肢体麻木，口眼㖞斜，言语謇涩。

用法：一次一丸，一日两次。

6. **中风回春丸**

丹参　当归　川芎　桃仁　红花　全蝎　蜈蚣　白僵蚕　地龙　土鳖虫　蕲蛇　木瓜　威灵仙　伸筋草　鸡血藤　络石藤　忍冬藤　川牛膝　茺蔚子

功效：活血化瘀，舒筋活络。

主治：中风病半身不遂，手足麻木，口㖞眼斜，言语謇涩。

用法：一次 1.5 克，一日三次。

7. **豨莶丸**

豨莶草

功效：祛风胜湿，舒筋活络。

主治：中风病偏瘫肢麻，口㖞言謇。

用法：一次一丸，一日三次。

8. **豨桐丸**

豨莶草　臭梧桐

功效：祛风平肝，通经活络。

主治：中风病头痛眩晕，半身不遂。

用法：一次 9 克，一日两次。

中药注射剂：从静脉给药，疗效迅速。复方丹参注射液、川芎嗪注射液、血塞通注射液、灯盏花注射液、红花注射液、维脑路通注射液，用于气滞血瘀型。刺五加注射液、黄芪注射液，用于气虚血瘀型。清开灵注射液、脉络宁注射液，适用于偏有热象者，不适用于偏有寒象者。

中药方剂：小续命汤，活血通络，祛风散寒，适用于风寒入络，血凝脉涩型。大秦艽汤，养血和营，祛风清热，适用于风热中络，血凝脉涩型。滋燥养荣汤，滋阴润燥，活血通络，适用于津燥滞络，血凝脉涩型。柴胡疏肝汤，疏肝解郁，行气散瘀，适用于情志郁结，血凝脉涩型。此四方多用于中络证血凝脉涩型。

中成药：古有丸、散、膏、丹，今有针、液、冲、片等，疗效持久，酌情选用。此外，西药如阿司匹林肠溶片、脑益嗪片、藻酸双酯钠片、复方降压片等，酌情选用。

预后　现代医学认为，中络证在临床上多见于中风先兆证、暂时性脑缺血发作、面神经麻痹等。《医宗金鉴·杂病心法要诀》云："口眼㖞斜，肌肤不仁，邪在络也。"中络以手足麻木为主症，以活血通络为大法。在中风病临床治疗上，中络证前期如果治疗得当，则一周左右即可进入中期，一至二周即可治愈，大多数病人不超过一个月。一个月以后，可经常服用一些中成药，以巩固疗效，方保无虞。

医案　孙某某，男，64岁，农民，2000年9月5日初诊。

主诉：头胀眩晕。

证候：头目不清，眩晕耳鸣，肢体酸楚，周身乏力，脚如踏棉，走路不稳，手足阵麻，舌苔薄黄，脉象弦数。血压150/95mmHg。

诊断：中风病，中络证。

治法：祛风清热，活血通络。

方药：防风通圣丸，一次6g，一日三次。

9月6日，经服上药，肢体酸楚，周身乏力已愈；头目不清，脚如踏棉症状减轻。血压130/90mmHg。

证候：头晕脑胀，偏身无力，手足麻木，肌肤不仁，口眼㖞斜，言语不利，舌质黯红，脉象弦滑。

辨证：人体气血凝滞，脑脉瘀血，则头晕脑胀，偏身无力。

血凝滞络，元神失养，则手足麻木，肌肤不仁。阳升风动，机窍失濡，则口眼㖞斜，言语不利。痰瘀互结，脉络郁热，则舌质暗红，脉象弦滑。

诊断：中风病，中络证，风热中络，血凝脉涩型。

治法：清热熄风，活血通络。

方药：中络证初期宜用中药针剂，静脉滴注。

1. 清开灵注射液40ml，加入0.9%氯化钠注射液250ml中，静脉滴注，一日一次。

2. 脉络宁注射液20ml，加入10%葡萄糖注射液250ml中，静脉滴注，一日一次。

3. 复方丹参注射液20ml，加入5%葡萄糖注射液250ml中，静脉滴注，一日一次。

9月9日，经用上方三天，血压正常，诸症大减，热象已失。随减清开灵注射液、脉络宁注射液，改用川芎嗪注射液10ml，维脑路通注射液20ml，静脉滴注，一日一次。

9月13日，经用上方治疗，诸证若失，唯有偏身无力，遂调以中药汤剂治疗。

方药：活血化瘀汤加减。

当归10g　川芎10g　赤芍15g　生地黄15g　丹参30g　牛膝15g　桃仁10g　红花10g　茯苓10g　泽泻10g　益母草30g　山楂15g　麦芽10g　陈皮10g　秦艽10g　甘草5g

用法：一日一剂，水煎温服。

9月16日，用药后便溏，随减当归、桃仁，加鸡血藤；无风热之象，减秦艽、生地黄。

9月27日，经服中药汤剂已半月，基本痊愈。改用中成药、西药以善其后。

1. 复方丹参片，一次三片，一日三次。

2. 维脑路通片，一次三片，一日三次。

3. 阿司匹林肠溶片，一次25mg，一日一次。

4. 藻酸双酯钠片，一次0.1g，一日三次。

经治疗不到一个月，病人痊愈。嘱其慎起居，适劳逸，戒烟酒，调情志，以防复中。

二、中经证

病因：大多为环境污染，生态失衡，精神刺激，生活恶习等，侵入人体，沉积血中，生痰变瘀，血瘀脉痹所致。

证候：头痛眩晕，眼花耳鸣，面红目赤，口渴咽燥，半身不遂，手足麻木，口眼㖞斜，言语謇涩，腰酸膝软，少寐多梦，舌质红绛，脉象弦数。甚则头重眩晕，胸闷呕恶，痰涎壅盛，肢体困倦，瘫痪麻木，言謇失语，声嘶音哑，吞难咽呛，多卧少动，嗜睡不醒，舌苔湿腻，脉象弦滑。

辨析：中经证不外火病、水病两大类。火病者，火结瘀血也；水病者，水凝痰气也。中经以血瘀脉痹为病机。

火病者，人体肾阴下亏，肝阳上亢，则头痛眩晕，眼花耳鸣。水亏火旺，盛阳化热，则面红目赤，口渴咽燥。血热耗津，脑脉瘀滞，则半身不遂，手足麻木。血瘀脉痹，阻遏机窍，则口眼㖞斜，言语謇涩。肾水不升，心火不降，则心肾不交，少寐多梦。阴虚血热，脉络郁滞，则舌质红绛，脉象弦数。

水病者，人体水凝生痰，痰湿壅盛，则头重眩晕，胸闷呕恶。湿浊困脾，运化失权，则痰涎壅盛，肢体困倦。血瘀脑脉，痰气滞络，则瘫痪麻木，言謇失语。气血瘀滞，阻遏机窍，则声嘶音哑，吞难咽呛。湿困脾土，水郁髓海，则多卧少动，嗜睡不醒。痰浊不化，血瘀脉络，则舌苔湿腻，脉象弦滑。

治法：中经证以运动障碍为特征，以血瘀脉痹为病机，以半身不遂为主证，以活血通脉为大法。

方药

（一）中药注射剂

1. 清开灵注射液60ml，加入0.9%氯化钠注射液250ml中，静脉滴注，一日一次。

2. 脉络宁注射液30ml，加10%葡萄糖注射液250ml中，静脉滴注，一日一次。

3. 血塞通注射液10ml，加入5%葡萄糖注射液250ml中，静脉滴注，一日一次。

4. 川芎嗪注射液10ml，加入5%葡萄糖注射液250ml中，静脉滴注，一日一次。

5. 刺五加注射液80ml，加入10%葡萄糖注射液250ml中，静脉滴注，一日一次。

6. 灯盏花注射液20ml，加入5%葡萄糖注射液250ml中，静脉滴注，一日一次。

7. 复方丹参注射液20ml，加入5%氯化钠注射液250ml中，静脉滴注，一日一次。

8. 维脑路通注射液20ml，加入10%葡萄糖注射液250ml中，静脉滴注，一日一次。

9. 红花注射液10～20ml，加入10%葡萄糖注射液250ml中，静脉滴注，一日一次。

10. 水蛭注射液5～10ml，加入5%葡萄糖注射液250ml中，静脉滴注，一日一次。

上述十种中药注射剂，根据临床辨证，酌选四至六种即可。其他：醒脑静注射液、双黄连注射液、当归注射液、甘露醇注液、低分子右旋糖酐注射液、低分子706代血浆注射液、胞二磷胆碱注射液、细胞色素丙注射液，氯化钾注射液及抗生素类等，酌情选用。

（二）中药方剂

1. 肝阳化风，血瘀脉痹型

病因：大多为肾阴下亏，肝阳上亢，阴不制阳，升阳化风，血瘀脉痹，脑脉阻滞所致。

证候：头痛眩晕，目胀耳鸣，面赤身热，烦躁易怒，颈项强直，手足拘挛，半身不遂，肢体麻木，口眼㖞斜，言语謇涩，舌苔黄厚，脉象弦长。

辨析：人体肾阴下亏，肝阳上亢，则头痛眩晕，目胀耳鸣。水不涵木，升阳化火，则面赤身热，烦躁易怒。阳升风动，营卫失和，则颈项强直，手足拘挛。气逆血菀，脑脉瘀血，则半身不遂，肢体麻木。风痰互结，阻遏机窍，则口眼㖞斜，言语謇涩。水亏火旺，阴虚内热，则舌苔黄厚，脉象弦长。

治法：熄风潜阳，活血通脉。

方药：镇肝熄风汤(《医学衷中参西录》)。

代赭石　牛膝　龙骨　牡蛎　龟板　白芍　玄参　天冬　川楝子　茵陈　麦芽　甘草

方解：生代赭石平肝镇逆，凉血泻热；怀牛膝补肝益肾，引血下行；龙骨、牡蛎、龟板滋阴潜阳，平肝熄风；玄参、天冬、白芍敛阴养液，壮水制火；茵陈、川楝子清肝泄阳，疏肝理气；麦芽、甘草和胃调中，引药缓性。合用则镇肝、凉肝、疏肝、柔肝并举，滋阴、顺气、降浊、化瘀同用，共治肝阳化风，血瘀脉痹之证。

加减：瘀血者，加丹参、川芎、赤芍、桃仁、红花、红景天等；热甚者，加石膏、知母等。痰气者，加天南星、半夏等；尺脉虚者，加山茱萸、熟地黄等；便溏者，减龟板、代赭石。

用法：一日一剂，水煎温服。

2. 肝阳化火，血瘀脉痹型

病因：大多为阴衰阳盛，肾弱肝强，营阴暗耗，肝郁化火，血瘀脉痹，脑经阻滞所致。

证候：头痛眩晕，面红目赤，口苦咽干，身热耳鸣，急躁易怒，便秘溲涩，半身不遂，手足麻木，口眼㖞斜，言语謇涩，舌质红绛，脉象弦数。

辨析：人体肝阳化火，上扰首府，则头痛眩晕，面红目赤。肝郁酿热，蒙蔽清窍，则口苦咽干，身热耳鸣。肝气不舒，升降失司，则急躁易怒，便秘溲涩。血瘀脉痹，脑神失驭，则半身不遂，手足麻木。瘀血痰气，阻遏舌本，则口舌㖞斜，言语謇涩。升阳化火，热血炽络，则舌质红绛，脉象弦数。

方药：天麻钩藤饮(《杂病证治新义》)。

天麻　钩藤　栀子　黄芩　牛膝　杜仲　桑寄生　益母草　朱茯神　石决明　夜交藤。

方解：天麻、钩藤、石决明平肝熄风；栀子、黄芩清热泄火；益母草活血利水；牛膝引血下行；杜仲、桑寄生滋肝益肾；茯神、夜交藤宁心安神，养血定志。共治肝阳化火，血瘀脉痹之证。

加减：瘀血者，加丹参、川芎、赤芍、当归等；气滞者，加香附、降香、陈皮、青皮等。

用法：一日一剂，水煎温服。

3. 痰气内蕴，血瘀脉痹型

病因：大多为脾气虚弱，聚湿生痰，肝郁化风，上扰清窍，痰瘀互结，脑脉痹阻所致。

证候：头痛眩晕，呕吐痰涎，胸闷纳呆，喉中痰鸣，半身不遂，手足麻木，口眼㖞斜，言语謇涩，腹胀便溏，肢困嗜卧，舌苔厚腻，脉象弦滑。

辨析：人体脾虚失化，痰气上扰，则头痛眩晕，呕吐痰涎。痰湿困脾，阻遏气机，则胸闷纳呆，喉中痰鸣。痰瘀互结，脑脉痹阻，则半身不遂，手足麻木。痰浊瘀滞，阻遏机窍，则口眼㖞斜，言语謇涩。痰饮内蕴，瘀痹肢体，则腹胀便溏，肢困嗜卧。痰气瘀血，阻滞脉络，则舌苔厚腻，脉象弦滑。

治法：行气化痰，活血通脉。

方药：祛痰逐瘀汤(《高辉远学术经验真传》)。

天麻　半夏　白术　茯苓　陈皮　甘草　生姜　大枣

方解：天麻熄风镇痉，平肝潜阳；半夏燥湿化痰，降逆止呕，故有“痰厥头痛，非半夏不能疗；虚风内作，非天麻不能治”之说。白术燥湿利水益脾气，茯苓渗湿利水消痰饮。陈皮燥湿化痰，理气和中；生姜行痰利水，温胃止呕；大枣补脾和胃，甘草调药缓性。共治痰气内蕴，血瘀脉痹之证。

加减：头眩者，加代赭石、牛膝、龙骨、牡蛎等；瘀血者，加水蛭、土鳖虫、桃仁、红花等。

用法：一日一剂，水煎温服。

4. 瘀血污浊，血瘀脉痹型

病因：大多为环境污染，生态失衡，污染物质，侵入人体，沉积血中，损伤脑脉所致。

证候：面色晦滞，口唇紫黯，头晕目眩，健忘失眠，半身不遂，手足麻木，口眼㖞斜，言语謇涩，胸脘痞闷，神情淡漠，舌质紫暗，脉象弦涩。

辨析：人体污染物质沉积血中，则面色晦滞，口唇紫黯。血浊脉涩，元神失养，则头晕目眩，健忘失眠。血瘀脉痹，脑经阻滞，则半身不遂，手足麻木。瘀血滞络，阻遏机窍，则口眼㖞斜，言语謇涩。污秽内阻，困扰气机，则胸脘痞闷，神情淡漠。血浊沉积，瘀滞脉络，则舌质紫黯，脉象弦涩。

治法：清浊解毒，活血通脉。

方药：解毒活血汤(《医林改错》)。

葛根　柴胡　连翘　生地黄　赤芍　当归　桃仁　红花　枳壳　甘草

方解：葛根解毒活血升清阳，柴胡行郁调气降浊阴。连翘清热解毒，散结消瘀；当归养血和营，活血通脉。生地凉血散瘀滋阴液，赤芍凉血散瘀通血结。桃仁破血祛瘀，润燥通滞；红花活血化瘀，止痛通经。枳壳理气宽中除胀满，甘草清热解毒调药性。共治瘀血污浊，血瘀脉痹之证。

加减：血浊者，加藿香、佩兰、石菖蒲、郁金等；血瘀者，加丹参、川芎、水蛭、土鳖虫等。

用法：一日一剂，水煎温服。

（三）中成药

1. 再造丸

蕲蛇　全蝎　地龙　白僵蚕　虎骨　牛黄　犀角　龟甲　穿山甲　麝香　藿香　檀香　沉香　乳香　丁香　龙脑香　人参　白术　茯苓　甘草　当归　川芎　赤芍　熟地黄　黄芪　肉桂　天麻　防风　羌活　白芷　葛根　麻黄　细辛　附子　三七　姜黄　血竭　没药　黄连　大黄　橘红　青皮　乌药　香附　玄参　桑寄生　白豆蔻　草豆蔻　萆薢　松节　川乌　建曲　红曲　骨碎补　威灵仙　天竺黄　何首乌　朱砂

功效：熄风清热，活血安神。

主治：中风病瘫痪麻木，舌强言謇。

用法：一次一丸，一日两次。

2. 回天再造丸

蕲蛇　全蝎　白僵蚕　地龙　龟板　穿山甲　牛黄　犀角　虎骨　麝香　藿香　松香　乳香　沉香　丁香　龙脑　香附　黄芪　白术　茯苓　甘草　当归　川芎　赤芍　熟地黄　麻黄　桂枝　细辛　附子　天麻　葛根　白芷　防风　大黄　玄参　黄连　三七　姜黄　血竭　没药　羌活　桑寄生　乌药　青皮　红曲　萆薢　川乌　何首乌　白蔻仁　草蔻仁　骨碎补　威灵仙　天竺黄　山羊肉　朱砂

功效：熄风化痰，活血通脉。

主治：中风病瘫痪麻木，口㖞言謇。

用法：一次一丸，一日三次。

3. **华佗再造丸**

当归　川芎　红花　天南星　龙脑　马钱子　吴茱萸等

功效：活血化瘀，祛痰通络。

主治：中风病瘫痪麻木，手足拘挛。

用法：一次八克，一日三次。连服十天，停药一天，三十天为一疗程。

4. **人参再造丸**

人参　白术　茯苓　甘草　当归　川芎　赤芍　熟地黄　黄芪　肉桂　蕲蛇　地龙　全蝎　白僵蚕　虎骨　龟甲　琥珀　牛黄　犀角　麝香　藿香　檀香　沉香　乳香　丁香　龙脑　黄连　玄参　麻黄　细辛　附子　乌药　天麻　防风　白芷　羌活　葛根　香附　青皮　豆蔻　草豆蔻　三七　姜黄　大黄　血竭　没药　桑寄生　萆薢　橘红　神曲　何首乌　胆南星　天竺黄　朱砂　骨碎补　威灵仙

功效：祛风化痰，活血通络。

主治：中风病半身不遂，手足麻木。

用法：一次一丸，一日三次。

5. **参桂再造丸**

人参　肉桂　熟地黄　甘草　麻黄　白芷　防风　独活　乳香　没药　大黄　玄参　乌梢蛇　鸡血藤

功效：祛风活血，舒筋通络。

主治：中风病肢体麻木，半身不遂。

用法：一次一丸，一日两次。

6. **疏风再造丸**

蕲蛇　红参　草豆蔻

功效：祛风化痰，益气活血。

主治：中风病半身不遂，麻木拘挛。

用法：一次一丸，一日两次。

7. **消栓再造丸**

人参 白术 黄芪 当归 川芎 赤芍 丹参 郁金 三七 牛膝 杜仲 血竭 没药 天麻 蕲蛇 全蝎 白僵蚕 桂枝 豆蔻 枳壳 防己 木瓜 肉桂 茯苓 泽泻 麦冬 山楂 槐米 松香 沉香 安息香 苏合香 龙脑香 白附子 威灵仙 骨碎补 五味子 朱砂

功效：益气活血，熄风醒脑。

主治：中风病偏瘫肢麻，口㖞言謇。

用法：一次一丸，一日两次。

8. **醒脑再造丸**

黄芪 人参 白术 当归 川芎 赤芍 三七 桃仁 红花 天麻 全蝎 白僵蚕 地龙 珍珠 槐花 葛根 玄参 细辛 黄连 大黄 连翘 防己 泽泻 胆南星 沉香 木香 皂角 冰片 枸杞子 何首乌 决明子 淫羊藿 仙鹤草 白附子 石决明 石菖蒲

功效：益气醒脑，活血祛风。

主治：中风病半身不遂，神识不清。

用法：一次一丸，一日两次。

上述诸药皆有祛风通络，化痰散瘀之功。牛黄宁宫片、牛黄降压丸，适用于肝阳升逆，风火上扰之证。再造丸、回天再造丸、华佗再造丸、人参再造丸、参桂再造丸、疏风再造丸，适用于风痰阻络，瘀血滞脉之证。然参桂再造丸、疏风再造丸药性偏温，有热象者不宜应用。消栓再造丸、醒脑再造丸，适用于气虚血瘀，脑胀痹阻之证，尤其是神识不清，舌强言謇之证。

预后　中经证在临床上多见于血栓性脑梗死、栓子性脑梗死、腔隙性脑梗死等。《医宗金鉴·杂病心法要诀》：“左右不遂，筋骨不用，邪在经也。”中经证以运动障碍为特征，以半身不遂为主证。近年来，运用活血化瘀法，在治疗中风病方面，取得了显著疗效。一般在病后一周内病势变化较大。若治疗得当，病情稳定，两周左右，即可进入中期，预后较好。如遇重证，虽用大量平肝潜阳，活血化瘀之品，而病势日趋恶化，不仅半身不遂日趋加重，而且神志不清，甚则昏迷不省，病情向中腑、中脏发展，预后不良。

医案　韩某某，男，47岁，1998年10月7日初诊。

病人平素头晕目眩，面赤身热；血压常在180～200/100mmHg之间。诊时血压220/130mmHg。

主诉：半身不遂。

证候：头痛脑胀，神清心烦，半身不遂，手足麻木，口眼㖞斜，言语不利，舌质黯红，脉象弦滑。

辨证：人体肝阳上亢，气逆血菀，则头痛脑胀，神清心烦。气滞血瘀，脑脉痹阻，则半身不遂，手足麻木。痰阻舌本，瘀滞机窍，则口眼㖞斜，言语不利。血瘀脉痹，痰热络滞，则舌质黯红，脉象弦滑。

诊断：中风病，中经证，血瘀脉痹，肝阳化风型。

治法：活血化瘀，潜阳熄风。

方药：中经证前期，宜用中药注射剂，静脉滴注。

1. 清开灵注射液60ml，加入0.9%氯化钠注射液250ml中，静脉滴注，一日一次。

2. 血塞通注射液10ml，加入10%葡萄糖注射液250ml中，静脉滴注，一日一次。

3. 脉络宁注射液20ml，加入5%葡萄糖注射液250ml中，静脉滴注，一日一次。

4. 双黄连注射液60ml，加入0.9%氯化钠注射液250ml中，静脉滴注，一日一次。

5. 复方丹参注射液 20ml，加 10% 葡萄糖注射液 250ml 中，静脉滴注，一日一次。

6. 维脑路通注射液 20ml，加入 5% 葡萄糖注射液 250ml 中，静脉滴注，一日一次。

7. 甘露醇注射液 200 ~ 250ml，一日两次，静脉滴注，一般 25 分钟左右滴完。

10 月 14 日，经上方治疗，阳盛已衰，风熄神静。减去清开灵、双黄连、脉络宁，改用川芎嗪注射液 10ml，再加三磷酸腺苷注射液、辅酶 A、氯化钾注射液。

10 月 21 日，经上方治疗，诸症大为好转，遂改为中药汤剂治疗。

方药：活血化瘀汤加减。

丹参 30g　葛根 20g　当归 10g　川芎 10g　赤芍 15g　生地 30g　郁金 10g　桃仁 10g　红花 10g　鸡血藤 50g　水蛭 10g　䗪虫 10g　山楂 15g　麦芽 10g　陈皮 10g　甘草 5g

用法：一日一剂，水煎温服。

12 月 6 日，经上方随证加减治疗，唯有偏身稍觉力弱，遂用中成药、西药，以善其后。

1. 复方丹参片，一次三片，一日三次。

2. 维脑路通片，一次三片，一日三次。

3. 牛黄降压丸，一次一丸，一日两次。

4. 藻酸双酯钠片，一次 0.2g，一日三次。

5. 阿司匹林肠溶片，一次 25mg，一日两次。

经治疗两个月，病人基本痊愈。并嘱其慎起居，适劳逸，调情志，勤复查。

三、中腑证

病因：大多为环境污染，生态失衡，精神刺激，生活恶习等，侵入人体，沉积血中，生痰变瘀，血逆脉壅所致。

证候：头痛眩晕，神识昏蒙，口渴饮冷，潮热出汗，口喎偏瘫，舌强言謇，胸闷脘满，便结溺涩，谵妄躁狂，腹痛拒按，舌苔黄厚，脉象大数。甚则头晕目眩，面白唇暗，神识昏蒙，精疲力倦，偏瘫舌痿，口喎失语，恶心呕吐，胸闷腹胀，嗜睡不醒，便溺阻隔，舌苔白腻，脉象小迟。

辨析：中腑证不外实证、虚证两大类。实证者，邪气强盛也；虚证者，正气衰弱也。中腑以血逆脉壅为病机。

实证者，人体气机上逆，血冲脑经，则头痛眩晕，神识昏蒙。痰瘀化热，迫津外泄，则口渴饮冷，潮热出汗。血瘀脑脉，痰阻清窍，则口喎偏瘫，舌强言謇。气机逆乱，升降失调，则胸闷脘满，便结溺涩。中焦壅滞，内扰心神，则谵妄躁狂，腹痛拒按。瘀血化热，脉络瘀滞，则舌苔黄厚，脉象大数。

虚证者，人体气虚失煦，血虚失濡，则头晕目眩，面白唇暗。元气不足，脑髓失养，则神识昏蒙，精疲力倦。脑脉瘀血，清窍失职，则偏瘫舌痿，口喎失语。中焦失化，气逆上扰，则恶心呕吐，胸闷腹胀。脑髓水郁，脾失运化，则嗜睡不醒，便溺阻隔。血虚血瘀，脉络失养，则舌苔白腻，脉象小迟。

治法：中腑证以精神障碍为特征，以血逆脉壅为病机，以神识谵妄为主证，以活血通腑为大法。

方药

（一）中药注射剂

1. 清开灵注射液60ml，加入0.9%氯化钠注射液250ml中，静脉滴注，一日一次。

2. 醒脑静注射液20ml，加入10%葡萄糖注射液250ml中，静脉滴注，一日一次。

3. 双黄连注射液 60ml，加入 5% 葡萄糖注射液 250ml 中，静脉滴注，一日一次。

4. 血塞通注射液 10ml，加入 0.9% 氯化钠注射液 250ml 中，静脉滴注，一日一次。

5. 脉络宁注射液 30ml，加入 10% 葡萄糖注射液 250ml 中，静脉滴注，一日一次。

6. 石菖蒲注射液 20ml，加入 5% 葡萄糖注射液 250ml 中，静脉滴注，一日一次。

7. 菖蒲郁金注射液 20ml，加入 0.9% 氯化钠注射液 250ml 中，静脉滴注，一日一次。

8. 复方丹参注射液 20ml，加入 10% 葡萄糖注射液 250ml 中，静脉滴注，一日一次。

9. 红花注射液 10～20ml，加入 10% 葡萄糖注射液 250ml 中，静脉滴注，一日一次。

10. 大黄注射液 40～60ml，加入 5% 葡萄糖注射液 250ml 中，静脉滴注，一日一次。

上述十种中药注射剂，根据临床辨证论治，酌选四至六种即可。其他：甘露醇注射液、氯化钾注射液、维生素 C 注射液、细胞色素 C 注射液、胞二磷胆碱注射液、当归注射液、川芎嗪注射液等，皆可酌情应用。

（二）中药方剂

1. 风热腑实，血逆脉壅型

病因：大多为风热内扰，气机逆乱，升降失调，腑实闭塞，气逆血菀，冲激脑经所致。

证候：头痛面赤，谵妄烦躁，神识昏蒙，便溺阻隔，半身不遂，肢体强痉，口眼㖞斜，舌强失语，胸脘满闷，呕逆腹痛，舌苔薄黄，脉象浮数。

辨析：人体风热内盛，上扰神明，则头痛面赤，谵妄烦躁。脑脉溢血，气机失常，则神识昏蒙，便溺阻隔。气滞血瘀，冲激脑经，则半身不遂，肢体强痉。痰瘀互结，阳遏机窍，则口眼㖞斜，舌强失语。三焦壅滞，升降失职，则胸脘满闷，呕逆腹痛。气逆血菀，脉络瘀热，则舌苔薄黄，脉象浮数。

治法：祛风清热，活血通腑。

方药：三化汤(《素问病机气宜保命集》)。

大黄　枳实　厚朴　羌活

方解：大黄攻积导滞逐瘀热，枳实破气消痞行痰浊。厚朴行气导滞，燥湿除满；羌活祛风活血，升清降浊。合用则疏风导滞，通腑泻浊，通理人体三焦之气化，故称之为"三化"也。共治风热腑实，血逆脉壅之证。

加减：瘀热者，加丹参、生地黄、赤芍、牡丹皮等。

用法：一日一剂，水煎温服。

2. 火热腑实，血逆脉壅型

病因：大多为火热内扰，气机逆乱，升降失调，腑实闭塞，气逆血菀，冲激脑经所致。

证候：面赤潮热，谵妄欲狂，神识昏蒙，半身不遂，手足躁扰，肢体强痉，口㖞失语，气粗口臭，腹痛拒按，便闭溲赤，舌苔黄厚，脉象大数。

辨析：人体火热上扰，首府炽盛，则面赤潮热，谵妄欲狂。脑脉溢血，元神失聪，则神识昏蒙，半身不遂。气逆血菀，冲激脑经，则手足躁扰，肢体强痉。痰瘀化热，郁阻机窍，则口㖞失语，气粗口臭。中焦壅滞，升降失职，则腹痛拒按，便闭溲赤。气血炅蕴，郁滞脉络，则舌苔黄厚，脉象大数。

治法：泻火清热，活血通腑。

方药：泻火承气汤。

黄芩　黄连　黄柏　栀子　大黄　芒硝　枳实　厚朴

方解：黄芩泻上焦之火，黄连泻中焦之火，黄柏泻下焦之火，栀子通泻三焦之火。大黄攻实泻热，芒硝润燥软坚，枳实除满破痰，厚朴消痞导滞。三焦郁滞，气化失职，蕴酿化热，火盛腑实，以黄连解毒汤合大承气汤同用，共治火热腑实，血逆脉瘀之证。

加减：瘀火者，加水牛角、生地黄、赤芍、牡丹皮、毛冬青等。

用法：一日一剂，水煎温服。芒硝冲服。

3. 痰热腑实，血逆脉瘀型

病因：大多为痰热内扰，气机逆乱，升降失调，腑实闭塞，气逆血菀，冲激脑经所致。

证候：头痛眩晕，面赤身热，神识昏蒙，谵妄如狂，半身不遂，口㖞失语，胸脘满闷，腹痛拒按，鼻鼾痰鸣，便闭溲涩，舌苔黄腻，脉象滑数。

辨析：人体痰气内蕴，化热上扰，则头痛眩晕，面赤身热。气逆血菀，冲激脑经，则神识昏蒙，谵妄如狂。脑脉溢血，元神失统，则半身不遂，口㖞失语。三焦郁滞，升降失调，则胸脘满闷，腹痛拒按。痰火内扰，气机逆乱，则鼻鼾痰鸣，便闭溲涩。痰热互结，郁滞脉络，则舌苔黄腻，脉象滑数。

治法：化痰清热，活血通腑。

方药：星蒌承气汤(《王永炎验方》)。

胆南星　全瓜蒌　大黄　芒硝

方解：胆南星熄风镇痉化痰火；全瓜蒌宽中散结清痰热；大黄凉血泄火，攻积导滞；芒硝润燥泻热，软坚散结。共治血逆脉瘀，痰热腑实之证。

加减：腹胀者，加枳实、厚朴；神昏者，加石菖蒲、郁金；瘀热者，加生地黄、赤芍、牡丹皮等。

用法：一日一剂，水煎温服。芒硝冲服。

4. 瘀热腑实，血逆脉壅型

病因：大多为瘀热内扰，气机逆乱，升降失调，腑实闭塞，气逆血菀，冲激脑经所致。

证候：头痛项强，面赤腹热，神识昏蒙，谵妄躁狂，半身不遂，肢体疼痛，舌强失语，呕逆腹痛，口渴咽燥，便闭溲赤，舌质干红，脉象强数。

辨析：人体气血瘀热，气机壅滞，则头痛项强，面赤腹热。气逆血菀，冲激脑经，则神识昏蒙，谵妄躁狂。脑脉溢血，元神失司，则半身不遂，肢体疼痛。气机逆乱，升降失调，则舌强失语，呕逆腹痛。瘀血化热，三焦壅滞，则口渴咽燥，便闭溲赤。郁热蕴结，瘀滞脉络，则舌质干红，脉象强数。

治法：散瘀清热，活血通腑。

方药：桃仁承气汤(《伤寒杂病论》)。

大黄　芒硝　桃仁　桂枝　甘草

方解：大黄凉血泻火，破血逐瘀；桃仁破血行瘀，润燥软坚；芒硝润燥软坚通肠胃；桂枝通阳化气行血脉；甘草解毒清热，调中和药。共治血逆脉壅，瘀热腑实之证。

加减：瘀热者，加水牛角、生地黄、赤芍、牡丹皮等；腹胀者，加枳实、厚朴等。

用法：一日一剂，水煎温服。芒硝冲服。

上述诸方，皆为治疗中腑证之方剂，具有攻积导滞，通腑泻热，逐瘀化痰，润燥滑肠的作用。三化汤为祛风通腑之剂，适用于风热腑实之证。泻火承气汤为泻火通腑之剂，适用于火热腑实之证。星蒌承气汤为化痰通腑之剂，适用于痰热腑实之证。桃仁承气汤为逐瘀通腑之剂，适用于瘀热腑实之证。根据中腑证的主要原因，辨证应用。在临床上有痞、满、燥、实之证，而无风、火、痰、瘀之象者，可攻积导滞，通腑泻浊。大承气汤，枳、朴、硝、黄四药俱全，主治痞、满、燥、实，为峻下剂。小承气汤，枳、朴、黄，主治痞、满、实，为轻下剂。调胃承气汤，硝、黄，加甘草，为缓下剂。其他：增液承气汤、导赤承气汤、牛黄承气汤、犀连承气汤、镇逆承气汤、解毒承气汤、养荣承气汤、黄龙汤、大黄附子汤、木香化滞汤、大柴胡汤、大陷胸汤等，可酌情选用。

（三）中成药

1. 当归龙荟丸

当归　龙胆　芦荟　青黛　黄芩　黄连　黄柏　大黄　栀子　木香　麝香

功效：泻火通便，清肝熄风。

主治：中风病眩晕耳鸣，便秘溲赤。

用法：一次6g，一日两次。

2. 三物备急丸

大黄　巴豆　干姜

功效：攻积导滞，逐寒通腑。

主治：中风病卒仆口噤，便秘溲涩。

用法：一次1g，温水送服。

3. 沉香降气丸

沉香　木香　砂仁　白豆蔻　青皮　陈皮　广术　大黄　枳实　牵牛子　莱菔子

功效：疏肝健胃，理气导滞。

主治：中风病脘闷纳呆，腹痛便秘。

用法：一次9g，一日两次。

4. 五子润肠丸

郁李仁　火麻仁　松子仁　柏子仁　光桃仁　肉苁蓉　当归　熟地黄　陈皮

功效：养血润燥，通便散结。

主治：中风血燥便秘，食减腹胀。

用法：一次一丸，一日两次。

5. 青宁丸

大黄　甘草　鲜藕

功效：通腑泻热，利湿降浊。

主治：中风便秘溲涩，宿食积滞。

用法：一次3g，一日两次。

6. 更衣丸

芦荟　朱砂

功效：通腑清心，泻火安神。

主治：中风便秘溲赤，心烦少寐。

用法：一次3g，一日两次。

7. 麻仁丸

火麻仁　杏仁　白芍　大黄　枳实　厚朴

功效：润燥通便，攻积导滞。

主治：中风津枯液涸，燥热便秘。

用法：一次一丸，一日两次。

8. 半硫丸

半夏　硫黄　生姜

功效：温肾助阳，通腑祛寒。

主治：中风阳虚畏寒，腹痛便秘。

用法：一次6g，一日两次。

上述诸药，当归龙荟丸、九制大黄丸、青宁丸、更衣丸，皆为泄热通腑之剂，适用于热结腑实之证；三物备急丸为逐寒通腑之剂，适用于气滞血瘀之证；补中益气丸为补气健中之剂，适用于气虚腑实之证；五子润肠丸为养血通腑之剂，适用于血虚腑实之证；麻仁丸为润燥通腑之剂，适用于津燥腑实之证；半硫丸为温肾通腑之剂，适用于阳虚腑实之证。此外，搜风顺气丸为疏风顺气之剂，适用于风热秘结之证。搜风润肠丸为调气润燥之剂，适用于痞满便秘之证。

预后 中腑证在临床上多见于脑内出血、蛛网膜下腔出血、椎基底动脉梗死等。《医宗金鉴·杂病心法要诀》云:“昏不识人,便溺阻隔,邪在腑也。”中腑以神识谵妄为主症,以活血通腑为大法。因为中焦是气机升降的枢纽,所以,通腑泻浊往往收到釜底抽薪之效。根据中腑证的病情变化,掌握通腑泄浊的指征、时机、变化,灵活运用,辨证论治。研究证明:中腑证应用通腑泻浊之法,可以改善人体新陈代谢,增加胃肠蠕动,排泄毒素,调节自主神经功能紊乱,缓解机体应激状态,减轻脑水肿,降低颅内压,改善脑循环,保护脑组织。

总之,通腑泻浊法为治疗中风病急症的有效措施。治疗得当,三周后转为中经证;若病情转重,可出现中脏证。对年老体弱者,应慎用峻下剂,宜用缓下、润下剂,以扶正祛邪,攻补兼施为主。

医案 马某某,男,70岁,邯郸县人,2000年10月10日初诊。病人于9月20日,因脑血栓住在某某乡卫生院,经治疗18日,病势日趋危重,医生劝其出院。病人回家后,其亲属慕名造访,于10月10日来我所诊治。

主诉:烦躁。

证候:头胀目赤,胸闷烦躁,神识谵妄,手足躁扰,舌强失语,半身不遂;气粗口臭,拒食不纳,脘腹硬满,疼痛拒按;已二十日未见大便,时下青黑臭水;舌苔黄厚,脉象大弦。

辨证:人体血逆脉壅,热瘀腑实,则头胀目赤,胸闷烦躁。三焦郁滞,气机不畅,则神识谵妄,手足躁扰。脑脉瘀血,元神失养,则舌强失语,半身不遂。痰火内扰,阻滞机窍,则气粗口臭,拒食不饮。腑气不通,热结旁流,则腹硬便闭,腹痛拒按,久未大便,时下青黑臭水。内热郁结,脉络瘀滞,则舌苔黄厚,脉象大弦。

诊断：中风病，中腑证，血逆脉壅，热瘀腑实型。

治法：攻积导滞，通腑泻热。

方药：星蒌承气汤(《王永炎验方》)。

胆南星 10g　瓜蒌 30g　大黄 15g　芒硝 10g

用法：水煎温服，芒硝冲服。

服药二小时以后，排出大便硬结一枚，如核桃大。已知腑实内闭，便结燥甚。

10 月 11 日：

病重药轻，改用大承气汤。

大黄 15g　芒硝 10g　枳实 10g　厚朴 10g

用法：水煎温服，芒硝冲化。

服药后又下大便硬结二枚，大者如鸡蛋，小者如核桃。

10 月 12 日：

经查舌有瘀斑，故改用桃仁承气汤。

大黄 15g　芒硝 10g　桃仁 10g　桂枝 10g　甘草 5g

用法：水煎温服，芒硝冲化。

服药后仅见肠鸣矢气，未有大便。

10 月 13 日：

三次用药，显出病重药轻，仍用大承气汤，药量倍增。

大黄 30g　芒硝 20g　枳实 15g　厚朴 15g

用法：水煎温服，芒硝冲化。

服药一小时后，大便下五六枚硬结，大者如鸡蛋，小者如黑枣，不计其数，并泻下青黑水粪便一小盆，约 1500ml，臭气盈室。证见腹硬遂软，痞满已消，饮食大增，脉静身凉，入夜鼾睡。

10 月 14 日：

白天安静，神疲力倦，意识清楚，饮食如常。入夜躁扰，坐卧不安，掀衣揭被，彻夜不眠。

10月15日：

晨起腹胀痞满，烦躁不安，遂投小承气汤。

大黄30g　枳实15g　厚朴15g

用法：水煎温服。

服药后不到一个小时，泻下大便五六枚结块，如鸡蛋大；但粪结变软，小者不计其数，并泻下青黑粪水半小盆，约1000ml，臭味异常。证见脉静神安，言语清晰，已脱离险境。

随后，治疗以活血化瘀为大法，调治三月余，扶杖行走，生活基本自理。

四、中脏证

病因：大多为环境污染，生态失衡，精神刺激，生活恶习等，侵入人体，沉积血中，生痰变瘀，血溢脉破所致。

证候：神志昏迷，不省人事，唇缓涎出，鼻鼾痰鸣，半身不遂，口㖞失语，舌苔黄厚，脉象大滑。

闭证者，突然昏仆，不省人事，牙关紧闭，两手握固，颈项强直，肢体痉急，便秘溲涩，苔厚脉强。兼见颜面潮红，身热烦躁，气粗口臭，鼻鼾痰鸣，舌苔黄腻，脉象大数者，为阳闭。兼见面色苍白，身凉肢静，唇暗甲紫，痰涎壅盛，舌苔白腻，脉象小迟者，为阴闭。

脱证者，昏迷不省，失神伤形，肢体瘫痪，流涎出汗，鼻鼾口张，手撒目合，便溺失禁，苔白脉弱。兼见面枯颧赤，口燥唇焦，气促肢温，汗出肌热，舌红苔燥，脉象小疾者，为阴脱。兼见面㿠颜白，口润唇淡，手撒肢冷，汗出肌凉，舌淡苔湿，脉象大散者，为阳脱。

辨析：中脏证不外闭证、脱证两大类。闭证者，邪气内闭也；脱证者，正气外脱也。中脏以血溢脉破为病机。

人体脑脉溢血，元神失统，则神志昏迷，不省人事。瘀血化水，壅遏气机，则唇缓涎出，鼻鼾痰鸣。血冲脑经，运动失司，则半身不遂，口㖞失语。痰瘀化热，脉络蕴郁，则舌苔黄厚，脉象大滑。

闭证者，人体脑脉溢血，元神失统，则突然昏仆，不省人事。阳盛阴衰，风火相煽，则牙关紧闭，两手握固。血冲脑经，阳热化风，则颈项强直，肢体痉急。痰瘀互结，升降失调，则便秘溲涩，苔厚脉强。然闭证有阴闭、阳闭之分。阳闭者，素体阳盛，生火化风，则颜面潮红，身热烦躁。痰火瘀热，阻遏机窍，则气粗口臭，鼻鼾痰鸣。热结阳闭，瘀滞脉络，则舌苔黄腻，脉象大数。阴闭者，素体阴盛，聚湿生痰，则面色苍白，身冷肢静。水湿凝结，阻遏气机，则唇暗甲紫，痰涎壅盛。寒凝阴闭，郁积脉络，则舌苔白滑，脉象小迟。

脱证者，人体脑脉溢血，神明失聪，则昏迷不省，失神伤形。阴盛阳衰，痰瘀互结，则肢体瘫痪，流涎出汗。阴精内竭，阳气外越，则鼻鼾口张，手撒目合。阴阳俱脱，元神失守，则便溺失禁，苔薄脉弱。而脱证有阴脱、阳脱之别。阴脱者，素体阴虚，水亏火旺，则面枯颧赤，口燥唇焦。虚热久炽，煎灼阴液，则气促肢温，汗出肌热。热炽脉络，阴亏液脱，则舌红苔燥，脉象小疾。阳脱者，素体阳虚，水盛火衰，则面㿠颜白，口润唇淡。精气耗竭，阴液外泄，则手撒肢冷，汗出肌凉。气竭阳脱，元神失守，则舌淡苔湿，脉象大散。

治法：中脏证以意识障碍为特征，以血溢脉破为病机，以昏迷不省为主证，以活血通神为大法。

方药

（一）中药注射剂

1. 清开灵注射液 40ml，加入 10% 葡萄糖注射液 250ml 中，静脉滴注，一日两次。

2. 醒脑静注射液 20ml，加入 5% 葡萄糖注射液 250ml 中，静脉滴注，一日两次。

3. 痰热清注射液20ml，加入0.9%氯化钠注射液250ml中，静脉滴注，一日一次。

4. 石菖蒲注射液20ml，加入10%葡萄糖注射液250ml中，静脉滴注，一日一次。

5. 脉络宁注射液20ml，加入5%葡萄糖注射液250ml中，静脉滴注，一日一次。

6. 菖蒲郁金注射液20ml，加入0.9%氯化钠注射液250ml中，静脉滴注，一日一次。

7. 复方麝香注射液20ml，加入10%葡萄糖注射液250ml中，静脉滴注，一日一次。

8. 复方丹参注射液20ml，加入5%葡萄糖注射液250ml中，静脉滴注，一日一次。

9. 复方三七注射液10ml，加入0.9%氯化钠注射液250ml中，静脉滴注，一日一次。

10. 灯盏花素注射液10ml，加入10%葡萄糖注射液250ml中，静脉滴注，一日一次。

11. 人参注射液50~80ml，加入5%葡萄糖注射液250ml中，静脉滴注，一日一次。

12. 黄芪注射液20~50ml，加入0.9%氯化钠注射液250ml中，静脉滴注，一日一次。

13. 参麦注射液50~80ml，加入10%葡萄糖注射液250ml中，静脉滴注，一日一次。

14. 参附注射液40~80ml，加入5%葡萄糖注射液250ml中，静脉滴注，一日一次。

15. 生脉注射液50~80ml，加入0.9%氯化钠注射液250ml中，静脉滴注，一日一次。

16. 四逆注射液10~20ml，加入10%葡萄糖注射液250ml

中，静脉滴注，一日一次。

17. 附子注射液 2 ~ 4ml，加入 5% 葡萄糖注射液 250ml 中，静脉滴注，一日一次。

18. 麝香注射液 4 ~ 10ml，加入 0.9% 氯化钠注射液 250ml 中，静脉滴注，一日一次。

19. 水蛭注射液 5 ~ 10ml，加入 10% 葡萄糖注射液 250ml 中，静脉滴注，一日一次。

20. 红花注射液 10 ~ 20ml，加入 5% 葡萄糖注射液 250ml 中，静脉滴注，一日一次。

上述二十种中药注射剂，根据临床辨证，酌选六至八种即可。清开灵注射液、醒脑静注射液、双黄连注射液，清热解毒，宣风泻火，醒脑安神，豁痰开窍，适用于血溢脉破，热结阳闭型。复方三生注射液、石菖蒲注射液、麝香注射液，温通开窍，醒脑安神，逐秽辟浊，熄风化痰，适用于血溢脉破，寒凝阴闭型。菖蒲郁金注射液，和中化浊，行气解郁，豁痰开窍，醒脑安神，适用于血瘀脉破，各种闭证。参麦注射液、生脉注射液，益气养阴，醒神固脱，适用于血溢脉破，血衰阴脱型。参附注射液、附子注射液，益气回阳，醒神固脱，适用于血溢脉破，气竭阳脱型。人参注射液、黄芪注射液，益气升阳，醒神固脱，适用于血溢脉破，各种脱证。其他：复方三七注射液、复方丹参注射液、水蛭注射液、红花注射液、脉络宁注射液、血塞通注射液、毛冬青注射液、灯盏花注射液等，辨证论治，灵活应用。

（二）中药方剂

1. 热结阳闭，血溢脉破型

病因：大多为素体阳盛，火热内蕴，气机逆乱，脑脉溢血，清窍阻遏，神明失统所致。

证候：面赤身热，神志昏迷，颈项强直，肢体痉急，两手握固，牙关紧闭，半身不遂，舌强失语，鼻鼾痰鸣，便秘溲涩，舌质红绛，脉象大数。

辨析：人体脑脉溢血，瘀积化火，则面赤身热，神志昏迷。气逆血菀，冲激脑经，则颈项强直，肢体痉急。风火交煽，壅遏机窍，则两手握固，牙关紧闭。血溢脉破，脑神失司，则半身不遂，舌强失语。三焦郁热，气机阻滞，则鼻鼾痰鸣，便秘溲涩。气血郁热，脉络瘀滞，则舌质红绛，脉象大数。

治法：清热启闭，活血醒神。

方药：清脑醒神汤（自拟）。

牛黄　犀角　黄连　栀子　生地黄　赤芍　牡丹皮　石菖蒲　郁金　甘草

方解：牛黄清心醒神开脑窍，犀角（以水牛角代，下同）清心安神止溢血。郁金清心解郁，行气散瘀；栀子泻火除烦，凉血止血。黄连清心火，石菖蒲醒脑神；生地黄清热凉血滋阴血，赤芍清热凉血散瘀血。牡丹皮清热凉血，活血消瘀；甘草清热解毒，调中和药。共治热结阳闭，血溢脉破之证。

加减：神昏者，加麝香；脑胀者，加益母草、茯苓、泽泻、猪苓等；痰盛者，加竹沥、瓜蒌、胆南星等。

用法：一日一剂，水煎温服。无犀角者，用水牛角代替。

2. 寒凝阴闭，血溢脉破型

病因：大多为素体阴盛，水寒内凝，气机逆乱，脑脉溢血，清窍阻遏，神明失统所致。

证候：面白身凉，神志昏迷，静卧不省，肢体瘫痪，两手握固，牙关紧闭，半身不遂，舌强失语，鼻鼾痰鸣，口中流涎，舌苔白腻，脉象小迟。

辨析：人体寒凝阴盛，脑脉溢血，则面白身凉，神志昏迷。血溢脉破，元神失统，则静卧不省，肢体瘫痪。水湿凝结，瘀滞脑窍，则两手握固，牙关紧闭。血溢脑府，运动失司，则半身不遂，舌强失语。痰浊内蕴，阻遏清窍，则鼻鼾痰鸣，口中流涎。

寒凝血瘀，痰滞脉络，则舌苔白腻，脉象小迟。

治法：散寒启闭，活血通神。

方药：温脑醒神汤（自拟）。

麝香　苏合香　石菖蒲　天南星　麻黄　附子　细辛　水蛭　三七　甘草

方解：麝香活血散瘀，通关利窍醒脑神；细辛温经祛痰，强心通脉安心神。苏合香活血逐秽，开窍通神；石菖蒲和中辟浊，启闭醒神。麻黄温脑醒神，附子温经强心。水蛭破血逐瘀通脑脉，天南星燥湿化痰开心窍。三七止血散瘀，甘草和中调药。共治寒凝阴闭，血溢脉破之证。

加减：痰气者，加半夏、陈皮、茯苓、泽泻等；瘀血者，加丹参、川芎、猪苓、益母草等。

用法：一日一剂，水煎温服。麝香、苏合香冲服。

3. 血衰阴脱，血溢脉破型

病因：大多为素体阴虚，水亏火旺，虚热久炽，煎灼阴血，脑脉溢血，神明失统所致。

证候：面枯颧赤，神昏不省，口燥唇焦，汗脱肌温，半身不遂，舌痿失语，目合露睛，形瘦无神，气促息弱，便秘溲短，舌质暗红，脉象小疾。

辨析：人体血衰阴脱，血溢脉破，则面枯颧赤，神昏不省。气津大亏，阴虚内热，则口燥唇焦，汗脱肌温。脑脉溢血，元神失司，则半身不遂，舌痿失语。血衰阴脱，百神失主，则目合露睛，形瘦无神。气阴两伤，升降失职，则气促息弱，便秘溲短。水亏火旺，脉络郁热，则舌质暗红，脉象小疾。

治法：敛阴固脱，活血通神。

方药：参地汤(《医宗金鉴》)。

人参　生地黄

方解：人参益气敛阴，生津安神；生地滋阴养液，凉血散瘀。共治血溢脉破，神昏阴脱之证。

加减：亡阴者，加玄参、麦冬、玉竹、五味子等。

用法：水煎温服，或鼻饲灌服。

4. 气竭阳脱，血溢脉破型

病因：大多为素体阳虚，火衰水盛，虚寒久稽，伤耗阳气，精气耗竭，浮阳外越所致。

证候：面皖颜白，神昏不省，口润唇淡，汗脱肌凉，半身不遂，舌痿失语，目合口开，唇缓涎出，气喘息弱，手撒尿遗，舌质暗淡，脉象大散。

辨析：人体气微阳脱，血溢脉破，则面皖颜白，神昏不省。阳气外泄，温煦失职，则口润唇淡，汗脱肌凉。脑脉溢血，神明失统，则半身不遂，舌痿失语。阳虚气弱，固摄失权，则目合口开，唇缓涎出。气竭阳脱，百神失主，则气喘息弱，手撒尿遗。阳衰阴盛，脉络失煦，则舌质暗淡，脉象大散。

方药：参附汤(《严氏济生方》)。

人参　附子

方解：人参益气摄血，强心安神；附子补火回阳，固脱救逆。共治血溢脉破，神昏阳脱之证。

加减：亡阳者，加干姜、桂枝、细辛、山茱萸等。

用法：水煎温服，或鼻饲灌服。

中脏证分为闭证、脱证两大类，治法上亦分启闭、固脱两大类。其他：羚角钩藤汤、菖蒲郁金汤、犀角地黄汤、清心汤、清宫汤，皆有清热开窍之效，适用于中脏阳闭证。三生饮、胆星汤、涤痰汤、导痰汤、解语汤，皆有豁痰醒脑之功，适用于中脏阴闭证。生脉饮、参归汤、大定风珠汤、三甲复脉汤，都有敛阴固脱之效，适用于中脏阴脱证。回阳救急汤、独参汤、四逆汤、四顺汤，皆有回阳固脱之功，适用于中脏阳脱之证。

（三）中成药

1. 安宫牛黄丸

牛黄　犀角（以水牛角代）　麝香　珍珠　黄连　黄芩　栀子　郁金　雄黄　冰片　朱砂　金箔

功效：清热解毒，豁痰开窍。

主治：中风病高热神昏，烦躁谵语。

用法：一次一丸，一日两次。

2. 清心牛黄丸

黄连　胆南星　牛黄　朱砂　当归　甘草

功效：清心宁神，镇痉祛痰。

主治：中风病神昏谵语，烦热躁扰。

用法：一次一丸，一日两次。

3. 牛黄清心丸

黄连　栀子　牛黄　朱砂　黄芩　郁金

功效：清心开窍，镇痉安神。

主治：中风病神昏谵语，身热烦躁。

用法：一次一丸，一日两次。

4. 局方至宝丹

牛黄　犀角（以水牛角代）　玳瑁　琥珀　龙脑　麝香　安息香　雄黄　朱砂　金箔　银箔

功效：清热开窍，化痰辟浊。

主治：中风病神昏痰鸣，身热谵妄。

用法：一次一丸，一日两次。

5. 紫雪丹

石膏　滑石　磁石　硝石　芒硝　寒水石　朱砂　丁香　木香　沉香　麝香　犀角（以水牛角代）　羚羊角　玄参　升麻　甘草

功效：清热镇痉，开窍安神。

主治：中风病高热神昏，烦躁痉厥。

用法：一次3g，一日两次。

6. 神犀丹

犀角（以水牛角代） 牛黄 麝香 安息香 玳瑁 琥珀 龙骨 朱砂

功效：清热凉血，镇痉安神。

主治：中风病高热神昏，烦躁谵妄。

用法：一次一丸，一日两次。

7. 苏合香丸

苏合香 安息香 青木香 白檀香 陆熏香 麝香 沉香 丁香 香附 荜茇 犀角（以水牛角代） 龙脑 朱砂 白术 诃子等

功效：醒神开窍，辟秽化浊。

主治：中风病神昏厥逆，痰浊阴闭。

用法：一次一丸，一日两次。

8. 十香返生丹

麝香 藿香 檀香 降香 沉香 乳香 木香 丁香 苏合香 安息香 龙脑香 香附 牛黄 雄黄 琥珀 白僵蚕 莲子心 天麻 朱砂 礞石 诃子 瓜蒌仁 甘草 金箔等

功效：豁痰开窍，镇痉安神。

主治：中风病神志昏迷，痰涎壅盛。

用法：一次一丸，一日两次。

上述诸药，安宫牛黄丸、清心牛黄丸、牛黄清心丸、局方至宝丹、紫雪丹、神犀丹，皆有清热开窍之功，适用于中脏阳闭证。苏合香丸、王枢丹、驱风苏合丸、十香返生丹，皆有豁痰开窍之效，适用于中风阴闭证。

预后 中脏证在临床上多见于脑内出血、蛛网膜下腔出血、椎基动脉脑梗死等。《医宗金鉴·杂病心法要诀》云："神昏不语，唇缓涎出，邪在脏也。”中脏证分内闭与外脱两大类证，闭证有阳闭与阴闭之分，脱证有阴脱与阳脱之别。中脏以神昏不省为主证，以活血通神为大法。中脏阳闭证，可静脉滴注清开灵注射液、醒脑静注射液；中脏阴闭证，可静脉滴注石菖蒲注射液、复方三生注射液。倘若相互兼见者，可静脉滴注菖蒲郁金注射液。中脏阴脱证，可静脉滴注参麦注射液、生脉注射液、养阴注射液；中脏阳脱证，可静脉滴注参附注射液、四逆注射液、附子注射液。若二者相互兼见者，可静脉滴注人参注射液、黄芪注射液、枳实注射液。如果治疗及时得当，神昏逐渐转清，半身不遂诸症未再加重，病势顺转，预后多吉。反之，治疗失时，措施不当，或病情危重，正不胜邪，闭证转变为脱证，病势逆转，预后多凶。临床上中脏证前期，随时都有生命危险，必须严密观察，详细辨证。一般在四周以后大多都脱离险境，进入恢复期。

医案　韩某某，男，50岁，农民。

初诊：2005年2月21日。

病人素体健康，由于生活压力增大，精神刺激加剧，操劳过度，多种因素交织在一起而发病。

主诉：突然发病，神昏不省。

发病：下午四时，突然发病，头痛眩晕，恶心呕吐，言语不清，右肢麻木，大约二十分钟左右，进入昏迷状态，时测血压170/100mmHg。

证候：神志昏迷，不省人事，面色苍白，身热汗出，牙关紧闭，两手握固，右侧瘫痪，瞳神不等，口噤失语，鼻鼾痰鸣，舌苔黄厚，脉象大数。

辨证：人体脑脉溢血，神明失聪，则神志昏迷，不省人事。阳盛格阴，蒸津外泄，则面色苍白，身热汗出。升阳无制，溢血动风，则牙关紧闭，两手握固。风痰上扰，阻遏机窍，则口噤失语，鼻鼾痰鸣。维筋相交，上伤左角，则右侧瘫痪，瞳神不等。

气逆血菀，化热滞络，则舌苔黄厚，脉象大数。

诊断：中风病中脏证阳盛格阴，血溢脉破型。

治法：清热启闭，活血通神。

方药：中脏证初期，血瘀化热，宜中药注射剂静脉滴注。

1. 清开灵注射液40ml，加入0.9%氯化钠注射液250ml中，静脉滴注，一日两次。

2. 双黄连注射液60ml，加入10%葡萄糖注射液250ml中，静脉滴注，一日一次。

3. 醒脑静注射液20ml，加入5%葡萄糖注射液250ml中，静脉滴注，一日一次。

4. 脉络宁注射液20ml，加入0.9%氯化钠注射液250ml中，静脉滴注，一日一次。

5. 复方丹参注射液10ml，加入5%葡萄糖注射液250ml中，静脉滴注，一日一次。

6. 甘露醇注射液200～250ml，静脉快滴，滴速为一分钟10ml左右，四小时一次。

其他：氯化钾注射液、维生素C注射液、甲氰咪呱注射液、三磷酸腺苷注射液、脑复康注射液、胰岛素注射液，及抗生素等，根据病情，配合应用。

2月22日：凌晨一点钟左右，病人出现呼吸深浅快慢不齐，气息长短粗细不匀，颈项强直，手足厥逆，口开目合，手撒尿遗，鼻鼾痰鸣，病情危重。用上方案，坚持治疗，至凌晨三时，逐渐转轻；凌晨五时，神志清醒，血压140/90mmHg。

2月23日：病人意识清楚，正值元宵佳节，中午吃饺子六七个，引起反射性呕吐。病人开始头痛，神识昏蒙。治疗及时无误，病人转安。

2月26日：病人神志清晰，记忆尤差；时值大便不通，小便自遗。予甘露醇50ml口服，一日两次。静滴甘露醇注射液，改为一日四次。

3 月 1 日：病情大为好转，静脉给药减量应用。由于大便不通，外用开塞露，内服小承气汤。

组成：大黄 15g，枳实 10g，厚朴 10g，水煎温服。

3 月 3 日：大便日久不下，腹胀硬满，用小承气汤未效，改用大承气汤：

大黄 30g　芒硝 20g　枳实 15g　厚朴 15g

水煎温服。半小时后，大便泻下。

3 月 4 日：病人神志清楚，饮食倍增，大便频泻，小便自遗，呕逆消失。

3 月 7 日：经 CT 扫描显示：左侧基底节区不规则高密度影，边缘模糊，其周低密度水肿环绕，其最大层面约 2.26cm × 3.35cm 大小，上下占据四个层面，该侧脑室呈高密度铸形并受压，中线结构右移，右侧基底节区外囊区多发片状低密度影。

印象：1. 左侧基底节区出血破入侧脑室。

2. 右侧基底节区、外囊区多发性腔隙性梗死。

3 月 14 日：停止静脉给药，用中药汤剂治疗。

证候：头痛眩晕，面枯颧赤，形体消瘦，口渴咽燥，神志清楚，偏身无力，手足麻木，舌喎言謇，舌质红绛，脉象小数。

诊断：阴虚内热，脑脉瘀血。

治法：滋阴降火，凉血散瘀。

方药：犀角地黄汤加减。

生地黄 30g　赤芍 15g　牡丹皮 10g　牛膝 15g　丹参 30g　玄参 20g　沙参 15g　益母草 30g　葛根 15g　郁金 10g　甘草 5g

用法：一日一剂，水煎温服。

3 月 21 日：阴虚内热证候减弱，随证减沙参、麦冬，加黄芪、鸡血藤、茯苓、泽泻、山楂、麦芽等。

4月17日：经CT扫描显示：右侧外囊、左侧基底节区液体密度影，右侧基底节区点状低密度影。脑室系统对称性扩张，中线结构居中。

印象：1. 右侧外囊、左侧基底节区软化灶。

2. 右侧基底节区腔隙性梗死。

治疗以中药汤剂为主。

方药：活血化瘀汤加减。

丹参 30g　郁金 10g　葛根 20g　鸡血藤 30g　川芎 10g　赤芍 15g　桃仁 10g　红花 5g　玄参 30g　牛膝 20g　益母草 30g　茯苓 15g　泽泻 15g　山楂 15g　麦芽 10g　陈皮 10g　甘草 5g

用法：一日一剂，水煎温服。

6月21日：上方随证加减应用，经常坚持锻炼运动，每天下地干轻农活，生活完全自理，基本痊愈。并服一些中成药、西药，巩固疗效。

第三节　中风病中期治疗

中风病中期是病情相对稳定的恢复期，根据中风病辨证分类的原则，并通过长期临床实践的检验，以确定中风病的恢复期。一般来说，中络证一个月以内为中期，中经证两个月以内为中期，中腑证三个月以内为中期，中脏证四个月以内为中期。

中风病中期是本虚标实的阶段，治法以标本兼顾为原则。临床上无论是缺血性中风、出血性中风，还是中络证、中经证、中腑证、中脏证，到中期其证皆由实转虚，以血瘀脉痹、脑神失养为病机，以半身不遂、肢体麻木、口眼㖞斜、言语謇涩为主证，治疗以活血化瘀、扶正固本为大法。中风病前期、中期、后期的治疗，皆可应用活血化瘀的药物。凡是中医内科、外科、妇科、儿科、五官科的凉血消瘀，温血散瘀，活血化瘀，破血逐瘀的方剂，一言以蔽之曰：治疗中风病皆效。

我在总结运用中医活血化瘀方药的基础上，根据自己的临床经验，拟订了以活血化瘀汤为基本方剂，主要治疗血瘀脉痹，脑髓失养的病变。并结合临床上的阴虚、阳虚、气虚、气滞、气逆、气陷、血虚、血溢、血寒、血热、水瘀、风痰、寒痰、热痰、湿痰、燥痰等病理变化，辨证论治，灵活用药，拟订以下十余个方剂，以供医务人员临床参考。

活血化瘀汤

丹参　葛根　川芎　赤芍　郁金　红景天　鸡血藤　益母草　桃仁　红花　水蛭　䗪虫　山楂　麦芽　陈皮　甘草

功效：活血化瘀，行气通脉。

主治：头痛眩晕，面黧唇暗，半身不遂，手足麻木，口眼㖞斜，言语謇涩，舌黯苔少，脉象弦涩。甚者，唇爪青紫，肌肤瘀斑，烦躁易怒，神识昏蒙。

辨证　瘀血是人体气血循行障碍的产物，人体脏腑、经络、组织、器官皆可出现瘀血现象。头面瘀血，脉络失养，则头痛眩晕，面黧唇暗。脑脉瘀血，元神失司，则半身不遂，手足麻木。五官瘀血，清窍失和，则口眼㖞斜，言语謇涩。经络瘀血，血脉痹阻，则舌质紫暗，脉象弦涩。肌肤瘀血，毛发失荣，则肌肤瘀斑，毛发枯萎。脑府瘀血，神明失聪，则烦躁谵妄，神识昏蒙。中风病属于中医瘀血证的范畴，瘀血本身为实证；而中风病则属于本虚标实之证，本虚为气血虚弱，标实为痰瘀互结。

方解：中风为血凝脉涩，血瘀脉痹，血逆脉壅，血溢脉破所致，因此，治风先治血，血行风自灭。所以，丹参活血化瘀安心神，川芎活血行气通脑脉。赤芍凉血活血泻肝火，郁金活血行气清心热。鸡血藤活血补血，舒筋活络；益母草活血利水，祛瘀生新。甘葛根升阳益阴，和血通脉；红景天扶正固本，活血化瘀。

桃仁破血祛瘀润燥结，红花活血化瘀通经脉。水蛭破血逐瘀消血肿，䗪虫破血逐瘀续筋骨。山楂健脾理气，消积散瘀；麦芽舒肝行气，解郁化痰。陈皮燥湿化痰理脾气，甘草调中和胃缓药性。共治血凝脉涩，血瘀脉痹，血逆脉壅，血溢脉破之证。

加减：活血化瘀汤是治疗中风病的基本方剂，临床上辨证论治可在本方的基础上加减应用。

头晕目眩者，加天麻、钩藤、龙骨、牡蛎等，以平肝熄风，镇逆潜阳。

颈项强直者，加羌活、葛根、牛膝、藁本等，以祛风止痛，解痉缓急。

口眼㖞斜者，加全蝎、白僵蚕、天麻、白附等，以祛风通络，止痉化痰。

言语謇涩者，加半夏、天南星、石菖蒲、远志等，以祛风化痰，开窍利气。

肌肤麻木者，加秦艽、木瓜、黄芪、当归等，以祛风胜湿，益气养血。

筋脉抽搐者，加葛根、白芍、木瓜、白僵蚕等，以祛风活血，柔筋止搐。

手足疼痛者，加细辛、麻黄、延胡索、降香等，以祛风止痛，活血通络。

肢体痿软者，加桑寄生、续断、牛膝、杜仲等，以补肝益肾，强筋壮骨。

上肢偏瘫者，加桂枝、桑枝、羌活、防风等，以祛风胜湿，活络通痹。

下肢偏瘫者，加牛膝、独活、桑寄生、续断等，以祛风止痉，舒筋活络。

神情痴呆者，加石菖蒲、郁金、天南星、远志等，以清心开窍，祛风化痰。

小便失禁者，加桑螵蛸、益智仁、补骨脂等，以补肾温中，固脬缩尿。

大便溏泻者，加罂粟壳、诃黎勒、赤石脂等，以温肾健脾，涩肠止泻。

瘀血日久者，加三棱、莪术、虻虫、干漆等，以破血逐瘀，消癥散结。

偏瘫时长者，加全蝎、蜈蚣、乌梢蛇、蕲蛇等，以搜风剔络，透骨逐痰。

关于搜风剔络药的应用，临床医生用法不一，有的人主张前期应用，有的人主张后期应用；既可以用于中风病前期肢体拘急、手足抽搐，也可以用于中风病中期口眼㖞斜、半身不遂；但是，主要用于中风病后期偏瘫日久，麻木不仁等。一般选用一二种即可，不宜应用过多。

用法：一日一剂，水煎温服。

注意　大凡活血化瘀之品，多有润肠通便之功，亦有耗气伤血之弊。故在服药期间，大便溏泻者，加固涩之品即止；气短乏力者，加益气之药则愈。

一、气虚血瘀型

病因：大多为气虚无力，血行涩滞，虚久成瘀，瘀久必虚，血瘀脉痹，脑脉阻滞所致。

证候：头晕目眩，少气懒言，声音低怯，气短自汗，半身不遂，手足麻木，口眼㖞斜，言语謇涩。神疲力倦，尿频便溏，舌质暗淡，脉象弱涩。

辨析：人体元气不足，髓海失养，则头晕目眩，少气懒言。肺气虚衰，脉息微弱，则声音低怯，气短自汗。气行无力，血瘀脉痹，则半身不遂，手足麻木。上气不达，舌本失灵，则口眼㖞斜，言语謇涩。气衰失煦，固摄无力，则神疲力倦，溺清便溏。

气不行血，血难载气，则舌质暗淡，脉象弱涩。

治法：益气补元，祛瘀通脉。

方药：益气化瘀汤。

黄芪　当归　人参　白术　红景天　葛根　川芎　桂枝　水蛭　䗪虫　丹参　赤芍　桃仁　红花　益母草　郁金　山楂　麦芽　陈皮　炙甘草

方解：黄芪升阳益气，温经和血；当归补血调营，活血通经。人参固脱救逆补元气，白术健脾燥湿益中气。葛根升阳益阴，和血通脉；丹参活血化瘀，宁心安神。川芎活血行气通脑脉，赤芍凉血散瘀达血海。桂枝温阳化气，散寒通脉；郁金行气解郁，清热活血。益母草活血利水，祛瘀生新；红景天益气养血，活血通脉。桃仁破血祛瘀润燥结，红花活血化瘀通经络。水蛭破血逐瘀，通经消癥；䗪虫破血逐瘀，接骨续筋。山楂散瘀行滞消肉积，麦芽舒肝健胃化食滞。陈皮健脾和胃，理气化痰；甘草补脾润肺，益气和中。共治气虚血瘀，脑脉痹阻之证。

加减：元气大亏者，黄芪可逐渐加至100g以上。上肢瘫痪者，加桑枝、羌活、伸筋草等；下肢瘫者，加独活、牛膝、威灵仙等。

用法：一日一剂，水煎温服。

二、气滞血瘀型

病因：大多为气机郁结，血液壅滞，气滞血瘀，髓海失养，脑脉痹阻，元神失司所致。

证候：头痛眩晕，烦躁易怒，胸闷胁胀，腹痛拒按，半身不遂，手足麻木，口眼㖞斜，言语謇涩，肢体疼痛，肌肤瘀斑，舌质紫黯，脉象弦涩。

辨析：人体气机壅滞，血液瘀阻，则头痛眩晕，烦躁易怒。气滞血瘀，升降失职，则胸闷胁胀，腹痛拒按。脑脉瘀血，运动失司，则半身不遂，手足麻木。痰瘀互结，阻遏机窍，则口眼㖞斜，言语謇涩。气滞血凝，运行不畅，则肢体疼痛，肌肤瘀斑。气血失和，瘀血滞络，则舌质紫黯，脉象弦涩。

治法：行气活血，祛瘀通脉。

方药：行气化瘀汤。

柴胡　白芍　香附　郁金　丹参　赤芍　葛根　川芎　桃仁　红花　水蛭　䗪虫　牛膝　降香　益母草　鸡血藤　山楂　麦芽　陈皮　甘草

方解：柴胡疏肝解郁，调气和血；白芍柔肝养血，敛阴抑阳。香附理气和血舒肝郁，郁金行气活血清心瘀。丹参活血祛瘀，除烦安神；降香行气活血，止血散瘀。葛根和血通脉升阳气，牛膝活血化瘀降阴血。川芎活血行气，散瘀通脉；赤芍凉血清热，活血消瘀。鸡血藤活血养血通脑脉，益母草活血利水清脑神。桃仁破血祛瘀，润燥散结；红花活血化瘀，通经达络。水蛭破血逐瘀利水道，䗪虫破血逐瘀通血脉。山楂健脾消食，行滞散瘀。麦芽舒肝和中，消积化痰。陈皮理气化痰和脾胃，甘草益气止咳调诸药。共治气滞血瘀，脑脉痹阻之证。

加减：气虚者，加黄芪、当归、党参、白术、红景天等；肢痛者，加羌活、独活、秦艽、威灵仙等。

用法：一日一剂，水煎温服。

三、气逆血瘀型

病因：大多为气机逆上，和降失职，气逆血菀，血冲脑经，血瘀脉痹，元神失统所致。

证候：头痛脑胀，面红目赤，急躁易怒，恶心呕吐，神识昏蒙，胸闷胁痛，半身不遂，手足麻木，口眼㖞斜，言语謇涩，舌质瘀红，脉象弦数。

辨析：人体气机失调，血逆于上，则头痛脑胀，面红目赤。

气逆血菀，冲激脑经，则神识昏蒙，恶心呕吐。气机上逆，和降失职，则急躁易怒，胸闷胁痛。脑脉瘀血，髓海失养，则半身不遂，手足麻木。痰瘀互结，阻遏舌本，则口眼㖞斜，言语謇涩。气郁血凝，脉络失荣，则舌质瘀红，脉象弦数。

治法：降气镇逆，散瘀通脉。

方药：降气化瘀汤。

代赭石 牛膝 龙骨 牡蛎 半夏 沉香 丹参 赤芍 郁金 香附 鸡血藤 益母草 水蛭 䗪虫 桃仁 红花 山楂 麦芽 陈皮 甘草

方解：代赭石凉血平肝镇气逆，牛膝活血化瘀降血菀；龙骨平肝潜阳，镇脑安神；牡蛎宁心敛阴，定惊调神。半夏燥湿祛痰降逆气，沉香降逆温中纳肾元；丹参活血化瘀生新血，赤芍凉血散瘀通经脉。郁金行气活血，清心解郁；香附理气和血，疏肝导滞。鸡血藤活血补血通经络，益母草活血利水行血脉。桃仁破血祛瘀，润燥散结；红花活血化瘀，通经达络。水蛭破血逐瘀利水道，䗪虫破血逐瘀通血海。山楂散瘀行滞，健脾消积；麦芽消痰化积，舒肝开郁。陈皮燥脾化痰理气滞，甘草润肺止咳和诸药。共治气逆血瘀，脑脉痹阻之证。

加减：血热者，加生地黄、牡丹皮、玄参、水牛角等；痰热者，加瓜蒌、竹沥、前胡、胆南星、葶苈子等。

用法：一日一剂，水煎温服。

四、气陷血瘀型

病因：大多为气虚极甚，升举无力，中气下陷，固摄失司，血瘀脉痹，脑脉阻滞所致。

证候：头晕眼花，面色无华，少气倦怠，久利久泄，脘腹坠胀，内脏下垂，口眼㖞斜，舌痿言謇，手足麻木，半身不遂，舌质暗淡，脉象弱涩。

辨析：人体元气大亏，升血失职，则头晕眼花，面色无华。中气虚弱，升举无力，则内脏下垂，脘腹坠胀。上气不足，脑脉瘀血，则手足麻木，半身不遂。升血无力，机窍失养，则口眼㖞斜，言语謇涩。气陷失摄，下元不固，则少气倦怠，便溺失禁。气血衰少，脉络失养，则舌质暗淡，脉象弱涩。

治法：益气升陷，祛瘀通脉。

方药：升气化瘀汤。

黄芪　桂枝　人参　白术　丹参　川芎　葛根　赤芍　红景天　鸡血藤　桃仁　红花　水蛭　䗪虫　肉桂　升麻　山楂　麦芽　陈皮　炙甘草

方解：黄芪升阳益气养元神，桂枝温阳化气通脑脉。人参大补元气，固脱救逆；白术补中益气，固表止汗。丹参活血化瘀通心脉，川芎活血行气达脑经。桃仁破血祛瘀，通脉中之滞；红花活血行气，散血中之瘀。葛根和血通脉升阳气，赤芍凉血祛瘀降阴血。红景天扶正固本，活血化瘀；鸡血藤活血补血，舒筋通络。水蛭破血逐瘀通经脉，䗪虫破血逐瘀续筋骨。肉桂益火消阴，散寒补阳；升麻举气升陷，行血消瘀。生山楂散瘀行滞消肉积，炒麦芽祛痰解郁化食滞。陈橘皮理气化痰，调胃和中；炙甘草益气升阳，协和诸药。共治气陷血瘀，脑脉痹阻之证。

加减：上肢瘫痪者，加羌活、桑枝、桂枝、伸筋草等；下肢瘫痪者，加独活、桑寄生、杜仲、威灵仙等。亦可用干颓汤、补阳还五汤等，加减应用。

用法：一日一剂，水煎温服。

五、血虚血瘀型

病因：大多为血不载气，气不行血，血虚必瘀，瘀久血虚，血瘀脉痹，脑脉阻滞所致。

证候：头晕眼花，面色无华，唇甲淡白，心悸失眠，半身不遂，手足麻木，口眼㖞斜，言语謇涩，毛发枯萎，肌肤甲错，舌质暗淡，脉象小涩。

辨析：人体血液亏损，心脉失濡，则头晕眼花，心悸失眠。阴血衰少，肌肤失荣，则唇甲淡白，面色无华。血虚血瘀，脑脉瘀血，则半身不遂，手足麻木。瘀血阻窍，舌本失养，则口眼㖞斜，言语謇涩。血虚瘀久，皮毛失养，则肌肤甲错，毛发枯萎。脉络瘀滞，血行不畅，则舌质淡白，脉象小涩。

治法：养血滋荣，祛瘀通脉。

方药：养血化瘀汤。

黄芪　当归　熟地黄　白芍　红景天　何首乌　枸杞子　鸡血藤　葛根　丹参　川芎　赤芍　桃仁　红花　水蛭　䗪虫　山楂　麦芽　陈皮　甘草　阿胶

方解：黄芪益气升阳，气旺而生血；当归生血益阴，血足以载气。熟地补血填精滋肾阴，白芍养血和营抑肝阳。枸杞子滋肝益肾，养血填精；何首乌补肝固肾，养血益精。鸡血藤活血补血通经络，甘葛根升阳益阴和血脉。桃仁破血祛瘀，润燥散结；红花活血化瘀，通经达络。丹参活血化瘀安心神，川芎活血行气通脑经。水蛭破血逐瘀，通经散癥；䗪虫破血逐瘀，接骨续筋。赤芍药凉血散瘀清肝火，红景天活血化瘀固本元。山楂行滞散瘀，健胃消食；麦芽行气消积，健脾化痰。陈皮健脾理气，燥湿化痰；甘草调胃益气，缓急和药。共治血虚血瘀，脑脉痹阻之证。

加减：气虚者，加人参、白术、肉桂、黄精等；阴虚者，加生地、沙参、麦冬、玉竹等。

用法：一日一剂，水煎温服。

六、血溢血瘀型

病因：大多为血不循经，溢出脉外，离经之血，皆为瘀血，血瘀脉痹，脑脉阻滞所致。

证候：头痛眩晕，吐衄便漏，神识昏蒙，心烦躁扰。面色无华，气短喘促，半身不遂，肢体麻木，口眼㖞斜，言语謇涩，舌质暗红，脉象大滑。

辨析：人体血不循经，溢出脉外，则吐衄便漏，肌肤瘀斑。脑脉溢血，元神失聪，则神识昏蒙，烦躁谵妄。血液外溢，化源不足，则面色无华，气短喘促。血液离经，变血为瘀，则半身不遂，手足麻木。痰瘀互结，阻滞舌本，则口眼㖞斜，言语謇涩。血液外溢，蕴积成瘀，则舌质黯红，脉象大滑。

治法：止血养营，祛瘀通脉。

方药：止血化瘀汤。

茜草　槐花　三七　降香　人参　白术　黄芪　当归　红景天　生地黄　赤芍　牡丹皮　丹参　葛根　鸡血藤　益母草　水蛭　郁金　山楂　甘草

方解：茜草凉血止血，并无留瘀之弊；槐花凉血止血，兼有清火之功。三七止血活血散血瘀，降香止血活血行气滞。人参益气宁神，白术益气利湿；黄芪补气升阳，当归补血益阴。红景天活血止血，益气养血；生地黄凉血止血，生津滋液。赤芍凉血散瘀行气滞，牡丹皮凉血祛瘀清血热。鸡血藤活血补血，通经达络；益母草活血利水，祛瘀生新。丹参活血化瘀安心神，葛根升阳益阴通脑脉。水蛭破血逐瘀，通经消癥；郁金行气散瘀，清心开郁。山楂破瘀消滞行气血，甘草益气调中和诸药。共治血溢血瘀，脑胀痹阻之证。

加减：气逆血菀者，加代赭石、牛膝、羚羊角等；血热血瘀者，玄参、紫草、水牛角；水郁脑胀者，加茯苓、泽泻、猪苓等。

用法：一日一剂，水煎温服。

七、血寒血瘀型

病因：大多为阴寒入脉，血液凝稠，循行迟滞，血瘀脉痹，脑脉阻滞，元神失养所致。

证候：面色苍白，肌肤紫暗，身凉肢冷，喜暖畏寒，肢体疼痛，毛发不泽，口眼㖞斜，言语謇涩，半身不遂，手足麻木，舌质暗淡，脉象迟涩。

辨析：人体阴盛寒凝，血瘀脉痹，则面色苍白，肌肤紫暗。血寒脉凝，阳气失煦，则身冷肢凉，喜暖畏寒。寒性凝滞，脉痹不通，则肢体疼痛，毛发不泽。脑脉瘀血，元神失司，则半身不遂，手足麻木。痰瘀互结，阻遏舌本，则口眼㖞斜，言语謇涩。血液凝冱，脉络失养，则舌质暗淡，脉象迟涩。

治法：温血散寒，祛瘀通脉。

方药：温血化瘀汤。

麻黄　桂枝　细辛　干姜　附子　肉桂　黄芪　白术　鸡血藤　红景天　紫丹参　赤芍　葛根　川芎　桃仁　红花　水蛭　䗪虫　五味子　山茱萸

方解：麻黄温经破血利水道，桂枝温阳化气通血脉。细辛温里达肾，祛痰化饮；干姜温中通心，散寒除湿。附子温中回阳补心火，肉桂益火消阴温肾水。黄芪益气升阳，固表止汗；白术益气降阴，燥湿利水。鸡血藤行血补血通肝经，红景天活血化瘀达脑脉。丹参活血化瘀，除烦安神；赤芍凉血散瘀，行滞通脉。葛根和血散瘀通脑脉，川芎行气祛瘀达脑经。水蛭破血逐瘀，通经消癥；䗪虫破血逐瘀，接骨续筋。桃仁破血祛瘀润燥结，红花活血化瘀通经络。五味子敛肺滋肾，涩精生津；山茱萸补肝益肾，温中止汗。共治血寒血瘀，脑脉痹阻之证。

加减：上肢瘫痪者，加桑枝、羌活、桂枝、伸筋草等；下肢瘫痪者，加桑寄生、牛膝、独活、威灵仙等。

用法：一日一剂，水煎温服。

八、血热血瘀型

病因：大多为火热炽盛，炼血成瘀，郁结脉络，血瘀脉痹，脑脉阻滞，元神失统所致。

证候：面红目赤，身热烦躁，神昏谵妄，鼻衄瘀斑，口渴饮冷，便秘溲赤，口眼㖞斜，言语謇涩，手足麻木，半身不遂，舌质红绛，脉象滑数。

辨析：人体脑脉瘀血，郁热化火，则面红目赤，身热烦躁。瘀阻脑窍，神明失聪，则神昏谵妄，鼻衄瘀斑。热盛伤阴，津液亏耗，则口渴饮冷，便秘溲赤。血瘀机窍，阻滞舌本，则口眼㖞斜，言语謇涩。血冲脑经，元神失统，则手足麻木，半身不遂。郁热内结，血络瘀滞，则舌质红绛，脉象滑数。

治法：凉血清热，祛瘀通脉。

方药：清血化瘀汤。

犀角　生地黄　赤芍　牡丹皮　红景天　玄参　代赭石　牛膝　丹参　葛根　丹参　郁金　益母草　桃仁　红花　水蛭　䗪虫　山楂　麦芽　陈皮　甘草

方解：犀角（以水牛角代）凉血清热镇心神，生地凉血散瘀通脑脉。赤芍凉血活血，行血中之滞气；牡丹皮凉血活血，散脉中之瘀血。红景天活血化瘀降心火，黑玄参凉血清热滋肾水。丹参活血化瘀，除烦安神；葛根升阳益阴，和血通脉。代赭石活血降气平肝阳，怀牛膝活血降气强肾阴。桃仁破血祛瘀，润燥散结；红花活血化瘀，通脉止痛。郁金活血散瘀行滞气，益母草活血利水化瘀血。山楂散瘀行滞，健脾消积；麦芽祛郁化痰，舒肝理气。水蛭破血逐瘀通心脉，䗪虫破血逐瘀达脑经。陈皮燥湿化痰，和胃止呕。甘草清热解毒，健脾益气。共治血热血瘀，脑脉痹阻之证。

加减：气虚血热者，加黄芪、党参、黄精等；血虚血热者，加当归、白芍、桑葚等。

用法：一日一剂，水煎温服。

九、阴虚血瘀型

病因：大多为五志过极，化火伤阴，阴虚阳亢，津伤血稠，血瘀脉痹，脑脉阻滞所致。

证候：头晕目眩，颧赤唇红，口渴咽燥，五心烦热，健忘失眠，梦遗盗汗，半身不遂，手足麻木，口眼㖞斜，言语謇涩，舌质干绛，脉象小数。

辨析：人体五志过极，阴虚火旺，则头晕目眩，颧赤唇红。心血不足，虚热内扰，则口渴咽燥，五心烦热。肾水下亏，心火上亢，则健忘失眠，梦遗盗汗。血热上扰，脑胀瘀滞，则半身不遂，手足麻木。虚火伤阴，机窍失濡，则口眼㖞斜，言语謇涩。水亏火旺，脉络失养，则舌绛苔少，脉象小数。

治法：滋阴清热，散瘀通脉。

方药：滋阴化瘀汤。

生地黄　熟地黄　天冬　麦冬　枸杞子　葛根　丹参　赤芍　郁金　红景天　桃仁　红花　水蛭　䗪虫　益母草　鸡血藤　龟板　鳖甲　白芍　甘草

方解：生地黄凉血散瘀，滋阴生津；熟地黄补血填精，养阴益髓。天冬益阴清热滋肾水，麦冬养阴清热润肺气。枸杞子滋肝补肾，益精养阴；红景天益气养血，活血化瘀。葛根升阳益阴通脑脉，丹参活血化瘀安心神。赤芍凉血散瘀通血滞，郁金凉血破瘀行气郁。桃仁破血祛瘀，下达血海；红花活血化瘀，上通脑经。水蛭破血逐瘀利水道，䗪虫破血逐瘀通血府。益母草活血利水，祛瘀生新；鸡血藤活血补血，通经达络。龟板滋阴潜阳益精髓，鳖甲滋阴潜阳消症结。白芍养血敛阴，平肝抑阳；甘草益气清热，调胃和药。共治阴虚血瘀，脑胀痹阻之证。

加减：便秘者，加郁李仁、柏子仁、肉苁蓉等。失眠者，加枣仁、远志、合欢花等。

用法：一日一次，水煎温服。

十、阳虚血瘀型

病因：大多为阳气虚衰，温煦失职，阴血凝聚，血瘀脉痹，脑脉阻滞，元神失统所致。

证候：面皖颜白，畏寒肢冷，神疲自汗，气短音弱，口淡纳呆，溺清便溏，半身不遂，手足麻木，口眼㖞斜，言语謇涩，舌质淡胖，脉象迟散。

辨析：人体阳气虚衰，温煦失职，则面皖颜白，畏寒肢冷。阴盛阳衰，气机下降，则神疲蜷卧，口淡纳呆。阴寒内盛，固摄失权，则自汗气短，溺清便溏。阴血凝滞，脑脉瘀阻，则半身不遂，手足麻木。血瘀脉痹，机窍不利，则口眼㖞斜，言语謇涩。阳衰虚寒，脉络失养，则舌质淡胖，脉象迟散。

治法：温阳散寒，活血化瘀。

方药：补阳化瘀汤。

黄芪　桂枝　附子　肉桂　人参　白术　鸡血藤　葛根　丹参　赤芍　桃仁　红花　水蛭　䗪虫　红景天　益母草　茯苓　泽泻　山楂　陈皮

方解：黄芪升阳益气通脑脉，桂枝温阳化气醒脑神。附子固脱回阳补心火，肉桂益火消阴温肾水。人参益气补元益脾阴，白术燥湿和中助心阳。鸡血藤活血舒筋养阴血，粉葛根和血通脉升阳气。丹参活血化瘀安心神，川芎活血行气通脑经。桃仁破血祛瘀通血菀，红花活血化瘀散气滞。水蛭破血逐瘀通经络，䗪虫破血逐瘀续筋骨。红景天活血化瘀固本元，益母草活血利水生新血。茯苓利水渗湿安心神，泽泻利水渗湿泄肾火。山楂行滞散瘀益脾血，陈皮燥湿化痰和胃气。共治阳虚血瘀，脑脉痹阻之证。

加减：寒甚者，加干姜、细辛、吴茱萸等；阳虚者，加补骨脂、巴戟天、山茱萸、肉苁蓉等。

用法：一日一剂，水煎温服。

十一、风痰血瘀型

病因：大多为风痰相结，痰瘀互恋，气逆血菀，升降失调，血瘀脉痹，脑脉阻滞所致。

证候：头痛眩晕，神识昏蒙，呕吐痰涎，鼻鼾喉鸣，半身不遂，手足麻木，口眼㖞斜，言语謇涩，肢体颤动，肌肤不仁，舌苔薄腻，脉象浮滑。

辨析：人体肝阳上亢，风痰升逆，则头痛眩晕，神识昏蒙。脑脉瘀血，元神失司，则半身不遂，手足麻木。风痰上扰，阻遏机窍，则口眼㖞斜，言语謇涩。肝风内动，脉络血虚，则肢体颤动，肌肤不仁。风痰上扰，内犯肺经，则呕吐痰涎，鼻鼾喉鸣。痰瘀互结，瘀滞脉络，则舌苔薄腻，脉象浮滑。

治法：熄风化痰，活血散瘀。

方药：祛痰化瘀汤。

天麻　钩藤　半夏　天南星　白附子　水蛭　䗪虫　地龙　牛膝　丹参　赤芍　葛根　川芎　桃仁　红花　石决明　鸡血藤　益母草　山楂　甘草

方解：天麻平肝镇痉熄肝风，钩藤平肝止痉清肝火。天南星燥湿化痰，善搜经络中之风痰；半夏燥湿化痰，主祛脾胃中之湿痰。水蛭破血逐瘀利水道，䗪虫破血逐瘀通血府。地龙清热止痉，通经达络；牛膝活血化瘀，补肝益肾。丹参活血化瘀清心热，赤芍凉血散瘀泻肝火。葛根升阳益阴，和血通脑；川芎行气通脉，活血醒神。桃仁破血散瘀润燥结，红花活血化瘀通经脉。鸡血藤活血补血，通经达络；益母草活血利水，祛瘀生新。白附子逐寒燥湿祛风痰，石决明平肝潜阳清风热。山楂破瘀行滞，消痞化积；甘草益气止咳，调中和药。共治风痰血瘀，脑脉阻滞之证。

加减：肝阳化风者，加代赭石、龙骨、牡蛎、龟板等；肝阳化火者，加栀子、黄芩、龙胆草等。

用法：一日一剂，水煎温服。

十二、寒痰血瘀型

病因：大多为外寒内侵，水湿不化，内寒阳虚，聚湿生痰，痰瘀互结，脑脉阻滞所致。

证候：面色苍白，形寒肢冷，口润流涎，痰稀质清，半身不遂，手足麻木，口眼㖞斜，言语謇涩，喜暖蜷卧，溺清便溏，舌苔白滑，脉象沉迟。

辨析：人体阳衰阴盛，水寒湿凝，则面色苍白，形寒肢冷。水饮不化，聚湿生痰，则口润流涎，痰稀质清。血瘀脉痹，脑经阻滞，则半身不遂，手足麻木。寒痰滞络，阻遏机窍，则口眼㖞斜，言语謇涩。寒湿困脾，阳衰失煦，则喜暖蜷卧，溺清便溏。寒痰失化，水湿内停，则舌苔白滑，脉象沉迟。

治法：温寒祛痰，活血化瘀。

方药：温痰化瘀汤。

麻黄　桂枝　细辛　干姜　天南星　半夏　白附子　红景天　葛根　川芎　丹参　赤芍　桃仁　红花　水蛭　䗪虫　鸡血藤　益母草　山楂　甘草

方解：麻黄散寒行血利水道，桂枝温阳化气通血脉。细辛祛寒化饮，温经开窍；干姜温中燥湿，回阳通脉。天南星祛风化痰通经络，半夏燥湿化痰和脾胃。白附子燥湿化痰，温经通络；红景天活血散瘀，调阴和阳。葛根升阳益阴通脑脉，川芎活血行气达心经。丹参活血化瘀，清心安神；赤芍凉血散瘀，疏肝止痛。

桃仁破血逐瘀润燥结，红花活血化瘀调血脉。水蛭破血逐瘀，通经破癥；䗪虫破血逐瘀，接骨续筋。鸡血藤活血补血通经络，益母草活血利水行气血。山楂破瘀健脾，消积行滞；甘草益气调胃，缓急和药。共治寒痰血瘀，脑脉痹阻之证。

加减：痰盛者，加白芥子、葶苈子、紫苏子、莱菔子、牵牛子等。寒湿重者，加附子、肉桂、旋覆花等。

用法：一日一剂，水煎温服。

十三、热痰血瘀型

病因：大多为阳盛阴衰，火热耗津，炼液成痰，痰热内蕴，血瘀脉痹，脑脉阻滞所致。

证候：头痛眩晕，面红目赤，身热烦躁，神昏谵妄，半身不遂，手足麻木，口眼㖞斜，言语謇涩，口渴痰黄，便秘溲赤，舌苔黄腻，脉象滑数。

辨析：人体阳盛阴衰，痰火瘀热，则头痛眩晕，面红目赤。痰瘀炽热，上扰神明，则身热烦躁，神昏谵妄。血瘀脉痹，脑经阻滞，则半身不遂，手足麻木。痰瘀互结，上扰机窍，则口眼㖞斜，言语謇涩。热盛耗阴，津液亏耗，则口渴痰黄，便秘溲赤。血热脉壅，痰郁络滞，则舌苔黄腻，脉象滑数。

治法：清热祛痰，活血化瘀。

方药：清痰化瘀汤。

麻黄　杏仁　石膏　天花粉　胆南星　瓜蒌　浙贝母　竹沥　丹参　赤芍　葛根　川芎　郁金　石菖蒲　水蛭　䗪虫　桃仁　红花　陈皮　甘草

方解：麻黄宣肺平喘，破瘀利水；杏仁宣肺化痰，止咳利气。石膏清热泻火除烦渴，天花粉消痰降气清燥热。胆南星清热化痰，熄风解痉；全瓜蒌泻火涤痰，利气宽胸。浙贝母清热化痰散郁结，鲜竹沥降火滑痰通经络。丹参活血化瘀，通心安神；赤芍凉血散瘀，清肝泻火。葛根和血升阳通脑脉，川芎活血行气达脑经。郁金行气解郁，凉血破瘀；石菖蒲和中辟浊，清心安神。水蛭破血逐瘀利水道，䗪虫破血逐瘀通血脉。桃仁活血祛瘀，润燥散结；红花活血通脉，祛瘀生新。陈皮燥湿化痰理气滞，甘草益气调中和诸药。共治热痰血瘀，脑脉痹阻之证。

加减：血热者，加生地黄、玄参、紫草、牡丹皮等；气虚者，加黄芪、党参、白术、红景天等。

用法：一日一剂，水煎温服。

十四、燥痰血瘀型

病因：大多为阳热伤阴，化燥成痰，津液亏损，血燥致瘀，血瘀脉痹，脑脉阻滞所致。

证候：面瘦形消，口燥唇焦，目涩鼻枯，痰少胶黏，半身不遂，手足麻木，口眼㖞斜，言语謇涩，皮毛不泽，爪甲脆折，舌红干裂，脉象小涩。

辨析：人体内燥耗阴，津液亏损，则面瘦形消，口燥唇焦。津枯失润，炼液成痰，则目涩鼻枯，痰少胶黏。血瘀脉痹，脑脉阻滞，则半身不遂，手足麻木。燥痰滞络，机窍不利，则口眼㖞斜，言语謇涩。津液耗伤，肌肤失濡，则皮毛不泽，爪甲脆折。机体阴亏，经络失润，则舌红干裂，脉象小涩。

治法：润燥祛痰，活血化瘀。

方药：润痰化瘀汤。

瓜蒌　天花粉　百合　沙参　生地黄　麦冬　当归　白芍　葛根　鸡血藤　丹参　赤芍　郁金　石菖蒲　桃仁　红花　水蛭　䗪虫　贝母　甘草

方解：瓜蒌润燥清热释稠痰，天花粉滋阴降火润燥痰。百合润肺化痰，清心安神；生地滋肾养液，凉血散瘀。沙参润肺止咳生津液，麦冬养阴清热润燥痰。当归补血活血，润燥化痰；白芍养血和营，敛阴抑阳。粉葛根升阳益阴，润燥止渴；鸡血藤活血补血，通经达络。丹参活血化瘀，除烦安神；赤芍凉血散瘀，通脉消肿。郁金凉血散瘀解气郁，石菖蒲和中辟浊祛痰湿。桃仁破血散瘀，润燥祛痰；红花活血化瘀，润燥散结。水蛭破血逐瘀利水道，䗪虫破血逐瘀续筋骨。贝母止咳化痰，清热散结。甘草益气止咳，清热和药。共治燥痰血瘀，脑脉痹阻之证。

加减：便秘者，加大黄、芒硝、玄参、郁李仁等。溲赤者，加泽泻、茯苓、白茅根、益母草等。

用法：一日一剂，水煎温服。

十五、湿痰血瘀型

病因：大多为水湿内停，聚湿酿痰，痰气壅盛，蒙蔽清阳，血瘀脉痹，脑脉阻滞所致。

证候：头重如裹，胸闷呕恶，嗜睡目沉，肢体困重，半身不遂，手足麻木，口眼㖞斜，言语謇涩，口中流涎，舌边齿痕，舌苔水湿，脉象弦滑。

辨析：人体气化不利，聚湿生痰，则头重如裹，胸闷呕恶。痰湿内蕴，气机失调，则嗜睡目沉，肢体困重。痰瘀互结，脑脉痹阻，则半身不遂，手足麻木。痰气滞络，上遏舌本，则口眼㖞斜，言语謇涩。气化失职，水湿酿聚，则口中流涎，舌边齿痕。痰浊郁遏，阻滞脉络，则舌苔水湿，脉象弦滑。

治法：燥湿祛痰，活血化瘀。

方药：燥痰化瘀汤。

麻黄　细辛　半夏　天南星　白附子　葶苈子　鸡血藤　益母草　茯苓　泽泻　丹参　赤芍　葛根　川芎　桃仁　红花　水蛭　䗪虫　山楂　甘草

方解：半夏燥湿祛痰，消痞散结；天南星燥湿化痰，祛风解痉。白附子祛风化痰逐寒湿，葶苈子降气祛痰行水饮。麻黄宣肺活血，利水平喘；细辛温肺化饮，行水散寒。茯苓利水渗湿消肿胀，泽泻利水渗湿逐痰浊。鸡血藤活血补血，通经达络；益母草活血利水，祛瘀生新。丹参活血化瘀安心神，川芎活血行气通脑经。葛根升阳益阴，和血通脉；赤芍凉血活血，消瘀散结。水蛭破血逐瘀通经脉，䗪虫破血逐瘀达血府。桃仁破血祛瘀，润燥散结；红花活血化瘀，通经达络。山楂活血散瘀，行滞消积食；甘草止咳化痰，和中调诸药。共治湿痰血瘀，脑脉痹阻之证。

加减：头重如裹者，加藿香、佩兰、白豆蔻等；胸闷呕恶者，加檀香、砂仁、清半夏等

用法：一日一剂，水煎温服。

十六、水郁血瘀型

病因：大多为血化为水，水化为血，血结病水，水结病血，水郁精髓，元神失聪所致。

证候：头痛呕吐，呵欠频伸，神疲力倦，肢体困重，半身不遂，手足麻木，口眼㖞斜，言语謇涩，面目虚浮，昏沉嗜睡，舌苔水湿，脉象濡滑。

辨析：人体脑脉瘀血，髓海水胀，则头痛呕吐，呵欠频伸。水湿停聚，气化失利，则神疲力倦，肢体沉重。血瘀脉痹，脑经阻滞，则半身不遂，手足麻木。痰瘀蕴酿，上遏清窍，则口眼㖞斜，言语謇涩。痰湿内郁，脑髓水胀，则面目虚浮，昏沉嗜睡。水饮凝痰，阻遏气机，则舌苔水湿，脉象濡滑。

治法：利水渗湿，活血化瘀。

方药：利水化瘀汤。

益母草　泽兰　茯苓　泽泻　猪苓　桂枝　黄芪　白术　葛根　川芎　丹参　赤芍　郁金　降香　桃仁　红花　水蛭　䗪虫　牛膝　山楂　陈皮　大枣

方解：益母草行血祛瘀利水肿，泽兰叶活血利水散血瘀。茯

苓利水渗湿，宁心安神；泽泻利水渗湿，升清降浊。猪苓泄水逐湿降阴血，桂枝温经通脉升阳气。黄芪益气升阳，固表利水；白术益气燥湿，固表止汗。葛根升阳益阴通脑脉，川芎活血行气达脑经。丹参活血祛瘀，除烦安神；赤芍凉血化瘀，消肿散结。郁金行气祛瘀清心热，降香活血止血散肝瘀。桃仁破血祛瘀，善于散脏腑之瘀；红花活血化瘀，长于行经络之血。水蛭破血逐瘀利水道，䗪虫破血逐瘀通血脉。牛膝活血通经，引血下行；山楂散瘀行滞，消积降浊。陈皮理气健脾燥湿痰，大枣益气和胃调诸药。共治水郁血瘀，脑胀痹阻之证。

加减：神识昏蒙者，加麻黄、石菖蒲、藿香、苏合香等；发热者，加牛黄、生地黄、黄连、水牛角等。

用法：一日一剂，水煎温服。

总之，中风病中期分型，虽然是在辨证基础上分析病情的结果，但是也很难包罗临床上的千变万化。古人云：不规矩，不成方圆。清代费伯雄主席说："巧不离乎规矩，实不泥乎规矩。"（《医醇賸义·同病各发》）毛泽东主席说："马克思主义的最本质的东西，马克思主义的活的灵魂，就在于具体地分析具体的情况。"（《毛泽东选集·矛盾论》）虽然这些辨证分型方法比较机械，但是在临床诊断上则有章可循。不仅临床上的病证没有一个是按照书本发病的，而且也不是固定不变的，各型之间相互兼见，相互影响，相互转化，如阴阳转化，寒热真假，表里出入，虚实错杂，风火交煽，痰瘀互结等，故不能机械地对待，必须灵活掌握，细心鉴别。正如《吕氏春秋·慎大览·察今》所云："病万变，药亦万变。"中风病的临床表现虽然错综复杂，但是中期的基本病机属于血瘀脉痹，脑髓失养。故在辨证论治上，不管是缺血性中风，还是出血性中风，都应以活血化瘀为主要原则。而在中药用量上，必须因人而异，斟酌取舍，合理应用。

第四节　中风病后期治疗

中风病后期是病情相对稳定的后遗症期，根据病情的轻重以确定后遗症期的时间长短。大体来讲，中络证一个月以后为后期，中经证二个月以后为后期，中腑证三个月以后为后期，中脏证四个月以后为后期。

中风病经过前期、中期的治疗，到后期往往留下一些难以消除的后遗症。常见的有：偏瘫、肢麻、口㖞、舌喑、痴呆、癫狂、痫证、颤证、痿证、痹证等。因为古代医学家经常用这些后遗症作为病证名称，所以，中风病后期诊断则以辨名为主。治疗以中药汤剂、中成药为主，兼以针灸、按摩等。但必须辨证论治，结合破血逐瘀、搜风别络之法，灵活用药。

中风病后期的偏瘫、麻木、口㖞、舌喑、痴呆、癫狂等后遗症，大多为顽痰滞络，瘀血痹阻等所致，治疗可用蕲蛇、乌梢蛇、蜈蚣、全蝎等搜风剔络药，水蛭、䗪虫、三棱、莪术等破血逐瘀药。但中风日久，正气大伤，必须以扶正固为主，用黄芪、熟地黄、枸杞、肉苁蓉、红景天等益气养血，滋阴补阳。

一、偏瘫

偏瘫为中风病后期的常见后遗症，虽然前期半身不遂的证候已经出现，但在中风病急症控制之后，半身不遂逐渐上升为独立的病证，故称之为偏瘫。

偏瘫作为独立病证的名称，早在《黄帝内经》中已有“偏枯”“偏风”的记载，汉代张机《金匮要略》有“半身不遂”“㖞僻不遂”的证候，华佗《中藏经》有“中风偏枯，手足不遂”的证名，隋代巢元方《诸病源候论》有“风偏枯”“风半身不遂”的证候，唐代孙思邈《千金要方》有“偏枯者，半身不遂”的释名，宋代严用和《济生方》有“偏废不仁，半身不遂”的描述，明代张介宾《景岳全书》以“半身不遂”为主证，清代王清任《医林改错》确立“半身不遂”为病名。现代很多人已将偏瘫作为中风病的代称。

偏瘫在中风病的后期，大多由气滞血瘀演变为气虚血瘀，由风阳痰热转化为顽痰积瘀者较多。临床上常见的有气虚血瘀、痰瘀互结、积瘀滞脉、顽痰阻络等证。治疗上则以补阳还五汤、地黄饮子、干颓汤为主要方剂。

（一）中药方剂

1. 气虚血瘀型

病因：大多为中风日久，正气大伤，气虚力弱，血行不畅，血瘀脉痹，脑髓失养所致。

证候：面萎颜黄，神疲力倦，气短息弱，肢软体乏，手足麻木，半身不遂，口眼㖞斜，言语謇涩，纳呆化迟，溺频便溏，舌苔白少，脉象涩小。

治法：益气活血，化瘀通脉。

方药：补阳还五汤(《医林改错》)。

黄芪　当归　川芎　赤芍　桃仁　红花　地龙

加减：气虚者，黄芪可渐加至120克以上；血瘀者，加葛根、丹参、水蛭、䗪虫、红景天等；血虚者，加枸杞子、熟地黄、白芍、阿胶等。

用法：一日一剂，水煎温服。

2. 肾虚喑痱型

病因：大多为中风日久，下元虚衰，虚阳升浮，痰浊上泛，肾精亏耗，脑髓失养所致。

证候：头晕目眩，舌喑足废，声哑不出，足废不用，肢体厥逆，手足麻木，口眼㖞斜，畏寒蜷卧，腰酸膝痿，少寐多梦，舌痿苔少，脉象微弱。

治法：滋阴补阳，化痰开窍。

方药：地黄饮子(《黄帝素问宣明论方》)。

生地黄　石斛　麦冬　巴戟　山茱萸　肉苁蓉　附子　肉桂　五味子　石菖蒲　远志　茯苓　生姜　大枣　薄荷

加减：瘀血者，加水蛭、䗪虫、桃仁、红花、丹参等；气虚者，加黄芪、当归、党参、白术、红景天等。

用法：一日一剂，水煎温服。

3. **瘀血滞脉型**

病因：大多为中风日久，瘀血痹阻，旧瘀不去，新血不生，脑脉瘀血，元神失养所致。

证候：面目黧黑，消瘦潮热，汗出偏沮，肌肤甲错，口眼㖞斜，言语謇涩，手足麻木，半身不遂，肢节僵痛，表皮瘀癍，舌质紫暗，脉象涩结。

治法：破血逐瘀，通经达络。

方药：通经逐瘀汤(《医林改错》)。

桃仁　红花　赤芍　皂角刺　穿山甲　地龙　柴胡　连翘　麝香

加减：瘀痹者，加水蛭、䗪虫；痰痹者，加全蝎、蕲蛇；气虚者，加黄芪、党参；血虚者，加当归、白芍等。

用法：一日一剂，水煎温服。

4. **痰气阻络型**

病因：大多为中风日久，顽痰滞络，气机失调，血行不畅，血瘀脉痹，精髓失养所致。

证候：面色淡白，神情呆滞，手足痿软，口中流涎，筋脉拘急，屈伸不利，口眼㖞斜，言语謇涩，肢体麻木，半身不遂，舌苔白腻，脉象弦滑。

治法：破气逐痰，搜风剔络。

方药：花蛇续命汤(《医学启源》)。

蕲蛇　全蝎　白僵蚕　白附子　麻黄　桂枝　细辛　防风　藁本　天麻　半夏　川芎　独活　附子　人参　白术　茯苓　甘草　生姜

加减：顽痰者，加蜈蚣、地龙、乌梢蛇、木鳖子。积瘀者，加水蛭、䗪虫、三棱、莪术、穿山甲等。

用法：一日一剂，水煎温服。蕲蛇、全蝎，研末冲服。

（二）中成药

1. **偏瘫复原丸**

黄芪　人参　川芎　三七　沉香　肉桂　冰片

功效：益气活血，化瘀通脉。

主治：中风病偏瘫肢麻，口㖞舌謇。

用法：一次一丸，一日两次。

2. **华佗再造丸**

当归　川芎　白芍　红花　人参　天南星　五味子　马钱子　龙脑片等

功效：行气祛痰，活血化瘀。

主治：中风病瘫痪麻木，口㖞言謇等。

用法：一次八克，一日三次。

3. **大活络丸**

蕲蛇　乌梢蛇　全蝎　地龙　天麻　天南星　犀角（以水牛角代）　牛黄　虎骨（以人工虎骨代）　麝香等

功效：熄风化痰，通经活络。

主治：中风病半身不遂，筋脉拘急。

用法：一次一丸，一日两次。

4. **小活络丸**

胆南星　地龙　川乌　草乌　乳香　没药

功效：祛风化痰，活经通痹。

主治：中风病半身不遂，手足麻木。

用法：一次一丸，一日两次。

5. **半夏天麻丸**

天麻　半夏　陈皮　黄芪　人参　白术　茯苓　苍术　黄柏　泽泻　神曲　麦芽

功效：燥湿化痰，熄风通络。

主治：中风病头晕偏瘫，口㖞言謇。

用法：一次6g，一日两次。

6. **中风回春丸**

丹参　桃仁　红花　地龙　全蝎　白僵蚕　威灵仙　川牛膝　伸筋草等

功效：活血化瘀，熄风通络。

主治：中风病瘫痪麻木，筋骨疼痛。

用法：一次1.5g，一日三次。

7. **大黄䗪虫丸**

大黄　䗪虫　水蛭　虻虫　蛴螬　干漆　地黄　白芍　桃仁　杏仁　黄芩　甘草

功效：破血逐瘀，化滞消积。

主治：中风病偏瘫日久，面色黧黑，消瘦潮热，肌肤甲错。

用法：一次一丸，一日两次。

8. **人参再造丸**

人参　牛黄　虎骨　麝香　蕲蛇　全蝎　穿山甲　琥珀　天麻　防风　沉香　朱砂　威灵仙

功效：熄风化痰，舒筋活络。

主治：中风病半身不遂，手足麻木等。

用法：一次一丸，一日两次。

其他：醒脑再造丸、参桂再造丸、祛风再造丸、中风再造丸、疏风再造丸等，皆可选用。

（三）针灸

取穴　常以手足阳明经穴为主，以手足太阳、少阳经穴为辅，如风池、肩髃、曲池、外关、合谷、环跳、殷门、足三里、阳陵泉、悬钟、昆仑、解溪、丘墟等。

二、麻木

麻木是中风病后期的证候。祖国医学称之为麻痹、不仁、顽麻等。麻木是手足麻木，肌肤不仁，甚则不知痛痒之证。

麻木在《黄帝内经》中尚无记载，但有“不仁”之名。所谓“不仁”，即皮顽不知有无之义，即后世称之为“麻木”。《黄帝内经》认为“荣气虚则不仁，卫气虚则不用，荣卫俱虚则不仁，且不用”（《素问·逆调论》）。汉代张仲景《金匮要略》云：“邪在于络，肌肤不用”（“中风历节病”）；“身体不仁”（“血痹虚劳病”）。隋代巢元方《诸病源候论》说“风不仁候”是由“荣气虚，卫气实，风寒入于肌肉，使血气不得宣通”所致。唐代孙思邈《千金要方》云：中风病既有“半身不仁”的表现，又有“风走注皮肤中，如虫行”的证候。金元以降，始用“麻木”一词代替“不仁”之名。金代张从正《儒门事亲·指风痹痿厥近世差互辨》说：“夫痹之为状，麻木不仁。”金代李杲《兰室秘藏·妇人门》认为“麻木……非有风邪，乃气不行”。元代朱震亨《丹溪心法》认为“麻为气虚，木为湿痰败血”所致。明代张介宾《景岳全书》说：“气虚则麻，血虚则木。”明代叶文龄《医学统旨》说：“麻为木之微，木为麻之甚。”清代林佩琴《类证治裁》说：“麻木，营卫滞行之证。”清代沈金鳌《杂病源流犀烛》说：“气虚是本，风痰是标。”故麻木为本虚标实之证。

中风病后期的肢体麻木，麻为木之始，木为麻之甚。麻是手足发麻，木是肌肤知觉消失。大多为气虚失运，血虚不荣，痰气滞络，瘀血痹脉所致。

（一）中药方剂

1. **气虚血瘀型**

病因：大多为气虚无力，血行迟滞，气失温煦，血失濡润，经络不充，肌肤失养所致。

证候：面色淡白，自汗畏风，气短乏力，食少便溏，手足麻木，犹如虫行，肌肤不仁，不知痛痒，口眼㖞斜，言语謇涩，舌苔薄白，脉象弱小。

治法：益气实卫，行血通脉。

方药：黄芪益气汤(《医宗金鉴》)。

黄芪　当归　党参　白术　柴胡　升麻　陈皮　甘草　红花　黄柏

加减：春加防风，夏加黄芩，秋加五味子，冬加桂枝。瘀血者，加丹参、川芎、桃仁、红景天。

用法：一日一剂，水煎温服。

2. **血虚不荣型**

病因：大多为中风日久，耗伤营血，血虚失濡，经络空虚，脑脉瘀血，肌肤失养所致。

证候：头晕眼花，面色苍白，两目干涩，爪甲暗淡，手足麻木，半身不遂，口眼㖞斜，言语謇涩，肌肤不仁，形体消瘦，舌质淡白，脉象沉弱。

治法：养血和营，行血活络。

方药：当归养血汤(《证治准绳》)。

当归　川芎　白芍　熟地黄　羌活　防风　白芷

加减：瘀血者，加丹参、赤芍、葛根、赤芍、桃仁、红花、水蛭、䗪虫等。

用法：一日一剂，水煎温服。

3. 痰气滞络型

病因：大多为水湿久积，痰气滞络，血液凝涩，运行不畅，脑脉瘀血，元神失养所致。

证候：头重眩晕，口中流涎，胸闷呕恶，脘痞腹满，痰壅咳喘，心悸失眠，口眼㖞斜，言语謇涩，手足麻木，半身不遂，舌苔白腻，脉象沉滑。

治法：燥湿化痰，散瘀通络。

方药：止麻消痰饮(《赤水玄珠》)。

天麻　半夏　陈皮　茯苓　细辛　枳壳　瓜蒌仁　桔梗　黄连　黄芩

加减：湿盛者，加天南星、远志、泽泻、白附子。瘀血者，加桃仁、红花、水蛭、䗪虫等。

用法：一日一剂，水煎温服。

4. 瘀血痹脉型

病因：大多为气滞血瘀，脉痹络阻，气血凝冱，循行不畅，脑脉瘀血，元神失养所致。

证候：头痛眩晕，面目黧黑，肌肤甲错，毛发枯萎，肢体麻木，半身不遂，口眼㖞斜，言语謇涩，肌肤不仁，瘀点瘀斑，舌质紫暗，脉象弦涩。

治法：行气活血，祛瘀通脉。

方药：破血散瘀汤(《兰室秘藏》)。

水蛭　当归　苏木　柴胡　羌活　防风　连翘　肉桂　麝香

加减：瘀久者，加川芎、丹参、䗪虫、桃仁、红花、穿山甲等；麻痹者，加地龙、蜈蚣、蕲蛇、乌梢蛇等。

用法：一日一剂，水煎温服。麝香冲服。

（二）中成药

1. 参桂再造丸

人参　肉桂　麻黄　甘草　熟地黄　大黄　乌梢蛇　独活

白芷　防风　乳香　没药　玄参　鸡血藤

功效：益气行血，祛风通络。

主治：中风病手足麻木，半身不遂。

用法：一次一丸，一日两次。

2. 华佗再造丸

当归　川芎　红花　天南星　吴茱萸　马钱子　冰片等

功效：活血化瘀，祛痰通络。

主治：中风病偏枯麻木，口喎言謇。

用法：一次八克，一日三次。

3. 虎骨木瓜丸

虎骨　木瓜　当归　川芎　党参　牛膝　川乌　草乌　白芷　威灵仙　海风藤　青风藤

功效：祛风散寒，活血通络。

主治：中风病手足麻木，肢节疼痛。

用法：一次一丸，一日两次。

4. 散风活络丸

乌梢蛇　地龙　蜈蚣　草乌　附子　威灵仙　麻黄　桂枝　细辛　党参　白术　茯苓　当归　川芎　赤芍　熟地黄　桃仁　红花　乳香　牛膝　木香　香附　防风　黄芩　白附子　胆南星　海风藤　骨碎补　草豆蔻　熟大黄　牛黄　冰片

功效：舒筋活络，祛风除湿。

主治：中风病手足麻木，半身不遂。

用法：一次 15 丸，一日三次。

5. 天麻丸

天麻　杜仲　羌活　独活　牛膝　萆薢　当归　生地黄　玄参　附子

功效：祛风胜湿，活血通络。

主治：中风病手足麻木，半身不遂。

用法：一次一丸，一日三次。

6. 虎潜丸

虎骨　龟板　白芍　熟地黄　知母　黄柏　锁阳　干姜　陈皮

功效：滋肝益肾，强筋壮骨。

主治：中风病肢体麻木，筋骨痿软。

用法：一次9g，一日两次。

7. 豨莶丸

豨莶草

功效：祛风胜湿，舒筋活络。

主治：中风病肢体麻木，半身不遂。

用法：一次一丸，一日三次。

8. 豨桐丸

豨签草　臭梧桐

功效：祛风胜湿，舒筋活络。

主治：中风病手足麻木，半身不遂。

用法：一次9g，一日两次。

其他：大活络丸、小活络丸、人参再造丸、祛风再造丸、偏瘫复原丸、水蛭通栓丸等，皆可选用。

（三）针灸

取穴　针灸以手足阳明经穴为主，以手足太阳、少阳经穴为辅。取太阳、下关、颊车、地仓、风池、合谷、曲池、肩髃、肩井、肩贞、环跳、风市、委中、合阳、承山、悬钟、足三里、阳陵泉、太冲、丘墟、解溪等。

三、口喎

口喎是中风病后期的证候。祖国医学称之为口僻、口眼喎斜、口舌喎斜等；大多为中风病偏瘫的证候。

《黄帝内经》有“口㖞”（《灵枢·经脉》）、“口僻”（《灵枢·经筋》）的记载。汉代张机《金匮要略·中风历节病》有“㖞僻不遂”的证候，华佗《中藏经·火法有五论》有“口眼不正”的病状。隋代巢元方《诸病源候论·风口㖞候》有“口㖞僻”之候。唐代孙思邈《千金要方·诸风》有“中风口㖞”之证。宋代严用和《济生方·中风论治》有“口眼㖞斜”之名，陈无择《三因方·中风治法》亦有“口眼㖞斜”之实。金代张从政《儒门事亲·证口眼㖞斜是经非窍辨》认为“口眼㖞斜是经非窍”。李杲《医学发明·中风》指出“中血脉则口眼㖞斜”。明代张介宾《景岳全书·杂证谟·非风》强调“口眼㖞斜者，足阳明及肝胆经病”。楼英《医学纲目·运气风木》明确“口眼㖞斜者，多属胃土有痰”。清代王清任《医林改错·口眼歪斜辨》认为“口眼歪斜”乃“气不上达头面”引起；林佩琴《类证治裁·中风论治》指出“口眼㖞斜，因血液衰涸，不能荣润筋脉”所致。现代医学认为中枢性神经面瘫多为口舌㖞斜，周围性神经面瘫多为口眼㖞斜。临床上二者在病因、病机、证候、治则方面，有明显区别。

总之，口㖞不仅是中风病的一个证候，而且又是一个独立的病证。中风病后期的口㖞，大多为风痰阻络，热痰滞脉，阳明中风，气血虚衰所致。

（一）中药方剂

1. 风痰阻络型

病因：大多为风痰上扰，痹阻面络，经脉不利，血行不畅，脑脉瘀血，肌肤失养所致。

证候：中风面瘫，口眼㖞斜，嘴角流涎，言语不清，肌肤不仁，肢体麻木，半身不遂，手足痿软，肌肉颤动，筋脉拘挛，舌苔白腻，脉象浮滑。

治法：祛风活血，化痰通络。

方药：祛风导痰汤(《张氏医通》)。

羌活　防风　半夏　天南星　白术　茯苓　枳实　陈皮　乌梅　甘草　生姜　竹沥

加减：瘀血者，加丹参、赤芍、当归、川芎、桃仁、红花；痰气者，加全蝎、白僵蚕、蜈蚣、白附子等。

用法：一日一剂，水煎温服。

2. 热痰滞脉型

病因：大多为脾失运化，聚湿生痰，痰浊壅盛，蕴酿化热，脑脉瘀血，元神失养所致。

证候：头痛面赤，舌强言謇，口眼㖞斜，半身不遂，手足麻木，肌肤不仁，烦热口渴，咳痰黄稠，大便秘结，小便赤涩，舌苔黄腻，脉象滑数。

治法：祛风清热，化痰通络。

方药：清热化痰汤(《医宗金鉴》)。

黄芩　黄连　胆南星　半夏　橘红　赤茯苓　麦冬　枳实　桔梗　竹茹　甘草　生姜　灯芯

加减：瘀血者，加丹参、赤芍、桃仁、红花；风痹者，加麻黄、地龙、全蝎、蜈蚣等。

用法：一日一剂，水煎温服。

3. 阳明中风型

病因：大多为风邪入中，侵袭阳明，气逆血菀，循经上扰，脑脉瘀血，面络郁滞所致。

证候：头痛眩晕，面红目赤，口渴心烦，身热汗出，口眼㖞斜，言语謇涩，肢体麻木，半身不遂，手足拘急，肌肉颤动，舌苔黄厚，脉象弦数。

治法：疏风散邪，益气扶正。

方药：秦艽升麻汤(《卫生宝鉴》)。

秦艽　升麻　白芷　防风　人参　葛根　白芍　桂枝　甘草

葱白

加减：痰气者，全蝎、白僵蚕、天南星、白附子；瘀血者，丹参、赤芍、桃仁、红花等。

用法：一日一剂，水煎温服。

4. 血虚失养型

病因：大多为中风日久，阴血虚衰，生化不足，血虚血瘀，脑脉痹阻，面络失养所致。

证候：头晕眼花，面淡颜白，唇爪无华，筋脉拘急，口眼㖞斜，言语謇涩，手足麻木，半身不遂，神疲气短，心悸怔忡，舌质苔白，脉象弱涩。

治法：养血和营，疏风通络。

方药：疏风养血汤(《伤科补要》)。

秦艽 羌活 荆芥 防风 薄荷 天花粉 当归 白芍 川芎 红花

加减：痰气者，加天麻、天南星、半夏、白附子；瘀血者，加丹参、桃仁、水蛭、土鳖虫等。

用法：一日一剂，水煎温服。

(二) 中成药

1. 牵正散

全蝎 白僵蚕 白附子

功效：祛风止痉，化痰通络。

主治：中风病口眼㖞斜，面瘫肌搐。

用法：一次3g，一日两次。

2. 玉真散

天麻 天南星 白芷 防风 羌活 白附子

功效：祛风解痉，化痰通络。

主治：中风病口眼㖞斜，风痉舌謇。

用法：一次6g，一日三次。

3. **愈风丹**

天麻　天南星　白芷　防风　羌活　麻黄　川芎　白芍　全蝎　白僵蚕　细辛　桔梗　甘草　朱砂

功效：祛风化痰，活血通络。

主治：中风病口眼㖞斜，手足拘急。

用法：一次一丸，一日两次。

4. **再造丸**

蕲蛇　地龙　全蝎　白僵蚕　虎骨　麝香　穿山甲　水牛角等

功效：熄风化痰，活血通络。

主治：中风病口眼㖞斜，半身不遂。

用法：一次一丸，一日两次。

5. **天南星丸**

天麻　天南星　全蝎　白僵蚕　白附子　附子　藿香

功效：祛风化痰，止痉通络。

主治：中风病口眼㖞斜，肢体麻木。

用法：一次一丸，一日两次。

6. **僻巽锭子**

胆南星　白僵蚕　牛黄　麝香　白芷　防风　白附子　薄荷　川乌　干姜　人参　白术　茯苓　甘草　木香　朱砂　冰片　蜂蜜

功效：祛风化痰，镇痉通络。

主治：中风病口眼㖞斜，手足抽搐。

用法：一次四锭，一日三次。

7. **青州白丸子**

生南星　生半夏　生川乌　生白附子

功效：祛风化痰，温经通络。

主治：中风病口眼㖞斜，手足瘫痪。

用法：一次一丸，一日两次。

8. 祛风通络丸

牛黄　麝香　龙脑　犀角（以水牛角代）　白花蛇

功效：祛风止痉，化痰通络。

主治：中风病口眼㖞斜，筋脉拘挛。

用法：一次一丸，一日两次。

（三）针灸

取穴　针灸以手足阳明经穴、足厥明经穴为主。常用地仓、颊车、下关、合谷、太阳、人中、太冲、客主人、迎香、承浆等。

四、舌喑

舌喑是中风病后期的证候。中医学称之为中风不语、舌喑失语、舌强言謇、舌痿失语、舌謇、言謇、失语、喑俳等。

《黄帝内经》记载：“入中为喑者，阳盛已衰，故为喑也。内夺而厥，则为喑俳，此肾虚也。”（《素问·脉解》）汉代张机认为“邪入于脏，舌即难言”（《金匮要略·中风历节病》）。隋代巢元方指出：“舌强不能言”，又云：“舌强不得语。”（《诸病源候论·风病诸侯》）唐代孙思邈认为“舌强不能言，病在脏腑”（《千金要方·诸风》）。宋代陈无择指出“言语謇涩”“失音不语”“舌强不能言”“口噤不能语”（《三因极一病证方论·中风治法》）。明代楼英认为“舌喑乃中风舌不转运之类”（《医学纲目·中风》）。张介宾指出“舌强不能言者，心肾经病”（《景岳全书·非风》）。清代吴谦认为“舌强难言，神气不清，则是痰火为病”；又云：“心清语謇，舌痿无力难言者，为营卫不足之病”（《医宗金鉴·中风总括》）。费伯雄指出：“风火上扰，神明散乱，故不能言”“中风脾缓，舌强不语。”（《医醇賸义·中风》）然王清任明确指出“语言謇涩非痰火”“半身无气，已不能动；舌亦半边无气亦不能全动，故说话不真”。(《医林改错·半身不遂论叙》)。而林佩琴强调“舌强不语，舌为心、脾、肝、肾四经所系；邪中其经，则痰涎闭其脉道，舌机不掉也”(《类证治裁·中风》)。总之，中风病舌喑者，轻者，则言謇也，为言语障碍矣；重者，则失语也，为言语丧失矣。

中风病后期之舌喑者，大多为风痰阻窍，气滞血瘀，脾缓心虚，肾精亏耗所致。临床上常兼见半身不遂，手足麻木，口眼㖞斜，神情痴呆等。

（一）中药方剂

1. 风痰阻窍型

病因：大多为风痰上扰，痰浊阻窍，舌本失灵，机窍不利，脑脉瘀血，元神失养所致。

证候：头痛眩晕，言謇失语，口中流涎，舌卷难伸，肢体麻木，半身不遂，手足颤掉，舌体㖞斜，吞咽困难，咳吐不利，舌苔白腻，脉象弦滑。

治法：祛风化痰，通窍活络。

方药：解语汤(《证治准绳》)。

天麻　天南星　羌活　防风　石菖蒲　远志　当归　川芎　人参　肉桂　白芷　羚羊角　枣仁　陈皮　竹沥　甘草

加减：痰气者，加半夏、茯苓、桔梗、天花粉；瘀血者，加桃仁、红花、水蛭、䗪虫等。

用法：一日一剂，水煎温服。

2. 气滞血瘀型

病因：大多为气机郁滞，血液凝涩，循行不畅，痰瘀阻窍，脑脉痹阻，元神失养所致。

证候：头痛定处，痛如锥刺，胸胁胀满，肢体疼痛，口眼㖞斜，言语謇涩，手足麻木，半身不遂，肌肤不仁，皮下瘀斑，舌质紫黯，脉象弦涩。

治法：活血化瘀，行气开窍。

方药：会厌逐瘀汤(《医林改错》)。

桃仁　红花　生地黄　赤芍　当归　玄参　柴胡　枳壳　桔梗　甘草

加减：痰气者，加半夏、天南星、橘红、茯苓；瘀血者，加丹参、葛根、水蛭、䗪虫等。

用法：一日一剂，水煎温服。

3. 心脾两虚型

病因：大多为中风日久，阴血亏耗，脾不生血，循行涩滞，脑脉痹阻，舌本失养所致。

证候：面色萎黄，心悸健忘，少寐多梦，腹胀便溏，口眼㖞斜，言语謇涩，肢体麻木，半身不遂，手足无力，精疲力倦，舌苔薄白，脉象弱小。

治法：养心益脾，祛痰开窍。

方药：资寿解语汤(《医学入门》)。

天麻　附子　羌活　防风　羚羊角　枣仁　肉桂　甘草　竹沥

加减：气虚者，加人参、黄芪；血虚者，加当归、白芍等；痰气者，加天南星、半夏；瘀血者，加桃仁、红花等。

用法：一日一剂，水煎温服。

4. 肾精亏耗型

病因：大多为中风日久，气血虚弱，肾精下亏，脑髓上虚，血瘀脉痹，元神失养所致。

证候：头晕面淡，眼花耳鸣，心悸气短，腰酸膝软，舌痿失语，口眼㖞斜，半身不遂，下肢痿痱，齿摇发脱，健忘失眠，舌淡苔少，脉象沉小。

治法：益精填髓，滋肾化痰。

方药：补脑振痿汤(《医学衷中参西录》)。

黄芪　当归　乳香　没药　地龙　䗪虫　龙眼肉　山萸肉　胡桃肉　鹿角胶　马钱子

加减：痰气者，加石菖蒲、远志、茯苓；肾虚者，加熟地黄、巴戟天、肉苁蓉、附子、肉桂等。

用法：一日一剂，水煎温服。

（二）中成药

1. **解语丹**

天麻　天南星　石菖蒲　远志　全蝎　白附子　羌活　木香　甘草

功效：祛风通络，豁痰宣窍。

主治：中风病言语謇涩，痰涎壅盛。

用法：一次6g，一日三次。

2. **正舌散**

雄黄　荆芥穗　等份为末。

功效：祛风化痰，正舌开窍。

主治：中风病口舌㖞斜，言语謇涩。

用法：一次2g，一日两次。

3. **天麻丸**

天麻　杜仲　牛膝　玄参　生地黄　当归　附子　萆薢　羌活　独活

功效：祛风活血，通络开窍。

主治：中风病言语謇涩，手足麻木。

用法：一次一丸，一日两次。

4. **再造丸**

蕲蛇　地龙　全蝎　白僵蚕　虎骨　麝香　穿山甲　水牛角等

功效：熄风豁痰，活血通络。

主治：中风病口㖞舌喑，肢麻偏瘫。

用法：一次一丸，一日两次。

5. 青州白丸子

天南星　半夏　川乌　白附子

功效：祛风化痰，通经活络。

主治：中风病舌痿失语，偏枯麻木。

用法：一次6g，一日两次。

6. 神仙解语丹

天麻　天南星　全蝎　白僵蚕　石菖蒲　远志　白附子　羌活　木香

功效：熄风化痰，通经开窍。

主治：中风病舌强不语，痰涎壅盛。

用法：一次6g，一日两次。

7. 清心导痰丸

黄连　郁金　天麻　天南星　半夏　天花粉　川乌　白僵蚕　白附子　羌活　姜汁

功效：熄风化痰，清心开窍。

主治：中风病舌痿言謇，肢麻偏瘫。

用法：一次一丸，一日两次。

8. 牛黄清心丸

牛黄　栀子　黄连　郁金　黄芩　朱砂

功效：清心开窍，熄风安神。

主治：中风病舌强言謇，神昏谵语。

用法：一次一丸，一日两次。

（三）针灸

取穴：针灸以督脉经穴、任脉经穴为主。常用穴位：风府、哑门、百会、人中、承浆、廉泉等。

五、痴呆

痴呆是中风病后期的证候。祖国医学称之为呆证、傻病；临床上常指以呆傻愚笨为主症的神志失常。

祖国医学对于痴呆证的专论较少。明代张介宾《景岳全书·杂证谟·癫狂痴呆》记载："痴呆证，凡平素无痰，而或以郁结，或以不遂，或以思虑，或以疑二，或以惊恐，而渐致痴呆。"清代陈士铎《辨证录·呆病门》云："其始也，起于肝气之郁；其终也，由于胃气之衰。肝郁则木克土，而痰不能化；胃衰则土制水，而痰不能消。于是痰积于胸中，盘踞于心外，使神明不清，而呆病成矣。"这是对痴呆病因病机的描述。

痴呆证在临床辨证上，大多为痰气壅盛，瘀血阻滞，肝气郁结，肾精亏虚所致。

（一）中药方剂

1. 痰气壅盛型

病因：大多为中风日久，内伤脾气，运化失职，水湿不化，聚湿生痰，上扰脑神所致。

证候：头重眩晕，胸闷脘满，纳呆食少，呕吐痰涎，口眼㖞斜，言语謇涩，肢体麻木，半身不遂，神情呆僵，动作愚笨，舌苔湿腻，脉象濡滑。

治法：健脾燥湿，化痰开窍。

方药：洗心汤(《辨证录》)。

人参　半夏　陈皮　茯苓　枣仁　石菖蒲　附子　神曲　甘草

加减：热痰者，加瓜蒌、天花粉、葶苈子；寒痰者，加天南星、皂荚、白附子等。

用法：一日一剂，水煎温服。

2. **瘀血阻滞型**

病因：大多为气滞血凝，脉涩络阻，血液黏稠，循行不畅，脑脉瘀血，元神失养所致。

证候：头痛眩晕，胸胁胀痛，神识呆傻，动作愚笨，寡言少语，反应迟钝，舌强言謇，半身不遂，手足麻木，肌肤不仁，舌质暗瘀，脉象沉涩。

治法：活血化瘀，行气通窍。

方药：通窍活血汤(《医林改错》)。

桃仁　红花　川芎　赤芍　老葱　生姜　红枣　麝香

加减：瘀血者，加丹参、葛根、水蛭、䗪虫；痰气者，加天南星、半夏、石菖蒲、郁金等。

用法：一日一剂，水煎温服。

3. **肝气郁结型**

病因：大多为肝失疏泄，情志不遂，脾失运化，饮食不消，脑脉瘀血，清窍失灵所致。

证候：头晕目眩，胸闷胁痛，口苦呕恶，纳呆化迟，神识痴傻，目光呆滞，口眼㖞斜，言语不清，手足麻木，半身不遂，舌苔薄黄，脉象沉弦。

治法：疏肝解郁，化痰开窍。

方药：柴胡疏肝汤(《景岳全书》)。

柴胡　白芍　香附　甘草　川芎　枳壳　陈皮

加减：中虚者，加党参、白术；痰气者，加半夏、天南星；瘀血者，加丹参、葛根、桃仁、红花等。

用法：一日一剂，水煎温服。

4. **肾精亏虚型**

病因：大多为久病伤肾，精血亏损，行血无力，上气不足，脑脉瘀血，元神失养所致。

证候：头晕耳鸣，手软足痿，行动迟缓，表情呆板，傻哭痴笑，少语寡言，口眼㖞斜，言语不清，肢体麻木，半身不遂，舌质暗红，脉象沉小。

治法：滋肾养精，化痰开窍。

方药：滋阴地黄汤(《万病回春》)。

熟地黄　山药　山茱萸　牡丹皮　茯苓　泽泻　知母　黄柏　当归　川芎　白芍　石菖蒲　远志

加减：瘀血者，加丹参、赤芍、桃仁、红花；痰气者，加半夏、天南星、石菖蒲、郁金等。

用法：一日一剂，水煎温服。

（二）中成药

1. 滚痰丸

礞石　黄芩　大黄　沉香

功效：逐痰散结，泻火开窍。

主治：中风病痴呆愚笨，神识迷糊。

用法：一次三丸，一日两次。

2. 转呆丹

人参　当归　半夏　石菖蒲　枣仁　茯神　柏子仁　柴胡　白芍　天花粉　附子　神曲

功效：益气养血，祛痰开窍。

主治：中风病神情痴呆，动作愚笨。

用法：一次6g，一日三次。

3. 龙虎丸

巴豆　白砒　牛黄　朱砂

功效：逐痰泻火，定心安神。

主治：中风病情呆静坐，神狂叫骂。

用法：一次一丸，一日一次。

4. 还少丹

熟地黄　枸杞子　山茱萸　五味子　巴戟天　肉苁蓉　山药

牛膝　杜仲　代赭石　石菖蒲　远志　茯苓　小茴香　大枣

功效：补肾填精，健脑益智。

主治：中风病神情痴呆，动作愚笨。

用法：一次一丸，一日两次。

5. 益脑宁片

黄芪　党参　首乌　灵芝　天麻　琥珀等

功效：补肾益气，醒脑开窍。

主治：中风病痴呆愚笨，麻木瘫痪。

用法：一次五片，一日三次。

6. 逐呆仙丹

人参　白术　茯神　半夏　附子　白薇　菟丝子　白芥子　朱砂

功效：益气安神，祛痰开窍。

主治：中风病痴呆抑郁，静默无言。

用法：一次6g，一日三次。

7. 抗脑衰胶囊

何首乌　枸杞子　人参　石菖蒲　茯神　丹参　菊花　远志　虎骨等

功效：补肾健脑，益智安神。

主治：中风病脑髓枯痿，痴呆愚笨。

用法：一次五粒，一日三次。

8. 脑心通胶囊

黄芪　全蝎　地龙　乳香　红花等

功效：益气活血，熄风开窍。

主治：中风病头晕肢麻，痴呆愚笨。

用法：一次四粒，一日三次。

其他：右归丸、六味地黄丸、八味地黄丸、杞菊地黄丸、麦味地黄丸、人参固本丸、鹿茸牛膝丸，皆可选用。

（三）针灸

取穴　针灸以督脉、任脉经穴为主，以手阳明、足阳明、手太阳、足太阳经穴为辅。常用穴位：百会、风府、哑门、大椎、陶道、人中、膻中、气海、合谷、曲池、足三里、内庭、养老、听宫、天柱、心俞等。

六、癫狂

癫狂是中风病后期的证候。祖国医学称之为癫疾、癫证、狂疾、狂证、厥狂、疯癫、疯狂等。

《黄帝内经》说："癫疾厥狂，久逆之所生也。"（《素问·通评虚实论》）《难经·二十二难》云："重阳则狂，重阴则癫。"唐代孙思邈说："癫病眩乱""狂邪鬼语。"（《千金要方·风癫》）宋代陈言说："夫三阳并三阴，则阳虚而阴实，故癫；三阴并三阳，则阴虚而阳实，故狂。"（《三因极一病证方论·狂证论》）明代张介宾说："狂病常醒，多怒而暴；癫病常昏，多倦而静。由此观之，则阴阳寒热，自有冰炭之异。"又说："狂病多因于火""癫病多由痰气。"（《景岳全书·癫狂痴呆》）清代沈金鳌认为"癫狂，心与肝胃病也，而必挟痰挟火。癫属腑，痰在包络，故时发时止；狂属脏，痰聚心主，故发而不止"（《杂病源流犀烛·癫狂源流》）。王清任指出"癫狂一证，乃气血凝滞，脑气与脏腑气不接，如同作梦一样"（《医林改错·癫狂梦醒汤》）。何梦瑶认为"癫狂者，常时迷惑也""必有痰涎迷留心窍，乃成故痰""癫狂之病，常迷心窍。"（《医碥·狂癫痫论》）近人张锡纯强调"人之元神在脑，识神在心；心脑息息相通，其神明自湛然长醒……热痰上壅，将其心脑相通之路杜塞，遂致神明有所隔碍，失去常性，此癫狂失心之所来由也"（《医学衷中参西录·癫狂失心》）。可见，古代医学家从不同的角度，对癫狂证进行了多方面的研究和认识。但从临床表现的特征上来说，癫证以精神抑郁，表情淡漠，沉默寡言，语无论次，静而少动为特征；狂证则以精神亢奋，狂躁刚暴，宣扰不宁，毁物伤人，动而多怒为特征。

中风病后期的癫狂证，大多为痰气郁结，瘀血阻滞，气血虚衰，痰火上扰所致。

（一）中药方剂

1. 痰气郁结型

病因：大多为肝失条达，脾失运化，痰气内生，情志不遂，脑脉瘀血，元神失统所致。

证候：精神抑郁，沉默痴呆，目瞪直视，独言自语，说话失序，哭笑无常，秽洁不知，饮食无欲，表情淡漠，静而少动，舌苔白腻，脉象弦滑。

治法：行气解郁，涤痰通窍。

方药：顺气导痰汤(《类证治裁》)。

胆南星　半夏　陈皮　茯苓　香附　枳实　木香　甘草　生姜

加减：瘀血者，加桃仁、红花、丹参、赤芍、水蛭、䗪虫。

用法：一日一剂，水煎温服。

2. 气血虚弱型

病因：大多为脾胃虚弱，生化不足，气血衰少，经络空虚，脑脉瘀血，髓海失养所致。

证候：面色少华，神思恍惚，心悸怔忡，善悲欲哭，思维贫乏，沉默寡言，言语无序，魂梦颠倒，少寐多梦，纳呆化迟，舌苔薄白，脉象弱小。

治法：益气养血，清心安神。

方药：养血清心汤(《寿世保元》)。

人参　白术　当归　生地黄　川芎　茯神　枣仁　远志　麦冬　甘草

加减：气虚者，加黄芪、山药；血虚者，加熟地黄、白芍；窍闭者，加郁金、石菖蒲。

用法：一日一剂，水煎温服。

3. 痰火扰心型

病因：大多为郁怒伤肝，肝失疏泄，气郁化火，痰火扰心，脑脉瘀血，神明失常所致。

证候：头痛面赤，急躁易狂，言语杂乱，气力超常，叫嚎骂詈，毁物伤人，登高而歌，弃衣而走，口渴饮冷，便秘溲赤，舌质红绛，脉象滑数。

治法：清心泻火，涤痰开窍。

方药：清火涤痰汤(《医醇賸义》)。

丹参　麦冬　朱茯神　柏子仁　胆南星　浙贝母　橘红　杏仁　菊花　白僵蚕　竹沥　姜汁

加减：心火者，加黄连、栀子；痰火者，加瓜蒌、天竺黄；瘀火者，加生地黄、赤芍；腑实者，加大黄、芒硝等。

用法：一日一次，水煎温服。

4. 瘀血阻滞型

病因：大多为中风日久，情志都结，气血凝滞，瘀血痹脉，痰气滞络，扰乱脑神所致。

证候：癫狂日久，病势渐缓，面黯形瘦，神疲力倦，时而狂躁，时而沉默，情志焦虑，少寐多梦，口干不饮，肢体刺痛，舌质瘀斑，脉象弦涩。

治法：活血行气，祛痰开窍。

方药：癫狂梦醒汤(《医林改错》)。

桃仁　赤芍　柴胡　香附　木通　半夏　陈皮　青皮　大腹皮　桑白皮　紫苏子　生甘草

加减：瘀血腑实者，宜桃仁承气汤；瘀血内结者，加水蛭、䗪虫、大黄、郁金、丹参等。

用法：一日一剂，水煎温服。

（二）中成药

1. 白金丸

白矾　郁金

功效：豁痰通窍，清心安神。

主治：中风病阴癫抑郁，沉默寡言。

用法：一次 6g，一日两次。

2. 控涎丹

大戟　甘遂　白芥子

功效：祛痰逐饮，泻腑通窍。

主治：中风病痴呆迷惘，神情抑郁。

用法：一次 3g，一日两次。

3. 定志丸

人参　茯神　石菖蒲　远志　甘草

功效：益气安神，豁展开窍。

主治：中风病面淡痴癫，精神抑郁。

用法：一次一丸，一日两次。

4. 癫狂丸

牛黄　巴豆　白砒　朱砂

功效：定志宁神，化痰开窍。

主治：中风病急躁怒狂，语无伦次。

用法：一次一丸，一日三次。

5. 礞石滚痰丸

礞石　沉香　黄芩　大黄

功效：逐痰散结，通腑开窍。

主治：中风病狂躁惊悸，痰热便秘。

用法：一次 9g，一日一次。

6. 清心导痰丸

大黄　黄芩　沉香　麝香　犀角（以水牛角代）　皂角　礞石　朱砂

功效：清火逐痰，解郁开窍。

主治：中风病急躁怒狂，头痛面赤。

用法：一次9g，一日两次。

7. 金箔镇心丸

胆南星　牛黄　珍珠　麝香　琥珀　雄黄　天竺黄　朱砂　金箔

功效：镇痉安神，清热化痰。

主治：中风病癫狂烦躁，面红目赤。

用法：一次一丸，一日两次。

8. 朱砂安神丸

朱砂　黄连　生地黄　当归　甘草

功效：安神定志，清心开窍。

主治：中风病久狂烦躁，面红形瘦。

用法：一次一丸，一日两次。

其他：安宫牛黄丸、当归龙荟丸、龙虎丸、化狂丹、龙胆泻肝丸、天王补心丹等，皆可选用。

（三）针灸

取穴　针灸以手足阳明、督脉经穴为主。常用穴位：百会、人中、风府、大椎、陶道、心俞、肝俞、合谷、曲池、大陵、门关、神门、太冲、足三里等。

七、痫证

痫证是中风病后期的证候。祖国医学称之为痫厥、痫瘛、风痫、惊痫、暴痫、食痫、癫痫、阴痫、阳痫、五脏痫、六畜痫等，俗称羊痫风。

《黄帝内经》中有“癫疾”“癫病”“痫瘛”“痫厥”的记

载。晋代皇甫谧《针灸甲乙经·阳厥大惊发狂痫》有“癫疾，吐舌涼出，羊鸣戾颈”的描述。隋代巢元方《诸病源候论·癫狂候》说：“癫者，卒发仆也，吐涎沫，口㖞目急，手足缭戾，无所觉知，良久乃苏。”又云：“发作时时，反目口噤，手足相引，身体皆然。”（“五癫病候”）可见隋代以前对于癫和痫的意义，常含混不清。其实二者的区别很明显：癫者，精神失常，经久不愈；痫者，昏仆抽搐，时发时止。唐代孙思邈说：“癫痫惊狂，及发即吐沫，不识人者。”（《千金要方·风癫》）首次提出“癫痫”的病名。先分阴痫、阳痫两大类；次分风痫、惊痫、食痫三证；又分肝痫、心痫、脾痫、肺痫、肾病之五脏痫。还有分马痫、牛痫、羊痫、猪痫、犬痫、鸡痫之六畜痫，癫痫证候二十条诊法，对癫痫做了全面系统的概述。宋代陈无择指出：“风痫失性，颠倒欲死；或作牛吼、马嘶、鸡鸣、羊叫、猪嗥等声。脏腑相引，气争掣纵，吐沫流涎，久而方苏。”（《三因极一病证方论·癫痫证治》）明代王肯堂说：“痫病发则昏不识人，眩仆倒地，不省高下，甚则瘛疭抽搐，两目上视，或口眼㖞斜，或作六畜之声。”（《证治准绳·痫》）清代吴谦说：“痫疾发作，则吐沫神昏，卒倒无知，口噤牙紧，抽搐时之多少不等，而醒后起居饮食，皆若平人。”（《医宗金鉴·癫痫总括》）近人张锡纯指出“痫风之证，皆因脑髓神经失其所司，而有非常之变动”（《医学衷中参西录·痫痉癫狂门》）所致。古人对于癫痫病证的认识不断深化。

中风病后期的癫痫证，大多为风阳内动，火热内郁，痰气内蕴，瘀血内结所致。

（一）中药汤剂

1. 风阳内动型

病因：大多为肝阳化风，内动伏痰，风痰互结，扰乱心窍，脑脉瘀血，元神失统所致。

证候：卒然昏仆，不省人事，高声嚎叫，两目上视，牙关紧闭，口吐涎沫，手足抽搐，腰背强直，刻时清醒，嗜睡数时，舌苔黄腻，脉象滑数。

治法：熄风镇痉，涤痰定痫。

方药：镇心定痫汤(《杂病证治新义》)。

胆南星　半夏　石菖蒲　远志　黄连　钩藤　龙齿　白僵蚕　天竺黄

加减：风阳上扰者，加天麻、羚羊角；痉厥抽搐者，加全蝎、蜈蚣、牛黄、地龙、石决明。

用法：一日一剂，水煎温服。

2. **火热内郁型**

病因：大多为肝阳化火，热极生风，阳升风动，痰火上热，脑脉瘀血，元神失统所致。

证候：急躁易怒，少寐多梦，口苦咽干，便秘溲赤，卒然昏仆，舌质红绛，脉象弦数。

治法：清热熄风，豁痰开窍

方药：清热熄风汤(《冉雪峰医案》)。

犀角　生地黄　大黄　白薇　百合　牛膝　石菖蒲　天竺黄　石决明　竹沥

加减：热扰心神者，加牛黄、郁金、栀子；痉厥抽搐者，加全蝎、蜈蚣、白僵蚕、地龙。

用法：一日一剂，水煎去滓；兑竹沥、姜汁服。

3. **痰气内蕴型**

病因：大多为脾失运化，内生痰湿，痰随风动，上扰心窍，脑脉瘀血，元神失统所致。

证候：头目眩晕，胸宇痞闷，心烦呕恶，纳呆痰多，痫发声微，神志昏愦，偃卧拘急，颤动抽搐，口吐涎沫，醒后疲倦，舌苔厚腻，脉象弦滑。

治法：镇痉熄风，豁痰开窍。

方药：祛痰定痫汤(《石室秘录》)。

半夏　陈皮　石菖蒲　附子　人参　白术　白芍　茯神　甘草

加减：痰火者，加黄连、胆南星、栀子、竹沥；抽搐者，加全蝎、蜈蚣、白僵蚕、地龙。

用法：一日一剂，水煎温服。

4. 瘀血中阻型

病因：大多为中风日久，正气亏虚，行血无力，经络凝滞，脑脉痹阻，元神失统所致。

证候：头痛烦躁，舌痿唇青，手足麻木，肌肤甲错，突然昏仆，不省人事，口吐涎沫，两目上视，肢体抽搐，筋肉颤动，舌质紫黯，脉象弦涩。

治法：活血化瘀，熄风镇痉。

方药：通经逐瘀汤(《医林改错》)。

桃仁　红花　赤芍　穿山甲　皂针　地龙　连翘　柴胡　麝香

加减：气虚者，加人参、白术，黄芪可加至100g以上；抽搐者，加天麻、钩藤、全蝎、蜈蚣。

用法：一日一剂，水煎温服。

（二）中成药

1. 医痫丸

天南星　半夏　全蝎　蜈蚣　白僵蚕　乌梢蛇　白附子　皂角　白矾　雄黄　朱砂

功效：祛风化痰，定痫止搐。

主治：中风病阴痫昏仆，天吊抽搐。

用法：一次3g，一日两次。

2. **定痫丸**

天麻　天南星　半夏　茯苓　石菖蒲　远志　贝母　丹参　麦冬　全蝎　白僵蚕　琥珀　茯神　甘草　竹沥　姜汁　朱砂

功效：镇痉熄风，豁痰开窍。

主治：中风病癫痫抽搐，神昏痰鸣。

用法：一次一丸，一日两次。

3. **抑痫散**

全蝎　白花蛇　珍珠粉　羚羊角　天竺黄　胆南星　藏红花　金线莲　石菖蒲

功效：清热息风，豁痰开窍。

主治：中风病癫痫抽搐，天吊神昏。

用法：一次3g，一日两次。

4. **宁痫散**

朱砂　明矾　木香　郁金　香附

功效：镇痉安神，行气开窍。

主治：中风病癫痫昏仆，瘛疭抽搐。

用法：一次1g，一日三次。

5. **定痫丹**

天麻　钩藤　半夏　橘红　茯神　远志　天竺黄　酸枣仁　琥珀　人参　白术　当归　芍药　甘草

功效：熄风镇痉，豁痰开窍。

主治：中风病癫痫痉厥，神昏天吊。

用法：一次一丸，一日两次。

6. **三痫丸**

全蝎　蜈蚣　远志　防风　麝香　胆南星　白附子　延胡索　朱砂　金箔　银箔

功效：镇痉熄风，豁痰开窍。

主治：中风病癫痫抽搐，神昏痰鸣。

用法：一次一丸，一日两次。

7. 羊痫风丸

黄芩　黄连　黄柏　大黄　栀子　郁金　沉香　橘红　白芥子　白矾　磁石　礞石　神曲

功效：清热化痰，镇痉安神。

主治：中风病癫痫昏仆，天吊抽搐。

用法：一次9g，一日一次。

8. 医痫无双丸

天南星　半夏　天麻　白僵蚕　黄连　黄芩　犀角　人参　白术　茯苓　甘草　当归　川芎　生地黄　白附子　石膏　枣仁　远志　珍珠　朱砂　金箔　独活　荆芥穗　陈皮　麦冬

功效：祛风化痰，降火镇痉。

主治：中风病癫痫抽搐，昏仆天吊。

用法：一次6g，一日两次。

其他：控涎丹、白金丸、竹沥达痰丸、皂角化痰丸、坠痰丸、皂荚丸、郁金丸、紫金丸等，皆可选用。

（三）针灸

取穴　针灸以督脉、手厥阴经穴为主。常用穴位：百会、人中、风府、哑门、大椎、陶道、大陵、内关、间使、合谷、曲池、足三里、涌泉等。

八、颤证

颤证是中风病后期的证候。祖国医学称之为颤振、振掉、震颤等。既可单独发病，又可相兼为病。

《黄帝内经》有“诸风掉眩，皆属于肝”（《素问·至真要大论》）的记载。晋代皇甫谧《针灸甲乙经》有“招摇视瞻，瘛疭口僻”（《阳变病发风》）的记载。唐代孙思邈说：“羸瘦缓弱，战掉嘘吸。”（《千金要方·贼风》）宋代陈无择说：“风颤者，使头招摇，而手足颤掉也。”（《三因极一病证方论·中风治法》）明代王肯堂认为“颤，摇也；振，动也。筋脉约束不住，而莫能任持，风之象也”（《证治准绳·杂病》）。清代尤怡指出：“颤振，手足动摇，不能自止；乃肝之病，风之象，而脾受之也。”（《金匮翼·颤振》）何梦瑶认为“颤，摇也；振，战动也。亦风火摇撼之象，由水虚而然”（《医碥·颤振》）。从而使颤证的病因病机、辨证论治、选方用药日趋完善，丰富了中风病颤证的理论水平。

中风病后期的颤振证，大多为阴虚火旺，精血亏耗，痰气壅滞，瘀血痹脉所致。

（一）中药方剂

1. 阴虚火旺型

病因：大多为中风日久，肾阴耗伤，水亏火旺，风阳内动，脑脉瘀血，元神失养所致。

证候：头晕目眩，面瘦颧赤，五心烦热，眼花耳鸣，腰酸膝软，少寐多梦，手足麻木，肢体颤动，活动笨拙，痴呆善忘，舌质红干，脉象数小。

治法：滋阴降火，熄风定颤。

方药：滋阴降火汤(《寿世保元》)。

熟地黄　白芍　当归　川芎　知母　黄柏　天花粉　甘草

加减：瘀血者，加丹参、生地黄、赤芍、牡丹皮；痉搐者，加全蝎、白僵蚕、天麻、钩藤等。

用法：一日一剂，水煎温服。

2. 精血亏虚型

病因：大多为中风日久，精血亏耗，上气不足，髓海空虚，脑脉瘀血，元神失养所致。

证候：头晕眼花，神疲力倦，颜面无华，肌肉消瘦，肢体震颤，筋脉拘急，手足麻木，半身不遂，情志呆傻，举动愚笨，舌质暗红，脉象弦涩。

治法：养血填精，益气通脉。

方药：生脉补精汤(《类证治裁》)。

人参　麦冬　五味子　鹿茸　当归　熟地黄

加减：风颤者，加天麻、地龙、全蝎、蜈蚣；瘀血者，加水蛭、䗪虫、桃仁、红花等。

用法：一日一剂，水煎温服。鹿茸研末冲服。

3. 痰气郁结型

病因：大多为脾失运化，水湿凝聚，痰浊挟风，上扰神明，脑脉瘀血，元神失养所致。

证候：头重眩晕，胸闷呕恶，筋肉振动，手足颤掉，口眼㖞斜，言语不清，肢体麻木，半身不遂，表情呆滞，动作愚笨，舌苔厚腻，脉象弦滑。

治法：燥湿化痰，熄风定颤。

方药：顺气导痰汤(《类证治裁》)。

天南星　半夏　陈皮　茯苓　枳实　香附　木香　甘草　生姜

加减：风颤者，加天麻、地龙、全蝎、蜈蚣；瘀血者，加丹参、川芎、桃仁、红花等。

用法：一日一剂，水煎温服。

4. 瘀血痹脉型

病因：大多为中风日久，久病入络，气滞血瘀，血行不畅所致。

证候：头痛眩晕，面目黧黑，肌肤甲错，胸胁刺痛，肢体颤掉，筋肉瞤惕，口眼㖞斜，半身不遂，言语不利，手足麻木，舌质紫暗，脉象涩小。

治法：行气活血，祛瘀通脉。

方药：活血散瘀汤(《外科正宗》)。

当归　川芎　赤芍　牡丹皮　大黄　桃仁　苏木　枳壳　槟榔　瓜蒌仁

加减：风颤者，加天麻、钩藤、全蝎、蜈蚣、白僵蚕、地龙、羚羊角等。

用法：一日一剂，水煎温服。

（二）中成药

1. **知柏地黄丸**

知母　黄柏　熟地黄　山药　山茱萸　茯苓　泽泻　牡丹皮

功效：滋阴益肾，清火泻命。

主治：中风病唇红颧赤，潮热震颤。

用法：一次一丸，一日两次。

2. **祛风舒筋丸**

麻黄　桂枝　防风　秦艽　苍术　茯苓　木瓜　牛膝　川乌　草乌　威灵仙　骨碎补　海风藤　青风藤　穿山龙　老鹳草　甘草　茄根

功效：祛风散寒，舒筋活络。

主治：中风病瘫痪麻木，筋挛肉颤。

用法：一次一丸，一日两次。

3. **大黄䗪虫丸**

大黄　䗪虫　水蛭　虻虫　蛴螬　干漆　生地黄　赤芍　桃仁　黄芩　杏仁　甘草

功效：破血通经，逐瘀生新。

主治：中风病面黧形瘦，颤掉肤燥。

用法：一次一丸，一日两次。

4. **桂枝茯苓丸**

桂枝　茯苓　桃仁　赤芍　牡丹皮

功效：活血化瘀，通脉散结。

主治：中风病头痛眩晕，手足震颤。

用法：一次一丸，一日两次。

5. 补髓丹

鹿茸　杜仲　补骨脂　胡桃肉

功效：益精填髓，滋肾安神。

主治：中风病头摇耳鸣，肢颤肉瞤。

用法：一次一丸，一日两次。

6. 定振丸

当归　川芎　白芍　熟地黄　黄芪　白术　生地黄　威灵仙　秦艽　天麻　全蝎　荆芥　防风　细辛

功效：益气养血，熄风定颤。

主治：中风病头晕眼花，肢颤肉栗。

用法：一次一丸，一日两次。

7. 龙脑安神丸

龙脑　牛黄　犀角　麝香　人参　麦冬　茯神　甘草　地骨皮　桑白皮　马牙硝　朱砂　金箔

功效：养心安神，清热化痰。

主治：中风病急躁心烦，肢麻体颤。

用法：一次一丸，一日三次。

8. 化痰透脑丸

胆南星　半夏　远志　皂角　郁金　琥珀　天竺黄　麝香　珍珠　沉香　海胆　石花菜　蛇胆　陈皮

功效：清心化痰，醒脑开窍。

主治：中风病痰涎壅盛，手足颤掉。

用法：一次一丸，一日三次。

其他：大补阴丸、人参养荣丸、琥珀养心丸、清心导痰丸、青州白丸子、龙齿清魂散、龙齿镇心丹、摧肝丸、归神丹、补心丸等，皆可选用。

（三）针灸

取穴　针灸以督脉、足阳明经、足少阳经、足厥阴经穴为主；常用穴位：百会、风府、大椎、陶道、命门、长强、足三里、条口、陷谷、内庭、环跳、风市、阳陵泉、光明、悬钟、丘墟、肩髃、曲池、合谷等。

九、痿证

痿证是中风病后期的证候。祖国医学称之为痿废、痿躄、痿软、痿易等。根据病因、病位、证候的不同，又有皮痿、肌痿、筋痿、脉痿、骨痿之别。

《黄帝内经》有痿证之专论。根据“肺主身之皮毛，心主身之血脉，肝主身之筋膜，脾主身之肌肉，肾主身之骨髓”（《素问·痿论》）的理论，提出了皮痿、脉痿、筋痿、肉痿、骨痿之证型，力主“治痿者，独取阳明”（《素问·痿论》）的原则。汉代张机提出“酸则伤筋，筋伤则缓”“咸则伤骨，骨伤则痿”（《金匮要略·中风历节病》）的观点。唐代孙思邈认为“面目青黑，四肢缓弱”“骨节离解，缓弱不收”“羸瘦缓弱，战掉嘘吸”“胻脚偏跛蹇，缓弱不能动”（《千金要方·贼风》），从临床上认识痿躄的证候。宋代陈无择指出：“内脏精血虚耗，荣卫失度，发为寒热，使皮、血、筋、骨、肌肉痿弱，无以运动，故致痿躄”（《三因极一病证方论·五痿叙论》），从病因上分析五痿之证。金代张从正认为“大抵痿之为病，皆因客热而成”（《儒门事亲·指风痹痿厥近世差互说》），强调“痿病无寒”之论。明代张介宾指出：“痿证，非尽为火证”“精虚不能灌溉，血虚不能营养者，亦不少矣”（《景岳全书·痿证》），明确提出“元气败伤”之观点。清代王清任认为“痿证是忽然两腿不动，始终无疼痛之苦”（《医林改错·瘫痿论》），由于元气亏损所致，始立“气虚血瘀”的理论。近人张锡纯指出：“肢体痿废而其病因，实由于脑部贫血也”。并说：“痿废之由，知因脑中贫血。”(《医学衷中参西录·论脑贫血痿废治法》) 树立“脑中贫血”的思想，从而使痿证病因、病机、诊法、治则有较大的进展。

中风病后期的痿躄证，大多为脾胃虚弱，肝肾亏损，气虚血瘀，脑髓血虚所致。

(一) 中药方剂

1. 脾胃虚弱型

病因：大多为中风日久，脾胃虚弱，气血不足，肌肉痿软，脑脉瘀血，髓海失养所致。

证候：面淡颜白，神疲气短，食少纳呆，腹胀便溏，肢体痿软，半身不遂，肌肤麻木，口眼㖞斜，言语不清，声音低怯，舌苔薄白，脉象小弱。

治法：益气健脾，升清起痿。

方药：补中益气汤(《内外伤辨惑论》)。

黄芪　当归　党参　白术　柴胡　升麻　陈皮　甘草

加减：阴虚者，加生地、麦冬、沙参、龟板；阳虚者，加附子、肉桂、补骨脂、肉苁蓉等。

用法：一日一剂，水煎温服。

2. 肝肾亏损型

病因：大多为中风日久，精血大伤，阴虚内热，肌肉痿软，脑脉瘀血，髓海失养所致。

证候：头晕颧赤，目眩耳鸣，足热痿废，腰酸膝软，筋惕肉颤，肌削肢枯，舌体颤动，言语不清，吞咽呛咳，便溺失禁，舌质干红，脉象小数。

治法：养阴清热，益肝滋肾。

方药：滋阴补髓汤(《医醇賸义》)。

生地黄　当归　知母　黄柏　党参　白术　茯苓　续断　枸杞　虎骨　牛膝　狗脊　猪髓　龟板

加减：血虚者，加熟地黄、白芍、阿胶、鹿茸；血瘀者，加丹参、赤芍、水蛭、䗪虫等。

用法：一日一剂，水煎温服。

3. **气虚血瘀型**

病因：大多为元气亏损，阴血虚衰，气行无力，血运不畅，脑脉瘀血，髓海失养所致。

证候：头晕目眩，肢体痿软，手足麻木，半身不遂，口眼㖞斜，言语謇涩，面目黧黑，形体消瘦，肌肤甲错，皮肤瘀斑，舌质瘀黯，脉象涩弦。

治法：益气养血，祛瘀振痿。

方药：黄芪桃红汤(《医林改错》)。

黄芪　桃仁　红花

加减：血虚者，加当归、川芎、白芍、熟地黄；血瘀者，加丹参、赤芍、水蛭、䗪虫等。

用法：一日一剂，水煎温服。

4. **脑髓虚痿型**

病因：大多为中风日久，元气不足，阴血虚弱，上奉衰少，脑脉瘀血，元神失养所致。

证候：头晕眼花，面白唇淡，形消体瘦，神疲气短，下肢痿废，肌肤不仁，半身不遂，手足麻木，口眼㖞斜，言语謇涩，舌质淡白，脉象小微。

治法：益气养血，补精填髓。

方药：补脑振痿汤(《医学衷中参西录》)。

黄芪　当归　龙眼肉　山萸肉　核桃肉　鹿角胶　乳香　没药　䗪虫　地龙　马钱子

加减：痰气者，加天南星、半夏、陈皮、茯苓；瘀血者，加丹参、水蛭、桃仁、红花等。

用法：一日一剂，水煎温服。鹿角胶烊化，马钱子冲服。

（二）中成药

1. 虎潜丸

虎骨 龟板 知母 黄柏 熟地黄 当归 白芍 锁阳 干姜 陈皮

功效：滋阴潜阳，强筋壮骨。

主治：中风病筋骨痿软，偏枯不用。

用法：一次一丸，一日两次。

2. 金刚丸

肉苁蓉 菟丝子 萆薢 杜仲 猪腰子

功效：补肾填精，强筋壮骨。

主治：中风病筋骨痿软，四肢无力。

用法：一次一丸，一日两次。

3. 龟板胶

龟板

功效：滋阴潜阳，养血壮骨。

主治：中风病骨蒸潮热，腰酸足痿，

用法：一次5g，一日两次。

4. 鳖甲胶

鳖甲

功效：滋阴潜阳，散结消癥。

主治：中风病骨蒸潮热，痿废不用。

用法：一次3g，一日两次，烊化冲服。

5. 虎骨胶

虎骨

功效：健筋壮骨，补肾振痿。

主治：中风病筋骨弛缓，膝足痿软。

用法：一次3g，一日两次，烊化冲服。

6. 鹿角胶

鹿角

功效：养血益精，补阳振痿。

主治：中风病足痿偏废，骨软行迟。

用法：一次5g，一日两次，烊化冲服。

7. 鹿茸四神丸

鹿茸　牛膝　天麻　杜仲　木瓜　熟地黄　肉苁蓉　菟丝子

功效：滋肝益肾，强筋壮骨。

主治：中风病筋骨痿弱，足膝无力。

用法：一次9g，一日两次。

8. 固本保元丸

人参　黄芪　当归　生地黄　枸杞子　紫河车　五味子　锁阳　仙茅　杜仲　天雄　知母　茯苓　甘草

功效：补气温阳，养血益精。

主治：中风病肌肉消瘦，肢体痿软。

用法：一次9g，一日两次。

（三）针灸

取穴　针灸以阳明经穴为主，上肢取手阳明经穴为主，下肢取足阳明经穴为主。常用穴位：合谷、阳溪、曲池、手三里、肩髃、髀关、梁丘、足三里、条口、解溪等。配穴：肺俞、脾俞、胃俞、肝俞、肾俞等。

十、痹证

痹证是中风病后期的证候。祖国医学称之为风痹、寒痹、湿痹等。痹者，闭也；为气血凝滞，脉道痹阻之证。

《黄帝内经》说："风寒湿三气杂至，合而为痹也。"（《素问·痹论》）并分行痹、痛痹、着痹之病证；又分骨痹、筋痹、脉痹、肌痹、皮痹之证型。汉代华佗说："痹者，闭也；五脏六腑感于邪气，乱于真气，痹而不仁，故曰痹。”并说：“大凡风、寒、暑、湿之邪；入于肝则名筋痹，入于肾则名骨痹，入于心则名血痹，入于脾则名肉痹，入于肺则名气痹。感病则同，其治乃异。”（《中藏经·论痹》）从而对痹证有了全面系统的论述。唐代孙思邈说：“风痹、湿痹、周痹、筋痹、脉痹、肌痹、皮痹、骨痹、胞痹，各有证候，形如风状，得脉别也，脉微涩，其证身体不仁。”（《千金要方·诸风》）宋代陈无择说：“大抵痹之为病，寒多则痛，风多则行，湿多则着。在骨则重而不举，在脉则血凝不流，在筋则屈而不伸，在肉则不仁，在皮则寒，逢寒则急，逢热则纵。又有血痹，以类相从。”（《三因极一病证方论·叙痹论》）明代张介宾说：“痹者，闭也；以血气为邪所闭，不得通行而病也”“在阳为风，在阴为痹；诸痹者，皆在阴分；总由真阴衰弱，精血亏损。故三气得以乘之，而为此诸证。”（《景岳全书·风痹》）清代叶天士在《临证指南医案》中提出“久病入络”之说，力主用活血逐瘀，搜风剔络之虫类药物。清代王清任《医林改错》主张“痹证瘀血”之论，强调用身痛逐瘀汤之活血方剂。从而使痹证在病因、病机、诊法、治则上有了全面系统的发展。

中风病后期的风痹证，大多为阳气亏虚，阴血衰弱，痰气滞络，瘀血痹脉所致。

（一）中药方剂

1. 阳气衰弱型

病因：大多为素体阳虚，卫气不固；外邪入侵，血行不畅，脑脉瘀血，经络痹阻所致。

证候：面皖颜白，神疲力倦，食少纳呆，气短自汗，肢体冷痛，关节僵硬，口眼㖞斜，言语不清，手足麻木，半身不遂，舌质暗淡，脉象大弱。

治法：温阳益气，通脉行痹。

方药：附子独活汤(《圣济总录》)。

附子　独活　天麻　防风　桂枝　细辛　当归　川芎　丹参　牛膝　菊花　萆薢　石菖蒲　山茱萸　黄芪　白术　枳壳　甘草

加减：痰气者，加天南星、半夏、陈皮、茯苓；瘀血者，加桃仁、红花、水蛭、䗪虫等。

用法：一日一剂，水煎温服。

2. **阴血亏损型**

病因：大多为素体阴虚，营血衰少，外邪入侵，血行不畅，脑脉瘀血，经络痹阻所致。

证候：头晕颧赤，眼花耳鸣，潮热盗汗，少寐多梦，腰膝酸软，肢节疼痛，口眼㖞斜，言语不清，手足麻木，半身不遂，舌质暗淡，脉象小弱。

治法：滋阴养血，祛瘀通脉。

方药：当归补血汤(《原机启微》)。

当归　川芎　白芍　熟地黄　天冬　生地黄　牛膝　白术　防风　炙甘草

加减：瘀血者，加桃仁、红花、丹参、葛根；痰气者，加天南星、半夏、瓜蒌、白附子等。

用法：一日一剂，水煎温服。

3. **痰气滞络型**

病因：大多为素体肥胖，聚湿生痰，痰气郁久，深入骨骱，脑脉瘀血，经络痹阻所致。

证候：头重眩晕，胸闷气短，脘满腹胀，溺清便溏，肌肉重着，肢体疼痛，关节肿胀，活动受限，手足麻木，半身不遂，舌苔湿腻，脉象弦滑。

治法：祛风通络，消痰逐湿。

方药：消风豁痰汤(《医碥》)。

羌活　独活　白芷　防风　葛根　升麻　柴胡　黄芩　红花

半夏　陈皮　茯苓　甘草　生姜

加减：瘀血者，加丹参、川芎、桃仁、鸡血藤；痰气者，加天麻、天南星、蕲蛇、地龙等。

用法：一日一剂，水煎温服。

4. 瘀血痹脉型

病因：大多为中风日久，气血稠浊，瘀血久滞，深入骨骱，脑脉瘀血，经络痹阻所致。

证候：面目黧黑，形体消瘦，手足麻木，半身不遂，肢体疼痛，筋脉拘急，关节僵硬，着疼不移，肿胀瘀暗，肌肤甲错，舌质瘀斑，脉象弦涩。

治法：活血逐瘀，通痹止痛。

方药：身痛逐瘀汤(《医林改错》)。

秦艽　羌活　当归　川芎　桃仁　红花　牛膝　没药　灵脂　香附　地龙　甘草

加减：瘀血者，加水蛭、䗪虫、大黄、鸡血藤；疼痛者，加川乌、独活、延胡索、威灵仙等。

用法：一日一剂，水煎温服。

(二) 中成药

1. 大活络丸

蕲蛇　乌梢蛇　地龙　虎骨　全蝎　白僵蚕　牛黄　犀角　龙脑香　安息香　麝香　藿香　松香　乳香　沉香　木香　丁香　香附　没药　黄芩　黄连　大黄　青皮　乌药　玄参　附子　肉桂　龟板　何首乌　骨碎补　人参　白术　茯苓　甘草　当归　川芎　赤芍　熟地黄　天麻　葛根　白芷　防风　麻黄　细辛　威灵仙　天竺黄　白豆蔻　草豆蔻　血竭　朱砂　竹叶　香附

功效：搜风逐痰，活络止痛。

主治：中风病肢体疼痛，手足麻木。

用法：一次一丸，一日两次。

2. 小活络丸

川乌　草乌　乳香　没药　胆南星　地龙

功效：祛风胜湿，活络止痛。

主治：中风病肢体疼痛，手足麻木。

用法：一次一丸，一日两次。

3. 疏风定痛丸

麻黄　桂枝　羌活　防风　独活　木瓜　马钱子　乳香　没药　牛膝　杜仲　甘草　自然铜　千年健　钻地风

功效：祛风散寒，活血止痛。

主治：中风病肢体疼痛，手足麻木。

用法：一次一丸，一日两次。

4. 益肾蠲痹丸

熟地黄　当归　全蝎　蜈蚣　白僵蚕　䗪虫　乌梢蛇　蜂房　虎杖　蜣螂　寻骨风　仙灵脾　鸡血藤　鹿衔草

功效：祛风散寒，逐湿通痹。

主治：中风病骨骱疼痛，手足麻木。

用法：一次一丸，一日两次。

5. 舒筋活络丸

当归　川芎　赤芍　熟地黄　秦艽　羌活　独活　木瓜　桂枝　防风　天麻　胆南星　乳香　没药　川乌　地龙　桑寄生　骨碎补　虎骨胶　五加皮　威灵仙

功效：祛风散寒，舒筋活络。

主治：中风病筋骨疼痛，拘挛麻木。

用法：一次一丸，一日两次。

6. 祛风活络丸

麻黄　桂枝　秦艽　防风　苍术　木瓜　威灵仙　骨碎补　青风藤　海风藤　穿山龙　老鹳草　川乌　草乌　牛膝　茯苓　甘草　茄根

功效：祛风胜湿，舒筋活络

主治：中风病肢体疼痛，手足麻木。

用法：一次一丸，一日两次。

7. 虎骨膏

虎骨　穿山甲　麝香　乳香　木香　丁香　没药　当归　川芎　赤芍　熟地黄　川乌　草乌　红花　血竭　大黄　石斛　白及　麻黄　桂枝　羌活　防风　杜仲　肉桂　独活　白薇　甘草　透骨草

功效：祛风散寒，活血止痛。

主治：中风病肢体疼痛，手足麻木。

用法：温热化开，贴于患处。

8. 狗皮膏

当归　川芎　赤芍　牛膝　乳香　没药　穿山甲　桃仁　香附　乌药　木香　枳壳　青皮　橘皮　天麻　白僵蚕　川乌　草乌　血竭　儿茶　羌活　附子　肉桂　细辛　丁香　远志　黄柏　白薇　杜仲　白术　续断　甘草　川楝子　菟丝子　补骨脂　小茴香　蛇床子　大枫子　青风藤　威灵仙　樟脑　轻粉　赤石脂

功效：祛风散寒，活血止痛。

主治：中风病肢体疼痛，肌肤麻木。

用法：温热化开，贴于患处。

其他：天麻丸、豨莶丸、豨桐丸等，皆可选用。

（三）针灸

取穴　针灸以手足阳明经穴为主，少阳经穴为辅。常用穴位：肩髃、曲池、外关、合谷、环跳、阳陵泉、足三里、条口、悬钟、内庭等。

小　结

中风病辨证论治，无论前期、中期、后期，以及证候分型，均可互参应用。临床上本着急则治其标，缓则治其本，标本兼治的原则，坚持以中西医结合为主。

前期辨证，但要辨病。既要分清中络、中经、中腑、中脏，又要辨别缺血性中风、出血性中风。尤其是中脏证，既要辨内闭、外脱，又要辨阳闭、阴闭，阴脱、阳脱。从证辨病，审证论治。前期为正盛邪实阶段，以治标为主，常用平肝熄风，凉血消瘀，通腑泻浊、启闭固脱之法。然中脏证内闭以启闭开窍为先，外脱以固脱救逆为要。前期以静脉给药为主。

中期辨型，但要辨证。中风病属于“瘀血证”范畴，临床上有气虚、血虚、阴虚、阳虚、气滞、气逆、血寒、血热、痰浊、水瘀之型，还要辨中络、中经、中腑、中脏之证。从型辨证，审型论治。中期为正虚邪实阶段，以标本兼治为主；在活血化瘀基础上，加益气、养血、滋阴、温阳、行气、降气、凉血、温血、化湿、祛痰、利水之品。中期以中药汤剂为主。

后期辨名，但要辨型。既要辨清偏瘫、麻木、口㖞、舌喑、痴呆、癫证、狂证、痫证、颤证、痹证之名，又要辨别风阳、火热、痰气、瘀血、正虚之型。从名辨型，审名论治。后期是正虚邪郁阶段，治法以治本为主，常用益气养血，滋阴潜阳，补精填髓，破瘀逐痰之法。顽痰滞络，久瘀痹脉，治疗加搜风剔络，破血逐瘀之品，以增强疗效。后期以中成药为主。

总之，中风病辨证论治，既有中医独特优势，也有一定局限性；尤其是中脏证，更要中西医结合，才能提高疗效。

第五节　中风病变证治疗

中风病前期由于脑脉溢血、脑脉瘀血，导致元神失统，脏腑功能紊乱，出现一系列的特殊变证；倘若不及时治疗，将使病情严重恶化，甚至死亡。临床上中风病恶化死亡的原因，往往不是中风病本身，而是由于中风病的变证所致。因此，治疗中风病变证，对于预后和恢复具有极为重要的意义。

一、中风病发热

病因：中风病前期由于脑脉溢血，元神失统，脑胀瘀血，精髓失养，风火交煽，消耗津液，痰瘀互结，蕴酿郁热所致。

证候：面红目赤，身热烦躁，口渴饮冷，便秘溲赤为主证。严重者，则出现高热痉厥，手足逆冷，气促汗出，神昏不省，虚阳外越，及格阳、戴阳之危证。

高热　头痛项强，高热无汗，神昏谵妄，痉厥抽搐，恶心呕吐，口臭气粗，舌苔黄厚，脉象大数。

寒热　头痛眩晕，寒轻热重，胸胁胀满，口苦咽干，心烦喜呕，脘闷腹痛，舌苔黄腻，脉象弦数。

潮热　头痛呕逆，日晡潮热，神昏谵妄，便溺阻隔，腹痛拒按，手足躁扰，舌苔黄燥，脉象沉数。

湿热　头重汗出，身热不扬，神识昏蒙，呵欠频伸，口渴欲饮，水入即吐，舌苔白滑，脉象濡数。

瘀热　头痛壮热，神昏谵语，心烦躁狂，入夜尤甚，肢体刺痛，肌肤瘀斑，舌质绛紫，脉象涩数。

痰热　头痛胸闷，高热心烦，神昏谵妄，手足躁扰，口中流涎，鼻鼾痰鸣，舌苔黄腻，脉象滑数。

气虚　头晕面淡，发热出汗，气短懒言，神疲力倦，纳少便溏，语声低微，舌淡苔少，脉象弱数。

血虚 头晕眼花，发热心悸，面色淡白，唇甲无华，手足麻木，肢体困倦，舌质淡白，脉象细数。

阴虚 面黄颧赤，口燥唇焦，午后潮热，夜间盗汗，五心烦热，少寐多梦，舌质红绛，脉象小疾。

阳虚 面皖颜白，发热肢冷，形寒喜暖，蜷屈嗜卧，腰酸膝凉，尿清便溏，舌苔滑湿，脉象大散。

现代医学主要见于脑出血、脑梗死，尤其是脑室出血、脑干瘀血、丘脑下部损害等，引起中枢性发热、吸收性发热、脱水性发热等。

治法：发热以清热降火为主，但临床上必须针对病因，应用解毒、凉血、通腑、消瘀、祛痰、利水、益气、养血、滋阴、温阳的治疗原则。

（一）中药注射剂

1. 醒脑静注射液 20ml，加入 0.9% 氯化钠注射液 250ml 中，静脉滴注，一日一次。

2. 清开灵注射液 40ml，加入 10% 葡萄糖注射液 250ml 中，静脉滴注，一日一次。

3. 痰热清注射液 20ml，加入 5% 葡萄糖注射液 250ml 中，静脉滴注，一日一次。

4. 双黄连注射液 60ml，加入 0.9% 氯化钠注射液 250ml 中，静脉滴注，一日一次。

5. 穿琥宁注射液 20ml，加入 10% 葡萄糖注射液 250ml 中，静脉滴注，一日一次。

6. 石菖蒲注射液 20ml，加入 5% 葡萄糖注射液 250ml 中，静脉滴注，一日一次。

7. 复方麝香注射液 20ml，加入 0.9% 氯化钠注射液 250ml 中，静脉滴注，一日一次。

8. 复方丹参注射液20ml，加入10%葡萄糖注射液250ml中，静脉滴注，一日一次。

9. 参麦注射液60～80ml，加入5%葡萄糖注射液250ml中，静脉滴注，一日一次。

10. 参附注射液60～80ml，加入10%葡萄糖注射液250ml中，静脉滴注，一日一次。

其他：羚羊角注射液、金银花注射液、鱼腥草注射液、黄芩苷注射液、清热解毒注射液、脉络宁注射液等，皆可选用。

（二）中药方剂

1. **犀角消毒饮**(《张氏医通》)

犀角　银花　连翘　荆芥　防风　牛蒡子　甘草

功效：疏风清热，凉血解毒。

主治：中风病恶寒发热，头痛烦躁。

加减：血热者，加生地黄、赤芍、牡丹皮、丹参。

用法：一日一剂，水煎温服。犀角可用水牛角代替。

2. **犀羚白虎汤**(《温热论》)

犀角　羚羊角　钩藤　菊花　石膏　知母　粳米　甘草

功效：清热息风，醒脑安神。

主治：中风病阳盛高热，神昏谵妄。

加减：瘀热者，加生地黄、赤芍、牡丹皮、玄参。

用法：一日一剂，水煎温服。犀角用水牛角代替，羚羊角末服。

3. **犀连承气汤**(《通俗伤寒论》)

犀角　黄连　生地黄　大黄　枳实　金汁

功效：清心泻热，通腑启闭。

主治：中风病潮热腑实，神昏谵妄。

加减：瘀热者，加丹参、赤芍、牡丹皮、玄参。

用法：一日一剂，水煎温服。犀角用水牛角代替。

4. **犀角地黄汤**(《千金要方》)

犀角　地黄　赤芍　牡丹皮

功效：清热安神，凉血散瘀。

主治：中风病高热神昏，烦躁谵妄。

加减：瘀热者，加丹参、郁金、茜草、白茅根。

用法：一日一剂，水煎温服。犀角用水牛角代替。

5. **清热化痰汤**(《医宗金鉴》)

黄连　黄芩　胆南星　半夏　橘红　茯苓　麦冬　枳实　桔梗　竹茹　甘草

功效：清热醒脑，豁痰开窍。

主治：中风病痰气身热，神昏喉鸣。

加减：痰热者，加瓜蒌、天花粉、浙贝母、鱼腥草。

用法：一日一剂，水煎温服。

6. **猪苓汤**(《伤寒杂病论》)

猪苓　茯苓　泽泻　滑石　阿胶

功效：利水降浊，清热安神。

主治：中风病头重身热，神昏呕逆。

加减：脑胀者，加益母草、佩兰、防己、竹叶。

用法：一日一剂，水煎温服。

7. **人参益气汤**(《兰室秘藏》)

人参　黄芪　白芍　炙甘草　柴胡　升麻　五味子　甘草

功效：益气和营，清热安神。

主治：中风病气虚发热，神疲气短。

加减：虚热者，加葛根、白术、山药、丹参。

用法：一日一剂，水煎温服。

8. **当归补血汤**(《原机启微》)

当归　熟地黄　白芍　川芎　生地黄　天冬　牛膝　白术　防风　炙甘草

功效：养血和营，滋阴清热。

主治：中风病血虚发热，头晕心悸。

加减：头晕者，加黄芪、党参、黄精、玉竹。

用法：一日一剂，水煎温服。

9. **滋阴降火汤**(《万病回春》)

生地黄　天冬　知母　黄柏　麦冬　熟地黄　白芍　当归　白术　陈皮　甘草　生姜　大枣

功效：滋阴降火，生津清热。

主治：中风病阴虚发热，烦躁颧赤。

加减：瘀热者，加赤芍、牡丹皮、玄参、茜草等。

用法：一日一剂，水煎温服。

10. **回阳返本汤**(《伤寒六书》)

附子　干姜　人参　麦冬　五味子　陈皮　甘草　腊茶

功效：回阳复阴，益气退热。

主治：中风病阳虚发热，面皖肢冷。

加减：面赤戴阳者，加葱七茎，黄连少许。

用法：一日一剂，水煎温服。

此外，虚阳外越者，可选用人参四逆汤、桂枝附子汤、四味回阳汤、附子理中汤、麻黄附子细辛汤等。

其他：犀地清络饮、清热解毒汤、清火滋阴汤、黄连解毒汤、羚羊角钩藤汤、补中益气汤、养血地黄汤、补气黄芪汤，皆可选用。

（三）中成药

1. **安宫牛黄丸**

牛黄　犀角（以水牛角代）　麝香　龙脑　珍珠　黄连　栀子　黄芩　郁金　雄黄　朱砂

功效：清热解毒，镇心安神。

主治：中风病高热神昏，痉厥抽搐。

用法：一次一丸，一日两次。

2. **牛黄清心丸**

牛黄　郁金　黄连　栀子　黄芩　朱砂

功效：清心开窍，解热镇痉。

主治：中风病高热神昏，烦躁谵妄。

用法：一次一丸，一日两次。

3. **至宝丹**

牛黄　犀角（以水牛角代）　麝香　龙脑　玳瑁　琥珀　安息香　朱砂　雄黄　金箔　银箔

功效：清热解毒，化浊开窍。

主治：中风病高热神昏，烦躁谵语。

用法：一次一丸，一日两次。

4. **紫雪丹**

石膏　滑石　磁石　硝石　寒水石　芒硝　朱砂　丁香　木香　沉香　麝香　犀角（以水牛角代）　羚羊角　玄参　升麻　甘草

功效：清热解毒，镇痉开窍。

主治：中风病高热神昏，痉厥抽搐。

用法：一次3g，一日两次。

5. **神犀丹**

犀角（以水牛角代）　石菖蒲　黄芩　生地黄　金银花　连翘　板蓝根　玄参　天花粉　紫草　豆豉

功效：清热解毒，熄风开窍。

主治：中风病高热神昏，躁扰谵妄。

用法：一次一丸，一日两次。

6. **牛麝散**

牛黄　麝香　羚羊角　丁香　石菖蒲　藏红花

功效：清热解毒，止痉开窍。

主治：中风病高热神昏，谵妄抽搐。

用法：一次1g，一日两次。

7. **栀子金花丸**

金银花　栀子　黄芩　黄连　黄柏　大黄　知母　天花粉

功效：清热泻火，化痰开窍。

主治：中风病高热神昏，烦躁谵妄。

用法：一次一丸，一日两次。

8. **甘露消毒丹**

滑石　茵陈　黄芩　连翘　石菖蒲　川贝　白蔻仁　藿香　薄荷　木通　射干

功效：清热利湿，化浊开窍。

主治：中风病湿浊发热，身重嗜卧。

用法：一次6g，一日三次。

9. **知柏地黄丸**

知母　黄柏　熟地黄　山药　山茱萸　牡丹皮　茯苓　泽泻

功效：滋阴益肾，壮水制火。

主治：中风病阴虚发热，颧赤唇红。

用法：一次一丸，一日两次。

10. **桂附地黄丸**

桂枝　附子　熟地黄　山药　山茱萸　牡丹皮　茯苓　泽泻

功效：温阳补肾，益火消阴。

主治：中风病阳虚发热，面皖膝冷。

用法：一次一丸，一日两次。

其他：牛黄至宝丹、牛黄清宫丸、清心牛黄丸、滋阴甘露丸、补中益气丸、人参养荣丸、犀角丸、安脑丸、左归丸、右归丸等，皆可选用。

二、中风病头痛

病因：大多为风入脑府，火中脑经，痰滞脑络，血瘀脑脉，气血亏虚，脑髓失养所致。

证候：头痛项强，剧烈呕吐，眩晕耳鸣，神识昏蒙为主证。严重者，剧烈头痛，频繁呕吐，眩晕大汗，项背强直，神识昏迷，舌红苔少，脉象大数。

风入脑府 头痛项强，恶心呕吐，眩晕欲倒，烦躁不安，神识昏蒙，面白出汗，舌苔白少，脉象弦浮。

火中脑经 头痛剧烈，面赤唇红，急躁易怒，脑胀身热，神识昏蒙，眩晕欲倒，舌苔黄厚，脉象弦数。

痰郁脑络 头痛脑胀，眩晕呕吐，胸脘痞闷，肢体困重，神识昏蒙，嗜睡不省，舌苔湿腻，脉象弦滑。

瘀滞脑脉 头痛欲裂，面目黧黑，项背强直，唇爪紫暗，神识昏蒙，烦躁谵妄，舌暗瘀斑，脉象弦涩。

气虚血瘀 头痛隐隐，神疲力倦，面色无华，头晕目眩，心悸怔忡，面白出汗，舌淡苔少，脉象小沉。

现代医学主要见于颅内出血，尤以蛛网膜下腔出血、脑叶出血、脑桥出血、脑室出血、小脑出血为多见。

治法：头痛以祛瘀止痛为主，兼以祛风止痛，凉血止痛，利湿止痛，散瘀止痛，益气止痛等法。

（一）中药注射剂

1. 醒脑静注射液 20ml，加入 0.9% 氯化钠注射液 250ml 中，静脉滴注，一日一次。

2. 清开灵注射液 40ml，加入 10% 葡萄糖注射液 250ml 中，静脉滴注，一日一次。

3. 痰热清注射液 20ml，加入 5% 葡萄糖注射液 250ml 中，静脉滴注，一日一次。

4. 葛根素注射液 10ml，加入 0.9% 氯化钠注射液 250ml 中，静脉滴注，一日一次。

5. 石菖蒲注射液 20ml，加入 0.9% 氯化钠注射液 250ml 中，静脉滴注，一日一次。

6. 脉络宁注射液 20ml，加入 10% 葡萄糖注射液 250ml 中，静脉滴注，一日一次.

7. 灯盏细辛注射液 40ml，加入 10% 葡萄糖注射液 250ml 中，静脉滴注，一日一次。

8. 复方麝香注射液 20ml，加入 5% 葡萄糖注射液 250ml 中，静脉滴注，一日一次。

9. 黄芪注射液 10 ~ 20ml，加入 5% 葡萄糖注射液 250ml 中，静脉滴注，一日一次。

10. 雪莲注射液 2 ~ 4ml，肌肉注射，一日一次。

以上各组，根据临床辨证，可选用 2 ~ 4 组。

其他：三七注射液、当归注射液、人参注射液、附子注射液等，皆可选用。

（二）中药方剂

1. **升麻葛根汤**(《阎氏小儿方论》)

葛根　升麻　芍药　甘草

功效：解表散热，和血止痛。

主治：中风病壮热头痛，肢体疼痛。

加减：头痛甚者，加川芎、白芷、藁本、细辛。

用法：一日一剂，水煎温服。

2. **羚角钩藤汤**(《通俗伤寒论》)

羚羊角　钩藤　生地黄　白芍　川贝　茯神　菊花　桑叶　竹茹　甘草

功效：平肝熄风，镇痉止痛。

主治：中风病头痛脑胀，眩晕耳鸣。

加减：头痛甚者，加川芎、延胡索、藁本、细辛。

用法：一日一剂，水煎温服。

3. **清热解毒汤**(《古今医鉴》)

黄芩　黄连　黄柏　栀子　连翘　生地黄　赤芍　牡丹皮　葛根　升麻　桔梗　甘草

功效：清热解毒，凉血止痛。

主治：中风病头痛吐衄，面赤身热。

加减：头痛甚者，加白芍、延胡索、细辛、蔓荆子。

用法：一日一剂，水煎温服。

4. **犀羚白虎汤**(《重订广温热论》)

犀角　羚羊角　钩藤　菊花　石膏　知母　粳米　甘草

功效：清气凉营，熄风止痛。

主治：中风病头痛面憔，神昏痉厥。

加减：头痛甚者，加升麻、细辛、藁本、白芷。

用法：一日一剂，水煎温服。

5. **天麻半夏汤**(《医学启源》)

天麻　半夏　橘皮　茯苓　柴胡　黄芩　甘草

功效：燥湿化痰，熄风止痛。

主治：中风病头痛眩晕，恶心呕吐。

加减：头痛甚者，加细辛、川芎、升麻、延胡索。

用法：一日一剂，水煎温服。

6. **顺气豁痰汤**(《赤水玄珠》)

半夏　茯苓　橘红　瓜蒌　贝母　黄连　枳壳　桔梗　香附　甘草

功效：顺气止痛，清热豁痰。

主治：中风病头痛眩晕，舌痹肢麻。

加减：头痛甚者，加藁本、细辛、白芷、川芎。

用法：一日一次，水煎温服。

7. **活血通经汤**(《马培之外科医案》)

当归　生地黄　桃仁　红花　延胡索　牛膝　没药　独活　木香　桑枝　威灵仙　丝瓜络

功效：活血祛瘀，通经止痛。

主治：中风病头痛脑胀，肢体疼痛。

加减：头痛甚者，加升麻、细辛、川芎、蔓荆子。

用法：一日一剂，水煎温服。

8. **犀地清络饮**(《通俗伤寒论》)

犀角　生地黄　赤芍　牡丹皮　桃仁　连翘　竹沥　姜汁

功效：清热凉血，散瘀止痛。

主治：中风病头痛高热，神昏谵语。

加减：头痛甚者，加石菖蒲、白茅根、灯心草、细辛。

用法：一日一次，水煎温服。

9. **补中益气汤**(《内外伤辨惑论》)

黄芪　当归　党参　白术　柴胡　升麻　橘皮　甘草

功效：益气升阳，补中举陷。

主治：中风病头痛目眩，神疲力倦。

加减：头痛甚者，加川芎、延胡索、白芷、细辛。

用法：一日一剂，水煎温服。

10. **人参安神汤**(《幼科铁镜》)

人参　当归　麦冬　生地黄　黄连　枣仁　茯神

功效：益气养血，安神止痛。

主治：中风病头痛烦躁，惊悸怔忡。

加减：头痛甚者，加川芎、白芷、延胡索、细辛。

用法：一日一剂，水煎温服。

其他：川芎茶调散、天麻钩藤饮、凉营清气汤、犀角地黄汤、半夏白术天麻汤、橘皮半夏汤、十全大补汤、人参当归汤等。皆可根据临床辨证选用。

（三）中成药

1. 防风通圣丸

防风　荆芥　薄荷　连翘　麻黄　当归　川芎　白芍　白术　大黄　芒硝　栀子　黄芩　石膏　滑石　桔梗　甘草

功效：疏风止痛，清热泻火。

主治：中风病头痛目赤，憎寒身热。

用法：一次6g，一日三次。

2. 羚翘解毒丸

羚羊角　银花　连翘　薄荷　芥穗　桔梗　竹叶　淡豆豉　牛蒡子　甘草

功效：清热疏风，解毒止痛。

主治：中风病头痛发热，咳嗽咽肿。

用法：一次一丸，一日两次。

3. 牛黄上清丸

菊花　薄荷　白芷　荆芥穗　黄芩　黄连　黄柏　大黄　栀子　连翘　石膏　当归　川芎　赤芍　桔梗　莲子心　甘草

功效：清热散风，泻火止痛。

主治：中风病头痛脑昏，身热便秘。

用法：一次一丸，一日两次。

4. 安宫牛黄丸

牛黄　麝香　犀角（以水牛角代）　龙脑　黄连　郁金　朱砂　雄黄　珍珠　黄芩　山栀子

功效：清热开窍，豁痰止痛。

主治：中风病头痛高热，神昏谵语。

用法：一次一丸，一日两次。

5. 青州白丸子

半夏　天南星　白附子　川乌头

功效：祛风化痰，通经止痛。

主治：中风病头痛痰壅，偏瘫肢麻。

用法：一次一丸，一日三次。

6. **清气化痰丸**

胆南星　瓜蒌仁　半夏　陈皮　茯苓　枳实　杏仁　黄芩

功效：清热止痛，泻火化痰。

主治：中风病头痛眩晕，热痰黄稠。

用法：一次一丸，一日两次。

7. **元胡止痛片**

延胡索　白芷

功效：行气活血，祛瘀止痛。

主治：中风病头痛如锥，眩晕呕逆。

用法：一次5片，一日三次。

8. **活血通脉丸**

丹参　当归　川芎　赤芍　桃仁　银花　土茯苓

功效：活血化瘀，清热止痛。

主治：中风病头痛定处，面暗舌瘀。

用法：一次6g，一日三次。

9. **人参归脾丸**

人参　白术　茯苓　甘草　黄芪　当归　龙眼肉　枣仁　远志　木香

功效：健脾益气，养心安神。

主治：中风病头痛怔忡，心烦少寐。

用法：一次一丸，一日两次。

10. **人参养血丸**

人参　当归　川芎　赤芍　熟地黄　石菖蒲　乌梅肉

功效：益气养血，活血止痛。

主治：中风病头痛面黄，身体瘦弱。

用法：一次6g，一日两次。

其他：芎芷香苏散、芎菊上清丸、犀角升麻丸、沉香琥珀丸、木香半夏丸、竹沥化痰丸、乳香定痛丸、活血止痛散、补气保元丸、参苓白术丸等，皆可选用。

三、中风病眩晕

病因：大多为脑脉溢血，元神失统，脑脉瘀血，精髓失养，痰瘀互结，正虚邪实所致。

证候：头晕目眩，脑转耳鸣，眼花缭乱，视物模糊；严重者，面色苍白，大汗淋漓，频繁呕吐，剧烈呕吐，天旋地转，卒然昏仆，舌暗苔白，脉象弦滑。

1. **风阳上扰** 头晕目眩，脑转耳鸣，头痛且胀，颜面潮红，肢麻震颤，腰酸膝软，舌红苔少，脉象弦浮。

2. **肝火上炎** 头晕目眩，脑转耳鸣，胸痛胁胀，烦躁易怒，呕逆痰涎，少寐多梦，舌红苔黄，脉象弦数。

3. **痰气阻络** 头晕目眩，脑重如蒙，视物旋转，胸闷呕恶，呕吐痰涎，肢困体重，舌暗苔腻，脉象弦滑。

4. **瘀血滞脉** 头晕目眩，脑痛如劈，面暗唇紫，心悸胸痛，少寐多梦，精神谵妄，舌暗瘀斑，脉象弦涩。

5. **气血亏虚** 头晕目眩，面淡色白，神疲力倦，心悸少寐，动则气短，遇劳加重，舌淡苔少，脉象小涩。

6. **肝肾阴虚** 头晕目眩，眼花耳鸣，少寐多梦，神疲力倦，心烦口燥，腰酸膝软，舌红苔薄，脉象小数。

现代医学主要见于颅内出血，尤以中脑出血、脑桥出血、小脑出血为多见。

治法：眩晕以活血消瘀为主，兼以清热、利水、化痰、行气、益气、养血、镇逆、安脑等。

1. 醒脑静注射液20ml，加入0.9%氯化钠注射液250ml中，静脉滴注，一日一次。

2. 清开灵注射液 40ml，加入 10% 葡萄糖注射液 250ml 中，静脉滴注，一日一次。

3. 石菖蒲注射液 20ml，加入 5% 葡萄糖注射液 250ml 中，静脉滴注，一日一次。

4. 痰热清注射液 20ml，加入 0.9% 氯化钠注射液 250ml 中，静脉滴注，一日一次。

5. 菖蒲郁金注射液 20ml，加入 10% 葡萄糖注射液 250ml 中，静脉滴注，一日一次。

6. 牛黄醒脑注射液 20ml，加入 5% 葡萄糖注射液 250ml 中，静脉滴注，一日一次。

7. 复方三生注射液 40ml，加入 0.9% 氯化钠注射液 250ml 中，静脉滴注，一日一次。

8. 复方丹参注射液 20ml，加入 10% 葡萄糖注射液 250ml 中，静脉滴注，一日一次。

9. 黄芪注射液 10～20ml，加入 10% 葡萄糖注射液 250ml 中，静脉滴注，一日一次。

10. 参附注射液 60～80ml，加入 5% 葡萄糖注射液 250ml 中，静脉滴注，一日一次。

其他：人参注射液、生脉注射液、附子注射液、枳实注射液、麝香注射液、羚羊角注射液、清热解毒注射液等，酌情选用。

（二）中药方剂

1. 平肝清脑汤（《中医临床撮要》）

羚羊角　天竺黄　天麻　钩藤　赤芍　蒺藜　桑叶　竹沥

功效：平肝熄风，清脑开窍。

主治：中风病头痛昏蒙，肢体拘急。

加减：身热者，加水牛角、生地、牡丹皮。

用法：一日一剂，水煎温服。

2. **镇肝熄风汤**(《医学衷中参西录》)

代赭石　牛膝　龙骨　牡蛎　龟板　玄参　天冬　白芍　茵陈　川楝子　麦芽　甘草

功效：滋阴潜阳，镇肝熄风。

主治：中风病头痛眩晕，眼花耳鸣。

加减：心热者，加黄连、石膏；痰多者，加半夏、天南星，尺虚者，加山萸肉、熟地；便溏者，减龟板、代赭石等。

用法：一日一剂，水煎温服。

3. **清热滋阴汤**(《杂病源流犀烛》)

黄连　栀子　生地黄　赤芍　牡丹皮　天冬　麦冬　山药　山茱萸　茯苓　泽泻　甘草

功效：清热凉血，滋阴止眩。

主治：中风病高热眩晕，头痛烦躁。

加减：眩晕不止者，加代赭石、牛膝、龙骨、牡蛎、石决明等。

用法：一日一剂，水煎温服。

4. **祛风解毒汤**(《寿世保元》)

黄芩　黄连　黄柏　大黄　苦参　赤芍　连翘　枳壳　槐花

功效：祛风解毒，清热止晕。

主治：中风病发热眩晕，头痛昏蒙。

加减：眩晕不止者，加代赭石、牛膝、龙骨、牡蛎、龟板、石决明等。

用法：一日一剂，水煎温服。

5. **瓜蒌枳实汤**(《万病回春》)

瓜蒌　枳实　贝母　桔梗　陈皮　茯苓　黄芩　栀子　当归　砂仁　木香　甘草

功效：清热化痰，行气解郁。

主治：中风病头重眩晕，胸闷痰结。

加减：痰迷心窍者，加石菖蒲、远志。

用法：一日一剂，水煎温服。

6. **半夏白术天麻汤**(《医学心悟》)

天麻　半夏　白术　茯苓　陈皮　甘草　生姜　大枣

功效：健脾燥湿，熄风化痰。

主治：中风病头晕目眩，胸闷痰壅。

加减：眩晕不止者，加龙骨、牡蛎、琥珀、石决明等。

用法：一日一剂，水煎温服。

7. **通经逐瘀汤**(《医林改错》)

桃仁　红花　赤芍　穿山甲　皂角刺　柴胡　连翘　地龙　麝香

功效：活血化瘀，通脉安神。

主治：中风病头痛眩晕，烦躁谵妄。

加减：眩晕不止者，加牛膝、龙骨、牡蛎、石决明等

用法：一日一剂，水煎温服。

8. **当归川芎汤**(《医林改错》)

当归　川芎　白芍　熟地黄　桃仁　红花　延胡索　香附　牡丹皮　泽兰　青皮

功效：活血化瘀，行气止痛。

主治：中风病头痛眩晕，恶寒发热。

加减：眩晕不止者，加代赭石、牛膝、龙骨、牡蛎、石决明等。

用法：一日一剂，水煎温服。

9. **补气解晕汤**(《傅青主女科》)

人参　黄芪　当归　荆芥穗　姜炭

功效：补气摄血，解晕固脱。

主治：中风病头晕眼花，恶心呕吐。

加减：眩晕不止者，加生地黄、赤芍、牡丹皮、牛膝、茜草

等。

用法：一日一次，水煎温服。

10. **养血胜风汤**(《医醇賸义》)

当归　川芎　白芍　生地黄　枸杞子　五味子　柏子仁　黑芝麻　菊花　桑叶　红枣

功效：养血祛风，滋肾止晕。

主治：中风病头痛眩晕，脑空眼花。

加减：眩晕不止者，加龙骨、牡蛎、酸枣仁、远志、合欢花。

用法：一日一剂，水煎温服。

其他；养血祛风场、滋肾熄风汤、凉血清气汤、清热解郁汤、导痰汤、涤痰汤、和血通经汤、活血散瘀汤、黄芪补气汤、当归补血汤等，皆可选用。

（三）中成药

1. **决明子丸**

羚羊角　蒺藜　决明子　青葙子　茺蔚子　枸杞子　黄连　玄参　川芎　菊花　防风　独活　升麻　细辛

功效：平肝熄风，清热止眩。

主治：中风病头痛眩晕，视物昏花。

用法：一次一丸，一日两次。

2. **羚羊角散**

羚羊角　决明子　柴胡　黄芩　当归　赤芍　羌活　甘草

功效：凉肝熄风，解痉止晕。

主治：中风病头痛项强，眩晕吐涎。

用法：一次3g，一日两次。

3. **龙胆泻肝丸**

龙胆　栀子　柴胡　黄芩　生地黄　当归　泽泻　木通　车前子　甘草

功效：泻肝利胆，清热燥湿。

主治：中风病头痛眩晕，口苦目赤。

用法：一次6g，一日两次。

4. **牛黄清心丸**

牛黄　郁金　黄连　黄芩　栀子　朱砂

功效：清热开窍，安神止晕。

主治：中风病发热神昏，眩晕谵妄。

用法：一次一丸，一日两次。

5. **天南星丸**

天麻　天南星　附子　全蝎　白僵蚕　藿香　白附子

功效：祛风化痰，温经通络。

主治：中风病偏瘫口㖞，头晕目眩。

用法：一次一丸，一日三次。

6. **地骨皮散**

地骨皮　银柴胡　人参　知母　半夏　赤茯苓　炙甘草

功效：益气养阴，降火止眩。

主治：中风病头晕目眩，虚热潮作。

用法：一次6g，一日两次。

7. **水蛭丸**

水蛭　虻虫　三棱　莪术　大黄　干漆　牛膝　肉桂　琥珀　硇砂

功效：破血逐瘀，消癥除瘕。

主治：中风病头晕目眩，瘫痪麻木。

用法：一次一丸，一日两次。

8. **地龙散**

地龙　当归　肉桂　麻黄　桃仁　苏木　羌活　独活　黄柏　甘草

功效：活血通络，祛风止眩。

主治：中风病头晕目眩，肢疼体痛。

用法：一日一次，一次3g。

9. **人参丸**

人参　山药　茯苓　甘草　麦冬　石菖蒲　泽泻　干姜　桂枝　大枣

功效：益气健脾，宁心安神。

主治：中风病头晕目眩，心悸怔忡。

用法：一次一丸，一日两次。

10. **左归丸**

熟地黄　山药　枸杞子　山萸肉　龟板胶　鹿角胶　菟丝子　川牛膝

功效：滋阴补肾，益精养血。

主治：中风病头晕目眩，口燥腰酸。

用法：一次一丸，一日两次。

其他：天麻丸、地黄丸、太极丸、神犀丹、五香散、十香丸、十香返生丹、牛黄至宝丹、速效救心丸、复方丹参滴丸等，皆可酌用。

四、中风病神昏

病因：大多为脑脉溢血，神明失聪，脑脉瘀血，元神失驭，风火交煽，痰瘀互结所致。

证候：以神志昏迷，意识蒙眬，烦躁谵妄，痉厥抽搐为特征。甚则昏迷不省，鼻鼾痰鸣，目合口张，手撒溺遗，大汗淋漓，四肢厥逆，瞳神散大，脉微欲绝等。

热毒　神昏不省，高热烦躁，痉厥抽搐，衄血瘀斑，面赤出汗，口渴饮冷，舌红苔黄，脉象大数。

腑实　神志昏迷，腹满烦躁，日哺潮热，腹痛拒按，便秘溲赤，下利清水，舌苔黄厚，脉象沉强。

痰气　神识昏蒙，痰涎壅盛，咳逆喘促，鼻鼾喉鸣，肢体困重，嗜睡不醒，舌苔厚腻，脉象弦滑。

瘀血　神识昏蒙，谵妄躁狂，面赤身热，头痛项强，肢体痉厥，便秘溲涩，舌质暗红，脉象弦涩。

水湿　神识昏蒙，烦躁谵妄，头痛项强，呕吐反逆，频伸数欠，嗜睡不醒，舌苔湿腻，脉象濡滑。

气脱　面色苍白，气息微弱，汗冷厥逆，四肢冰凉，昏迷不省，口润不渴，舌苔白腻，脉象细散。

血脱　面色淡白，神昏厥脱，喘促烦躁，气凉息弱，汗出不止，四肢逆冷，舌质淡白，脉象弱散。

阴脱　面色枯白，神识恍惚，口渴唇焦，气促息急，汗出味咸，身燥肢温，舌质干红，脉象疾散。

阳脱　面色皖白，神昏气微，目合口张，手撒尿遗，鼻鼾唇青，汗出肢冷，瞳神散大，脉象微散。

现代医学主要见于脑内出血，如蛛网膜下腔出血、高血压脑病、脑水肿、脑疝、椎基底动脉脑梗死等。

治法：神昏以醒脑开窍为主，兼以清热通腑，化痰利水，逐瘀镇痉，益气养血，滋阴回阳，固脱救逆。

（一）中药注射剂

1. 醒脑静注射液 20ml，加入 0.9% 氯化钠注射液 250ml 中，静脉滴注，一日一次。

2. 清开灵注射液 20ml，加入 10% 葡萄糖注射液 250ml 中，静脉滴注，一日一次。

3. 痰热清注射液 20ml，加入 5% 葡萄糖注射液 250ml 中，静脉滴注，一日一次。

4. 石菖蒲注射液 20ml，加入 0.9% 氯化钠注射液 250ml 中，静脉滴注，一日一次。

5. 菖蒲郁金注射液 20ml，加入 10% 葡萄糖注射液 250ml 中，静脉滴注，一日一次。

6. 牛黄醒脑注射液20ml，加入5%葡萄糖注射液250ml中，静脉滴注，一日一次。

7. 复方三生注射液40ml，加入0.9%氯化钠注射液250ml中，静脉谪注，一日一次。

8. 复方麝香注射液20ml，加入10%葡萄糖注射液250ml中，静脉滴注，一日一次。

9. 参麦注射液60～80ml，加入10%葡萄糖注射液250ml中，静脉滴注，一日一次。

10. 参附注射液60～80ml，加入5%葡萄糖注射液250ml中，静脉滴注，一日一次。

其他：人参注射液、生脉注射液、养阴注射液、四逆注射液、附子注射液、枳实注射液、羚羊角注射液、安宫牛黄注射液等，皆可选用。

（二）中药方剂

1. **清热解毒汤**（《医宗金鉴》）

银花　连翘　薄荷　黄连　生地黄　赤芍　木通　甘草　灯心草

功效：清热解毒，凉血泄火。

主治：中风病高热神昏，烦躁谵妄。

加减：烦渴者，加石膏、知母、麦冬、玉竹。

用法：一日一剂，水煎温服。

2. **解毒承气汤**（《伤寒温疫条辨》）

黄芩　黄连　黄柏　栀子　大黄　芒硝　枳实　厚朴　白僵蚕　蝉蜕

功效：解毒清热，通腑醒脑。

主治：中风病腑实躁狂，潮热神昏。

加减：便干结者，加生地黄、玄参、麦冬。

用法：一日一剂，水煎温服。

3. **石菖蒲郁金汤**(《温病全书》)

石菖蒲　郁金　栀子　连翘　牡丹皮　竹叶　木通　竹沥　灯心　紫金片

功效：辟浊开窍，清热醒脑。

主治：中风病痰气神昏，胸腹灼热。

加减：湿重者，加藿香、佩兰、苍术、砂仁。

用法：一日一剂，水煎温服。

4. **犀角地黄汤**(《千金要方》)

犀角　生地黄　赤芍　牡丹皮

功效：清热醒脑，凉血散瘀。

主治：中风病瘀血神昏，壮热吐衄。

加减：瘀血者，加丹参、郁金、茜草、白茅根；吐衄者，加三七、蒲黄、地榆、白及。

用法：一日一剂，水煎温服。

5. **茵陈地黄汤**(《幼幼集成》)

茵陈　生地黄　赤芍　当归　川芎　茯苓　泽泻　猪苓　天花粉

功效：清热利水，凉血散瘀。

主治：中风病脑胀神昏，头痛呕逆。

加减：脑胀甚者，加益母草、水蛭、丹参、郁金。

用法：一日一剂，水煎温服。

6. **参芪汤**(《医宗金鉴》)

人参　黄芪

功效：益气固脱，保元醒神。

主治：中风病气虚神昏，面白息弱。

加减：气脱者，加龙骨、牡蛎、山茱萸。

用法：一日一剂，水煎温服。

7. **参归汤**(《景岳全书》)

人参　当归

功效：养血固脱，益气醒神。

主治：中风病血虚神昏，面白唇淡。

加减：血脱者，加白芍、熟地黄、山茱萸。

用法：一日一剂，水煎温服。

8. **参地汤**(《医宗金鉴》)

人参　生地

功效：滋阴凉血，益气醒神。

主治：中风病阴虚神昏，颧赤唇焦。

加减：阴脱者，玄参、麦冬、山茱萸。

用法：一日一剂，水煎温服。

9. **参附汤**(《严氏济生方》)

人参　附子

功效：回阳固脱，益气醒神。

主治：中风病阳虚神昏，面晄厥脱。

加减：阳脱者，加干姜、肉桂、山茱萸。

用法：一日一剂，水煎温服。

10. **参附养营汤**(《温疫论》)

人参　附子　干姜　当归　白芍　生地黄

功效：益气养血，滋阴补阳。

主治：中风病阴阳气血俱脱，神昏厥逆。

加减：气促喘息者，加山茱萸、五味子；大汗淋漓者，加龙骨、牡蛎。

用法：一日一剂，水煎温服。

其他：清宫汤、清心汤、清神汤、牛黄承气汤、羚角汤、导痰汤、五苓散、生脉饮、参冬汤、四逆汤、参归龙牡汤、四味回阳汤等，皆可选用。

（三）中成药

1. **安宫牛黄丸**

牛黄　犀角（以水牛角代）　麝香　珍珠　黄连　黄芩　栀子　郁金　龙脑　朱砂　雄黄　金箔

功效：清热解毒，豁痰开窍。

主治：中风病高热神昏，谵妄痉厥。

用法：一次一丸，一日两次。

2. **清心牛黄丸**

黄连　牛黄　胆南星　当归　朱砂　甘草

功效：清心宁神，祛痰镇痉。

主治：中风病心火神昏，烦躁谵妄。

用法：一次一丸，一日两次。

3. **至宝丹**

牛黄　犀角（以水牛角代）　麝香　安息香　龙脑香　玳瑁　琥珀　雄黄　朱砂

功效：清热解毒，辟浊开窍。

主治：中风病痰热神昏，胸闷谵妄。

用法：一次一丸，一日两次。

4. **紫雪丹**

石膏　滑石　磁石　硝石　寒水石　芒硝　朱砂　丁香　木香　沉香　麝香　犀角（以水牛角代）　羚羊角　玄参　升麻　甘草

功效：清热解毒，熄风开窍。

主治：中风病高热神昏，烦躁谵妄。

用法：一次1g，一日三次。

5. **神犀丹**

犀角（以水牛角代）　石菖蒲　黄芩　生地黄　银花　连翘　板蓝根　天花粉　玄参　紫草　淡豆豉

功效：清热解毒，镇痉开窍。

主治：中风病高热神昏，烦躁痉厥。

用法：一次一丸，一日两次。

6. 牛麝散

牛黄　麝香　羚羊角　石菖蒲　丁香　藏红花

功效：清心醒脑，安神开窍。

主治：中风病烦热神昏，谵妄抽搐。

用法：一次1g，一日两次。

7. 玉枢丹

山慈姑　红大戟　五倍子　千金子　麝香　雄黄　朱砂

功效：辟秽化浊，豁痰开窍。

主治：中风病湿浊神昏，呕恶痰涎。

用法：一次1g，一日两次。

8. 苏合香丸

乌犀角（以水牛角代）　苏合香　安息香　白檀香　青木香　熏陆香　尤脑香　麝香　乳香　沉香　丁香　香附　荜茇　白术　诃子肉　朱砂

功效：行气醒神，温通开窍。

主治：中风病痰浊神昏，鼻鼾喉鸣。

用法：一次一丸，一日两次。

9. 牛黄清宫丸

牛黄　麝香　犀角（以水牛角代）　龙脑香　栀子　郁金　银花　连翘　黄芩　玄参　麦冬　天花粉　生地黄　大黄　莲子心　雄黄　朱砂　甘草

功效：清热开窍，镇痉安神。

主治：中风病心热神昏，痉厥谵妄。

用法：一次一丸，一日三次。

10. 十香返生丹

苏合香　安息香　麝香　檀香　藿香　乳香　降香　沉香　木香　丁香　香附　龙脑香　牛黄　琥珀　天麻　白僵蚕　郁金　诃子　瓜蒌仁　莲子心　甘草　朱砂　礞石　金箔

功效：镇痉安神，化痰开窍。

主治：中风病气郁神昏，痰壅厥逆。

用法：一次一丸，一日两次。

其他：牛黄清心丸、牛黄清脑丸、牛黄至宝丸、牛黄宁宫片、万病回春丹、驱风苏合丸、太极丸、立效丹、苏效丹、通关散、猴枣散等，皆可选用。

五、中风病脑胀

病因：大多为脑脉溢血，精髓水郁，脑脉瘀血，津液不化，痰瘀互结，脑髓水胀所致。

证候：前期则头痛呕吐，频伸数欠，项强昏蒙，息深脉缓。中期则头痛呕吐，项强抽搐，神识昏蒙，痉厥脉实。后期则神昏不省，大汗淋漓，瞳神散大，脉象微弱。

阳热　头痛呕吐，面赤气粗，高热出汗，频伸数欠。甚者则神昏痉厥，烦躁谵妄，舌苔黄燥，脉象大数。

阴寒　头痛呕吐，面白气细，畏寒无汗，频伸数欠。甚者则神昏逆冷，沉静蜷卧，舌苔白湿，脉象小迟。

瘀血　头痛如锥，剧烈呕吐，项强抽搐，频伸数欠。甚者则神昏肢厥，面黧唇暗，瞳神独小，脉象弦涩。

痰气　头痛如裹，胸闷呕恶，沉静嗜睡，频伸数欠。甚者则神昏肢逆，鼻鼾痰鸣，瞳神独小，脉象弦滑。

风阳　头痛呕吐，项强抽搐，面红口干，手足拘挛。甚者则神昏瘫痪，身热烦躁，瞳神独小，脉象浮弦。

腑实　头痛呕吐，烦躁谵妄，便溺阻隔，下利臭水。甚者则神昏腹满，潮热出汗，瞳神独小，脉象沉弦。

气虚 头痛呕吐，面色淡白，神疲力倦，频伸数欠。气脱则神昏不省，汗出淋漓，瞳神散大，脉象微小。

血虚 头痛呕吐，面色苍白，神衰形惫，频伸数欠。血脱则神昏不省，汗出如珠，瞳神散大，脉象弱小。

阴虚 头痛呕吐，面色枯白，形消体瘦，频伸数欠。阴脱则神昏不省，大汗身温，瞳神散大，脉象沉疾。

阳虚 头痛呕吐，面色㿠白，形寒肢冷，频伸数欠。阳脱则神昏不省，大汗身凉，瞳神散大，脉象浮散。

现代医学主要见于颅内出血、蛛网膜下腔出血、脑干病变、广泛性脑梗死等导致的脑水肿、脑疝。

治法：《黄帝内经》说："无问虚实，工在疾泻。"（《灵枢·胀论》）脑胀以利水散瘀为主，兼以清热醒脑、通腑泻浊、益气养血、滋阴补阳等。

（一）中药注射剂

1. 醒脑静注射液20ml，加入0.9%氯化钠注射液250ml中，静脉滴注，一日一次。

2. 清开灵注射液40ml，加入10%葡萄糖注射液250ml中，静脉滴注，一日一次。

3. 痰热清注射液20ml，加入5%葡萄糖注射液250ml中，静脉滴注，一日一次。

4. 石菖蒲注射液20ml，加入0.9%氯化钠注射液250ml中，静脉滴注，一日一次。

5. 复方麝香注射液20ml，加入10%葡萄糖注射液250ml中，静脉滴注，一日一次。

6. 菖蒲郁金注射液20ml，加入5%葡萄糖注射液250ml中，静脉滴注，一日一次。

7. 丹参注射液10～20ml，加入0.9%氯化钠注射液250ml

中，静脉滴注，一日一次。

8. 水蛭注射液10～20ml，加入10%葡萄糖注射液250ml中，静脉滴注，一日一次。

9. 参麦注射液60～80ml，加入10%葡萄糖注射液250ml中，静脉滴注，一日一次。

10. 参附注射液60～80ml，加入5%葡萄糖注射液250ml中，静脉滴注，一日一次。

其他：人参注射液、黄芪注射液、红花注射液、脉络宁注射液、血塞通注射液、疏血通注射液、双黄连注射液、刺五加注射液、葛根素注射液、川芎嗪注射液，皆可选用。

（二）中药方剂

1. **猪苓汤**(《伤寒杂病论》)

猪苓 茯苓 泽泻 滑石 阿胶

功效：利水渗湿，清热养阴。

主治：中风病水瘀脑胀，发热呕恶。

加减：脑胀甚者，加丹参、郁金、泽兰、益母草。

用法：一日一剂，水煎温服。阿胶烊化。

2. **胃苓汤**(《丹溪心法》)

猪苓 茯苓 泽泻 白术 桂枝 苍术 厚朴 陈皮 甘草

功效：祛湿和胃，行气利水。

主治：中风病水瘀脑胀，浮肿腹满。

加减：脑胀甚者，加丹参、郁金、益母草、琥珀。

用法：一日一剂，水煎温服。

3. **防己黄芪汤**(《伤寒杂病论》)

黄芪 白术 防己 甘草

功效：益气通阳，利水渗湿。

主治：中风病水瘀脑胀，神疲气短。

加减：脑胀甚者，加丹参、益母草、泽泻、猪苓，减甘草。

用法：一日一剂，水煎温服。

4. **防己茯苓汤**(《伤寒杂病论》)

防己　黄芪　茯苓　桂枝　甘草

功效：益气通阳，利水渗湿。

主治：中风病水瘀脑髓，嗜睡呵欠。

加减：水盛者，加丹参、益母草、泽泻，减甘草。

用法：一日一剂，水煎温服。

5. **茯苓泽泻汤**(《伤寒杂病论》)

茯苓　泽泻　白术　桂枝　生姜　甘草

功效：利水渗湿，祛痰化饮。

主治：中风病水瘀脑胀，头脑呕逆。

加减：脑胀甚者，加泽兰、益母草、猪苓，减甘草。

用法：一日一剂，水煎温服。

6. **茯苓琥珀汤**(《卫生宝鉴》)

茯苓　猪苓　泽泻　琥珀　白术　滑石　桂枝　炙甘草

功效：利水渗湿，醒脑通神。

主治：中风病水瘀脑胀，神识昏蒙。

加减：脑胀甚者，加益母草、丹参、石菖蒲，减甘草。

用法：一日一剂，水煎冲琥珀末服。

7. **利水渗湿汤**(《会约医镜》)

猪苓　茯苓　泽泻　防己　木通　苍术　黄柏　牛膝　车前子

功效：利水消胀，醒脑通神。

主治：中风病水瘀脑胀，神识昏蒙。

加减：脑胀甚者，加益母草、丹参、葶苈子。

用法：一日一剂，水煎温服。

8. **活血利水汤**

丹参　赤芍　郁金　水蛭　益母草　泽泻　茯苓　猪苓　琥珀

功效：活血化瘀，利水降浊。

主治：中风病水瘀脑胀，神昏厥逆。

加减：神昏者，加麝香、石菖蒲。

用法：一日一剂，水煎温服。

9. **五苓汤**(《伤寒杂病论》)

猪苓　茯苓　泽泻　白术　桂枝

功效：温阳化气，利水渗湿。

主治：中风病水瘀脑胀，头痛呕逆。

加减：脑胀甚者，加益母草、泽兰、水蛭、丹参。

用法：一日一剂，水煎温服。

10. **真武汤**(《伤寒杂病论》)

茯苓　芍药　白术　附子　生姜

功效：利水敛阴，温中化浊。

主治：中风病水瘀脑胀，呕吐厥逆。

加减：脑胀甚者，加泽兰、益母草、泽泻、葶苈子。

用法：一日一剂，水煎温服。

其他：五皮饮、赤苓汤、导水茯苓汤、利水实脾汤、导气除湿汤、宣清导浊汤、除湿胃苓汤、麻附五皮饮、平胃散、实脾散等，皆可选用。

（三）中成药

1. **牛黄丸**

牛黄　麝香　犀角（以水牛角代）　雄黄　黄连　黄芩　栀子　郁金　珍珠　朱砂　冰片

功效：清热解毒，镇心安神。

主治：中风病水瘀脑胀，高热神昏。

用法：一次一丸，一日两次。

2. **清心牛黄丸**

牛黄　胆南星　黄连　当归　朱砂　甘草

功效：清心宁神，镇痉化痰。

主治：中风病水瘀脑胀，身热神昏。

用法：一次一丸，一日两次。

3. 苏合香丸

苏合香　安息香　丁香　木香　沉香　乳香　檀香　麝香　香附　犀角（以水牛角代）　龙脑　荜茇　诃子　朱砂

功效：芳香开窍，醒脑安神。

主治：中风病痰瘀脑胀，神昏痰鸣。

用法：一次一丸，一日两次。

4. 穿山甲散

穿山甲　鳖甲　麝香　芫花　大黄　干漆　当归　川芎　赤芍　桂枝

功效：破血逐水，醒神开窍。

主治：中风病水瘀脑胀，神昏呕逆。

用法：一次3g，一日两次。

5. 四苓散

猪苓　茯苓　泽泻　白术

功效：健脾利水，化浊醒神。

主治：中风病水瘀脑胀，尿清便溏。

用法：一次6g，一日两次。

6. 五皮丸

茯苓皮　大腹皮　桑白皮　陈橘皮　生姜皮

功效：利水化湿，行气醒神。

主治：中风病水瘀脑胀，神昏呕逆。

用法：一次9g，一日两次。

7. 控涎丹

大戟　甘遂　白芥子

功效：祛痰逐饮，消涎化浊。

主治：中风病痰瘀脑胀，呕逆痰涎。

用法：一次1g，一日两次。

8. **舟车丸**

大戟　芫花　甘遂　大黄　牵牛子　槟榔　木香　橘皮　青皮

功效：行气逐水，通腑泻浊。

主治：中风病水瘀脑胀，便秘溲涩。

用法：一次9g，一日两次。

9. **甘露消毒丹**

滑石　茵陈　石菖蒲　黄芩　川贝　木通　白豆蔻　藿香　连翘　射干　薄荷

功效：利湿化浊，清热解毒。

主治：中风病水瘀脑胀，头重呕吐。

用法：一次9g，一日两次。

10. **沉香琥珀丸**

沉香　琥珀　茯苓　泽泻　防已　紫苏　杏仁　橘皮　葶苈子　郁李仁

功效：利水消肿，活血安神。

主治：中风病水瘀脑胀，面黯形瘦。

用法：一次一丸，一日两次。

其他：牛黄清心丸、牛黄清宫丸、分水丹、分浊散、参术健脾丸、参苓白术丸等，皆可选用。

六、中风病心衰

病因：大多为脑脉溢血，神明失司，心阳虚弱，元气衰微，心神无主，血行障碍所致。中医古籍中虽无心衰之名称，但已包括在心悸、喘促、水肿、厥脱的范围之中。

证候：心悸厥脱，气喘息促，胸闷脘胀，浮肿咳痰为主证。

甚则面色苍白，大汗淋漓，心悸喘促，手足厥逆，肢体冰凉，神昏不省，舌质暗淡，脉象散微。

气虚 面色淡白，神疲力倦，少气自汗，活动尤甚，喘促纳呆，心悸怔忡，舌暗苔白，脉象微弱。

血虚 面色苍白，头晕眼花，唇甲色淡，心悸易惊，健忘烦躁，少寐多梦，舌淡苔少，脉象细弱。

阴虚 面色憔白，唇红颧赤，手足心热，少寐盗汗，口燥咽干，心悸易惊，舌绛苔薄，脉象小疾。

阳虚 面色㿠白，唇暗甲青，胸痛彻背，入夜尤甚，形寒肢冷，尿少浮肿，舌紫苔滑，脉象大散。

瘀血 面色黯白，唇绀甲紫，胸痛如刺，痛牵肩背，惊悸怔忡，咳嗽气喘，舌暗瘀斑，脉象弦涩。

痰气 面色浮白，胸闷如塞，痛引肩背，肢体沉重，气喘息促，心悸痰多，舌苔湿腻，脉象弦滑。

暴脱 面色苍白，唇暗甲紫，胸痛彻背，心悸憋气，大汗淋漓，四肢厥逆，舌苔白滑，脉象散结。

神脱 面色灰白，神昏不省，气促息微，目合口张，舌卷囊缩，汗出如油，肢冷如冰，脉微欲绝。

现代医学主要见于颅内出血，尤其是脑室出血、脑干出血、脑水肿、脑疝，最易导致心衰。

治法：心衰以强心利尿为主，兼以益气、养血、滋阴、温阳、祛痰、散瘀、回阳、固脱等法则。

（一）中药注射剂

1. 人参注射液80ml，加入10%葡萄糖注射液250ml中，静脉滴注，一日一次。

2. 生脉注射液80ml，加入5%葡萄糖注射液250ml中，静脉滴注，一日一次。

3. 参麦注射液80ml，加入0.9%氯化钠注射液250ml中，静脉滴注，一日一次。

4. 参附注射液 80ml，加入 10% 葡萄糖注射液 250ml 中，静脉滴注，一日一次。

5. 四逆注射液 20ml，加入 5% 葡萄糖注射液 250ml 中，静脉滴注，一日一次。

6. 附子注射液 4ml，加入 0.9% 氯化钠注射液 250ml 中，静脉滴注，一日一次。

7. 丹参注射液 20ml，加入 10% 葡萄糖注射液 250ml 中，静脉滴注，一日一次。

8. 麝香注射液 10ml，加入 5% 葡萄糖注射液 250ml 中，静脉滴注，一日一次。

9. 石菖蒲注射液 20ml，加入 10% 葡萄糖注射液 250ml 中，静脉滴注，一日一次。

10. 万年青注射液 10ml，加入 5% 葡萄糖注射液 250ml 中，静脉滴注，一日一次。

其他：复方丹参注射液、复方三生注射液、复方葛根注射液、复方当归注射液、瓜蒌注射液、枳实注射液、强心灵注射液、铃兰毒注射液、复方三七注射液、复方人参注射液，西药如毒毛旋花子甙 K 注射液、西地兰注射液、速尿注射液、氯化钾注射液等，酌情选用。

（二）中药方剂

1. **独参汤**（《十药神书》）

人参　大枣

功效：大补元气，强心固脱。

主治：中风病气虚心衰，神昏厥逆。

加减：阴虚者，加附子、桂枝。

用法：一日一剂，水煎温服。

2. **当归补血汤**(《兰室秘藏》)

黄芪　当归

功效：益气养血，强心和营。

主治：中风病血虚心衰，神昏面白。

加减：阴虚者，加白芍、枸杞子。

用法：一日一剂，水煎温服。

3. **生脉饮**(《内外伤辨惑论》)

人参　麦冬　五味子

功效：益气滋阴，强心敛汗。

主治：中风病阴虚心衰，神昏面憔。

加减：阴虚内热者，加生地、天冬。

用法：一日一剂，水煎温服。

4. **四顺汤**(《肘后备急方》)

人参　附子　干姜　炙甘草

功效：益气回阳，强心救逆。

主治：中风病阳虚心衰，神昏面皖。

加减：命门火衰者，加肉桂。

用法：一日一剂，水煎温服。

5. **阴阳两救汤**(《医醇賸义》)

熟地黄　枸杞　人参　干姜　生地黄　麻仁　阿胶　生姜　大枣

功效：益阴养阳，强心安神。

主治：中风病虚脱心衰，神昏厥逆。

加减：阳脱者，加附子、细辛、肉桂。

用法：一日一剂，水煎温服。

6. **六味回阳饮**(《景岳全书》)

人参　附子　干姜　炙甘草　熟地黄　当归

功效：益气养血，回阳固脱。

主治：中风病虚脱心衰，神昏厥逆。

加减：腹泻者，加白术、减当归。

用法：一日一剂，水煎温服。

7. **复脉汤**(《伤寒杂病论》)

炙甘草　桂枝　人参　生地黄　麦冬　麻仁　阿胶　生姜　大枣

功效：益气养血，滋阴复脉。

主治：中风病气虚血弱，阴亏心衰。

加减：阴虚甚者，去姜减桂加五味。

用法：一日一剂，水煎温服。

8. **春泽汤**(《医方集解》)

人参　白术　茯苓　泽泻　猪苓　桂枝　柴胡　麦冬

功效：温阳化气，强心利水。

主治：中风病水湿心衰，气喘厥逆。

加减：阳虚者，加附子、干姜。

用法：一日一剂，水煎温服。

9. **丹参饮**(《时方歌括》)

丹参　檀香　砂仁

功效：行气活血，祛瘀通脉。

主治：中风病血瘀心衰，胸痛厥逆。

加减：瘀血者，加郁金、川芎、红花、附子；痰气者，加瓜蒌、薤白、半夏。

用法：一日一剂，水煎温服。

10. **瓜蒌薤白半夏汤**(《伤寒杂病论》)

瓜蒌　薤白　半夏　白酒

功效：宣气通阳，消痰化浊。

主治：中风病痰气心衰，胸痹厥逆。

加减：痰瘀互结者，加丹参、川芎、降香、红花、天南星、附子。

用法：一日一剂，水煎温服。

其他：参附汤、参地汤、保元汤、五皮饮、真武汤、通脉四逆汤、人参四逆汤、急救回阳汤、桂枝甘草汤、小青龙汤、瓜蒌薤白白酒汤等，皆可选用。

（三）中成药

1. 速效救心丸

川芎　冰片

功效：活血化瘀，强心止痛。

主治：中风病血瘀心衰，胸痛厥逆。

用法：一次五粒，发作时十五粒。

2. 麝香保心丸

牛黄　麝香　苏合香　龙脑香　蟾酥　人参　肉桂等

功效：益气活血，强心醒神。

主治：中风病气滞心衰，胸痛厥逆。

用法：一次两丸，一日两次。

3. 冠心苏合丸

苏合香　青木香　龙脑香　檀香　乳香

功效：行气通阳，强心止痛。

主治：中风病气郁心衰，神昏厥逆。

用法：一次一丸，一日三次。

4. 灵宝护心丹

人参　麝香　苏合香　蟾酥　牛黄　龙脑　三七　丹参　琥珀

功效：益气活血，强心通阳。

主治：中风病气虚心衰，胸痛厥逆。

用法：一次四丸，一日三次。

5. 苏冰滴丸

苏合香　冰片

功效：芳香开窍，强心醒神。

主治：中风病痰气心衰，神昏厥逆。

用法：一次两丸，一日三次。

6. 苏合香丸

苏合香　安息香　龙脑香　麝香　檀香　乳香　沉香　木香　丁香　香附　荜茇　水牛角浓缩粉　白术　诃子肉　朱砂

功效：芳香开窍，行气止痛。

主治：中风病胸痹心痛，神昏厥逆。

用法：一次一丸，一日两次。

7. 营心丹

人参　牛黄　龙脑　蟾酥

功效：养心通脉，镇痉安神。

主治：中风病胸痹心衰，手足厥逆。

用法：一次两丸，一日三次。

8. 环心丹

三七　人参　珍珠　麝香

功效：活血化瘀，强心止痛。

主治：中风病血瘀心衰，手足厥逆。

用法：一次两丸，一日三次。

9. 活心丸

人参　麝香　牛黄　熊胆　珍珠　蟾酥　龙脑　灵芝　附子　红花

功效：益气强心，活血止痛。

主治：中风病胸痹心衰，手足厥逆。

用法：一次两丸，一日三次。

10. 山海丹

三七　葛根　丹参　川芎　红花　人参　黄芪　佛手　灵芝　海藻　决明子　何首乌　山羊血

功效：益气活血，祛瘀通脉。

主治：中风病血瘀心衰，手足厥逆。

用法：一次五粒，一日三次。

其他：人参片、参芪片、心舒宁、保心宁、健心片、救尔心、地奥心血康等，皆可选用。

七、中风病喘促

病因：大多为热毒内攻，浊邪壅肺，气失宣降，水湿成痰，久病气衰，清肃失司所致。

证候：气喘息促，张口抬肩，唇青甲紫，神昏痰鸣为主证。甚则汗出湿冷，肢凉脉微等证候。

热毒 高热面赤，气喘息粗，神识昏蒙，烦躁谵妄，痰黄浊稠，胸痛胁胀，舌苔黄厚，脉象滑数。

腑实 面红目赤，气喘息促，胸闷呃逆，腹满便秘，潮热出汗，谵妄躁狂，舌苔黄燥，脉象沉强。

痰气 头眩面黄，唇暗甲青，气喘息促，痰浊壅盛，呕恶涎沫，鼻鼾喉鸣，舌苔白腻，脉象弦滑。

瘀血 头痛面暗，唇紫甲青，气喘息促，胸闷刺痛，身热烦躁，口干不饮，舌质瘀斑，脉象弦涩。

水浊 面目浮肿，喉中漉声，痰清涎稀，呕吐唾沫，胸胁胀痛，咳嗽气喘，舌苔水湿，脉象沉细。

气虚 面色淡白，神疲力倦，语声低怯，气短息弱，畏风自汗，食少纳呆，舌苔薄白，脉象小微。

血虚 面色萎白，神疲力倦，头晕目眩，心悸失眠，唇淡甲白，气促息短，舌质淡白，脉象小弱。

阴虚 面色憔白，头晕目眩，唇焦颧赤，潮热盗汗，气喘息促，少寐多梦，舌质红绛，脉象小数。

阳虚 面色㿠白，头晕目眩，气喘息促，心悸自汗，痰多清稀，胫肿畏寒，舌质淡胖，脉象小迟。

厥脱　面色苍白，气喘息促，鼻煽口张，心悸畏寒，大汗淋漓，神识昏蒙，唇缓涎出，脉象散微。

现代医学主要见于颅内出血，颅内压升高，尤其是丘脑下部、脑干病变，使人体内脏自主神经功能紊乱，出现肺水肿、肺瘀血、继发性肺炎，以至呼吸衰竭、心力衰竭所致。

治法：喘促以平喘祛痰为主。实喘者，重在治肺，采用宣肺、清金、降气、化痰之法；虚喘者，重在治肾，采用补肺、纳肾、益气、养阴之法。

（一）中药注射剂

1. 清开灵注射液 40ml，加入 0.9% 氯化钠注射液 250ml 中，静脉滴注，一日一次。

2. 醒脑静注射液 20ml，加入 10% 葡萄糖注射液 250ml 中，静脉滴注，一日一次。

3. 痰热清注射液 20ml，加入 5% 葡萄糖注射液 250ml 中，静脉滴注，一日一次。

4. 石菖蒲注射液 20ml，加入 0.9% 氯化钠注射液 250ml 中，静脉滴注，一日一次。

5. 双黄连注射液 60ml，加入 10% 葡萄糖注射液 250ml 中，静脉滴注，一日一次。

6. 鱼腥草注射液 80ml，加入 5% 葡萄糖注射液 250ml 中，静脉滴注，一日一次。

7. 人参注射液 80ml，加入 10% 葡萄糖注射液 250ml 中，静脉滴注，一日一次。

8. 生脉注射液 80ml，加入 5% 葡萄糖注射液 250ml 中，静脉滴注，一日一次。

9. 参麦注射液 80ml，加入 10% 葡萄糖注射液 250ml 中，静脉滴注，一日一次。

10. 参附注射液80ml，加入5%葡萄糖注射液250ml中，静脉滴注，一日一次。

其他：复方三生注射液、复方丹参注射液、清热解毒注射液、穿琥宁注射液、大黄注射液、附子注射液、枳实注射液、复方葛根注射液等，皆可选用。

（二）中药方剂

1. **麻杏石甘汤**（《伤寒杂病论》）

麻黄 杏仁 石膏 甘草

功效：宣肺平喘，清热化痰。

主治：中风病热毒喘促，神昏烦躁。

加减：热盛者，加银花、连翘、瓜蒌、贝母等。

用法：一日一剂，水煎温服。

2. **宣白承气汤**（《温病条辨》）

石膏 大黄 杏仁 瓜蒌皮

功效：宣肺化痰，通腑泻浊。

主治：中风病痰火喘促，潮热腑实。

加减：腑实者，加芒硝、枳实、厚朴、蒲公英。

用法：一日一剂，水煎温服。

3. **清热导痰汤**（《寿世保元》）

黄芩 黄连 胆南星 瓜蒌仁 半夏 橘皮 枳实 桔梗 人参 白术 茯苓 甘草

功效：清热泻肺，涤痰平喘。

主治：中风病痰热喘促，神昏胸闷。

加减：痰喘者，加麻黄、杏仁、细辛、丹参。

用法：一日一剂，水煎温服。

4. **清热行血汤**（《医宗金鉴》）

生地黄 赤芍 牡丹皮 桃仁 红花 穿山甲 五灵脂 甘草

功效：清热泻肺，凉血散瘀。

主治：中风病瘀热喘促，神昏胸痛。

加减：痰喘者，加麻黄、杏仁、丹参。

用法：一日一剂，水前温服。

5. **小青龙汤**(《伤寒杂病论》)

麻黄　桂枝　细辛　甘草　白芍　半夏　干姜　五味子

功效：疏风散寒，温肺行水。

主治：中风病水盛阳衰，痰喘呕逆。

加减：水盛者，加茯苓、泽泻、猪苓、葶苈子。

用法：一日一剂，水煎温服。

6. **益气补肺汤**(《医醇賸义》)

人参　阿胶　天冬　麦冬　贝母　百合　茯苓　五味子　地骨皮　薏苡仁

功效：益气平喘，养肺清热

主治：中风病气虚喘促，身热息短。

加减：虚喘者，加山药、白术、蛤蚧、麻黄。

用法：一日一剂，水煎温服。

7. **养血地黄汤**(《杂病源流犀烛》)

熟地黄　生地黄　当归　白芍　阿胶　麦冬　白术

功效：养血和营，滋阴平喘。

主治：中风病血虚喘促，唇淡爪白。

加减：喘促者，加麻黄、杏仁、百部、茯苓等。

用法：一日一次，水煎温服。

8. **滋阴降火汤**(《万病回春》)

生地黄　熟地黄　天冬　麦冬　知母　黄柏　白芍　当归　白术　陈皮　甘草　生姜　大枣

功效：滋阴降火，清热止喘。

主治：中风病阴虚喘促，发热咳嗽。

加减：痰喘者，加麻黄、杏仁、细辛等。

用法：一日一剂，水煎温服。

9. **回阳急救汤**(《伤寒六书》)

附子　干姜　肉桂　五味子　党参　白术　茯苓　甘草　半夏　陈皮　生姜　麝香

功效：回阳救逆，益气定喘。

主治：中风病阳虚喘促，面㿠唇青。

加减：喘促者，加麻黄、细辛。

用法：一日一剂，水煎温服。

10. **射干麻黄汤**(《伤寒杂病论》)

射干　麻黄　细辛　半夏　紫菀　款冬花　五味子　大枣　生姜

功效：宣肺散寒，降逆化痰。

主治：中风病寒饮郁肺，咳逆上气。

加减：水瘀者，加猪苓、茯苓、泽泻。

用法：一日一剂，水煎温服。

其他：苏子降气汤、三子养亲汤、人参定喘汤、当归补血汤、滋阴地黄汤、桑白皮汤、五磨饮子、六君子汤、大青龙汤、生脉饮等，皆可选用。

（三）中成药

1. **牛黄清心丸**

牛黄　郁金　黄连　栀子　黄芩　朱砂

功效：清心开窍，泄热安神。

主治：中风病高热神昏，气喘痰鸣。

用法：一次一丸，一日两次。

2. **牛黄清肺散**

牛黄　百部　石膏　黄芩　川贝　白前　沉香　半夏　茯苓　胆南星　水牛角　冰片

功效：清肺化痰，止咳平喘。

主治：中风病发热咳嗽，气喘痰鸣。

用法：一次3g，一日三次。

3. 清气化痰丸

黄芩　栀子　连翘　桔梗　荆芥穗　薄荷　半夏　陈皮　茯苓　甘草

功效：清肺化痰，止咳平喘。

主治：中风病肺热喘促，咳嗽吐痰。

用法：一次9g，一日两次。

4. 定喘止咳丸

麻黄　杏仁　石膏　甘草　半夏　橘红　前胡　桔梗　苏子　白果　款冬花　桑白皮　黄芩　葶苈子

功效：清肺定喘，利气化痰。

主治：中风病气逆喘促，咳嗽痰壅。

用法：一次6g，一日两次。

5. 降气定喘丸

麻黄　葶苈子　紫苏子　白芥子　桑白皮　陈皮

功效：降气定喘，止咳化痰。

主治：中风病痰壅喘促，咳嗽吐痰。

用法：一次6g，一日两次。

6. 理气定喘丸

苏子　苏梗　苏叶　半夏　陈皮　茯苓　杏仁　川贝　紫菀　白芥子　莱菔子　桑白皮　款冬花　何首乌　黄芪　白术　百合　麦冬　天冬　知母　生地黄　当归　阿胶

功效：祛痰止咳，补肺定喘。

主治：中风病胸闷痰喘，心悸气短。

用法：一次一丸，一日两次。

7. 蛤蚧定喘丸

蛤蚧　鳖甲　麻黄　杏仁　石膏　甘草　黄芩　黄连　百合　麦冬　紫菀　苏子　瓜蒌仁　煅石膏

功效：滋阴清肺，止咳平喘。

主治：中风病肺热气喘，咳嗽吐痰。

用法：一次一丸，一日两次。

8. **百合固金丸**

百合　生地黄　玄参　麦冬　当归　白芍　熟地黄　贝母　桔梗　甘草

功效：养阴清热，润肺止咳。

主治：中风病潮热喘促，咳嗽吐痰。

用法：一次一丸，一日两次。

9. **竹沥汁**

竹沥

功效：清热滑痰，润燥定惊。

主治：中风病痰热喘促，舌强不语。

用法：一次 30~60g，一日三次。

10. **黑锡丹**

沉香　木香　附子　肉桂　葫芦巴　小茴香　补骨脂　肉豆蔻　金铃子　阳起石　硫黄　黑锡

功效：温壮下元，镇纳浮阳。

主治：中风病上气喘促，厥逆冷汗。

用法：一次 9g，一日两次。

其他：飞龙丹、夺命丹、升降散、月华丸、猴枣散、利金丹、化痰丸、橘红丸、定喘丸、控涎丹，酌情选用。

八、中风病吐血

病因：大多为脑脉溢血，元神失驭，胃中积热，肝郁化火，气虚失统，瘀血滞络所致。

证候：口中呕血，甚如喷涌，血色暗红，神识昏蒙为主证；严重者，则出现神昏抽搐，气急喘促。

阳热　高热神昏，面红目赤，口渴饮冷，吐血鲜红，烦躁谵妄，便秘溲赤，舌质红绛，脉象大数。

湿热　头重肢困，胸闷呕恶，身热不扬，吐血淡红，脘满腹胀，便黑溲红，舌苔黄腻，脉象濡数。

胃火　面赤口渴，神昏烦躁，胃脘作疼，吐血如涌，胸腹胀满，便黑溲赤，舌红苔黄，脉象滑数。

肝火　面红口苦，急躁易怒，胸胁胀痛，吐血深红，嗳气呃逆，便黑溲红，舌红苔黄，脉象弦数。

气滞　头痛不定，胸胀胁痛，发热烦渴，吐血暗红，嗳气叹息，便黑不爽，舌苔白腻，脉象弦涩。

血瘀　头痛如刺，面目晦暗，呕逆瘀块，吐血紫红，胃脘刺痛，腹痛拒按，舌质瘀斑，脉象结涩。

气虚　头晕目眩，神疲气短，面白颜淡，吐血暗红，胃痛绵绵，便溏色黑，舌苔白润，脉象微小。

血虚　头晕眼花，心悸失眠，面白唇淡，吐血淡红，口鼻衄血，便黑溺清，舌质淡白，脉象弱小。

阴虚　面憔颧赤，少寐多梦，五心烦热，吐血鲜红，口渴咽燥，便秘油黑，舌质红绛，脉象小疾。

阳虚　面晄颜白，形寒肢冷，胃痛隐隐，吐血暗淡，泛清饮热，便溏色黑，舌苔白滑，脉象大散。

现代医学主要见于脑内出血、丘脑出血、丘脑下部损害，引起胃和十二指肠应激性溃疡，导致中枢性吐血。

治法：吐血以镇吐止血为主，兼用清火降逆、凉血和营、止血散瘀、益气摄血、收敛止血等法则。

1. 醒脑静注射液 20ml，加入 0.9% 氯化钠注射液 250ml 中，静脉滴注，一日一次。

2. 清开灵注射液40ml，加入10%葡萄糖注射液250ml，静脉滴注，一日一次。

3. 痰热清注射液20ml，加入5%葡萄糖注射液250ml中，静脉滴注，一日一次。

4. 双黄连注射液60ml，加入0.9%氯化钠注射液250ml中，静脉滴注，一日一次。

5. 石菖蒲注射液40ml，加入10%葡萄糖注射液250ml中，静脉滴注，一日一次。

6. 血塞通注射液10ml，加入5%葡萄糖注射液250ml中，静脉滴注，一日一次。

7. 复方丹参注射液20ml，加入0.9%氯化钠注射液250ml中，静脉滴注，一日一次。

8. 50%大黄注射液20ml，加入10%葡萄糖注射液250ml中，静脉滴注，一日一次。

9. 参麦注射液60～80ml，加入10%葡萄糖注射液250ml中，静脉滴注，一日一次。

10. 参附注射液60～80ml，加入5%葡萄糖注射液250ml中，静脉滴注，一日一次。

其他：三七注射液、当归注射液、仙鹤草注射液、血见愁注射液、人参注射液、黄芪注射液、附子注射液、四逆注射液、生脉注射液、养阴注射液等，皆可选用。

（二）中药方剂

1. **犀角地黄汤**（《千金要方》）

犀角　生地黄　赤芍　牡丹皮

功效：清热凉血，止血散瘀。

主治：中风病阳热吐血，神昏谵妄。

加减：血热者，加大黄、茜草、槐花、地榆。

用法：一日一剂，水煎凉服。犀角用水牛角代替。

2. **黄连解毒汤**(《外台秘要》)

黄芩　黄连　黄柏　栀子

功效：清热燥湿，解毒止血。

主治：中风病湿热吐血，瘀血躁狂。

加减：衄血者，加大蓟、三七、茜草、地榆。

用法：一日一剂，水煎温服。

3. **升麻清胃汤**(《症因脉治》)

升麻　黄连　生地黄　大黄　牡丹皮　栀子　当归

功效：清胃泻火，凉血止血。

主治：中风病胃火吐血，口渴脘痛。

加减：吐血不止者，加茜草、地榆、蒲黄、三七。

用法：一日一剂，水煎冷服。

4. **龙胆泻肝汤**(《太平惠民和剂局方》)

龙胆草　车前子　柴胡　黄芩　栀子　生地黄　当归　泽泻　木通　甘草

功效：清肝利胆，燥湿泻热。

主治：中风病肝火吐血，口苦烦怒。

加减：吐血不止，加黄连、大黄、茜草、蒲黄。

用法：一日一剂，水煎温服。

5. **化滞调中汤**(《证治准绳》)

人参　白术　茯苓　半夏　陈皮　厚朴　砂仁　山楂　麦芽　神曲　生姜

功效：健脾化滞，调中止血。

主治：中风病气滞吐血，脘痞腹胀。

加减：吐血不止者，加地榆、三七、牡丹皮、茜草。

用法：一日一剂，水煎温服。

6. **逐瘀止血汤**(《傅青主女科》)

生地黄　赤芍　牡丹皮　大黄　当归　桃仁　枳壳　龟板

功效：凉血消瘀，和血止血。

主治：中风病瘀血吐血，胃脘刺痛。

加减：吐血不止者，加蒲黄、三七、茜草、地榆。

用法：一日一剂，水煎温服。

7. **补气黄芪汤**(《圣济总录》)

黄芪　当归　人参　白术　陈皮　甘草　熟地黄　白芍　茯神　阿胶　肉桂　麦冬　五味子　牛膝　生姜　大枣

功效：益气升阳，敛血和营。

主治：中风病气虚吐血，神疲气短。

加减：吐血不止者，加三七、白及、伏龙肝。

用法：一日一剂，水煎温服。

8. **养血地黄汤**(《杂病源流犀烛》)

熟地黄　生地黄　白芍　当归　阿胶　白术

功效：养血和营，滋阴止血。

主治：中风病血虚吐血，头晕心悸。

加减：吐血不止者，加三七、白及、人参、黄芪。

用法：一日一剂，水煎温服。

9. **拯阴理劳汤**(《医宗必读》)

生地黄　白芍　牡丹皮　当归　人参　麦冬　五味子　薏苡仁　莲子　橘红　甘草　大枣

功效：滋阴益气，凉血止血。

主治：中风病阴虚吐血，五心烦热。

加减：吐血不止者，加水牛角、玄参、茜草、白茅根。

用法：一日一剂，水煎温服。

10. **拯阳理劳汤**(《医宗必读》)

黄芪　当归　人参　白术　陈皮　甘草　肉桂　五味子　生姜　大枣

功效：助阳益气，温经止血。

主治：中风病阳虚吐血，形寒肢冷。

加减：吐血不止者，加三七、艾叶、蒲黄、百草霜。

用法：一日一剂，水煎温服。

其他：宁血汤、地榆汤、清胃汤、泻心汤、黄土汤、柏叶汤、胶艾汤、玉女汤、清血汤、小蓟饮子等，皆可选用。

（三）中成药

1. 十灰散

大蓟炭　小蓟炭　荷叶炭　柏叶炭　茜草炭　白茅根炭　大黄炭　栀子炭　牡丹皮炭　陈棕炭

功效：凉血清热，散瘀止血。

主治：中风病血热妄行，呕血吐血。

用法：一次6g，一日两次。

2. 四生丸

生荷叶　生柏叶　生艾叶　生地黄

功效：凉血散瘀，清热止血。

主治：中风病血热吐血。

用法：一日一丸，一日两次。

3. 三七散

三七

功效：活血止血，散瘀止痛。

主治：中风病吐血。

用法：一次3g，一日三次。

4. 大黄散

大黄

功效：清胃泻火，凉血止血。

主治：中风病胃热吐血。

用法：一次5g，一日三次。

5. **白及散**

白及　三七　血余炭

功效：散瘀消肿，收敛止血。

主治：中风病吐血。

用法：一次5g，一日三次。

6. **及竭散**

白及　血竭

功效：祛瘀止血，活血消肿。

主治：中风病吐血。

用法：一次6g，一日三次。

7. **化血丹**

参三七　花蕊石　血余炭

功效：活血散瘀，止血消肿。

主治：中风病吐血。

用法：一次6g，一日两次。

8. **止血散**

三七　白及　大黄　地榆

功效：活血化瘀，凉血止血。

主治：中风病吐血。

用法：一次9g，一日三次。

9. **紫珠草片**

紫珠草

功效：收敛止血，清热解毒。

主治：中风病吐血。

用法：一次四片，一日三次。

10. **云南白药**

参三七

功效：活血止血，散瘀消肿。

主治：中风病吐血。

用法：一次1g，一日两次。

其他：荷叶丸、青槐散、七厘散、八厘散、必胜散、茜根散、柏叶散、槐花散、蒲黄散。西药：止血敏、安络血、维生素K_1、维生素K_3、维生素K_4等，酌情选用。

九、中风病淋闭

病因：大多为脑脉溢血，元神失司，膀胱湿热，肝气郁结，血脉瘀滞，肾气虚衰所致。

证候：尿频溲涩，滴沥刺痛，少腹拘急，痛引腰腹为主证。甚则烦躁谵妄，神识昏蒙。

热结　面赤身热，尿频溲黄，涩急点滴，灼热刺痛，口苦咽燥，烦躁呕恶，舌苔黄腻，脉象大数。

寒凝　面白身寒，尿频溲清，涩滞点滴，先栗后溺，口鼻气凉，喜饮热汤，舌苔白滑，脉象小迟。

气滞　尿频溲涩，急痛不畅，余沥难尽，脐腹胀满，甚则剧痛，引及腰腹，舌苔薄白，脉象弦涩。

血瘀　尿红溲赤，灼热刺痛，尿频溲急，夹带血块，脐腹剧痛，甚则拒按，舌质深红，脉象弦结。

气虚　尿频溲清，涩滞溺痛，余沥难尽，小腹坠胀，空痛喜按，少气懒言，舌苔薄白，脉象小弱。

血虚　尿频溲淡，淋沥急痛，涩滞不利，腰膝酸软，唇淡甲白，神疲力倦，舌质淡白，脉象小涩。

阴虚　尿频溲浊，混浊急痛，头晕耳鸣，颧赤唇红，腰酸膝软，潮热盗汗，舌绛苔黄，脉象小数。

阳虚　尿频溲清，滴沥难尽，面皖肢冷，神疲力倦，便溏畏寒，肌凉自汗，舌淡苔白，脉象小迟。

现代医学主要见于脑内出血、丘脑出血、脑干病变等，导致人体内脏功能紊乱，并发泌尿系统感染，如尿道炎、膀胱炎、肾盂肾炎等。

治法：淋闭以利水通淋为主。兼以清热、散寒、行气、化瘀、益气、养血、滋阴、温阳等法则。

（一）中药注射剂

1. 鱼腥草注射液 80ml，加入 0.9% 氯化钠注射液 250ml 中，静脉滴注，一日一次。

2. 双黄连注射液 60ml，加入 10% 葡萄糖注射液 250ml 中，静脉滴注，一日一次。

3. 清开灵注射液 40ml，加入 5% 葡萄糖注射液 250ml 中，静脉滴注，一日一次。

4. 醒脑静注射液 20ml，加入 0.9% 氯化钠注射液 250ml 中，静脉滴注，一日一次。

5. 蒲公英注射液 20ml，加入 10% 葡萄糖注射液 250ml 中，静脉滴注，一日一次。

6. 石菖蒲注射液 10ml，加入 5% 葡萄糖注射液 250ml 中，静脉滴注，一日一次。

7. 丹参注射液 10～20ml，加入 0.9% 氯化钠注射液 250ml 中，静脉滴注，一日一次。

8. 水蛭注射液 5～10ml，加入 10% 葡萄糖注射液 250ml 中，静脉滴注，一日一次。

9. 参麦注射液 100ml，加入 10% 葡萄糖注射液 250ml 中，静脉滴注，一日一次。

10. 参附注射液 100ml，加入 5% 葡萄糖注射液 250ml 中，静脉滴注，一日一次。

其他：清热解毒注射液、退热解毒注射液、穿琥宁注射液、败酱草注射液、麝香注射液、人参注射液等，西药如青霉素、红霉素、白霉素、林可霉素、先锋霉素、阿莫西林等，皆可酌选。

（二）中药方剂

1. **八正散**(《太平惠民和剂局方》)

大黄　栀子　萹蓄　瞿麦　滑石　木通　车前子　甘草

功效：清热泻火，利尿通淋。

主治：中风病热淋、血淋、尿痛、尿闭。

加减：热淋者，加银花、连翘、柴胡、黄芩。

用法：一日一剂，水煎温服。

2. **导赤散**(《小儿药证直诀》)

生地黄　木通　竹叶　甘草

功效：凉血清热，利水通淋。

主治：中风病热淋、血淋、尿痛、尿赤。

加减：血淋者，加小蓟、大蓟、白茅根、益母草。

用法：一日一剂，水煎温服。

3. **生附散**(《三因极一病证方论》)

附子　半夏　木通　瞿麦　滑石　灯芯　生姜　蜂蜜

功效：温里散寒，通淋止痛。

主治：中风病寒淋畏冷，淋沥涩痛。

加减：寒淋者，肉桂、细辛、桂枝、小茴香。

用法：一日一剂，水煎温服。

4. **沉香散**(《太平圣惠方》)

沉香　白术　当归　赤芍　石苇　滑石　瞿麦　王不留行　冬葵子　甘草

功效：降气利水，导滞通淋。

主治：中风病气滞淋闭，小腹拘急。

加减：气滞者，加柴胡、香附、茯苓、泽泻。

用法：一日一剂，水煎温服。

5. **小蓟饮子**(《严氏济生方》)

生地黄　小蓟　滑石　通草　蒲黄　竹叶　栀子　当归　甘

草　藕节

功效：凉血止血，利水通淋。

主治：中风病血淋、热淋、尿急、尿痛。

加减：血淋者，加琥珀、白茅根、银花、连翘。

用法：一日一剂，水煎温服。

6. **大分清饮**（《景岳全书》）

猪苓　茯苓　泽泻　木通　栀子　枳壳　车前子

功效：利水通淋，清热止痛。

主治：中风病湿热淋闭，蓄血腹痛。

加减：血淋者，加大黄、桃仁、水蛭、小蓟。

用法：一日一剂，水煎温服。

7. **防己黄芪汤**（《伤寒杂病论》）

黄芪　白术　防己　甘草　生姜　大枣

功效：益气健脾，利水通淋。

主治：中风病气虚淋闭，尿痛溲急。

加减：上喘者，加麻黄；下寒者，加肉桂；腹痛者，加白芍；气冲者，加桂枝。

用法：一日一剂，水煎温服。

8. **当归芍药汤**（《奇效良方》）

当归　芍药　川芎　白术　茯苓　泽泻

功效：养血和营，利水通淋。

主治：中风病血虚淋闭，尿痛溲急。

加减：淋痛者，加萹蓄、瞿麦、竹叶、白茅根。

用法：一日一剂，水煎温服。

9. **化阴煎**（《景岳全书》）

生地黄　熟地黄　知母　黄柏　牛膝　龙胆　猪苓　泽泻　车前子　绿豆

功效：滋阴清热，利水通淋。

主治：中风病阴虚淋闭，尿急溲痛。

加减：血淋者，加茜草、小蓟、白茅根、麦冬。

用法：一日一剂，水煎温服。

10. **真武汤**(《伤寒杂病论》)

附子　白术　茯苓　芍药　生姜

功效：温阳化气，利水通淋。

主治：中风病阳虚淋闭，尿痛余沥。

加减：寒淋者，加桂枝、肉桂、猪苓、泽泻。

用法：一日一剂，水煎温服。

其他：栀子汤、黄芩汤、大黄汤、沉香汤、阿胶汤、桂苓汤、柴苓汤、清肺饮子、小分清饮、猪苓汤、气淋汤、寒淋汤、清流饮、防己茯苓汤、补中益气汤等，皆可选用。

（三）中成药

1. **甘露消毒丹**

滑石　茵陈　连翘　黄芩　石菖蒲　藿香　薄荷　木通　射干　川贝　白豆蔻

功效：清热化湿，利水通淋。

主治：中风病湿热淋闭，小便短赤。

用法：一次9g，一日两次。

2. **分清五淋丸**

大黄　黄芩　黄柏　知母　栀子　滑石　萹蓄　瞿麦　猪苓　茯苓　泽泻　木通　车前子　甘草

功效：清热燥湿，利水通淋。

主治：中风病湿热淋闭，便秘溲涩。

用法：一次6g，一日两次。

3. **龙胆泻肝丸**

龙胆　栀子　柴胡　黄芩　生地黄　当归　泽泻　木通　车前子　甘草

功效：泻肝胆实火，清下焦湿热。

主治：中风病湿热淋闭，口苦溲痛。

用法：一次6g，一日三次。

4. 丹栀逍遥丸

牡丹皮　栀子　柴胡　白芍　当归　白术　茯苓　炙甘草

功效：养血清热，利湿通淋。

主治：中风病血虚淋闭，溲赤尿痛。

用法：一次6g，一日两次。

5. 麦味地黄丸

麦冬　五味子　熟地黄　山药　山茱萸　茯苓　泽泻　牡丹皮

功效：敛阴纳气，利水通淋。

主治：中风病阴虚淋闭，尿频溲痛。

用法：一次6g，一日两次。

6. 杞菊地黄丸

枸杞　菊花　熟地黄　山药　山茱萸　茯苓　泽泻　牡丹皮

功效：滋肾养肝，利水通淋。

主治：中风病肾虚肝弱，淋闭尿痛。

用法：一次6g，一日两次。

7. 知柏地黄丸

知母　黄柏　熟地黄　山药　山茱萸　茯苓　泽泻　牡丹皮

功效：滋阴降火，清热利湿。

主治：中风病水亏火旺，淋闭溲痛。

用法：一次一丸，一日两次。

8. 桂附地黄丸

桂枝　附子　熟地黄　山药　山茱萸　茯苓　泽泻　牡丹皮

功效：温阳纳气，缩尿通淋。

主治：中风病阳虚淋闭，尿频余沥。

用法：一次一丸，一日两次。

9. **参苓白术散**

人参　白术　茯苓　甘草　山药　扁豆　薏苡仁　砂仁　莲肉　桔梗

功效：益气健脾，化湿通淋。

主治：中风病气虚淋闭，尿频溲急。

用法：一次9g，一日三次。

10. **人参归脾丸**

人参　白术　茯苓　甘草　黄芪　当归　龙眼肉　枣仁　远志　木香　生姜　大枣

功效：益气养血，健脾利湿。

主治：中风病血虚淋闭，尿频溲涩。

用法：一次一丸，一日两次。

其他：分清五淋丸、六味地黄丸、荷叶丸、滋肾丸、缩泉丸、都气丸、左归丸、右归丸、大补阴丸、金钱草片、无比山药丸、补肾强身片，皆可选用。

十、中风病呃逆

病因：大多为脑脉溢血，元神失驭，胃失和降，逆气上冲，甚则脾肾阳虚，元气衰败所致。

证候：呃逆为胃气上逆，气冲喉间，呃声不禁，脘腹胀满为主证。严重者，呃声微弱，音长断续。

阳盛　面红目赤，气粗口臭，呃声洪亮，喉中痰鸣，脘痞腹胀，便秘溲涩，舌苔黄厚，脉象浮数。

阴盛　面白日青，脘闷胃痛，呃声低沉，逆气有力，得热稍减，遇寒尤甚，舌苔白腻，脉象沉迟。

痰气　头重眩晕，胸闷呕恶，呃逆连声，脘腹痞满，昏沉嗜卧，纳呆体困，舌苔湿腻，脉象弦滑。

瘀血 头痛眩晕，胸痛胁胀，呃逆连声，呕血便黑，脘腹刺痛，痛有定处，舌质紫黯，脉象弦涩。

气滞 头痛胁胀，泛恶嗳气，呃声连续，逆气有力，脘腹胀痛，痛无定处，舌苔白厚，脉象沉弦。

腑实 头痛谵妄，手足躁扰，呃声洪亮，潮热汗出，便秘腹硬，腹痛拒按，舌苔黄厚，脉象沉实。

阴虚 面憔颧赤，口渴心烦，呃声急促，逆气无力，躁热少寐，便秘溲涩，舌绛苔少，脉象细数。

阳虚 面皖颜白，身蜷畏寒，呃声缓弱，逆气无力，手足厥逆，便溏尿清，舌暗苔白，脉象散迟。

胃气将绝者，则出现呃声低弱，脉微欲绝之危证，兼见“除中”之候。疾病发展到危重阶段，本来不能饮食，但突然暴食，食不知饱，即称之为“除中”。

现代医学主要见于脑内出血、脑干病变、脑水肿、脑疝等。大多为病情危重，预后不良。

治法：呃逆以降逆止呃为主，兼以清热、散寒、祛痰、散瘀、行气、通腑、滋阴、温阳等法。严重者，则应用益气回阳、固脱救逆之法。

（一）中药注射剂

1. 清开灵注射液40ml，加入0.9%氯化钠注射液250ml中，静脉滴注，一日一次。

2. 醒脑静注射液20ml，加入10%葡萄糖注射液250ml中，静脉滴注，一日一次。

3. 痰热清注射液20ml，加入5%葡萄糖注射液250ml中，静脉滴注，一日一次。

4. 石菖蒲注射液20ml，加入0.9%氯化钠注射液250ml中，静脉滴注，一日一次。

5. 复方麝香注射液20ml，加入10%葡萄糖注射液250ml中，静脉滴注，一日一次。

6. 复方丹参注射液20ml，加入5%葡萄糖注射液250ml中，静脉滴注，一日一次。

7. 参麦注射液60～80ml，加入0.9%氯化钠注射液250ml中，静脉滴注，一日一次。

8. 参附注射液60～80ml，加入10%葡萄糖注射液250ml中，静脉滴注，一日一次。

9. 人参注射液60～80ml，加入10%葡萄糖注射液250ml中，静脉滴注，一日一次。

10. 黄芪注射液20～40ml，加入5%葡萄糖注射液250ml中，静脉滴注，一日一次。

其他：藿香注射液、半夏注射液、养阴注射液、四逆注射液、瓜蒌注射液、附子注射液等，皆可选用。

（二）中药方剂

1. **竹叶石膏汤**(《伤寒杂病论》)

石膏　麦冬　竹叶　甘草　人参　半夏　粳米

功效：清热生津，和胃降逆。

主治：中风病阳盛呃逆，声洪音短。

加减：热盛者，加知母、柿蒂，减人参。

用法：一日一剂，水煎温服。

2. **丁香柿蒂汤**(《症因脉治》)

丁香　柿蒂　人参　生姜

功效：温中益气，降逆止呃。

主治：中风病阴盛呃逆，声沉音长。

加减：湿盛者，加荜茇、细辛、高良姜、山柰、半夏、天南星。

用法：一日一剂，水煎温服。

3. **旋覆代赭汤**(《伤寒杂病论》)

旋覆花 代赭石 人参 半夏 甘草 大枣 生姜

功效：降逆化痰，调中和胃。

主治：中风病痰气呃逆，脘痞呕恶。

加减：痰郁者，加竹沥、竹茹、瓜蒌。

用法：一日一剂，水煎温服。

4. **血府逐瘀汤**（《医林改错》）

当归 川芎 赤芍 生地黄 桃仁 红花 牛膝 柴胡 枳壳 桔梗 甘草

功效：活血逐瘀，行气止呃。

主治：中风病瘀血呃逆，面黧目黯。

加减：瘀滞者，加水蛭、䗪虫、代赭石、柿蒂。

用法：一日一剂，水煎温服。

5. **五磨饮子**（《医便》）

木香 沉香 枳实 槟榔 乌药

功效：行气降逆，调中止呃。

主治：中风病气滞呃逆，胸闷脘痞。

加减：气滞者，加柴胡、香附、代赭石、柿蒂。

用法：一日一剂，水煎温服。

6. **小承气汤**（《伤寒杂病论》）

大黄 枳实 厚朴

功效：通腑泻浊，降逆止呃。

主治：中风病腑实呃逆，脘痞腹痛。

加减：气逆者，加代赭石、沉香、半夏、竹茹。

用法：一日一剂，水煎温服。

7. **益胃汤**（《温病条辨》）

生地黄 麦冬 沙参 玉竹 冰糖

功效：滋阴生津，益胃止呃。

主治：中风病阴虚呃逆，口燥唇焦。

加减：气逆者，加代赭石、沉香、柿蒂、竹茹。

用法：一日一剂，水煎温服。

8. **理中汤**(《伤寒杂病论》)

人参　白术　干姜　甘草

功效：益气散寒，温中降逆。

主治：中风病阳虚呃逆，肢冷肠鸣。

加减：气逆者，加丁香、荜茇、乌药、附子。

用法：一日一剂，水煎温服。

9. **生脉饮**(《内外伤辨惑论》)

人参　麦冬　五味子

功效：益气敛阴，止汗平呃。

主治：中风病阴脱呃逆，口渴咽燥。

加减：气逆者，加代赭石、柿蒂、天冬、竹茹。

用法：一日一剂，水煎温服。

10. **参附汤**(《严氏济生方》)

人参　附子

功效：益气回阳，固脱降逆。

主治：中风病阳脱呃逆，汗出肢厥。

加减：气逆者，加丁香、荜茇、五味子、山茱萸。

用法：一日一剂，水煎温服。

其他：四磨汤、柿蒂汤、橘皮竹茹汤、沉香降气汤、人参丁香散、半夏厚朴汤，皆可选用。

(三) 中成药

1. **丁香散**

丁香　良姜　柿蒂　炙甘草

功效：温中散寒，和胃降逆。

主治：中风病内寒呃逆，声音沉缓。

用法：一次3g，一日三次。

2. 柿蒂散

柿蒂

功效：和胃调中，降逆止呃。

主治：中风病气逆呃逆，呃声有力。

用法：一次3g，一日两次。

3. 四消丸

香附　牵牛子　灵脂　牙皂

功效：消食消水，消气消瘀。

主治：中风病气滞呃逆，胸闷脘满。

用法：一次6g，一日两次。

4. 保和丸

山楂　神曲　半夏　陈皮　茯苓　连翘　莱菔子

功效：调中和胃，消积降逆。

主治：中风病食积呃逆，脘满腹胀。

用法：一次6g，一日两次。

5. 茯苓指迷丸

茯苓　半夏　枳壳　风化硝

功效：祛湿化痰，降逆止呃。

主治：中风病痰湿呃逆，胸闷呕恶。

用法：一次9g，一日两次。

6. 大黄䗪虫丸

大黄　䗪虫　水蛭　虻虫　蛴螬　干漆　白芍　生地黄　桃仁　黄芩　杏仁　甘草

功效：活血逐瘀，化滞止呃。

主治：中风病血瘀呃逆，面黧形瘦。

用法：一次一丸，一日两次。

7. 当归龙荟丸

当归　龙胆　芦荟　黄芩　黄连　黄柏　大黄　栀子　青黛

木香　麝香

功效：清肝泻热，通腑降逆。

主治：中风病腑实呃逆，头痛烦躁。

用法：一次一丸，一日三次。

8. 沉香化滞丸

沉香　木香　藿香　香附　砂仁　莪术　陈皮　神曲　麦芽　甘草

功效：疏肝和胃，理气降逆。

主治：中风病肝郁呃逆，嗳气泛酸。

用法：一次6g，一日两次。

9. 补中益气丸

黄芪　当归　党参　白术　柴胡　升麻　陈皮　甘草

功效：益气补中，升清降浊。

主治：中风病气虚呃逆，神疲力倦。

用法：一次一丸，一日两次。

10. 附子理中丸

附子　人参　白术　干姜　甘草

功效：温中和胃，散寒降逆。

主治：中风病阴寒呃逆，手足厥冷。

用法：一次一丸，一日两次。

其他：龙胆泻肝丸、木香顺气丸、沉香降气丸、消食化滞丸、柴胡舒肝丸、中满分消丸、香砂养胃丸、开胸顺气丸等，皆可选用。

第六章 中风病护理

中风病护理是辨证论治的组成部分。中风病急症的中络证、中经证、中腑证、中脏证病人都需要护理，尤其是中脏证病人更需要严密观察，精心护理，积极抢救，以促使病势向愈，减少后遗症，早日恢复健康。

第一节 中风病护理沿革

祖国医药学对于中风病护理的记载甚少，尚无专论，大多散见于古医籍中的零星记载。

《黄帝内经》记载："人之情，莫不恶死而乐生，告之以其败，语之以其善，导之以其所便，开之以其所苦，虽有无道之人，恶有不听者乎。"（《灵枢·师传》）这种开导思想的方法，也就是中医情志护理的方法。

汉代张仲景说："凡发汗，温暖汤药，其方虽言日三服，若病剧不解，当促其间，可半日中尽三服；若与病相阻，即使有所觉，病重者，一日一夜，当晬时观之；如服一剂，病证犹在，故当复作本汤服之。"（《伤寒杂病论·伤寒例》）这虽是对伤寒病人的服药护理，但是对中风病人的服药护理同样适用。

唐代孙思邈指出："凡中风多由热起，服药当须慎酒、面、羊肉、生菜、冷食、猪、鱼、鸡、牛、马肉、蒜，乃可瘥""瘥后仍须将慎不得用，未病之前，当须绝于思虑，有于言语，为于无事，乃可永愈。若还同俗类，名利是务，财色为心者，卒勿苦事，医药徒劳为疗耳，宜于此善以意推之。"（《千金翼方·中风》）说明服药期间饮食护理及情志护理的临床重要意义。

宋代陈无择在临床上治疗中风病之时，对于手足偏废不举，用趁风膏，“贴在所患一边脚中心，用旧帛裹紧缚定，于无风密室中椅子上坐，椅子前用汤一盆；将贴药脚于汤内浸，仍用人扶病人，恐汗出不能支持。候汗出，即急去了药；汗欲出，身麻木；得汗周遍为妙，切宜避风”（《三因极一病证方论·中风治法》）。这是应用中风外治法的护理，也是治疗外风的方法。

明代张介宾根据中风病的临床表现予必抢救：“初病卒倒，危急不醒；但察其有无死证，如无死证，而形气不脱，又无痰气，但扶定掐其人中，自当渐醒；或以白汤、姜汤，徐徐灌之，亦可得其苏醒，然后察证治之。若无痰无气，而息微色白，脉微暴脱者，急以独参汤、或淡姜汤，灌之俱可”“其有久之不醒，或牙关不能开者，则以半夏，或牙皂、细辛之类为末，少许，吹入鼻中；有嚏者可治，无嚏者不可治。或以皂荚为末，燃纸烧烟，冲入鼻中亦可”（《景岳全书·非风》）。这是中风病神昏抢救护理的具体方法。

清代沈金鳌说：“脾胃后天元气之本。脾阴亏则不能消，胃气弱则不能纳，饮食少则后天元气无自生，精血愈不足。经曰：脾损调饮食，节起居，适寒温，此至论也。否则脾阴难复，然其要又在戒暴怒，使肝无不平之气，肝和则不贼土矣……后天元气日长，肾足则真阴生，津液足舌络营养，则语言自利矣。且世无不阴虚而中风者，必须拔去一切使心火不炎，则肾亦不燥，此又治病之本也。”（《沈氏尊生书·中风源流》）可见，调护脾胃对于中风病护理的重要性。

近代医学家吴瑞甫比较全面系统地阐述了中风病的护理方法：“中风病卒然颠仆，脑既破裂溢血，自宜听其静卧，最忌嘈杂喧嚷。并将衣服轻轻解去，另使一人扶定其头，勿使动摇，头宜略高侧睡。极忌仰卧，以防舌缩。世人不识，误认为中毒，痧毒及鬼压；推之，拿之，以致脑中之血，益复横溢，是直速其死也。中风乃急暴之症，原属实邪，其脑既伤，惟静息，以养其神。将头垫高，俾脑中之血，以渐而降，乃为妙法。凡一切热剂，提神奇品，以及饮食茶汤，均不得妄投。又病发不可立时服药，恐溢入气管，闭塞而死。如头项血管胀大跳动者，宜在肘部放血，头上压以冰水，颈部贴芥辣斑蝥等膏。切勿叫唤，强其言语，听其静卧为安”“又病已醒，切勿向其言语；服药用清润疏风，兼祛痰热，最稳最效”“食物以易消化能养身体者为贵，忌用燥热大补之物。其瘫痪肢体，宜于洗身时，用意擦搓，初则轻搓，渐加用力，使肢节柔和”（《删补中风论·看护大法》）。这些护理方法，至今仍有临床实践指导意义。

总之，中风病护理随着历史的前进，逐渐发展，日趋完善，形成了具有中医特色的护理学说。

第二节　中风病一般护理

中风病一般护理，内容丰富，主要是日常、起居、饮食、服药、精神护理。简介如下。

一、日常护理

清代叶桂已认识到中风病日常护理的重要性：“颐养功夫，寒暄保摄，尤当加意于药饵之先”（《临证指南·中风》）。这说明中风病日常的护理工作，已超过用药之先的重要意义。

中风病日常的护理工作，应作好以下几点：

1. **卧床休息**　中风病初期不管病情轻重，必须卧床休息，尤其是出血性中风，更要严格卧床休息。一般三天之内，避免搬动，以免再度出血。床边挡护，防止摔伤。头部可置冰袋，以降低脑代谢，减少脑耗氧量。床头抬高三十度，有利于改善脑水肿。对于缺血性中风，前期脑缺血严重，脑血流量减少，一周之内应绝对卧床休息，枕头要低，禁用冰袋。

2. **室内安静**　中风病人的住室要通风透光，忌风大光强；光线要弱，忌阴森幽暗。室内安静清洁，这不仅有利于中风病人的休息和康复，也有利于医护人员的治疗和护理。减少探视会客，防止情志失调；减少说话言笑，保障病人休息，使病人保持乐观情绪，积极配合护理人员的治疗和护理。

3. **床铺清洁**　床铺要经常保持清洁、平整、干燥、柔软。被褥床罩，及时更换，保持皮肤清洁干燥，每周擦浴和洗澡一次；大小便随时清洁，勤翻身，防止褥疮的发生。多食些营养丰富的食物，补充足够的水分，以增强皮肤的抵抗力，促使中风病人日趋向愈，逐渐恢复身体健康。

二、起居护理

《黄帝内经》记载：“上古之人，其知道者，起居有常，不妄作劳。”（《素问·上古天真论》）故中风病人既要定时作息，又要注意寒热和动静的调节。

1. **起居有常**　病人的起居、活动、休息，必须掌握四时气候的变化，根据病情轻重，适当安排，调整休息，定时起居，从中医学的整体观念上，保持人体与自然界的统一。

2. **调节寒热**　随着气候变化，春防风，夏防热，长夏防湿，秋防燥，冬防寒；及时使用降温与取暖的设备。阳虚畏寒者，室温应稍高；阴虚发热者，宜温宜稍低。室内经常通风换气，但不宜让风直接吹拂到病人身上；室内应保持一定的温度，室内温度应清爽宜人，促使病人早日恢复身体健康。

3. **结合动静**　中风病前期以静为主，中期动静结合，后期以动为主。中风病前期要安静休息，静心养病。中风病中期在病情允许的情况下，应该坚持下床活动，这样有利于血脉畅通，消化吸收，以及肢体功能的恢复。中风病后期凡能活动的病人，更应当坚持锻炼活动。活动方法有步行、气功、太极拳、五禽戏、广播体操等。这些活动既是调治疾病的体育疗法，又是却病延年的健身体操。根据病情轻重进行锻炼，达到劳而不倦为度。

三、饮食护理

饮食既可以养人，又可以治病。早在西周时代，就有专门的“食医”。《周礼》有“以五味、五谷、五药养其病”（《天官冢宰》）的记载。《黄帝内经》说：“毒药攻邪，五谷为养，五果为助，五畜为益，五菜为充，气味合而服之，以补精益气。此五者，有辛酸甘苦咸，各有所利；四时五脏病，随五味所宜也。”（《素问·脏气法时论》）这说明药物配合饮食治疗，既可减少药物毒性对于人体的损害，又能补精益气，提高疗效。

1. **节制饮食** 中风病人补充营养，对于治疗有利；但进食过量，反而有害。所以，在中风病发展过程中，不可强制进食，中风转愈，更不能骤然暴食。明代张介宾说：“凡失饥伤饱，损及脾胃。”（《景岳全书·杂病谟》）因此，中风病人宜少食多餐，这对于脾胃纳化更为有利。而有反射性呕吐者，轻者宜少食，重者宜禁食。

2. **选择饮食** 中风病人的饮食护理，不仅要注意进食的数量，而且也要重视饮食的选择。《周礼·天官冢宰》云：“凡和，春多酸，夏多苦，秋多辛，冬多咸。”《黄帝内经》指出：“脾病者，宜食粳米饭、牛肉、枣、葵；心病者，宜食麦、羊肉、杏、薤；肾病者，宜食大豆、黄卷、猪肉、栗、藿；肝病者，宜食麻、犬肉、李、韭；肺病者，宜食黄黍、鸡肉、桃、葱。”（《灵枢·五味》）在饮食选择上，一般寒证宜温，热证宜凉；阳虚宜厚味温补，阴虚宜甘淡滋养。葱、韭、姜、蒜、辣椒等，味辛性热，少食有通阳健胃之功，可用于偏寒之体。各种水果、瓜菜之类，味甘性寒，多有清热解渴之效，适用于偏热之症。选择饮食还应注意某些食物的医疗效能。以豆类为例：赤小豆利尿消肿，白扁豆健脾除湿，绿豆能清热解毒，黑豆能养肝明目。水果之类：梨能润肺止咳，利水解毒；草莓能生津止渴，润肺祛痰；葡萄能养阴益气，利水消肿；山楂能活血散瘀，健胃消食；橘子能祛风清肺，理气散结；香蕉能润肠通便，增进食欲。古有医食同源之说。《吕氏春秋·孝行览·本味》云："阳朴之姜，招摇之桂。"姜桂皆为佐味之品，又是常用之药物。食药相宜，诸如菠菜、萝卜、鸡蛋、豆腐、山楂、大枣、海带、大蒜等，既是食物，又是药物；既能充饥，又能治病。

3. **饮食护理**　中风病神昏不省者，两天之内应禁食，避免腹胀呕吐。病情稳定后，可插胃管鼻饲，给予低脂肪，高蛋白流质饮食，并予一定量的水分。有消化道出血者，应经常抽出胃内滞留食物，抽吸后注入氢氧化铝凝胶，以保护胃黏膜；或注入三七、云南白药等止血药物。有糖尿病史者，应予糖尿病饮食。有衰竭表现者，采取支持疗法，给予高蛋白、高热量、高维生素及低脂肪食物，增强抵抗力。

4. **饮食宜忌**　中风病人的饮食，一般以清淡为宜，忌食肥腻膏粱厚味。必须忌烟、戒酒。中风阳闭证，除鼻饲混合奶外，应每天给菜汤200ml，可用白菜、菠菜、芹菜等，或饮绿豆汤、鲜果汁亦可，皆有清热之效。中风阴闭证，除鼻饲混合奶之外，每天可用薏苡仁、赤小豆、生山药煮汤，一次鼻饲200ml左右，一日二三次，具有健脾化湿之功。

5. 中风病人可参考《实用中医内科学》两则饮食配方，在急性期可按清淡饮食一号配膳，恢复期可按清淡饮食二号配膳。

清淡饮食一号

膳食原则　清内热、化痰湿、散瘀血，避免油腻厚味肥甘助湿助火之品。

膳食内容 绿豆汤、大米山楂汤、小豆山楂汤、莲子汤、豆浆、炒米粥、藕粉、藕汁、果子汁等。果汁可根据季节用西瓜汁、甘蔗汁、梨汁、荸荠汁等调配。蔬菜以白菜、菠菜、芹菜、冬瓜、黄瓜等甘寒类的菜为主，进行调配。

清淡饮食二号

膳食原则 以清热育阴，健脾和胃为主。

膳食内容 稀饭、米粥、绿豆米粥、赤豆薏仁米粥、莲子粥、荷叶粥等。面片、面汤、素馅饺子、包子、馄饨亦可。蔬菜饮食一号，可酌加猪、鸭类瘦嫩肉和鸡蛋。忌鸡、牛、羊肉类。

四、服药护理

中风病在服药上也需要护理，尤其是中药汤剂。汉代张机论桂枝汤服法："上五味，㕮咀三味，以水七升，微火煮取三升，去滓。适寒温，服一升。服已须臾，啜热稀粥一升余，以助药力。温复令一时许，遍身漐漐微似有汗者益佳，不可令如水流漓，病必不除。若一服汗出病差，停后服，不必尽剂。若不汗，更服，依前法；又不汗，后服小促其间，半日许，令三服尽。若病重者，一日一夜服，周时观之，服一剂尽，病证犹在者，更作服。若不汗出，及服至二、三剂。禁生冷、黏滑、肉面、五辛、酒酪、臭恶等物。"（《伤寒杂病论·桂枝汤》）可见，古人对服药护理的要求，非常严格。

1. 汤药煎法

煎药用具 以砂锅、瓦罐为最好，也可用搪瓷、不锈钢、铝锅。忌用铁锅、铜锅，以免降低药效。

煎药用水 古人用长流水、泉水、井水、雨水、米泔水等煎药。现在大多用自来水，但极少数用井水、河水、蒸馏水，总之，以水质纯净新鲜为好。

煎药方法 先将药物浸泡一小时，冬天药物浸泡时间应长，夏天药物浸泡时间宜短，以浸透为度，水量以高出药物为度。一般煎煮两次，两次药液混合分服。

煎药时间　根据药物性能不同而定。解表药、清热药类，宜武火急煎，煮沸后5~15分钟即可。补养药类，宜文火慢煎，煮沸后30分钟左右即可。水多宜大火，水少宜小火。

特殊煎法　根据药物的质地不同，有先煎、后下、包煎、另炖、烊化、泡水、冲服、煎汤代水等不同的煎法。先煎者，有石膏、代赭石、龙骨、牡蛎等矿物、介壳之类。后下者，有薄荷、青蒿、香薷、木香等气味芳香的药物。包煎者，有旋覆花、车前子、伏龙肝、滑石粉等细小、粉末类药物。另炖者，有人参、鹿茸、虎骨、犀角等贵重药物。烊化者，有阿胶、鹿角胶、虎骨胶、龟板胶等滋养药物。泡服者，有藏红花、胖大海、番泻叶等药物。冲服者，有珍珠、牛黄、三七、芒硝等药物研末。但目前大多数贵重药品，如牛黄、三七、鹿茸等，都制末装胶囊服。煎汤代水者，有伏龙肝、白茅根等药物。

2. 服药方法

服药方法对于发挥药物的疗效有密切关系，一般应注意以下几个方面。

汤剂　一般一日一剂，两煎，分二三次服用。急重症病人应随煎随服，一日二三剂。峻汗、峻下之剂，若服一次，即得大汗或大便已下，则立即停服；若未得出汗或泻下者，应继续发汗、泻下，但应注意密切观察。

散剂　可装胶囊，或用温水、蜂蜜调和送服，应避免直接吞服，以致呛咳呕吐。

膏剂　宜开水冲化搅匀后服下，应避免直接倒入口中吞服，以免引起粘喉作吐。

丸剂　水丸直接用温水送服，蜜丸做成小粒再吞服，亦可用开水研调成糊冲服。

片剂 宜用白开水直接送服，但含片之类，可直接放入口中或舌下慢慢含下咽。

冲剂 宜用白开水冲化再服。

糖浆 可直接服。

危重病人宜少量频服，亦可鼻饲给药。

3. **服药护理**

服药后宜稍事休息，观察药物有何不良反应；尤其是峻烈药物服后，应仔细观察。

服发汗药后，一般应多饮热水、热汤、热粥之类，以助药力，出汗后，应注意避风。

服攻下药后，应注意大便排出情况，并要告诉病人很可出现一些轻度的腹痛、肠鸣。

服利水药后，应注意尿量之多少，尤其是注意进出量之多少，尽可能作好尿量记录。

危重病人服药后，对其面色、神情、气息、出汗、二便、四肢温凉变化应详细记录。

五、精神护理

中风病人在精神和肉体上都增加了痛苦。因此，必须在精神上给予安慰和鼓励，使其安心休养，战胜疾病。尤其是重症病人，更应及时进行耐心的解释，反复开导，热情鼓励，使其保持乐观情绪，积极态度，配合治疗。

1. 帮助中风病人减轻精神压力，克服急躁、忧郁、疑虑、悲伤、恐惧的情绪，防止怒伤肝、喜伤心、忧伤脾、悲伤肺、恐伤肾的情志失调。并说明“百病生于气”的道理，以免加重病情，使病人充满战胜中风病的信心。

2. 对中风病人要实事求是地说明治疗本病的难和易。既要帮助病人克服悲观失望的消极情绪，又要帮助病人克服急于求成的烦躁心理；既要注意做出切合实际的解释，又要说明中风病是能够治愈和战胜的医学道理。

3. 要做好中风病人亲属的工作，使病人亲属了解病情，配合治疗。探视病人必须根据病人的情绪确定，有的病人一见到亲朋好友就失声痛哭，则应避免探视。对于陪护病人的亲属，应实事求是地介绍病人的病情变化和治疗措施，并通过他们开导病人的思想，常常能获得较好的医疗效果。

4. 医护人员要热情对待病人，服务态度和蔼可亲，体贴入微。既要耐心、细致地对待病人，又要机智、沉着、乐观，信心百倍，有严肃认真的工作态度。切忌在病人面前露出焦虑、紧张、惶恐、无可奈何的心情。

六、呕吐护理

呕吐是指食物或痰涎由胃中上逆而出的病证。有声无物谓之呕，无声有物谓之吐，有声有物谓之呕吐，俗称之为“哕”，只吐涎沫谓之吐涎。临床上常合称呕吐。

呕吐是胃失和降，气机上逆所致。然中风病人呕吐，大多为脑髓水瘀，颅内湿盛，元神失司，动扰胃府所致。故证见头痛项强，剧烈呕吐，神识昏蒙，呵欠频伸等。

中风病呕吐的护理工作，应做好以下几点：

1. 呕吐时取侧卧位，头偏向一侧，有利于呕吐物的排出，以免进入呼吸道。

2. 及时清理呕吐物，减少和避免呕吐物的秽浊之气熏蒸病人，以致再呕吐。

3. 呕吐后应立即予以温水漱口，神志昏迷者，宜及时用纱布蘸清水清洁口腔。

4. 室内温度寒热适宜，饮食宜少食多餐，食物宜清淡易消化，避免肥甘厚味。

5. 服止吐中药汤剂时，宜少量渐进；服药过多过快者，常易导致呕吐药液。

6. 呕吐频繁剧烈者，宜先用生姜水止呕；生姜为“止呕之圣药”。或服米汤。

7. 呕吐极重者，水入即吐，宜用人参煮小米粥慢慢食之，或肌注人参注射液。

8. 针刺艾灸是中医治疗呕吐的有效方法，临床上应作为治疗呕吐的首选疗法。

9. 凡中风病脑胀，颅内压升高者，应快速静脉滴注甘露醇注射液，降颅压止呕。

10. 呕吐不止者，可选用西药口服或注射阿托品、胃复安、吗丁啉、氯丙嗪等。

七、泄泻护理

泄泻是便次增多，粪质溏薄，或完谷不化，甚则腹泻如水。古人将大便溏薄者，称之为“泄”；大便如水者，称之为“泻”；临床上统称为“泄泻”。

中风病泄泻最初为感受六淫外邪，以湿为最。湿困脾土，运化失常，水谷夹杂而下，以致泄泻。或饮食过量，恣食肥甘，生冷不洁，遂致泄泻。或脾胃虚弱，纳化失司，清浊不分，遂成泄泻。或命门火衰，温煦失职，运化失常，引起泄泻。证见便数增多，粪质稀薄。寒湿者，泄泻清稀，腹痛肠鸣。热湿者，泄泻臭秽，心烦溲赤。伤食者，泄泻败臭，脘闷纳减。脾虚者，时溏时泄，纳呆化迟。肾虚者，五更泄泻，先干后稀，泻后即安。

中风病泄泻的护理工作，应做好以下几点：

1. 卧床休息，宜进稀软食物，或以盐汤代茶饮。忌食生冷、辛辣、油腻、荤腥之食品。

2. 注意观察，记录出入量；若发现津脱、气脱者，立即静滴参麦注射液、生脉注射液。

3. 被动进食者，脂肪要少，营养要高，温度适中，掌握食量；伤食者，宜禁食休息胃肠。

4. 餐具要清洁卫生，不吃剩饭，不吃馊食，不吃变质的食物；吃水果时，要烫洗干净。

5. 大便污染的衣服、被褥，应及时更换。腹泻病人，要清洗肛门周围，以防糜烂。

6. 泄泻伤耗胃气者，可予淡盐汤、饭汤、米粥之类等，以护养胃气，恢复胃肠功能。

7. 虚寒泄泻者，尤忌食生冷瓜果之类，亦可予姜汤饮之，以振脾阳，调和胃气。

8. 腹泻兼呕吐者，宜用和胃降气，镇吐止泻之品；亦可予生姜汤、米汤之类。

9. 提倡以针灸止泻为首选疗法之一，常用穴位：内关、中脘、天枢、足三里等。

10. 可选用西药抗生素及收敛止泻之类中药。

八、便秘护理

便秘是大便秘结，粪质干燥，便次减少，艰涩不畅的病证。故又称之为便结、便闭等。

中风病便秘大多为阳热燥结，阴寒凝结，气机郁滞，津液枯竭，气虚不运，血虚不荣所致。证见大便秘结，排出困难，经常三五日，七八日，甚至十余日一次。临床上将便秘分为阴结、阳结两大类。有火者，为阳结也；无火者，为阴结也。盖阳结者，为邪气有余也，宜攻宜泻；而阴结者，为正气不足也，宜行宜滋。

中风病便秘的护理工作，应做好以下几点：

1. 中风病重症病人，由于进食少而便秘者，宜扶养胃气，渐增饮食，则大便自调，不宜急下。

2. 大便干硬，以防用力太过，导致再出血，可宜蜜煎导、甘油栓之类，纳入谷道，以利排便。

3. 体质虚弱，便结直肠，无力排出，可予番泻叶10g，开水泡服。便前予补虚药，以防虚脱。

4. 大便秘结，数日不下，可用肥皂水灌肠。无效时，则应戴手套从肛门掏取粪块，以利排便。

5. 保持体液，要饮足够的水分，经常吃含纤维素较多的食物；多吃蔬菜、水果，增加胃肠蠕动。

6. 饮食宜忌，不宜食用过度煎炒、酒类、辛辣之类的食物；宜不可过食寒凉、生冷的食物。

7. 生活起居，应避免久卧少动，宜经常坚持体力活动，以流通气血，蠕动胃肠，利于排便。

8. 情志调节，情志失调易导致气机不畅，情志郁结，平时应避免七情过度，以保持精神舒畅。

9. 用药宜忌，在临床用药上，对于便秘病人，不可滥用凉药，妄投泻利之剂，以免加重病情。

10. 针灸导引，指导病人做导引运动之术。也可针灸，取穴：大肠俞、天枢、支沟、上巨虚等。

九、尿闭护理

尿闭是小便量少，排尿困难；甚则小便闭塞，点滴不通的病证。临床上又称之为小便不通。

中风病尿闭大多为脑府瘀血，元神失司所致。临床上由于膀胱湿热者，则尿闭灼热，小腹胀痛。肺热壅盛者，则尿闭烦渴，喘促痰黄。肝郁气滞者，则尿闭胁胀，烦躁易怒。脾虚气陷者，则尿闭神疲，小腹坠胀。肾阳虚衰者，则尿闭浮肿，畏寒肢冷。尿道阻塞者，则尿闭或点滴，小腹胀痛等。

中风病尿闭的护理工作，应做好以下几点：

1. 仔细观察的排尿情况，病人排尿是否时塞时通，排尿无力，点滴不爽，闭而不通等。

2. 详细记录出入量，一定让病人限制饮水量、摄入蛋白量，严格卧床休息，保持大便通畅。

3. 饮食起居，饮食宜清淡，忌肥腻、辛辣。热水坐浴，勿忍尿，生活起居要保持规律。

4. 针灸疗法。针灸治疗尿闭证是有效方法之一。常用穴位：关元、气海、中极、曲骨、水道、肾俞、膀胱俞、三焦俞、阴谷、委阳、三阴交、阴陵泉等。

5. 按摩疗法，以手掌放在膀胱底部，轻轻按摩，逐渐加压，但决不可用力过大、过猛，不能压迫膀胱中部，尤其是尿闭过极，以防膀胱破裂及逆行感染。

6. 热敷方法，用热水袋或热毛巾热敷脐下腹部，刺激膀胱收缩，导致排尿。或炒食盐，热敷脐部，温水缓冲外阴部，以刺激排尿，男病人可站立排尿。

7. 取嚏探吐。用棉签、鹅羽之类，鼻中取嚏，喉中探吐，或皂角末取嚏，刺激排尿。呕吐、喷嚏之振动，为开肺气、举中气、通下焦、调水道的有效方法。

8. 插管导尿。导尿前皮肤严格消毒，范围要大，导尿管插入过深过浅，都影响排尿，放尿不要太急太快，一次排空，膀胱内压骤减，最易导致膀胱内膜出血。

9. 防止泌尿道感染，每日冲洗尿道口、膀胱，可用1：5000呋喃西林液200～300ml，冲入膀胱，保持二十分钟放出；待膀胱功能恢复后，再拔除导尿管。

10. 通泄大便，服泻药后，一至五小时内泻出1000ml稀水便为宜。泻下量少，起不到导泻作用，泻下量多则耗伤正气。但脱水、虚弱病人，不宜用泻法。

十、失溲护理

失溲是神志昏迷时，而伴随小便失禁；而在神志清醒时，也不能控制排尿的病证。

中风病在神志昏迷之时失溲，大多为脑脉溢血，神明失聪，膀胱不约所致。在神志清醒之时失溲，大多为脑脉瘀血，元神失司，膀胱无制所致。中风病前期神昏失溲者，是病情危重的表现；证见面白汗出，鼻鼾痰鸣，口张目合，手撒尿遗等。而中风病后期神清失溲者，是元气虚弱的表现；证见头晕眼花，神疲气短，形瘦畏寒，遗尿失溲等。中风病失溲在临床上常见有正虚邪实两大类。

中风病失溲的护理工作，应做好以下几点：

1. 神志昏迷而小便自遗者，要及时更换尿布，并经常洗晒。保持床铺干燥舒适，避免发生褥疮、尿布疹疮；并经常用温水清洗尿道口及会阴部。

2. 神志清醒而小便自遗者，男病人可按时接尿壶，女病人可按时接尿盆，垫卫生纸及尿布，尿布经常洗晒，保持床铺干燥舒适。

3. 按揉膀胱，可每三至四小时进行一次膀胱按揉。每次按揉都可能或多或少排出一些尿液，使膀胱逐渐恢复功能，从而达到自行排尿的目的。

4. 固定导尿法，采取定时开放导尿管，让膀胱适当地充盈和排空，促使膀胱恢复排尿功能。根据病人饮水和输液的情况，每隔三小时左右，放尿一次。

5. 间歇导尿法，每间隔五六小时，导尿一次；每次导尿之前，让病人试行自尿，一旦开始自行排尿，根据尿量多少，再确定导尿与否，逐渐改善排尿功能。

第三节　中风病重症护理

中风病重症病情变化较大，特别是发病初期一周之内，大多伴有意识障碍，病人不能主诉病情，有可能在短时间内发生急剧的病情变化。因此，要严密观察病人的意识、瞳孔、体温、脉搏、呼吸、血压的异常变化，并理解每一变化的病理机制，作为制订治疗方案和护理计划的依据。

意识　意识是中枢神经的反映。一般来讲，意识清楚者，多为缺血性中风；意识丧失者，多为出血性中风。意识障碍，头痛呕吐者，多为中风病脑胀；瞳神先小后大者，多为中风病脑疝。去大脑强直者，多为脑室、中脑、脑桥病变。极度昏迷、瞳神散大者，大多为脑死亡。

瞳孔　双侧瞳孔极度缩小者，多为脑桥被盖部出血，广泛性脑桥病变，预后不良。双侧瞳孔散大者，多为脑缺氧，中脑严重病变，枕骨大孔疝，病势凶险。双侧瞳孔不等大，眼睛斜视者，多为内囊出血，提示病危；双侧瞳孔等大，神志清醒者，多为缺血性中风。一侧瞳孔散大者，多为同侧大脑颞叶沟回疝，病势笃重；一侧瞳孔缩小者，多为颈内动脉血栓形成，预后较好。

体温　正常人的腋下体温为35.5℃～36.5℃，但中风病初期，可出现轻度体温升高，多为吸收性发热，一般不需特殊处理；如果发热超过一周者，应考虑中风病变证。高热无汗者，多为中枢性发热，常见于丘脑和脑干损伤，病情危重。高热恶寒者，多为感染性发热；发热口渴，皮肤干燥，意识障碍者，多为脱水性发热。临证严密观察体温变化，以便治疗和护理。

脉搏　正常人脉搏为一分钟60～90次，节律整齐，力度适中。中风病脉象迟缓，一分钟低于60次，充实有力，血压升高，呼吸减慢者，多为中风病脑胀。脉象疾数，一分钟超过100次，节律不齐，呼吸急促，口唇发绀者，多为厥脱心衰证。脉散而结者，多见于中风病心悸厥逆证。脉微欲绝者，多见于中风病阴竭阳脱证。临证严密观察脉搏变化，防止变证的发生。

呼吸 正常人呼吸一分钟为16～20次。现代医学认为：中风病人呼吸加快者，多见于中脑、脑桥损害；呼吸减慢者，多见于颅内压升高，延髓损害。换气过度，呼吸深沉者，多为中脑病变；呼吸间停者，多为脑桥病变。呼多吸少者，多见于脑髓血流减少，呼吸性碱中毒；呼吸深浅不一致，快慢不规则者，多见于中风病脑胀、中风病脑疝等，病情危殆，预后不良。

血压 正常人血压为90～130mmHg。中风病前期经常出现一时性血压升高。缺血性中风不超过100～160mmHg者，一般不需要处理。此时相应用降压药物，一旦血压骤降，血管自身调节失衡，势必影响脑内血液循环，加重脑水肿，甚至死亡。出血性中风应当控制血压，以防再出血。血压升高者，多为中风病脑胀；血压降低者，多为脑干损伤，循环衰竭等。

中风病重症病人多有五不会：即翻身、说话、咳痰、进食、便尿等，不能自理。因此，必须严格观察临床表现，及时掌握病情变化，耐心安慰病人，使其树立战性疾病的信心，创造有利护理条件，防止各种变化发生，精心护理，积极治疗，促进病情日趋向愈，早日恢复身体健康。

一、高热护理

高热为中风病之变证。大多为脑脉溢血，神明失统；脑府瘀血，元神失驭所致。

高热以壮热、口渴、烦躁、脉数为主证。卫热者，则高热头痛，恶寒无汗；气热者，则高热大汗，口渴引饮；营热者，则高热夜甚，神识昏蒙；血热者，则高热衄血，神志昏迷。现代医学认为：高热多为中枢性发热。

中风病高热的护理工作，应做好以下几点：

1. 绝对卧床休息，供给足够的水分，尤其是多服用一些糖盐水，吃一些质软易消化的食物。

2. 物理降温，酒精擦浴，冷水敷额，冰水灌肠，体温降至38℃，则停止应用降温措施。

3. 高热无汗，有表证者，可酌情选用药浴退热，反复拭擦五心，或包敷五心，令其微汗出。

4. 高热大汗，口渴饮冷者，可食西瓜、葡萄等水果之类，及果汁、饮料、冰糕、雪糕等。

5. 清洁皮肤，温水擦澡，勤换潮湿的衣服被褥，尤其是气候寒冷之时，必须注意避免受凉。

6. 神志昏迷，不能饮水者，可予静脉滴注养阴注射液、增液注射液；气阴两虚者，可予静脉滴注参麦注射液，亦可静脉滴注氯化钠注射液、复方氯化钠注射液。

7. 鼻衄不止者，可用鲜青蒿捣烂塞鼻、鲜小蓟汁滴鼻、鲜生地汁口服、鲜白茅根煎汤冷服；亦可用冰水或冰块敷其鼻额部，热水泡脚，指压上星穴等。

8. 观察病情，如果高热骤退，大汗淋漓，面色苍白，四肢厥冷，神昏谵妄，手足抽搐，表情淡漠，双目上视，脉微欲绝者，立即抢救，加强护理。可静脉注射参麦注射液、参附注射液、生脉注射液、四逆注射液、附子注射液、人参注射液、黄芪注射液等，根据病势，酌情选用。

二、神昏护理

神昏为中风病之重证。神昏以神志昏迷，不省人事为特征，大多为风阳、火热、痰气、瘀血、正虚所致。

中风病神昏，实证者，为阴阳逆乱，气血瘀滞，蔽塞清窍，扰乱神明所致；虚证者，为阴阳衰竭，气血耗伤，脑髓失养，元神无依所致。虚实夹杂者，为痰热壅盛，内扰神明；气血耗散，神不守舍所致。临床上证见神昏谵语，鼻鼾痰鸣；甚则循衣摸床，气微息弱等，为中风病危证。

中风病神昏的护理工作，应做好以下几点：

1. **休息** 严格卧床休息，避免不必要的移动；出血性中风病人，头枕稍高，冷敷颈额，防止再出血。

2. **防护** 神昏病人躁动不安者，要注意安全，床加栏挡保护，防止病人跌伤；剪短指甲，防止抓伤。

3. **翻身** 按时给病人翻身，保持床铺清洁干燥；肌瘦骨突部位，用红花酒擦揉按摩，用气圈、海绵垫、泡沫塑料等托衬，防止受压，避免褥疮发生。

4. **饮食** 神昏病人最初三天禁食，昏迷期间，尤忌从口中喂食灌水，以免进入气管，危及生命。病情稳定后，可鼻饲流汁食物。对于胃出血患者，可鼻饲云南白药、三七粉以止血。亦可鼻饲奶类、豆类食物。

5. **呼吸** 保持病人舒适体位，呼吸道通畅，使其侧卧，以利口腔、呼吸道分泌物排出，以免口中痰液、呕吐秽物阻塞气道，造成窒息性死亡。

6. **口腔** 每日给病人清洁口腔，经常用盐水，或金银花、甘草煎汤，清洁口腔；应及时取出活动性假牙，防止脱落，阻塞气道，导致窒息性死亡。

7. **眼睛** 神昏病人眼不闭者，可用生理盐水湿纱布盖在眼上，防止暴露性角膜炎、角膜溃疡。有感染者，每天用生理盐水冲洗双眼，眼药点眼。

8. **室温** 室内寒热，冬天注意保暖，防止受凉；四肢冷者，应加盖衣被，置热水袋。夏天注意降温，让病人在阴凉通风处，或用空调降温、电扇吹风。

9. **抽搐** 抽搐是中风病之危象。当抽搐发病时，可用压舌板包缠纱布，或用木质板，或竹筷之类包缠纱布，放置在上、下牙齿之间，以防咬伤舌体。

10. **病危**　如果发现病人证见大汗淋漓，汗出如油，气息微弱，或大口喘气，面白唇青，血压下降者，应严密观察生命体征，精心护理，全力抢救。

三、抽搐护理

抽搐为中风病之危象。大多为脑脉溢血，神明失聪；脑脉瘀血，元神失司所致。

抽搐以手足蠕动，颈项强直，肢体抽搐，神昏厥逆为主证。卫热者，高热出汗，头痛抽搐；气热者，高热大汗，手足抽搐；营热者，高热夜甚，谵妄抽搐；血热者，高热衄血，神昏抽搐。气虚者，神疲乏短，肢麻抽搐；血虚者，面白唇淡，肌肉抽搐；阴衰者，颧赤心烦，手足抽搐；阳盛者，头痛项强，手足抽搐；痰气者，胸闷喉鸣，神昏抽搐；瘀血者，头痛项强，神昏抽搐。

中风病抽搐的护理工作，应做好以下几点：

1. 注意保护病人安全，让病人平放侧卧位，解松衣领，用纱布包裹压舌板，或竹片、小木板之类亦可，放置在病人上、下牙齿之间，以防咬伤舌体。

2. 保持气道畅通，必要时给予吸氧，随时吸痰及咽喉中的黏液，防止阻塞气道而引起窒息。

3. 老年中风病人，如果口中有活动性假牙，必须及时摘除，以防异物阻塞气道，导致窒息。

4. 保持室内安静，避免外界刺激，密切观察体温、脉搏、呼吸、血压、瞳孔、面色的变化。

5. 饮食宜清淡，忌食辛辣之品；因为辛辣一类食品，具有生痰、动火、耗气、伤血之弊，所以不宜食用。对于有辛辣之嗜好者，宜少食用为佳。

四、厥逆护理

厥逆为循环衰竭之危象。大多为正邪斗争，阴阳失调，气血逆乱，升降失常所致。

中风病厥逆以神昏不省，手足厥冷为主证。寒厥者，面青身冷，气微肢厥；热厥者，面赤身热，气促肢厥。气虚者，面淡汗凉，息短肢厥；血虚者，面白头晕，心悸肢厥。气实者，急躁胸满，身颤肢厥；血实者，面赤头痛，项强肢厥。痰厥者，头晕喉鸣，胸闷肢厥；水厥者，心悸怔忡，浮肿肢厥。总之，厥逆为本虚标实之变证。

中风病厥逆的护理工作，应做好以下几点：

1. **止血** 厥逆为中风病之危症。大多为出血性中风，病人必须要严格卧床休息，垫高头部，避免噪音和扰乱，可置冰袋于头颈部，以减少出血和昏迷。

2. **祛痰** 防止气道阻塞，应取侧卧位，有利于痰涎黏液排出；痰声辘辘，不易咳出者，必须及时吸痰，或予猴枣散一支，水调鼻饲，以祛痰除涎。

3. **吸氧** 呼吸气粗者，多为实证，病情尚轻；呼吸息弱者，多为虚证，病情较重。呼吸急促，鼻翼煽动，张口抬肩者，多为危症，应予立即吸氧。

4. **镇吐** 呕吐频繁者，宜用生姜水或米汤内服。呕吐剧烈者，宜针刺艾灸，可取内关、关元、中脘等穴。呕吐极重，水入即吐者，宜人参煮粥食之。

5. **保暖** 厥者，手足逆冷也。由于病人肢体冰凉，气血循环衰微，必须注意防寒保暖，加衣盖被，用热水袋暖身，促进血液循环，以利于病情恢复。

6. **观察病情** 对于危重病人，必须严格观察；望神色，视形态，查呼吸，数脉搏，量体温，测血压，记尿量，洞悉病势变化，防止中风病变证的发生。

7. **鼻饲药物**　汤药要寒温适宜，每次 100～150ml，一日三次；或少量多次，防止呕吐；鼻饲管用后，关闭外端，三四天要把鼻饲管更换一次。

8. **静滴药物**　厥逆病人易耗阳伤阴，除给病人服药饮水外，可静脉滴注参麦注射液、参附注射液、生脉注射液、养阴注射液、增液注射液等。

9. **通关开窍**　口噤不开者，可用乌梅擦牙，通关散少许，吹入鼻孔内取嚏，或鼻饲苏合香丸。

10. **针刺艾灸**　常用穴位：百会、人中、十宣、太冲、涌泉、合谷、足三里、关元、气海、风府、风池等。留针十五分钟，艾灸每穴十分钟。

五、脑胀护理

祖国医学中虽有“脑胀”一词，但是指外感之脑胀，即头痛脑胀之胀痛不适的一种自觉性症状。这里是指内伤之脑胀，即中风病颅内压增高之脑水肿、脑疝的一种器质性病变。

中风病脑胀，大多为气机郁滞，水湿停聚，痰气蕴结，瘀血痹阻所致。临床上以头痛项强，恶心呕吐，神识昏蒙，频伸数欠为主证。阳盛者，则头痛烦躁，面赤身热，频伸数欠，神昏口噤等。阴盛者，则头重嗜睡，面白肢凉，呵欠频伸，神昏痰鸣等。严重者，神昏不省，瞳神散大，气息深缓，脉象散微。中风病脑胀者，现代医学称之为颅内压升高。

中风病脑胀的护理工作，应做好以下几点：

1. 严格卧床休息，抬高头颈部，头偏向一侧，或取侧卧位，防止舌体后坠，阻塞气道，导致窒息。神志比较清醒的病人，让其深呼吸，借以减轻颅内压。

2. 改善脑髓缺血缺氧，保持呼吸道通畅，充分吸氧，以维持脑髓有充足的氧气供应，借以保障脑脉血流，维持平时的血压水平，防止血压的过高过低。

3. 除用高渗脱水剂外，酌用中药汤剂治疗，宜采用清热息风，通腑泻浊，祛痰利水，辟秽化湿，益气养血，醒神开窍等治疗法则，及各种中药制剂。

4. 改善微循环，除静滴低分子右旋糖酐外，亦可选用丹参、川芎、赤芍、牛膝、茯苓、猪苓、泽泻、泽兰、益母草、红景天、红花、水蛭等活血利水药。

5. 观察病情变化，中风病脑胀病人，头痛脑重，呕吐频繁，意识障碍，神志昏迷，瞳孔散大，呼吸深慢，表示已发生脑疝，应加强护理，立即抢救。

六、喘促护理

喘促是呼吸衰竭的危象。大多为肺失治节，气道失畅，风火痰瘀，互结为祟所致。

中风病喘促，以气息喘促，张口抬肩，面青唇紫，痰壅昏厥为主证。阴盛者，兼见胸闷呕逆，肢冷纳呆；阳盛者，兼见高热面红，烦躁谵妄；阴虚者，兼见心烦颧赤，潮热盗汗；阳虚者，兼见面皖颜白，肢冷自汗。总之，喘促为中风病之变证，临床上概括为喘、满、昏、热四大证候。

中风病喘促的护理工作，应做好以下几点：

1. **吸氧** 呼吸困难，唇甲发绀者，立即吸氧，要严格卧床休息，保持呼吸道通畅。

2. **祛痰** 中风病神昏者，不能咳嗽吐痰，痰阻气道，影响呼吸，应翻身拍背吸痰。

3. **保温** 室内经常通风换气，防寒保暖，注意气温变化，避免一切不良因素刺激。

4. **饮食** 平时应清淡饮食，尤忌恣食肥甘厚味，辛辣性烈之品，以避免邪从内生。

5. **忌烟戒酒**　经常调节情志，保持心情舒畅，防止七情内伤，生活起居保持规律。

七、吐血护理

吐血为中风病之变证。大多为脑脉溢血，神明失聪；脑脉瘀血，元神失驭所致。

吐血以口中吐血，甚则喷涌，血色暗红，神识昏蒙为主证。高热者，兼见面赤口渴，高热烦躁；湿热者，兼见头重如裹，身热不扬。胃火者，则胃痛便黑，面赤口渴；肝火者，则急躁易怒，胁胀口苦。痰气者，脘满腑实，嗳腐吐；瘀血者，则胃痛如刺，吐血紫暗。气虚者，则神疲气短，胃痛便溏；血虚者，则心悸失眠，面白便黑。阴虚者，则颧赤心烦，吐血鲜红；阳虚者，则面㿠肢冷，吐血暗红。现代医学认为：中风病吐血大多为丘脑、丘脑下部的直接损害，下丘脑、脑干自主神经的间接损害，而发生消化道应激性溃疡出血。

中风病吐血的护理工作，应做好以下几点：

1. 严密观察，防止虚脱。吐血量多，出血不止者，如果面色苍白，大汗淋漓，手足逆冷，脉象小弱等，有阳气将脱之兆，应立即抢救，防止休克。

2. 保持呼吸道通畅，必要时给予吸氧，随时吸痰，防止阻塞呼吸道而引起窒息。

3. 老年病人若口中有活动性假牙者，必须要摘除，以防脱落，阻塞气道而窒息。

4. 保持室内安静，密切注意观察呼吸、脉搏、体温、血压、瞳孔、面色的变化。

5. 饮食宜清淡，忌过食辛辣之品，因辛辣之类食物易于生痰动火，耗气伤血。

八、偏瘫护理

偏瘫是本虚标实之证。在本为阴阳、脏腑、经络、气血、津液失调；在标则为内风升动，内寒变凝，内热化火，内湿生痰，内燥成瘀所致。

偏瘫为中风病之主证。临床上证见半身不遂，肢体麻木，肌肤不仁，手足无力，偏枯肢瘦等。肝阳化风者，则头痛眩晕，目赤易怒；痰浊内盛者，则身困体丰，嗜睡痰鸣；气虚血瘀者，则面淡自汗，神疲气短；肾精亏耗者，则舌喑足废，齿摇发脱；痰火内盛者，则面赤气粗，肢体躁动；脑髓水瘀者，则头痛呕吐，频伸数欠等。

中风病偏瘫的护理工作，应做好以下几点：

1. 首先使病人发挥主观能动性，树立战胜中风病的思想，克服悲观失望的情绪，要有信心，有毅力，刻苦锻炼，持之以恒。在适当的护理下，大部分中风病偏瘫的病人，都能够重新行走，生活也能够自理。

2. 被动锻炼，中风病人进入稳定期之后，即可开始肢体锻炼。活动量从小到大，循序渐进，从健侧到患侧，从下肢到上肢，从卧床到坐起，从站立到行走，都应搀扶护理，勤锻炼，勤休息。

3. 主动锻炼，偏瘫病人要坚持早起锻炼，从室内活动到野外行走，从走路锻炼到做医疗体操，如打太极拳，练易筋经，习五禽戏，练气功等。必须有专人跟随照料和协调护理。

4. 搀扶病人，中风病偏瘫病人由于自己不能行动，往往需要护理人员搀扶行走，但是要注意在搀扶病人时，严禁生拉硬拽患侧上肢，以防肩关节脱位、错位，造成上肢难以恢复的不良后果。

5. 日常护理，中风病偏瘫病人，由于感觉障碍，大便小溲困难，吃饭、穿衣、起卧、行走，都有一定困难；因此，必须做耐心细致的护理工作，如端饭添菜，照顾穿衣，服侍起卧，搀扶行走，帮助大、小便等。

九、失语护理

失语是中风病的常见证候，大多为风痰阻窍，痰浊壅盛，气虚血瘀，肾虚精亏所致。

中风病失语虽有肝阳上亢，心火暴甚，气滞血瘀，但以脾湿痰盛，肾精亏虚为多见。痰湿壅盛者，则舌强言謇，口㖞流涎；肾虚精亏者，则舌痿失语，口笨语拙；气滞血瘀者，则舌强言謇，舌暗瘀斑。有声语言是人类思想交流的重要工具，而失语给病人带来极大的痛苦，往往使病人悲观失望，急躁易怒，尤其在护理上难度很大。

中风病失语的护理工作，应做好以下几点：

1. **细心观察** 中风病失语患者，虽然失去语言功能，但是要注意观察病人的动作、手势、眼神、面部表情，借以了解病人的意图，以交流思想。

2. **心理护理** 病人难以用语言表态自己的思想，使别人无法理解其心事，心情苦闷，急躁易怒，因而要耐心地指导病人，表示吃、喝、拉、尿、睡的手势动作。

3. **语言训练** 尽早地指导失语病人锻炼说话，从单词到短语，由简单语言到复杂词汇，逐步进展。虽然发音不清，言语笨拙，但是，必须热情鼓励病人，决不能嘲笑病人，以免病人缄默闭口，中断语言训练。

4. **写字练习** 凡是有文化的中风病失语患者，备以笔、纸写字之类，让其写出自己心里想做的事，借以交流思想。但大多失语病人为右侧瘫痪，故指导其左手写字。

十、褥疮护理

中风病瘫痪病人，由于长期卧床不起，不能自动翻身变换体位，致使局部长时间受压迫摩擦，再加上气血运行不畅，导致皮肤肌肉失养而形成褥疮。

中风病瘫痪，偏废不用，当局部受压后，脉络不通，气血瘀滞，皮肌失养，以至坏死溃腐而成疮，或蕴毒生热，溃腐成脓，甚则出现全身性毒热证候。一般可分为三期：前期为气滞血瘀，脉络肌肤失养，症见肢体瘫痪，长期卧床，不能及时翻身，局部皮肤受压变红，轻度肿胀；继而皮肤水肿，颜色紫暗，但皮肤尚未破损。中期为瘀血蕴毒，肉腐脓溃，症见局部皮肤破损，皮下肌肉组织坏死溃烂，腐脓恶臭；往往兼见恶寒发热，口苦咽干，便秘溲赤，舌红脉数。后期为气血双亏，肌肤失养，症见局部腐脓已尽，肉芽鲜嫩，创面渐缩，但愈合迟缓；往往兼见面白神疲，纳差腹胀，便难尿清，舌淡脉小等。

中风病褥疮的护理工作，应做好以下几点：

1. 中风病瘫痪，平时要勤翻身，勤按摩，勤洗换床单被褥；被褥平铺无折，干燥柔软，清洁卫生。

2. 褥疮初起，局部红紫而皮肤完好者，加强翻身，局部按摩、艾灸；红花30g，煎汤热敷。

3. 局部红肿浸润明显者，可用鲜马齿苋，洗净捣烂，调黄金散、化毒散外敷；红花煎汤湿敷。

4. 表浅溃烂者，龙胆紫外涂；红肿渗液较多者，可用马齿苋煎汤湿敷，或用化毒散软膏外涂。

5. 褥疮口深，腐肉多脓，用双氧水冲洗，用京红粉、提毒散，撒于疮内，或纱条、软膏外敷。

6. 腐脓已尽，肉芽新鲜者，外敷珍珠散、生肌散，或用甘乳膏外敷，或与化毒散混和外敷。

7. 疮面收口迟缓，腐脓较少者，可用蛋黄油、甘乳膏外敷。或红花、金银花，煎汤外用湿敷。

8. 疮面暗淡，脓汁清稀，腐肉不脱者，艾灸局部后，用紫金疽疮膏，加肉桂粉、人参粉外敷。

9. 中风病褥疮应配合内服中药治疗，前期宜活血养血，用桃红四物汤加减；中期宜化瘀排脓，用仙方活命饮加减；后期宜托里生肌，用内补黄芪汤加减。

(1) 前期治疗

桃红四物汤(《医宗金鉴》)

桃仁　红花　生地黄　赤芍　当归　川芎

功效：活血养血，祛瘀生新。

主治：褥疮初期，血虚血瘀，皮肤完好，局部紫暗。

加减：气血衰弱者，加黄芪、肉桂等。

用法：一日一剂，水煎温服。

(2) 中期治疗

仙方活命饮(《妇人良方》)

穿山甲　皂角刺　银花　天花粉　当归　赤芍　乳香　没药　白芷　防风　贝母　陈皮　甘草

功效：清热解毒，活血止痛。

主治：褥疮中期，红肿溃脓，腐肉恶臭，疮面较深。

加减：气血虚弱者，酌加黄芪、生地等。

用法：一日一剂，水煎温服。

(3) 后期治疗

内补黄芪汤(《外科发挥》)

黄芪　人参　茯苓　甘草　当归　川芎　白芍　熟地黄　麦冬　肉桂　远志

功效：益气养血，托里生肌。

主治：褥疮后期，腐脓将尽，肉芽增生，久不收口。

加减：腐脓不尽者，加金银花、天花粉。

用法：一日一剂，水煎温服。

第七章 中风病康复

中风病康复主要是使中风致残者达到功能康复，重返社会的目标。其主要内容包括针灸、导引、按摩、体育等疗法。

第一节 中风病康复沿革

在祖国医学中，虽然无有康复医疗之名称，但是已有康复医学之内容，中医康复医学有着相当悠久的的历史。

《黄帝内经》关于“食饮有节，起居有常”“虚邪贼风，避之有时”“呼吸精气，独立守神”“和于阴阳，调于四时”“精神内守，病安从来”（《素问·上古天真论》）的记载，这是关于康复医学的一般原则；而针刺、艾灸、导引、吐纳、按摩、热熨、服药等，则是康复医学的具体方法。

汉代张机说：“人能养慎，不令邪风，干忤经络，适中经络，未流传脏腑，即医治之，四肢才觉重滞，即导引、吐纳、针灸、膏摩，勿令九窍闭塞。”（《金匮要略·脏腑经络先后病》）华佗说：“古之仙者，为导引之事，熊颈鸱顾，引挽腰体，动诸关节，以求难老。吾有一术，名曰五禽之戏，一曰虎，二曰鹿，三曰熊，四曰猿，五曰鸟，亦以除疾，并利蹄足，当以导引。”（《三国志·魏书·方技传》）这把导引、吐纳、针灸、按摩作为中风病康复医疗的手段。

唐代孙思邈根据中风病的后遗症提出了康复医疗的方法：“养生之道，常欲小劳，但莫大疲，及强所不能堪尔。且流水不腐，户枢不蠹，以其运动故也。养生之道，莫久行、久立、久卧、久视、久听。盖以久视伤血，久卧伤气，久立伤骨，久坐伤肉，久行伤筋也”（《千金要方·养性》）。孙思邈提倡养生之道和养性之道的主导思想，就是生命在于运动，运动康复身体，“须知调身按摩，摇动肢节，导引行气”，作为中风病人益寿延年的重要内容。

宋代陈无择说：“一切风疾，无问远近，瘫痪中风，口眼㖞斜，言语謇涩，手足亸曳，难以称举，或发搐瘛疭，或如虫行，或失音不语，牙关紧急，脚不能行，身体顽麻，百节疼痛，精神不爽，头虚烦闷，夜卧不安，多涎，胸膈不利，口干眼涩，多困少力。”（《三因极一病证方论·中风治法》）因此，临床上应用铁弹丸、仁寿丸、活络通经丸、舒筋保安散等，对于中风病瘫痪进行康复医疗，能起活血祛瘀，舒筋通络之效。

明代张介宾说：“天以阴阳而化生万物，人以阴阳而荣养一身。阴阳之道，顺之则生，逆之则死。故知道者，必法则于天地，和调于术数也”“节饮食以养内，慎起居以养外，不妄作劳，以保其天真，则形神俱全，故得尽其天年”“外不劳形则神安，故形体不敝；内无思想则心静，故精神无伤。内外俱有养则恬愉自得，而无耗伤之患，故寿亦可以百数。”（《类经·摄生类》）这就是天人合一的养生思想，从宇宙观的高度认识到饮食起居对形体精神的康复意义。

清代沈金鳌根据中风病瘫痪，提出了导引的方法：“瘫痪导引法，如患右手，以右手指右，回头，目左而视。左患亦如之，各运气二十四口。如患左足，平坐凳子上，以左足踏右膝上，左手托脚跟，右手板脚尖，转头向左，患右亦如之，用力板之。能除风寒暑湿，远近瘫痪之症，无不应验”“运动，三提三咽，返念归元，气积一元，斡旋同天。左边气脉不通，于右手行动着意，引左右手。右亦如之，各运五口专气，须百日，候到气脉全。”（《杂病源流犀烛·瘫痪导引法》）这是从导引运动上，对中风病瘫痪的康复医疗。

总之，祖国医学中有丰富的康复医学内容。其中，既有康复医学的一般原则，又有康复医学的具体方法。顺应自然，燮理阴阳，是康复医学的基本原则。谨慎起居，益气保精，是康复医学的常用方法。形神共养，动静相合，是康复医学的主导思想。调和脏腑，维护机体，是康复医学的具体内容。药食针灸，导引按摩，是康复医学的综合措施。从多方面着手，促使中风病康复，从而达到中风病人重返社会的目标。

第二节 针灸疗法

针灸疗法是中国人民几千年来防治疾病的理论知识和实践经验的总结，也是中风病康复医疗的有效方法。

针灸疗法包括针刺疗法、艾灸疗法、耳针疗法、头针疗法、颈针疗法、脊针疗法、手针疗法、足针疗法等。针灸疗法是通过针刺艾灸的方法，刺激体表经络俞穴，激发经气，调和阴阳，疏通经络，扶正祛邪，治疗疾病，康复机体。

一、针刺疗法

《黄帝内经》说："凡刺之要，官针最妙；九针之宜，各有所为，长短大小，各有所施也。"（《灵枢·官针》）从针具上说，有毫针、芒针、挑针、鍉针、粗针、陶针、三棱针、梅花针等。从针法上说，有水针、火针、电针、温针等。从针刺部位上说，有面针、鼻针、眼针、耳针、口针、舌针、头针、颈针、脊针、手针、足针、腕踝针等。这里主要介绍毫针对人体腧穴的刺法，以及针治疾病的选穴配方。

选穴配方 中风病针刺疗法，临床上根据前期、中期、后期的主要证候，辨证选穴，配方施针。

神昏者，取百会、人中、风府、大椎、合谷、中冲、十宣、涌泉、神门、内关、心俞等。

抽搐者，取人中、十宣、风府、百会、大椎、长强、内关、后溪、申脉、太冲、肝俞等。

口噤者，取下关、颊车、地仓、迎香、人中、廉泉、承浆、合谷、列缺、内庭、脾俞等。

舌㖞者，取合谷、偏历、二间、内庭、颊车、下关、地仓、太阳、列缺、心俞、肾俞等。

失语者，取百会、风府、哑门、通里、内关、神门、廉泉、金津、玉液、心俞、肺俞等。

握拳者，取合谷、后溪、劳宫、外关、列缺、中冲、曲池、少冲、大椎、涌泉、肝俞等。

喘促者，取天突、气舍、肺俞、魄户、大渊、中府、云门、肩井、人中、心俞、厥阴俞等。

偏瘫者，取百会、大椎、陶道、至阳、中枢、命门、肩井、肩髃、曲池、外关、合谷、后溪、肾俞、环跳、风市、殷门、委中、足三里、阳陵泉、三阴交、承山、悬钟、太溪、昆仑、丘墟、太冲等。

操作方法 一般用一寸、二寸、三寸毫针即可。根据人体俞穴部位的肌肉薄厚，选择针具之长短，采取直刺、斜刺、横刺的针刺方向，迅速进针，针刺手法得气后即可拔针，亦可留针二十分钟左右。其手法以强刺激为泻，弱刺激为补，中刺激为平补平泻。临床上根据病人的体质强弱，病情轻重，采取补泻手法，达到治疗疾病的目的。

注意事项 防止滞针、弯针、折针、晕针的异常情况，以及血肿现象。凡大怒、大惊、过饥、过饱、醉酒、疲劳时不宜针刺，孕妇及体弱者慎用。

二、艾灸疗法

《黄帝内经》说："针所不为，灸之所宜。"（《灵枢·官能》）艾灸用的主要材料是艾绒。常用灸法有艾条灸法、艾炷灸法，这里主要讲艾条灸法。艾条有两大类：一种是纯艾制成的艾条，另一种是艾绒掺药制成的艾条。

艾灸穴位与针刺穴位基本一致，也采用十四经穴、经外奇穴和阿是穴进行灸治。灸法应用范围甚广，临床各科都有共主治病证。基本原则是阴、里、寒、虚证宜多灸，阳、表、热、实证宜少灸。尤其是慢性疾病，阳气虚衰，则非灸不为功。灸法有温中回阳，固脱救逆，行气活血，通脉散瘀的作用。中风病阳脱急证，神昏厥逆者，宜急灸之，令其脉起肢温。中风病中、后期，偏瘫肢冷，手足疼痛者，灸则散寒通痹，活血化瘀。

选穴配方 中风病诸证艾灸，可根据病变寒、热、虚、实的辨证，进行选穴配方。

脱证者，灸神阙、气海、关元、膻中、大椎、命门、风池、肾俞、间使、涌泉、足三里等。

闭证者，灸百会、大椎、曲池、合谷、中冲、风市、足三里、阳陵泉、悬钟、大冲、十宣等。

口㖞者，灸听会、地仓、颊车、下关、太阳、廉泉、合谷等。左㖞灸其右，右㖞灸其右。

言謇者，灸风府、哑门、通里、合谷、大冲、廉泉、神堂、心俞、肾俞、肺俞、厥阴俞等。

麻木者，灸肩髃、曲池、外关、合谷、风市、委中、大冲、太溪、昆仑、肝俞、肺俞等。

偏瘫者，灸肩髃、曲池、外关、合谷、手三里、足三里、阳陵泉、三阴交、悬钟、太冲等。

虚弱者，灸陶道、身柱、命门、肺俞、脾俞、肾俞、膏肓、气海、关元、百会、足三里等。

郁滞者，灸膻中、期门、内关、蠡沟、三阴交、足三里、大冲、劳宫、涌泉、肝俞、脾俞等。

操作方法　艾条灸法分温和灸、回旋灸、雀啄灸三种灸法。

温和灸：将艾灸燃着一端，与施灸部位的皮肤保持一定距离，使病人有温热感而无灼痛，灸至皮肤稍起红晕为止，一般每穴灸五至三十分钟左右。

回旋灸：将艾条燃着一端，与施灸皮肤保持一寸左右的距离，平行往返回旋熏灸，每穴灸十分钟左右。

雀啄灸：将艾条燃着一端，与皮肤并不固定在一定的距离上，像雀啄状忽远忽近，每穴灸十五分钟左右。

注意事项　使用艾条施灸的过程中，当艾条积灰多时，应离开人体吹去浮灰再灸，防止火星灼伤皮肤。过饥过饱及醉酒者，不宜施灸；外感发热，阴虚发热者，不宜施灸；临近面部五官、动脉的穴位，也不宜施灸。

三、耳针疗法

耳针疗法是针刺耳廓上的特定穴位治疗疾病的一种针刺方法。耳针疗法通过调节阴阳，调理脏腑，调整经络，调和气血，达到治疗疾病的目的。不仅能治疗功能性疾病，而且能治疗器质性疾病；并在增强免疫、改善循环、减轻体重、调节神经、抗菌、抗病毒、抗原虫、抗过敏方面，具有独到之处。

穴位主治　目前，耳郭上已知有一百多个穴位，这里介绍治疗中风病的常用穴位。

心　耳甲腔中心凹陷处。主治胸痛心悸，神昏血瘀。

肺　耳甲腔心穴周围处。主治咳喘吐痰，肢麻皮痒。

肝　耳甲窝胃后上方处。主治眩晕偏瘫，筋挛抽搐。

脾　耳甲腔肝穴下方处。主治头重肢困，纳呆湿肿。

肾　耳甲窝小肠上方处。主治头晕耳鸣，膝软尿频。

胆　耳甲窝肝肾之间处。主治头眩口苦，胁痛易惊。

胃　耳轮脚消失周围处。主治胃痛脘胀，纳呆呕吐。

小肠　耳轮脚上方中部。主治腹痛腹胀，泄泻溲涩。

大肠　耳轮脚上方前部。主治便秘腹泻，腹痛咳喘。

膀胱　耳甲窝大肠上方。主治尿闭尿遗，尿痛尿急。

三焦　耳甲腔底部上方。主治浮胀水肿，升降失调。

大脑　对耳屏下区内侧。主治头痛眩晕，中风厥逆。

脑干　轮屏切迹间正中。主治头痛项强，眩晕抽搐。

小脑　对耳屏上区正中。主治头晕呕逆，溲频尿遗。

额　对耳屏外侧前下方。主治头痛眩晕，神昏厥逆。

颞　对耳屏外侧额后方。主治头痛目眩，偏瘫肢麻。

枕　对耳屏外侧颞后方。主治头痛脑胀，厥逆项强。

口　耳道口上缘至后缘。主治口眼㖞斜，言语謇涩。

鼻　耳屏外侧面中央处。主治鼻鼾痰鸣，气喘息促。

眼　耳垂中央区正中处。主治口眼㖞斜，目眩视盲。

耳　耳垂中后区稍上处。主治头痛眩晕，耳鸣耳聋。

舌　耳垂中央区正上处。主治口舌㖞斜，言语謇涩。

肩　耳舟与屏上切迹平。主治肩凝肢麻，半身不遂。

肘　耳舟肩与腕之中间。主治肘痹肢痛，半身不遂。

腕　耳舟与耳轮结节平。主治腕痛肢麻，半身不遂。

指　耳舟与结节上缘平。主治指痛节肿，半身不遂。

臀　对耳轮下脚起始处。主治下肢麻木，半身不遂。

膝　对耳轮上脚起始处。主治足膝痛麻，半身不遂。

踝　对耳轮上脚前上处。主治足踝痛麻，半身不遂。

趾　对耳轮上脚后末处。主治足趾痛麻，半身不遂。

选穴配方　耳穴以阳性反应点为主。中风病常用耳穴有大脑、脑干、小脑、心、肺、肝、脾、肾等。

头痛项强者，取大脑、脑干、肝穴；配额、枕、颈等。

眩晕耳鸣者，取大脑、小脑、肾穴；配颞、耳、胆等。

口眼㖞斜者，取大脑、脾、肝穴；配口、眼、三焦等。

言语謇涩者，取大脑、心、肾穴；配舌、口、小肠等。

手足麻木者，取大脑、肝穴；配指、肘、趾、膝等。

半身不遂者，取大脑、心穴；配肩、肘、臀、膝等。

咳嗽喘促者，取肺、心穴；配鼻、大肠、三焦等。

恶心呕吐者，取脾、胃穴；配口、肝、胆、脑干等。

便秘腹泻者，取脾、肝穴；配胃、小肠、大肠等。

胸闷胁胀者，取肺、肝穴；配胸、胰、胆、三焦等。

溲闭尿遗者，取脑、肾穴；配膀胱、小肠、大肠等。

操作方法　一般取五个穴位左右，双侧穴位齐用，亦可单个轮换取穴。一般用一寸、一寸半毫针，针前探查反应点，针刺扎准反应点，留针三十分钟左右。

注意事项　耳郭严密消毒，耳郭冻伤、湿疹者，不宜针刺。起针时按压针孔，防止出血。

四、头针疗法

头针疗法是针刺头部的特定穴位，以治疗疾病的一种针刺方法。头为诸阳之会，脑为元神之府，针刺头部腧穴，具有疏通经络，调和气血，燮理阴阳，调节脏腑，醒脑开窍，镇痉安神的功能，从而达到治疗全身疾病的目的。

穴位主治　根据头部经络腧穴分布，与大脑皮层功能定位的理论相结合，在临床实践中采取额区、顶区、枕区、颞区的经络腧穴，作为头针疗法的针刺部位。

1. 额区

神庭　额中线，额部正中，入发际五分，向下针一寸。主治头痛神昏，舌强失语。

曲差　额旁线，额中线旁开一寸五分，入发际五分处。主治头痛眩晕，手足麻木。

本神　额外线，额中线旁开三寸，入发际五分处是穴。主治头痛眩晕，手足麻木。

2. **顶区**

百会　顶中线，入前发际五寸正中，向前针至前顶处。主治头痛眩晕，神昏厥逆。

通天　顶旁线，顶中线旁开一寸五分，入前发际四寸。主治头痛眩晕，肢麻偏瘫。

正营　顶外线，顶中线外开三寸处，入前发际三寸许。主治头痛眩晕，肢麻偏枯。

3. **枕区**

脑户　枕中线，枕骨粗隆上缘，入后发际二寸五分处。主治头痛眩晕，目盲喑哑。

玉枕　枕旁线，枕骨粗隆上缘，枕中线旁开一寸五分。主治头痛项强，目眩耳鸣。

脑空　枕外线，枕胃粗隆上缘，枕中线旁开三寸之处。主治头痛项强，目瞀耳聋。

4. **颞区**

率谷　颞中线，耳尖正上方，入发际一寸五分水平处。主治舌强言謇，眩晕偏瘫。

悬颅　颞前线，耳尖前上方，率谷前一寸五分同水平。主治舌强言謇，眩晕偏瘫。

天应　颞后线，耳尖后上方，率谷后一寸五分同水平。主治舌强言謇，眩晕偏瘫。

选穴配方　根据中医经络腧穴的分布，与西医大脑皮层功能的方位相结合，治疗中风病可取得良效。常用穴位：神庭、百会、脑户、率谷等穴，这是中风病五行方位头针经络取穴法。

头痛眩晕者，取百会、神庭穴，配通天、悬颅等。
头痛项强者，取百会、脑户穴，配玉枕、脑空等。
头晕耳鸣者，取百会、率谷穴，配正营、天应等。
口眼㖞斜者，取本神、通天穴，配悬颅、脑户等。
言謇语失者，取神庭、百会穴，配脑户、正营等。
手足麻木者，取曲差、通天穴，配玉枕、天应等。
半身不遂者，取率谷、曲差穴，配通天、正营等。
目盲喑哑者，取百会、脑户穴，配玉枕、悬颅等。
恶心呕吐者，取百会、神庭穴，配本神、脑户等。
失溲癃闭者，取脑户、神庭穴，配通天、悬颅等。
便秘腹泻者，取脑空、百会穴，配曲差、天应等。
脑中风者，取百会、神庭、脑户、率谷、风府等。
心中风者，取神庭、曲差、本神，配脑户等。
肺中风者，右率谷、悬颅、天应，配神庭等。
肝中风者，左率谷、悬颅、天应，配百会等。
脾中风者，取百会、承光、正营，配率谷等。
肾中风者，取脑户、玉枕、脑空，配百会等。

操作方法　一般用一寸、一寸半、二寸毫针，头皮常规消毒，沿头皮横刺或斜刺，捻转进针，达到头皮或肌层均可。固定捻针一分钟，五分钟重复捻针一次，捻两次起针。一天一次，十次为一疗程。休息五天，开始再针。

注意事项　严密消毒，防止感染，注意观察，防止晕针。出血性中风在病情稳定后，方可进行针刺。中风病急性期并发高热、心衰者，不宜针刺。

五、颈针疗法

颈针疗法是针刺颈项部位的特定腧穴，以治疗人体疾病的一种针刺方法。针刺颈项部位的腧穴，具有疏通经络，运行气血，调节脏腑，燮理阴阳的功能。所以，在临床上能治疗全身各种疾病，具有特别明显的疗效。

穴位主治 人体颈项部位的腧穴很多，包括经穴、奇穴、新穴、阿是穴等，这里只介绍经穴。

大椎 第七颈椎棘突下陷中处。主治高热项强，瘫痪痉厥。

哑门 项后正中，入发际五分。主治中风失语，舌强言謇。

风府 项后正中，入发际一寸。主治头痛项强，舌喑足废。

天突 颈前正中，胸骨上中央。主治中风舌喑，咳喘呕逆。

廉泉 喉结上方，舌骨下陷中。主治舌强言謇，口㖞流涎。

人迎 喉结两侧，大斜肌前缘。主治舌强言謇，口㖞偏瘫。

水突 大肌前缘，人迎气舍间。主治咳喘声嘶，舌㖞偏枯。

气舍 天突旁开一寸五分陷中。主治喉痛音哑，肢麻偏废。

天鼎 水突外开一寸五分陷中。主治舌痿言謇，半身不遂。

扶突 喉结旁开三寸大肌中央。主治咳喘喉痛，肢麻偏瘫。

天柱 哑门旁开一寸三分陷中。主治头痛项强，肢麻偏枯。

天窗 喉结旁开三寸五分陷中。主治头痛项强，肢麻耳鸣。

天容 下颌角后大肌前缘陷中。主治咽痛失音，偏瘫耳聋。

完骨 乳突后下方入发际四分。主治头痛项强，舌㖞偏瘫。

风池 风府外侧大肌上缘陷中。主治头痛项结，眩晕偏瘫。

天牖 乳突后下部发际边陷中。主治头晕面肿，项强肢麻。

选穴配方 根据人体经络学说，采用循经取穴，辨证取穴的方法；中风病临床常用大椎、风府、风池等穴。

头痛项强者，取大椎、风府穴，配天柱、完骨等。

眩晕耳鸣者，取风府、风池穴，配天窗、天牖等。

中风失语者，取哑门、风府穴，配天鼎、扶突等。

气喘呃逆者，取大椎、天突穴，配气舍、水突等。

口眼㖞斜者，取风池、风府穴，配天窗、天鼎等。

言语謇涩者，取风府、哑门穴，配廉泉、扶突等。

手足麻木者，取大椎、完骨穴，配天柱、天牖等。

半身不遂者，取大椎、风池穴，配人迎、天容等。

声音嘶哑者，取哑门、风府穴，配廉泉、天鼎等。

咽喉肿痛者，取大椎、廉泉穴，配扶突、天窗等。

操作方法 一般用一寸五分毫针，常规消毒，直刺或斜刺一寸左右。得气达到酸、麻、胀、沉的针感，留针十五至二十分钟。也可用快针疗法。一日一次，十次为一疗程。

注意事项 颈项穴位大多与延髓、大血管邻近，故针刺当慎，切忌深刺，拔针时防止出血。

六、脊针疗法

脊针疗法是针刺脊椎的特定穴位以治疗疾病的一种针刺方法。因为脊髓通过经络与脏腑相联系，针刺具有行气活血，调节脏腑的功效，从而达到治疗疾病的目的。

穴位主治 脊针穴位都是在脊椎棘突下两侧，分布于颈椎、胸椎、腰椎、骶椎四段，故称夹脊穴。

颈夹脊穴 第四、五、六颈椎棘突下，旁开五分处。主治颈椎疾病，上肢瘫痪。

胸夹脊穴 第一至第十二胸椎棘突下，旁开五分处。主治心悸咳喘，肢麻偏瘫。

腰夹脊穴 第一至第五腰椎棘突之下，旁开五分处。主治腹痛腹胀，足麻偏瘫。

骶夹脊穴 第一骶椎棘突下两侧陷中，旁开五分处。主治下肢麻痹，半身不遂。

选穴配方 临床上以压痛取穴为主，医者用两手大拇指交替推压，寻找压痛点进行取穴。辨证取穴为辅，临床上根据不同的病证，选用相应的穴位。

头痛项强者，取颈夹脊穴。

眩晕耳鸣者，取颈夹脊穴。

胸闷胁痛者，取胸夹脊穴。

咳嗽气喘者，取胸夹脊穴。

上肢麻木者，取颈、胸夹脊穴。

下肢麻木者，取腰、骶夹脊穴。

半身不遂者，取颈、胸、腰、骶夹脊穴。

恶心呕吐者，取胸、腰夹脊穴。

便秘腹泻者，取腰、骶夹脊穴。

溲闭尿遗者，取腰、骶夹脊穴。

操作方法 病人采取俯卧位，局部用酒精严密消毒，一般使用一寸五分毫针，针尖刺往脊椎方向，刺入一寸左右，施行捻转手法，使针感沿脊椎方向或胁肋部位放射。若无传导感者，可调整针刺方向，再施行手法，留针十五至三十分钟。一日一次，十次为一疗程。

注意事项 一般用酒精常规消毒，防止局部针刺感染。医者必须严格掌握进针的深度和角度，与椎体呈七十五度角，以防刺伤内脏，引起外伤性气胸。

七、手针疗法

手针疗法是针刺手部的特定穴位以治疗疾病的一种针刺方法。手针具有疏通经络，冲和气血，调节脏腑，燮理阴阳的功能，从而达到治疗全身疾病的目的。

穴位主治 目前手穴的名称、定位、数量，差异很大，根据临床实践经验，采用以脏腑器官为名称。手穴按脏腑器官命名，以治疗相应脏腑器官的病变。

脾 掌面大指，第一指关节横纹中央。主治头重肢困，食少纳呆。

肺 掌面食指，第一指关节横纹中央。主治头胀足肿，咳嗽气喘。

心　掌面中指，第一指关节横纹中央。主治头痛心悸，神昏谵语。

肝　掌面环指，第一指关节横纹中央。主治头眩易怒，筋挛抽搐。

肾　掌面小指，第一指关节横纹中央。主治头晕耳鸣，腰痛膝软。

胃　掌面，在劳宫穴与大陵穴连线中央。主治恶心、呕吐、胃痛、脘胀。

大肠　掌面食指，第二指关节横纹中央。主治便秘、腹泻、咳嗽、气喘。

小肠　掌面中指，第二指关节横纹中央。主治腹痛、肠鸣、便溏、尿频。

胆　掌面无名指，第二指关节横纹中央。主治口苦、胁痛、多梦、易惊。

膀胱　掌面小指，第二指关节横纹中央。主治尿痛、尿闭、尿频、尿遗。

面　手背大指，第一指关节桡侧赤白肉际处。主治面麻头痛，神昏抽搐。

额　手背食指，第一指关节桡侧赤白肉际处。主治前额头痛，面赤眩晕。

巅　手背中指，第一指关节桡侧赤白肉际处。主治巅顶头痛，神昏厥逆。

颞　手背环指，第一指关节桡侧赤白肉际处。主治颞部头痛，半身不遂。

枕　手背小指，第一指关节尺侧赤白肉际处。主治后枕头痛，项背强痛。

眼　手背大指，第一指关节尺侧赤白肉际处。主治口眼㖞斜，眼花目盲。

肩　手背食指，掌指关节桡侧赤白肉际处。主治肩凝麻木，半身不遂。

颈　手背第二、三掌指关节间，近食指处。主治头痛项强，颈肿痉挛。

口　手背第三、四掌指关节间，近中指处。主治头痛项强，口喎舌謇。

臂　手背第四、五掌指关节间，近环指处。主治下肢痛痹，半身不遂。

脊　手背小指，掌指关节尺侧赤白肉际处。主治头项强急，背脊疼痛。

选穴配方　手针根据人体脏腑经络的理论辨证取穴，一般两侧穴位同时针刺。中风病偏瘫应用病左取右，病右取左的方法。临床上常用心、肺、肝、脾、肾等穴位。

头痛眩晕者，取心、肝、肾穴；配额、巅、枕、颞等。

项背强急者，取肝、脾、肾穴；配颈、脊、枕等。

手足麻木者，取心、肺、肝穴；配肩、臂、脊等。

半身不遂者，取心、肝、肾穴；配颞、肩、臂等。

口眼喎斜者，取脾、肝、心穴；配口、眼、颞等。

言语謇涩者，取心、肺、肝穴；配面、口、肾等。

恶心呕吐者，取脾、心、肝穴；配口、胃、胆等。

口苦胁痛者，取肝、心、脾穴；配面、口、胆等。

便秘腹泻者，取脾、肝、肾穴；配小肠、大肠等。

溲闭尿遗者，取肾、肺、脾穴；配膀胱、小肠等。

操作方法　双手取自然功能之位置，用五分至一寸毫针，紧靠骨膜直刺或斜刺三分左右，以不刺入骨膜为准。疾病疼痛不止者，可持续捻针一至三分钟，亦可加电刺激。一般针刺二三分深，留针十五至三十分钟，每日一次，十次为一疗程。

注意事项　手针刺激疼痛感较强，防止晕针。手穴血管较为丰富，手法要轻柔稳顺，避开刺伤掌中动脉网，引起血肿。沿骨边缘斜刺时，不要伤及骨膜。

八、足针疗法

足针疗法是针刺足部的特定穴位以治疗疾病的一种针刺方法。通过调整人体脏腑经络气血阴阳与各种组织器官的联系，从而达到扶正祛邪，阴平阳秘的目的。

穴位主治　足掌按骨度分寸折量法，从足跟后缘中点与第二、三趾间连线折为十寸，作为正中线。足内外踝尖端与足底内外缘的垂直线折为三寸，足跟最宽处折为三寸。足底各趾间与足跟后缘连线，平行于正中线，其间隔为一寸。足部有八十余穴位，这里主要介绍常用穴位。

头　足跟后缘中前一寸。主治头痛眩晕，神昏谵语。

鼻　在头穴前面一寸处。主治咳嗽气喘，鼻鼾痰鸣。

目　在鼻穴外侧六分处。主治口眼㖞斜，目花视昏。

口　在鼻穴前面一寸处。主治口眼㖞斜，言语謇涩。

喉　在口穴前面六分处。主治喉中痰鸣，声音嘶哑。

心　在头穴前面四寸处。主治头痛心悸，神昏谵语。

肺　在心穴旁侧一寸处。主治咳喘水肿，肢麻肤木。

胃　心穴前一寸五分处。主治胃痛脘胀，恶心呕吐。

肝　胃穴内一寸二分处。主治头痛眩晕，筋挛肢麻。

脾　胃穴外一寸二分处。主治头痛肢困，食少纳呆。

胆　肝穴后边约三分处。主治口苦胁痛，胆怯易惊。

小肠　胃外一寸三分处。主治腹痛肠鸣，腹胀溲涩。

涌泉　屈趾足心凹陷中。主治头痛厥逆，中风不语。

肾　涌泉穴旁开一寸处。主治头晕耳鸣，腰酸膝冷。

足心　涌泉穴后二寸处。主治少寐多梦，头痛眩晕。

大肠　足心外侧二寸处。主治便秘腹泻，腹胀腹痛。

膀胱　涌泉前一寸陷中。主治尿遗尿闭，尿痛尿急。

上肢　昆仑直上一寸处。主治上肢麻木，半身不遂。

下肢　解溪前下五分处。主治下肢麻木，半身不遂。

选穴配方　根据中医脏腑经络的理论，指导临床辨证取穴。中风病半身不遂，常用五脏穴位为主。

头痛项强者，取心、肝穴；配头、涌泉、足心等。

眩晕耳鸣者，取心、肾穴；配头、目、耳、肝等。

少寐多梦者，取心、肝穴；配头、胆、胃、眼等。

口眼㖞斜者，取脾、肝穴；配口、目、胃、胆等。

言语謇涩者，取心、肺穴；配口、喉、肝、脾等。

手足麻木者，取肝、肺穴；配胆、上肢、下肢等。

半身不遂者，取心、肝穴；配头、上肢、下肢等。

恶心呕吐者，取脾、肝穴；配胃、胆、口、喉等。

便秘腹泻者，取脾、肺穴；配胃、大肠、小肠等。

溲闭尿遗者，取肾、肺穴；配膀胱、小、大肠等。

操作方法　一般用一寸、一寸五分毫针，根据针刺部位，分别直刺、斜刺，深度适宜，以捻转手法为主，得气后拔针或留针五分钟。每日一次，十次为一疗程。

注意事项　足针感应较强，防止晕针。严格消毒，防止感染。久病体弱者，不宜针刺，宜予艾灸。

第三节　按摩疗法

按摩是依靠医生的双手，根据不同的病情，运用不同的手法，在人体表面的不同部位，进行治疗的一种方法。但不论何种手法，用力刚柔相济非常重要。一般来说，手法由轻到重，柔韧和缓；再由重到轻，以至停止操作。柔中带刚，刚中寓柔，轻重兼施，刚柔相济。切忌粗劲暴力，强推硬按，伤及皮肤、内脏器官。一般先用揉、摩、运、滚法，使病人适应后，再用推、拿、点、拨法，最后以揉、摩手法结束。总之，先用力小柔和的轻手法，再用力大劲强的重手法，后用轻手法。但是，各种手法宜均匀有力，柔和持久，达到深透筋肉的目的。

按摩时要注意选准穴位，选用适当手法。一般操作顺序，先胸腹部，继腰背部，再四肢部，后头颈部，按照各部位的次序操作。临床上根据病人的年龄、性别、体质、疾病的不同，配合不同的手法，达到治疗疾病的目的。

一、按摩头颈部

推额部 病人取坐位或仰卧位，医者用大拇指，从印堂至神庭直推九遍，再从额中线向上、向后至风府，再向两侧分推九遍，再掐山根、点印堂、按神庭、揉太阳，缓推轻摩九遍结束。

揉颧部 病人取坐位或仰卧位，医者用大指腹或手掌根，在颧骨部位揉摩旋转，先轻后重，由重复轻，点承泣、揉四白、按巨髎、摩颧髎等，再轻推缓摩九遍结束。

运鼻部 病人取坐位或仰卧位，医者用大指腹按摩鼻翼，从鼻准推至山根，继而由两下侧至鼻翼，从鼻梁向两侧分推两分钟，点迎香、掐山根，然后轻揉缓推六遍结束。

搓耳部 病人取坐位或仰卧位，医者五指收拢罩住耳郭，环揉绕搓九遍，再用大拇指与食指相对，沿对耳轮从下到上对捏三遍，向外拽三遍，继而上下提拉三遍，然后用拇指对食指二节，用力捏压对耳屏，再轻捏缓搓六遍结束。

疏头部 病人取坐位或仰卧位，医者用双手指端或大指端沿督脉上星穴上行，经百会，再下行至风府，足太阳经脉、足少阳经脉，亦从前向后推至九遍；再捏头皮，抓起，松开，松开，抓起，反复九遍，然后轻推缓运九遍结束。

拿项部 病人取坐位，医者用大指从风府至大椎，推、拿、滚、揉九遍；再按、摩、滚、揉两侧颈大肌，由上而下，直至肩背部，反复九遍；再拨项侧大肌、肩背大肌，弹脊侧大肌；再点风府、按医风、掐肩井、揉大椎等。然后轻推缓揉九遍结束。

按颈部 病人取坐位，医者用大拇指指腹按、摩、揉、拿颈部，从廉泉到天突，连续九遍；再从两侧颈大肌推、拿、按、摩，反复九遍；继点天突，揉人迎，压喉头两侧，掐廉泉，点天窗，扶突等；弹拨颈大肌三遍，然后轻推缓摩九遍结束。

拔颈椎 让患者坐低位，医者用肘屈处，托住患者下嘴巴，双手抱住患者头部，慢慢向一侧扭转，并用力向上旋拔，颈部发出“咔叭”一声响，则为成功；再向对侧扭转，用力再拔，同样发出“咔叭”响声，就能达到治疗颈椎病的效果。

二、按摩胸腹部

推胸部 病人取仰卧位，双手平放两侧。医者在病人前方，使用掌推、指推之手法，从天突到巨阙，直推九遍。再沿两侧分推至章门为止，连续六遍。反复揉、摩、滚、擦，连续六遍；继点膻中、按云门、揉章门、掐期门等。反复运用按、摩、推、拿、滚、揉、理、擦之手法九遍结束。

揉腹部 病人取仰卧位，双手开放两侧。医者用双手从上腹到下腹，先中间，后两侧，轻推六遍，揉摩三遍。医者再以食、中、环三指，点按上脘、中脘、下脘三穴。医者双手合掌，摩擦生热，趁热速捂神阙，反复三次；再用双手捂住神阙穴，顺时针方向，循环用力，环按九遍，轻按九遍结束。

抓任脉 病人取仰卧位，医者用双手从腹部两侧，向脐部中央收拢；一手在神阙上，一手在神阙下，抓住任脉，晃动三下，用力上提。同时，让病人以腹部用力咳嗽，医者双手顺势猛松，如此反复六次。再按阑门、摩建里、推气海、理章门、疏梁门、揉天枢等穴。再以单手捂住神阙，伸直手臂震颤一分钟。或从上到下，连续颤动全腹，然后轻推缓摩九遍结束。

三、按摩背腰部

推背部　病人取俯卧位，医者用双手掌或大指腹，从大椎沿脊柱向下推至骶部，反复九遍。再向两侧自上而下分推，从大杼推至膀胱俞，连续推三遍、滚三遍、摩三遍，点按大椎、陶道、身柱、神道、灵台、至阳、天宗等。施背腰斜扳法，然后自上而下，滚推揉摩九遍，捶拍结束。

搓肋部　医者用单手大指，或掌部尺侧缘，沿着各肋间隙横搓顺抹，反复六遍。并用手指在肋间寻找压痛点、条索状、结节物等阳性反应点，施以按、压、拿、弹、拨、捶、揉、抹等手法，并弹拨肩胛骨内下大筋，施背腰斜扳法。然后反复揉摩滚推，九遍结束。

按腰部　病人取俯卧位，医者用双于大指或手掌在骶部由轻到重，向上推三遍、揉三遍、滚三遍、摩三遍。然后用手掌按压骶部，用力向上缓推至肾俞部位，连续推三遍、按三遍、摩三遍、滚三遍，再用肘尖点按腰眼，施用背腰斜扳之手法。再滚六遍，轻推缓摩六遍结束。

捏脊部　病人取俯卧位，医者用双手掌沿脊椎向下轻推六遍，再滚六遍，以疏理皮肤。医者用双手大指、食指、中指提起皮肤，向前滚捏，做滚动手法，边提边捏边推进。自尾闾骨端开始，从下而上，一直提捏推进到大椎穴为止。如此反复操作九遍结束。

点腰痛　病人取直立位，双足分开，解带松腰。医者用中指压按在病人腰部压痛点上，用力点压痛处；再让病人用腹力猛咳一声，同时，医者顺势将手指快速滑动一下，先横向滑动，再纵向滑动，如此滑动三下即可。

四、按摩四肢部

揉肩部 病人取坐位，医者一手在三角肌前缘，一手在三角肌后缘，同时用力向中间对按合压，按摩滚揉六遍。并用手掌大鱼际，从颈项开始向肩峰方向运摩缓推九遍，再由肩峰转向背后肩胛部运摩，反复按摩滚揉六遍。点肩井、天宗、中府、云门、肩贞等穴，再轻推缓摩六遍结束。

捏臂部 病人取坐位，医者单手大指与四指相对捏，从大指端开始，沿手太阴经脉与手阳明经脉上捏至肩内侧；再从小指端开始，沿手少阴经脉与手太阳经脉上捏至腋中部，沿手厥阴经脉与手少阳经脉上捏至腋下，如此捏拿三遍，推运三遍，继而点按曲池、内关、外关、合谷等穴。最后滚揉三遍结束。

掐手部 病人取坐位，医者用大拇指切菜式掐病人的掌根、掌心、大鱼际、小鱼际、指节、指尖处。切掐完毕，医者以大拇指揉摩掌部，以手捻运指部，从小指开始，依次揉摩，反复六遍。然后用食指、中指，屈指夹住病人的手指，依次猛拽一遍；最后双手对按指掌部，一手握住四指，抖一分钟；轻捻缓摩，三遍结束。

抓臀部 病人取俯卧位，医者用手掌大鱼际，旋转揉动，先从上部的左右髋部外侧开始，向下揉摩至大腿中部，反复六遍；推三遍，按三遍，滚三遍，拿三遍。并以肘尖点按环跳、承扶、殷门等穴。再用双手抓住臀部肌肉上提，用手向下慢慢推动，一手接一手地推抓三遍，最后再揉运推拿三遍结束。

按腿部 病人取俯卧位，医者用手掌从臀下至踝上，推、拿、按、摩各三遍。运膝膑，顺腘窝，点承扶、殷门、委中、承山等，弹股筋，拨腓肌，掐跟腱等。再从上至下捶六遍，继推三遍、拿三遍、按三遍、滚三遍。然后取仰卧位，推拿按摩各三遍，点足三里、条口、三阴交等，轻推缓揉三遍结束。

摩足部　病人取俯卧位，医者从足跟揉摩至足心，直至足尖，反复六遍。继而用大指切菜式掐按足掌部，连续六遍。再取仰卧位，从解溪部揉摩至足趾关节处，反复六遍，再捻揉足趾各六遍，继而点按涌泉、太溪、昆仑、太冲等。掐足腱、捶足跟、握足尖、摇足踝，然后轻推缓摩三遍结束。

第四节　体育疗法

体育疗法是以体育锻炼治疗疾病的方法，古人称之为导引。主要是通过肢体运动，促使人体气血的流通，以达到新陈代谢、祛病延年的目的。体育疗法作为一种辅助疗法，对于中风病的康复医疗是非常有益的。

一、锻炼运动

《吕氏春秋·季春纪·尽数》说："流水不腐，户枢不蠹，动也。"中风病的锻炼运动应尽早开始，其主要目的是预防肢体关节挛缩变形，以及感染和褥疮发生。因此，在发病后卧床期间，应注意保持肢体功能位置，加强被动运动，防止肌肉萎缩。缺血性中风两周以后，应根据具体情况，尽早进行功能锻炼活动。但要适当，力所能及。

二、卧床姿势

中风病瘫痪的卧床姿势，最重要的是保持身体各部关节处于功能位置。一般有仰卧、侧卧、俯卧三种姿势。这些体位应不断地翻身调换，采用一种体位的时间决不可过长，最多两个小时，必须翻身活动，调换体位。

仰卧姿势　仰卧是最应当注意的体位，因为这种体位极易出现外展和外旋性痉挛。所以，最好在肩臂下置物垫高，大指向上外旋，肘腕伸展，臂下亦应置物垫高，以防骨盆侧旋，膝稍屈曲，头部稍偏向瘫侧。

侧卧姿势 健侧卧位是最易使瘫肢保持正确姿势的卧位，把枕头放在胸前，将瘫痪手臂，伸开放在上面。瘫侧腿膝向前稍屈曲，下面亦可置物垫起。瘫侧卧位，可将手臂伸到与躯体直角，膝腿稍屈，下面垫物。

俯卧姿势 这种姿势在临床上很少应用。在特殊情况下，如背后骶臀部，大面积褥疮之时方可采用。但必须垫高足踝部，务必使瘫侧脚尖不要向侧面弯屈，以保持正确姿势。并注意俯卧时间不宜长，一般五至十五分钟即可。

三、肢体运动

中风病瘫痪期间，要特别注意肢体活动，其主要目的是伸屈瘫痪肌肉，防止萎缩、痉挛、畸形、褥疮等并发症的发生。也可以改善人体血液循环，促进新陈代谢，使瘫痪肢体向愈。肢体运动可分为被动运动和主动运动两大类。

被动运动 中风病肢体瘫痪期间，可采用被动运动方法。主要目的是通达人体经络，疏利肢体关节，改善气血循环，增加机体营养。被动运动，完全由护理人员帮助病人活动瘫痪的肢体。其重点是肩、肘、腕、指关节的伸屈旋转，髋、膝、踝、趾关节的伸屈旋转。但是，开始锻炼的时候，要做平缓柔和的动作，切忌过快过度的牵拉，以免造成肌肉损伤。

主动运动 中风病患者要进行自觉的肢体运动，在肢体瘫痪不能运动的情况下，主要是开始先把健侧肢体主动活动起来，这不仅能带动瘫痪肢体的生理功能，而且还能改善人体全身的机能活动。经常进行抬头、挺胸、举臂、跷腿、深呼吸的主动运动，尤其是瘫痪肢体的肩、肘、腕、指、髋、膝、踝、趾关节的伸屈旋转运动，但是，锻炼决不要劳累。

放松形神　中风病患者在肢体运动的过程中，往往发生肢体痉挛，主要表现为筋脉拘急，肌肉抽搐，手足挛缩，关节瘛疭等证候。因此，护理人员为中风病人瘫痪肢体实施被动活动之时，应避免过快过度、强拉硬拽。让病人放松思想，情志稳定，心平气和，肢体平静；可施用按摩手法，轻推和揉，缓拉慢伸，反复数次，逐渐放松肌肉，伸屈肢体。

四、练习坐起

中风病肢体瘫痪，长期卧床，练习坐起是康复医疗的重要手段。临床上常分为坐前准备、坐起动作、坐位平衡等三方面进行瘫痪肢体的功能训练。

坐前准备　为了从长期卧床的过程中，逐步恢复身体的适应能力，在肢体活动的基础上，进一步抬高头背部，以后逐渐增加高度，延长时间，反复训练，增加耐力，但要防止体位性低血压症引起的头晕目眩。

练习坐起　中风病人在坐起之前，先将瘫侧手臂放在自己胸前，护理人员托起背部，实现在床上坐起。如此反复运动熟练后，就可以坐在床边。在床边坐起时，健侧手应扶住床头、桌子、椅靠等物，将两足伸放在床下。

坐位平衡　中风病人在床边坐稳之后，由护理人员用手前、后、左、右摇晃病人；同时，病人用力对抗以保持身体平衡。如果病人自己能坐稳，则进一步练习坐起、躺下、躺下、坐起的反复训练，使瘫侧恢复肌力。

五、站立行走

中风病人站立行走是康复医疗的重点，病人必须保持生理功能的正确位置，护理人员扶助病人，要顺其关节活动范围多做负重锻炼，逐渐增加时间和重量。

锻炼站立 站立是锻炼行走的基础，开始锻炼站立时，必须由护理人员扶助，保持生理功能位置，头颈直立，胸背挺直，两腿平站，双膝直立，脚掌平稳，不能外翻。站立时间的长短，根据病人的体质强弱、耐受能力的大小而确定。并练习提腿动作，提腿动作要求两腿交替上提，原地踏步，反复练习，然后迈步。

练习行走 首先要锻炼健侧肢体，尤其是下肢，以求站立之时平稳耐力。行走首先平稳站立，重心放在健侧腿上，由两人架扶，把瘫侧腿迈开，再迈健侧腿。行走之时上身挺立，两腿平直，抬健侧腿时，身体不要歪斜，迈瘫侧腿之时，脚趾不能拖拉。宁要慢稳，不能跛行。如此反复练习，一旦熟练行走，再用拐杖助行，行走日久，再去掉拐杖，自己独立行走。

持之以恒 中风病偏瘫者，一旦能独立行走或扶拐杖行走时，就一定要坚持运动锻炼，持之以恒。开始先从室内行走，继而可上路行走，一直到野外行走。尤其是早晨到野外散步，呼吸新鲜空气，打太极拳，做五禽戏，练易筋经等医疗体操。但一定要注意不宜时间过长，防止劳累出汗过多。早晨不宜空腹锻炼，防止发生低血糖等。

六、散步运动

行走是人类运动的基本形式。所有的锻炼项目中，散步是简便易行的健身方法，是一种长时间保持全身轻松、协调的运动，不仅能加强人体血液循环的功能，而且还能改善神经和内分泌对糖代谢的调节，改善病人的情绪，增强战胜疾病的信心。对于中风病的康复，具有增加肌肉力量，促进血液循环，改善血管弹性，减少血液凝结，促使新陈代谢，降低血脂血糖，增强耐受能力，使病人心情舒畅、精神愉快的作用。

普通散步法 每分钟 60～90 步，每次 30～40 分钟。适用于中风后遗症、高血压、冠心病的老年病人。

快速散步法　每分钟90～120步，每次30～60分钟。适用于中风后遗症、高血压以及中风病的预防。

背向散步法　行走时把手背在腰部命门处，缓步背向走一百步，然后再向前走一百步，一退一进反复走5～10分钟。适用于中风病步履蹒跚者。

摇摆散步法　在行走之时，两只手臂要做较大幅度的摆动，每分钟60～90步，每次30～40分钟。适用于中风后遗症，手足麻木，半身不遂者。

摩腹散步法　在散步之时，用一只手掌，旋转按摩腹部，正转反转交替施行，每分钟30～60步，每次五分钟，适用于中风后遗症，大便秘结者。

这是中风病康复医疗的五种散步法，因为方法简便易行，康复效果明显，尤其适用于中风病恢复期的老年人。所以，散步运动是最主要的锻炼项目之一。

第五节　起居疗法

起居疗法是通过科学的生活方式，达到促进健康和防治疾病的目的。早在《黄帝内经》中已有“起居有时”（《素问·上古天真论》）的记载。因此，起居疗法是中风病康复医疗的一种行之有效的辅助疗法。

一、中风病人春季起居方法

春天是万物生发的季节，中医学认为春天与人体肝脏息息相关，而肝脏与中风病又有直接联系；如高血压病，中医学称之为肝阳上亢，中风病大多属于肝风内动等。因此，中风病人在春季里尤需注意精神调养，以防止中风病的加重和复发。

1. 中风病人春季的精神调养

春季里中风病人的精神调养要适应万物蓬勃的生机，精神舒畅，心胸开阔，情绪乐观，向自己周围施以温暖与爱心。同时要戒暴怒以养性情，减少思虑以培养自己的精神，少说话以培养自身的真气。在春光明媚、风和日丽的日子里，凡肢体能够自理者，都应多做户外活动，并可去花园绿地休闲散步，以促使中风后遗症康复。肢体运动功能尚未恢复者，也应坐推车等代步工具到室外活动。

2. 中风病人春季的饮食调养

春季阳气长发，人体新陈代谢也开始旺盛，饮食宜选辛辣甘温的食物，忌酸涩；宜清淡，忌油腻，生冷之物。初春阳气始发，辛甘之品可助春阳之气，如葱、姜、蒜、芫荽等，皆可多食。但不宜食大热及过辣的食品。春季里宜多食新鲜蔬菜，如胡萝卜、菜花、甜椒、白菜等。寒凉油腻之品，易损脾阳，宜少食。一般来说，春季不宜服用补药及过多的补品。宜清淡爽口的食品，更利于养生。

3. 中风病人春季的起居调养

春天气温渐暖，阳气升发，人体气血趋向肌表，皮肤舒展，汗液增多。春季气候环境，最有利于人体气血津液的化生，以充养组织器官。同时，也容易引起人体困乏，民间俗称“春困”。中风病人在春季应注意每天早晨起床，到户外、田间、草地、花园之间，多做一些舒展身体的运动，对肢体运动功能障碍的恢复是有益的。春天气候变化较大，经常出现乍暖乍寒的天气，特别是初春阴寒未尽，余冷甚强，中风病人应注意防风御寒，以防止重感风邪，再次发病。衣着方面既要宽松舒展，又要保暖御寒，以助人体阳气升发。冬令所穿衣服应逐渐减少，这对中风病的康复是有益的，并根据早、午、晚的天气变化，随时增减衣服。春捂秋冻是劳动人民防病健身的经验总结，符合养生原则，对中风病来说，春捂对恢复功能，防止复中，尤为重要。

4. 中风病人春季的运动调养

春天是运动养生的最佳时机，也是中风病人运动功能恢复的最佳季节。春暖花开，阳气升发，根据中风病人的身体状况，选择户外活动的锻炼项目。肢体运动功能障碍者，在护理人员的协助下，进行患肢的被动运动，缓慢踱步等。肢体功能恢复较理想者，应散步、慢跑、郊游、登山等；亦可做体操，练太极拳、易筋经、五禽戏、太极剑等。在春满人间中，吸取大自然的活力，有利于人体吐故纳新，新陈代谢，采撷真气，强筋壮骨，充养脏腑，增强活力。实践证明：春季锻炼是中风病康复的最佳季节。

《黄帝内经》云："春三月，此谓发陈，天地俱生，万物以荣，夜卧早起，广步于庭，被发缓形，以使志生，生而勿杀，予而勿夺，赏而勿罚，此春气之应，养生之道也。"(《素问·四气调神大论》）故古人提倡闻鸡起舞的早起锻炼，认为早晨是一天中阳气始生之时，晨练既运动身体，又可调神养性，纳气保精。并注意太阳未出之前，不要到绿树丛林中锻炼，因为树林之中充满了夜间呼出的二氧化碳，对于身体健康不利。运动锻炼之后，以通身微汗为宜，切忌汗出当风，脱衣摘帽。

二、中风病人夏季起居方法

夏季是阳光最盛，万物繁荣的季节，也是雨季多湿的时节，又是人体新陈代谢最旺盛的时期，人体脏腑组织的阳气外发，阴精内伏。夏季起居调养的方法，应注意以下几点。

1. 中风病人夏季的精神调养

中风是一种长期病，发病后肢体瘫痪及其他一些后遗症，需要经过一段相当长的时间方有可能治愈。病人最易产生急躁易怒、悲观失望的情绪。夏季暑气当令，烈日炎炎，腠理开泄，汗出溱溱。又因暑湿雨季，湿重热郁。中医学认为：汗为心之液，汗多导致心气耗伤，而心气损伤又影响到神气。因而在炎热盛夏之时，暑湿雨季之节，中风病人更应注意精神调养，只有神气充沛，人体机能才能旺盛协调；相反，神气涣散则人体一切机能亦可致破坏。所以，夏季神气调养，要神清气和，气机宣通。

2. 中风病人夏季的起居调养

在夏季，酷暑盛热，中风病人应晚睡早起，顺其自然而保养阳气。不要厌恶日常天热的客观规律，坚持锻炼身体，积蓄阳气，为适应冬季的严寒做好准备。由于夏季气温高，晚上睡眠时间短，应适当增加午睡时间，以保持精力充沛。夏日炎热，谨防暴晒，要适当降低室温；但又不可过于避热喜凉，只图一时之快。不可在室外露宿，或卧居潮湿之处，坐于石凉之地。睡眠时亦不可让电扇直吹，有空调设备的房间，室内外温差不宜过大。在树荫下、水亭中、过道里、凉台上乘凉的时间不宜太久。由于暑热外蒸，汗液大泄，毛孔开放，肌体最易受风寒湿邪侵袭。尤其是中风病人，本来气血虚弱，最易引起复发或加重。在衣着方面，由于天热汗多，穿衣要薄，湿衣宜常洗，刚晒干的衣服不宜即穿，以免引起汗斑。中风病瘫痪初起，以卧床为主时，尤当注意皮肤护理，防止褥疮发生。

3. 中风病人夏季的饮食调养

夏季天气炎热，雨多湿热酿生，脾胃纳化失常，饮食调养应注意清热消暑，健脾利湿。宜选择清凉爽口，少油脂易消化的食物。古代养生家和医学家们根据夏天的特点，总结出饮食宜多辛温，少苦寒，宜甘凉，节冷饮的宜忌。这些饮食宜忌，不仅适用于健康人，更适用于中风后遗症病人。少食苦寒食物，可养肺气，以免心火过旺，克制肺气。饮食以温为主，但不可过用热食。酷暑盛夏，出汗过多，常觉口渴，适当食冷，以助体内散热。补充水分、盐类、维生素。西瓜、绿豆汤、赤小豆汤、乌梅汤等，皆有清热解暑之效。切忌食凉饮冷，甚则食冷无度，胃寒脾湿，因而致病。

4. 中风病人夏季的运动调养

中风病人的夏季运动调治，对后遗症的恢复具有积极意义。俗话说："冬练三九，夏练三伏。"夏季经常运动锻炼的人，其心、肺、脾、胃功能都好，且中风发病率亦低。夏季气候炎热，人体消耗量大，在锻炼运动中，必须注意活动量不宜过大，时间不宜过久，以防中暑。最好在清晨天气凉爽时，到庭院、公园、河畔、山间等地方，进行锻炼，如练气功、打太极拳、舞太极剑、习五禽戏、练易筋经、做广播体操、散步、慢跑等。

《黄帝内经》云："夏三月，此谓蕃秀，天地之交，万物华实，夜卧早起，无厌于日，使志无怒，使华英成秀，使气得泄，若所爱在外，此夏气之应，养长之道也。"（《素问·四气调神大论》）夏季锻炼做好必要的防护措施，有阳光时要戴上白色遮阳帽或草帽，避免阳光直接照射头部。衣服宜松软宽大色浅，便于身体散热。运动后出汗过多者，可适当饮一些盐开水，不要大量喝凉白开水，更不要用凉水冲头，冷水洗澡；这样不仅容易感冒，而且不利于中风病半身不遂，手足麻木等后遗症的恢复。应该采用热水沐浴，这样既可消除疲劳，又可使身体舒适。运动量要适度，不要过度疲劳。

三、中风病人秋季起居方法

秋天自然界阳气渐收，阴气渐长，万物成熟。秋季气候，由热转凉，是阳消阴长的过渡阶段。初秋盛夏余热未消，气温仍高，加之时有阴雨连绵，湿气较重，天气仍以湿热并重为特征，故有"秋老虎"之说法。

1. 中风病人秋季的精神调养

秋季的中风病人，情志不稳，心绪烦躁，易于悲伤惆怅。尤其是半身不遂，言语謇涩者，触景生情，忧郁心伤。因此，首先要培养乐观情绪，保持心态宁静安逸，收神敛气，为阳气潜藏做好准备。我国古代九月重阳节，登高望远，赏心悦目，就有心旷神怡的感觉，可使一切忧虑惆怅悄然消失。身体状况较好的中风病人，在注意冷暖的前提下，可短途旅游，使情绪逐渐稳定。针对病人易于忧郁及少寐多梦等，进行内养气功的锻炼，具有安神定志作用。

2. 中风病人秋季的起居调养

秋季阳气由疏泄转向收敛、闭藏，在起居方面要合理安排睡眠。中风在秋季发病率较高，发病时间多在长时间睡眠之后，这是因为脑脉血流缓慢，容易形成血瘀脉痹。《黄帝内经》有“血脉凝涩”（《素问·至真要大论》）的瘀证。秋季适当早起，可减少血栓形成的机会，对预防缺血性中风有益处。秋分之后，气候干燥，而秋燥之气，最易伤肺，导致肠燥津伤，皮肤干裂，皱缩增多，口燥咽干。中风病人最易出现大便秘结，故室内应保持一定湿度，适当补充体内水分。在进行肢体锻炼时，避免过度运动，以免大汗淋漓，津气耗伤，水分丢失。秋季天气多变，所谓“一天有四季，十里不同天”，故衣服应适时增减，但也要注意衣服不可增加过多，这不利于气候转冷的应变能力，也不利于锻炼运动，“春捂秋冻”就是这个道理。

3. 中风病人秋季的饮食调养

秋季饮食宜少辛多酸，因为肺主辛，肝主酸，所以多食辛辣之物，可使肺气太过，伤害肝气，使肝气郁结。在膳食上少吃葱、姜、蒜、韭、薤白等辛辣之品，多食酸味果品、蔬菜之类。秋燥伤津，故饮食要滋阴润肺，保护津液。古人主张多食芝麻、核桃、糯米、蜂蜜、乳品、甘蔗、大枣、银耳等具有滋阴润肺，养血生津功效的食品。对于年老体弱的中风病人，应坚持晨起食粥，如百合粥、莲子粥、南瓜粥、红薯粥、大枣粥、龙眼粥等，以益胃生津。天气渐寒时，适当多食温热，少食寒凉之物，以保护胃气。秋季水果品种繁多，应根据自己的体质、病情及胃口嗜好，选择适当的可口水果。

4. 中风病人秋季的运动调养

金秋季节，天高气爽，与酷暑季节活动出汗不同，是开展多项体育锻炼，恢复肢体运动功能的大好时机。可根据肢体运动功能恢复情况及年龄，选择适当的运动项目，如散步、慢跑、早操、太极拳等。随着气候渐冷，运动量可适当增加，早晨锻炼以微汗出为佳。气功以静功为主，亦可与动功配合。身体出汗后，勿急于脱去衣服，且忌在冷风中裸露身体。

《黄帝内经》云："秋三月，此谓容平，天气以急，地气以明，早卧早起，与鸡俱兴，使志安宁，以缓秋刑，收敛神气，使秋气平，无外其志，使肺气清，此秋气之应，养收之道也。"（《素问·四气调神大论》）故养生之道，必谨奉天时。秋气为收敛之令，中风病人的锻炼运动，宜早卧早起，收敛神气，以顺应秋天气候之时令。

四、中风病人冬季起居方法

冬季是一年中最冷的季节，天地严寒，阴气极盛，万物闭藏，自然界一切生物都处于冬眠状态。

1. 中风病人冬季的精神调养

冬天时节，中风病人应固密心志，保养精神，使情绪安静自如，勿使情志过极，以免干扰人体相对减少的阳气。寒冬腊月，已近年尾，枯木衰草，毫无生机，万物凋零，常使人触景生情，抑郁寡欢，身心处于低落状，多活动则是消除冬季烦闷的好方法。宜多做室内活动，坚持锻炼身体；亦可根据条件学习书法、绘画、烹饪，及欣赏音乐、戏曲等。亲朋好友，相互往来，聊天闲谈，使病人精神愉快，思想充实，丰富日常生活。

2. 中风病人冬季的起居调养

冬季气候冷冽，寒性收引，中风病有半身不遂，手足麻木后遗症的病人，往往筋肉不舒，运动不灵，因而也就不愿意锻炼运动。故病人起居，应顺其自然，早睡晚起，延长睡眠的时间，这对于固守元阳之气是有益的。当然，睡眠绝不是一味懒睡，当太阳升起之后，中风病人应借天阳之气，抓紧机会锻炼身体。室温应暖，以防寒气内侵。衣着宜暖和轻柔。根据室温变化，外出归来，随时增减衣服。

3. 中风病人冬季的饮食调养

冬季饮食宜热，饭菜可适当浓厚一些，应有一定量的肉、蛋、鱼、虾之类。同时，注意多食蔬菜之类，如油菜、菠菜、大白菜、豆芽菜、胡萝卜等。忌食黏硬、生冷之品，以免损伤脾胃。也不可过用辛辣燥热之物，尤其是各种烧烤，以免使内伏之阳气郁而化热。冬季饮食的基本原则是保阴潜阳，甲鱼、鲜藕、银耳、芝麻、核桃等，都是有益食品。古人提倡冬令晨起宜服热粥，晚餐宜适当控制，食后宜散步缓，按摩腹部以助消化。

4. 中风病人冬季的运动调养

冬季虽然气候寒冷，但也要根据病人情况选择适当的运动方式，积极参加体育锻炼。特别是中风病偏瘫病人，因肢体受寒冷而运动不足，更要克服困难，运动肢体。适宜冬季锻炼的项目虽然很多，但是，以运动量较小的为宜。尤其在冷高压影响下的早晨，低层空气多受污染，在这种情况下活动锻炼，于身体不利。锻炼时要多穿衣服，待身上发暖时，再脱去外衣；运动之后，及时更换，不要穿汗湿的衣服，迎着冷风，以防感冒。

《黄帝内经》云：“冬三月，此谓闭藏。水冰地坼，无扰乎阳，早卧晚起，必待日光，使志若伏若匿，若有私意，若已有得，去寒就温，无泄皮肤，使气亟夺，此冬气之应，养藏之道也。”（《素问·四气调神大论》）由于冬气为闭藏之令，天气严寒，滴水成冰，宜早卧晚起，以得日光，外出时要戴帽子与手套，以防冻伤。

第八章　中风病预防

中风病的预防措施，就是采取一定的方法和手段，以防止中风病的发生和发展，从而减少人群发病率。

古人在长期战胜疾病的过程中，积累了丰富的实践经验，总结出预防疾病的理论知识，闪耀着预防为主的思想光辉。《黄帝内经》云："圣人不治已病治未病，不治已乱治未乱，此之谓也。夫病已成而后药之，乱已成而后治之；譬犹渴而穿井，斗而铸兵，不亦晚乎。"（《素问·四气调神大论》）这种预防为主的思想，对于指导中医临床实践，具有极为重要的现实意义。

中风病的预防方法，主要包括未病先防，治疗未然；已病早治，防微杜渐的两方面内容。

第一节　中风病预防沿革

中风病预防，在未病之前采取措施，防止中风病的发生；在已病之后早期诊治，以防止中风病的发展。

《黄帝内经》云："风者，百病之始也。清静则肉腠闭拒，虽有大风苛毒，弗之能害，此因时之序也。"（《素问·生气通天论》）并明确指出："气血未并，五脏安定；肌肉蠕动，命曰微风"。（《素问·调经论》）这是根据中风病早期"肌肉蠕动"这一征象，称之为"微风"；也是中风病对脏腑气血致病的早期认识。因此，"虚邪贼风，避之有时……精神内守，病安从来"（《素问·上古天真论》）。可见，人体内因对于中风病发生的重要性。

汉代张仲景指出："夫人禀五常，因风气而生长；风气虽能生万物，亦能害万物。如水能浮舟，亦能覆舟。若五脏元真通畅，人即安和；客气邪风，中人多死""若人能养慎，不令邪风干忤经络，未流传脏腑，即医治之，四肢才觉重滞，导引吐纳，针灸膏摩，勿令九窍闭塞""房室勿令竭乏，服食节其冷热苦酸辛甘，不遗形体有衰，病则无由入其腠理。"（《伤寒杂病论·杂病例》）可见，在预防中风病方面，不仅重视经络受邪，内侵脏腑的病因，更重视血脉相传，壅塞不通的病机。

唐代孙思邈说："风是百病之长，深为可忧；古人避风如避矢，是以防御风邪。以汤药、针灸、蒸熨，随用一法，皆会愈疾。"（《千金翼方·中风》）可见，中药针灸之类，皆可预防中风病的发生。尤其是要注意："居处之室，必须周密，令勿有细隙，致有风气得人，小觉有风，勿强忍之……久居不觉，使人中风""凡大汗勿偏脱衣，喜得偏风半身不遂"（《千金要方·养性》）。"夫诸急卒病多是风，初得轻微，人所不悟；宜速与续命汤，依腧穴灸之"（《千金要方·诸风》）。这些具体措施，就是预防中风病发生之大法。

宋代王怀隐说："凡人未中风时，一两月前，或三五月前，非时足胫上忽发酸重顽痹，良久方解，此乃将中风之候也。"（《太平圣惠方·中风方》）这些证候都是中风病的早期征兆。陈无择说："小续命汤……诸风服之皆验，不令人虚……可以防喑。"（《三因极一病证方论·中风治法》）严用和说："人之有生，以元气为根，荣卫为本；根气强壮，营卫和平，腠理致密，外邪客气，焉能为害。"（《严氏济生方·中风论治》）可见，预防中风病的原则为培补元气，强壮根本。方勺说："风淫末疾，谓四肢，凡人中风者，悉归手足故也；而病势有轻重，故病轻者，俗称'小中'。"（《泊宅编·卷八》）这在中医方面，首次提出了"小中风"的命名。

金代刘元素说："中风者，俱有先兆之证。凡人如觉大拇指及次指麻木不仁，或手足不用，或肌肉蠕动者，三年内必有大风。经曰：'肌肉蠕动，名曰微风'。宜先服八风散、愈风汤、天麻丸，各一料为效。"（《素问病机气宜保命集·中风论》）最早提出了"中风先兆证"的名称。张从正说："风者，百病之始，万病之长也。盖内不得通，外不得泄，此谓之病，生于变乱也，或失音而昏冒，或口目而㖞斜，可用三圣散吐之""切忌鸡、猪、鱼、兔、油、腻、酒、醋、荞面动风之物，及引痰之食。"（《儒门事亲·风论》）可见，饮食禁忌是防治中风病传变的重要因素。

元代朱震亨说："眩晕者，中风之渐也。"（《丹溪心法·头眩》）就是说眩晕可逐渐发展为中风。并明确指出："中风证，内邪已除，外邪已尽，当服愈风汤，以行导诸经，久服大风悉去，纵有微邪，只从此药，加减治之……此药与天麻丸相表里，治病之圣药也；若已病者，更宜常服。"（《丹溪心法·中风》）可见，愈风汤与天麻丸是古人防治中风的常用效方。罗天益说："凡人初觉大指、次指麻木不仁，或不用者，三年内有中风之疾也。宜先服愈风汤、天麻丸各一料。此治未病之先也，是以治未病不治已病。"（《卫生宝鉴·中风见证》）危亦林强调"诸急卒病，多是风；初得轻微，人所不悟，宜速治之""若风归手足，名曰小中；不宜用正风药治，但用平和汤剂"（《世医得效方·风科》）。可见，古人对于中风先兆症及小中风的防治，已经有了丰富的实践经验。此外，他还主张使用针刺、艾灸、外洗、热敷等外治方法，对症治疗，简便效验。

明代虞天民说："凡人渐觉手足不遂，或臂膊及髀股指节麻痹不仁；或口眼㖞斜，语言謇涩，或胸膈迷闷，吐痰相续，或六脉弦滑，虚软无力；虽未至于倒仆，其为中风晕厥之候，可指日而定矣。"（《医学正传·中风》）这些细微的临床表现，都是中风先兆之征象。张三锡说："中风证必有先兆，中风人但觉大拇指时作麻木不仁，或手足少力，或肌肉微掣，三年内必有暴病。急屏除一切膏粱厚味、鹅肉面酒、肥甘生痰动火之物；即以搜风顺气丸，或滚痰丸、防风通圣散时服之。及审气血孰虚，因时培养。更远色戒性，清虚净摄，乃得有备无患之妙。肥人更宜力以宜慎口绝欲；人参汤加竹沥煎膏，日不啜口方是。"（《医学六要·治法汇》）陈文治说："古人治未病，非无所兆而遽药之心。必平时气血素亏，多痰眩晕，手足麻木，与失意忧怒，溺情酒色者；不早为之防，及病成而治之晚矣。"（《诸证提纲·预防中风》）不仅观察到中风先兆症之临床表现，而且还提出了一些防治中风先兆症的有效措施。

清代李用粹说："平人手指麻木，不时眩晕，乃中风先兆，须预防之。宜慎起居，节饮食，远房帏，调情志。更以十全大补汤加羌活常服，自愈。"（《证治汇补·中风章》）孙德润说："凡人觉大指、次指麻木不仁，或手足少力，或肌肉跳动，此皆中风之先兆也。"（《医学汇海·预防中风》）沈金鳌说："小中者何？其风之中人，不至如脏腑血脉之甚，切不可用正风药，深切治之，或至病引而向里；只须平和之剂调理，虽未必为完人，亦不致有伤性命也。若风病既愈而根株未能悉拔，隔一、二年，或数年，必再发，发则必加重，或至丧命。故平时宜预防之。"（《杂病源流犀烛·中风源流》）对于中风先兆症的预防，极为重视。王清任对于中风未病以前之形状，记述了三十四种先兆征象。并指出"因不痛不痒，无寒无热，无碍饮食起居，人最易疏忽"（《医林改错·记未病以前之形状》）。可见，王清任对于中风先兆症进行了深入的研究。

近人张山雷认为中风未病以前，虽举动如常，眠食无恙；但必有先机，为之朕兆。"肾水之亏，耗于半时""病根潜伏，藏气变化，酝酿深者，乃能一触危机。"（《中风斠诠·中风总论》）

凡有以下任何一种先兆，均可提示：内风欲煽，将要变动。

（1）头晕心悸，神志不宁。

（2）虚阳暴露，颊热颧红。

（3）步履不稳，头重足轻。

（4）记忆力弱，少寐多梦。

故善于养生者，慎为护持，静加调摄。于危机乍露之初，未病先防，可取事倍功半之效。

张锡纯指出：“凡病之来，皆预有朕兆，至脑充血证，其朕兆之发现，实较他证尤为显著。且有在数月之前，或数年之前，而其朕兆，即发露者。”今试将其发现之朕兆，详列于下：

（1）其脉必弦硬而长，或寸盛尺虚，或大于常脉数倍，而毫无缓和之意。

（2）其头目时常眩晕，或觉脑中昏愦，多健忘，或常觉疼，或耳聋目胀。

（3）胃中时觉有气上冲，阻塞饮食，不能下行；或有气起自下焦，上行作呃逆。

（4）心中常觉，烦躁不宁，或心中时发热，或睡梦之中，神魂飘荡。

（5）或舌胀、言语不利，或口眼㖞斜，或半身似有麻木不遂，或行动脚踏不稳，时欲眩仆，或自觉头重足轻，脚底如踏棉絮。

上述所列之证，偶有一二发现，再参以脉象之呈露，即可断为脑充血之朕兆也。”（《医学衷中参西录·论脑充血论可预防及其证误名中风之由》）这不仅对中风先兆的征象进行全面观察，而且拟定建瓴汤进行防治。

现代中医学认为，中风病大多有几年，甚至几十年的先兆史，虽然未病举动如常，食眠均佳，但是，有不同程度的先兆证，如头痛眩晕，眼花耳鸣，手足麻木，偏身无力，步履不稳，脚如踏棉，口眼㖞斜，脉象弦长等。

第二节　未病先防，治病未然

《淮南鸿烈·说山训》说：“良医者，常治无病之病，故无病；圣人者，常治无患之患，故无患也。”

中医病因学认为，疾病的发生，关系到人体正气和致病邪气两个方面；正气是人体机能活动和抗病能力，邪气是对于人体有害的各种致病因素。中风病的发生发展，就是正邪斗争的结果；治疗疾病是祛邪扶正，预防疾病则是避邪养正。中风病的预防亦不外乎避除邪气和扶养正气。避邪则顺应自然，调摄机体，食饮有节，起居有常；养正则调养形体，运动强身，调养精神，心旷神怡。这样才能达到预防疾病的目的。

当人体出现中风先兆证候之时，应做好各方面的预防工作，采取一定的有效措施，预防中风病的发生。

一、顺应自然，调摄机体

天地是一个运动的整体，自然界有春生、夏长、秋收、冬藏的变化规律。正如《黄帝内经》所云：“人以天地之气生，四时之法成。”（《素问·宝命全形论》）又云：“与天地相应，与四时相副。”（《灵枢·刺节真邪》）地球是人类生活的家园，人类的生活栖息离不开自然环境，时刻受着大自然的影响和制约。因此，人类要养生长寿，预防疾病，必须顺应自然，调摄机体。所以，要掌握自然界的变化规律，在自然界运动中生存发展。

大自然的变化是不以人类意志为转移的客观规律，人们在自然界的四时变化中积极斗争，保持健康。《黄帝内经》云：“春三月，此谓发陈。天地俱生，万物以荣。夜卧早起，广步于庭。被发缓形，以使志生。生而勿杀，予而勿夺，赏而勿罚。此春气之应，养生之道也”“夏三月，此谓蕃秀。天地气交，万物华实。夜卧早起，无厌于日。使志勿怒，使英华成秀。使气得泄，若所爱在外。此夏气之应，养长之道也”“秋三月，此谓容平。天气以急，地气以明。早卧早起，与鸡俱兴。使志安宁，以缓秋刑。收敛神气，使秋气平。无外其志，使肺气清。此秋气之应，养收之道也”“冬三月，此为闭藏。水冰地坼，无扰乎阳。早卧晚起，必待日光。使志若伏若匿，若有私意。若已有得，去寒就温。无泄皮肤，使气亟夺。此冬气之应，养藏之道也。”（《素问·四气调神大论》）这说明人类要在顺应自然四时气候的变化中，调摄形体，以达到健身防病的目的。因为疾病的发生，主要取决于人体内部的矛盾性，外因是变化的条件，内因是变化的根本。所以，人类要适应自然界的变化，虚邪贼风，避之有时，邪之所凑，其气必虚。正气存内，邪不可干，精神内守，病安从来。故必须发挥人类主观能动性，适应自然客观规律性，健身强体，防变避邪。

在预防中风病的过程中，充分利用自然环境的各种条件，使人体受到良好的影响，以达到强身健体的目的，即为自然疗法。自然疗法包括日光疗法、空气疗法、水浴疗法、热砂疗法等。利用阳光照射人体皮肤，经常晾晒衣服被褥，可减少疾病的发生，以达到健身防病的方法，即为日光疗法。利用自然界的新鲜空气，接触人体，促进健康，尤其早晨在野外、公园进行体育运动，吐故纳新，开门启窗，通风换气，即为空气疗法。利用水温进行全身或局部洗浴，尤其是热水沐浴，可使经脉通畅，气血旺盛，肌肤温升，代谢昌荣，皮毛清洁，即为水浴疗法。利用天然砂热，向人体内部传热，可在沙漠、河滩进行全身或局部沙浴，以达到健身防病的方法，即为热砂疗法。这些自然疗法也是中风病的有效防治方法。

二、食饮有节，起居有常

人类的起居、饮食都有规律。《黄帝内经》云："上古之人，其知道者，法于阴阳，和于术数，食饮有节，起居有常，不妄作劳；故能形与神俱，而尽终其天年，度百年乃去。"倘若"以酒为浆，以妄为常……起居无节，故半百而衰也"（《素问·上古天真论》）。故养生之道乃是预防中风病之法。

中医养生学认为，饮食无度，起居失常，气机阻滞，升降失调，则发生疾病。《吕氏春秋·季春纪·尽数》云："凡食无强厚味，无以烈味重酒，是以谓之疾首。食能以时，身必无灾。凡食之道，无饥无饱，是谓之五藏之葆。口必甘味，和精端容，将之以神气，百节虞欢，咸进受气。饮必小咽，端直无戾。"如果饥饱失时，伤及脾胃，则影响健康。因此，一日三餐，宜以五谷为主，佐以蔬菜、肉类、蛋类、水果，最为适宜。《黄帝内经》云："五谷为养，五果为助，五畜为益，五菜为充，气味合而服之，以补精益气。"（《素问·脏气法时论》）劳动是人类生存的本能，饮食是人类生存的条件。养生应注意起居有时，劳逸适度。《黄帝内经》云："生病起于过用。"（《素问·经脉别论》）"久视伤血，久卧伤气，久坐伤肉，久立伤骨，久行伤筋，是谓五劳所伤。"（《素问·宣明五气》）虽不宜过度劳累，但过度安逸，不事劳作，饱食终日，养重处优，亦可致病。正如《吕氏春秋·季春纪·尽数》云："形不动则精不流，精不流则气郁。"气郁则血脉涩滞，筋肉松弛；气血瘀滞，经脉痹阻而中风。汉代华佗说："人体欲得劳动，但不当使极尔。动摇则谷气得消，血脉流通，病不得生；譬犹户枢不朽是也。"（《三国志·魏书·方技传》）因此，人体运动不过极，劳作不过用，使气血旺盛，经脉流通，从而防止中风病的发生。

在饮食起居方面，《黄帝内经》云："食饮有节，起居有常。”(《素问·上古天真论》) 在日常生活中，合理饮食，按时起居是完全必要的。尤其是中年以后，应以素食为主，植物蛋白质丰富，动物脂肪类要少，荤素食物要合理搭配。如果摄入脂肪较多，最容易出现脂肪肝、高血脂。糖类食品，适量即可。饮食多样，粗细搭配。蔬菜之类，以青菜为主。倘若长期食用咸菜，可使血压升高。平素多食用菠菜、芹菜、土豆、萝卜、胡萝卜、豆芽、黄瓜、茄子、南瓜、海带、豆腐、鸡蛋、山楂、红枣、食醋等；水果之类，香蕉、橘子、苹果、鲜桃、甜梨、葡萄、西瓜、甜瓜等，营养丰富，可预防高血压、高血脂、高血糖的发生。在起居方面，早卧早起，锻炼身体；根据气候变化，随时增减衣服，从而防止中风病的发生。

三、调养身形，锻炼体质

生命在于运动，健康在于锻炼。形体健康则精力充沛，而健康身体来源于经常锻炼和适当劳动。加强锻炼，增强体质，加强免疫力，是预防疾病发生的重要措施。

《吕氏春秋》云：“流水不腐，户枢不蠹，动也；形气亦然。形不动则精不流，精不流则气郁。郁处头则为肿为风，处耳则为挶为聋，处目则为𬫇为盲，处鼻则为鼽为窒，处腹则为胀为府，处足则为痿为蹶。”(《季春纪·尽数》)。中风病头晕耳鸣，眼花目盲，口舌喎斜，腑实腹胀，手足偏枯等，多为气郁头髓，血瘀脑脉所致。汉代华伦根据“流水不腐，户枢不蠹”的道理，创造出“五禽戏”的健身运动。华佗说：“五禽之戏，一曰虎、二曰鹿、三曰熊、四曰猿、五曰鸟，亦以除疾，并利蹄足，当以导引。”(《三国志·魏书·方技传》) 其中，“虎戏”神态威猛，外刚内柔，有利于增强体力；“鹿戏”姿态舒展，心静体松，有利于舒展筋骨；“熊戏”步态沉稳，意于丹田，有利于增强内气；“猿戏”动态敏捷，机警灵活，有利于疏通关节；“鸟戏”

形态自然，轻柔悠闲，有利于调达气血。说明通过体育运动，不仅能促进血脉流通，使关节疏利，气机条达，而且能增强机体的抗病能力，提高健康水平，防止和减少疾病的发生。同时，对于某些疾病也有一定的治疗作用。后世的太极拳、易筋经、八段锦等各种健身运动，大多是由此发展而来。

四、调节精神，保持乐观

精力充沛，是身体健康的象征。尽量减少不良精神刺激和过度的情志变化，对防止中风病的发生具有重要意义。

人体精神、意识、思维、认识活动，是以精、气、血、津、液为物质基础，这与人体脏腑功能活动密切相关。精神对于人体的生理活动和病理变化具有重要影响。现代医学认为，精神是大脑对客观世界的反映，意识是物质高度发展的产物，思维是人脑高度发达的特殊机能，认识是大脑对客观事物的看法。精神在一定条件下对物质起着极大的反作用。诚如心情愉快，可使气血条达，机能旺盛；但大喜过度对人体起消极作用，降低机体的活动能力。情志抑郁，可导致人体气滞血瘀，脏腑功能紊乱，抗病能力下降，从而引发中风病。中医养生学特别强调：精神内守，阴阳平衡。正如《黄帝内经》指出："恬淡虚无，真气从之；精神内守，病安从来"（《素问·上古天真论》）。恬者，恬然安静；淡者，淡泊明志；虚者，虚怀若谷；无者，无为少欲。只有欢乐愉快，平心静气，胸怀宽广，通情达理，才能达到精神内守，阴阳平衡。《黄帝内经》云："阴平阳秘，精神乃治；阴阳离决，精气乃绝。"（《素问·生气通天论》）

总之，情志变化是诱发中风病的重要因素。不仅怒、思、悲、恐、忧、惊，可以导致中风病，大喜过度，乐极生悲，亦可引起中风病。这就是中医病因学的内伤七情。因此，要经常保持精神乐观，情绪稳定，避免精神刺激、情绪激动。

第三节　已病早治，防微杜渐

中医治未病的预防思想，主要体现在防与治两方面。其一是未病先防，治病未然，主要内容为预防疾病，养生长寿。其二则是已病早治，防微杜渐，主要内容为早期诊治，防止传变。这是祖国医学的突出特色之一。

《黄帝内经》云：“邪风之至，疾如风雨；故善治者，治皮毛，其次治肌肤，其次治筋脉，其次治六腑，其次治五脏。”（《素问·阴阳应象大论》）说明外邪侵入人体，若不及时治疗，以致病邪入深，病势蔓延，病情复杂，后果严重。因此，治疗疾病时，谨防疾病传变。正如《难经·七十七难》云：“所谓治未病者，见肝之病，则知肝当传之于脾，故先实其脾气，无令得受肝之邪，故曰治未病焉。”这就是治疗内脏疾病，防止传变的一种治则，并指出早期诊断的重要意义。故《黄帝内经》云：“上工救其萌芽。”（《素问·八正神明论》）此之谓也。

中风病的预防工作，主要是未病先防，已病早治。尤其是要重视中风病的先兆证候、发病特点、传变规律。一旦发现中风病先兆证候，应立即采取有效措施，系统治疗，严密观察，就有可能避免中风病的发生、发展、变化。

一、防治中风病的先兆证候

中风病在发病之前的先兆征象，亦称之为小中风。这与自然界的大风欲来，微风先到的现象相似。从宏观而言，是为未病；从微观来讲，是为已病。

从中风先兆向中风病发展的过程，是一个由量变到质变的过程。从气滞到血凝，而引起脑脉瘀血，导致缺血性中风。从气逆到血菀，而引起脑脉溢血，导到出血性中风。但中风先兆大多处于血凝脉涩，血菀脉壅的初级阶段。

中风先兆证的现象，《黄帝内经》有“肌肉蠕动”（《素问·调经论》）的记载；汉代张机有“肌肤不仁”（《金匮要略·中风历节病》）论述。唐代孙思邈说：“中风初得轻微，人所不悟。”（《千金要方·诸风》）宋代许叔微云：“中风，始则口眼㖞斜。”（《普济本事方·中风肝胆筋骨诸风》）金代刘完素说：“凡人觉大拇指及次指麻木不仁，或手足不用，或肌肉蠕动者，三年内必有大风。”（《素问病机气宜保命集·中风论》）明代王纶《明医杂著》描述了二十五种先兆证候，清代王清任《医林改错》提出了三十四种早期征象。近年来，广大中医研究工作者结合临床的实践经验，对于中风先兆证的主要临床证候，提出了各种见解，简介如下。

中风先兆证的临床表现：头目眩晕，口舌㖞斜，手足麻木，皮肤不仁，肌肉蠕动，肢体震颤，偏身无力，言语不利，眼跳目盲，耳聋耳鸣，鼻孔衄血，便秘尿频，头痛脑胀，昏沉欲睡，头重足轻，精神异常，舌暗苔腻，脉象弦滑。

中风先兆证的治疗方法，临床上根据辨证论治的原则，进行审因辨证，分型论治，防止中风病的发生。

1. 风邪入络型

病因：大多为形气不固，风邪入侵所致。

证候：初觉大指、次指麻木，肌肉蠕动，肢体拘急，偏身力弱，口㖞语涩，舌苔薄白，脉象弦紧。

治法：益气养血，疏风散邪。

方药：羌活愈风汤(《医学发明》)。

羌活　秦艽　白芷　防风　菊花　薄荷　麻黄　细辛　柴胡　黄芩　生地黄　知母　石膏　半夏　苍术　厚朴　枳壳　独活　肉桂　前胡　当归　川芎　白芍　熟地黄　枸杞子　黄芪　人参　茯苓　甘草　杜仲　防己　蔓荆子　地骨皮

加减：由于本方药物繁杂，在临床上可酌减应用。

用法：一日一剂，水煎温服。

本证为外中之先兆也。

2. 风痰上扰型

病因：大多为痰气内蕴，郁热生风所致。

证候：头眩足软，烦躁易怒，神志不清，偏身麻木，言语不利，便秘溲赤，舌红苔少，脉象弦滑。

治法：清热化痰，行气通络。

方药：清热化痰汤(《医宗金鉴》)。

黄芩 黄连 半夏 天南星 枳实 橘红 石菖蒲 麦冬 木香 人参 白术 茯苓 甘草 竹茹

加减：痰黄者，加瓜蒌、竹沥、胆南星等，减木香、半夏、天南星等。

用法：一日一剂，水煎温服。

本证为内生之先兆也。

3. 肝风内动型

病因：大多为肝阳上亢，化风内动所致。

证候：头晕目眩，面红颧赤，手足麻木，半身无力，步履不稳，便秘溲涩，舌苔薄黄，脉象弦长。

治法：滋阴潜阳，镇肝熄风。

方药：建瓴汤(《医学衷中参西录》)。

代赭石 牛膝 龙骨 牡蛎 生地黄 白芍 山药 柏子仁

加减：升阳无制者，加菊花、石决明、天麻、半夏、枸杞子等。

用法：一日一剂，水煎温服。

4. 肝火上逆型

病因：大多为肝郁化火，气血逆乱所致。

证候：头痛眩晕，目赤肢麻，急躁易怒，少寐多梦，口苦语涩，便秘溲短，舌红苔黄，脉象弦数。

治法：清肝泻火，顺气化痰。

方药：天麻半夏汤(《医学启源》)。

天麻　半夏　柴胡　黄芩　橘皮　茯苓　甘草

加减：瘀血者，加桃仁、红花、丹参、川芎、赤芍等；阳亢者，加菊花、白芍、珍珠母、石决明等。

用法：一日一次，水煎温服。

5. 血凝脉涩型

病因：大多为气滞血凝，脉涩络瘀所致。

证候：头痛眩晕，面赤颜暗，肢体麻木，手足无力，舌㖞语涩，健忘失眠，舌质瘀紫，脉象弦涩。

治法：活血散瘀，行气通脉。

方药：活血化瘀汤。

丹参　赤芍　葛根　川芎　郁金　降香　水蛭　䗪虫　桃仁　红花　鸡血藤　益母草　红景天　何首乌　山楂　麦芽　陈皮　甘草

加减：阳亢者，加代赭石、牛膝、龙骨、牡蛎、石决明；肢麻者，加桑枝、桂枝、蕲蛇、乌梢蛇、伸筋草。

用法：一日一剂，水煎温服。

6. 痰气滞络型

病因：大多为嗜肥食甘，聚湿生痰所致。

证候：头重目眩，体胖嗜卧，手足麻木，半身无力，言语不利，呕吐痰涎，舌苔湿腻，脉象弦滑。

治法：顺气化痰，平肝熄风。

方药：半夏白术天麻汤(《医学心悟》)。

天麻　白术　半夏　橘红　茯苓　甘草　蔓荆子

加减：瘀血者，加丹参、赤芍、葛根、川芎、桃仁、红花；痰气者，加天南星、远志、白芥子、葶苈子。

用法：一日一剂，水煎温服。

7. 气虚络瘀型

病因：大多为气虚元亏，血凝脉涩所致。

证候：头晕目眩，神疲力倦，声低息短，少气懒言，肢麻体软，流涎自汗，舌淡瘀斑，脉象小涩。

治法：益气行血，温经通络。

方药：黄芪桂枝五物汤(《金匮要略》)。

黄芪　桂枝　白芍　生姜　大枣

加减：血瘀者，加当归、丹参、赤芍、葛根、川芎、桃仁、红花、鸡血藤。

用法：一日一剂，水煎温服。

8. 阴虚阳亢型

病因：大多为水不涵木，阳亢动风所致。

证候：头晕目眩，神疲力倦，手足麻木，肢体震颤，腰酸膝软，心烦失眠，舌红苔少，脉象小数。

治法：滋阴潜阳，柔肝熄风。

方药：大定风珠汤(《温病条辨》)。

生地黄　白芍　麦冬　阿胶　龟板　鳖甲　牡蛎　麻仁　炙甘草　五味子　鸡子黄

加减：血瘀者，加丹参、赤芍、葛根、川芎、桃仁、红花；阳亢者，加天麻、钩藤、菊花、牛膝、枸杞子。

用法：一日一剂，水煎温服。

总之，从中风先兆证到中风病发生，是一个由小到大、由轻到重的发展过程。但其主要病变是痰气瘀血，阴虚阳亢，导致血滞脉涩，血逆脉壅，从而引起中风先兆证。临床实践证明：活血化瘀汤能改善血液黏度和脂质代谢紊乱，调节血液循环障碍，解除脑血管痉挛，对于血小板有解聚作用。临床上灵活加减，对于治疗中风先兆证，降低中风发病率具有明显效果。

二、防治中风病诱发病证

中风病的诱发病证，在临床表现上有一定特征。祖国医学认为：瘀血、痰气、眩晕、心悸、消渴（包括现代医学中的高血压、高血脂、高血糖、冠心病、脑动脉硬化）等，都是导致中风病发生的诱发病证。

（一）瘀血

瘀血是人体气血循行障碍的产物，包括寒凝血瘀、热结血瘀、气滞血瘀、血溢血瘀、气虚血瘀、血虚血瘀、阴虚血瘀、阳虚血瘀、痰气血瘀、外伤血瘀等。人体气血循行无处不到，故头面、胸腹、脏腑、经络、四肢、百骸、筋肉、肌肤等，不管是血瘀脉内，还是血溢脉外，皆可发生瘀血证，范围相当广泛。现代医学认为，凡是由动脉粥样硬化所导致的脑血管病、冠心病、肺心病、风心病、高心病、先心病、肺病、肝病、脾病、肾病、胃肠病、糖尿病、风湿病、肿瘤病、精神病等，皆可从中医瘀血病辨证论治。

祖国医学对于瘀血证的认识，早有论述。《黄帝内经》中虽然无“瘀血”，但是，已有“恶血”“留血”“衃血”“著血”“血痹”“血结”“血凝”“血泣”的记载。《神农本草经》中首先使用了“瘀血”的名称，并有“清瘀血”“逐瘀血”“消瘀血”“除瘀血”的记载，奠定了中医瘀血学的理论基础。

汉代张仲景首次将“瘀血”作为一个独立的病证，进行辨证、治疗、选方、用药：“病人胸满、唇痿、舌青、口燥，但欲漱水，不欲咽，无寒热，脉微大来迟，腹不满，其言我满，此为有瘀血。病人如有热状、烦满、口干燥而渴、其脉反无热，此为阴伏，是瘀血也。当下之，宜下瘀血汤”。（《伤寒杂病论·辨瘀血吐血衄血疮痈病》）从此，开创了瘀血病辨证论治之先河。

隋代巢元方从病因、病机、病候等方面，对于瘀血证提出了新认识："血之在身，随之而行，常无停积。若因堕落损伤，即血行失度，随损伤之处即停积，若流入腹内，亦积聚不散，皆成瘀血。"（《诸病源候论·落床损瘀候》）。并指出"瘀血在内，则时时体热面黄，瘀久不消，则变成积聚癥瘕也。"（《诸病源候论·瘀血候》）因此，从临床实践上认识到"瘀血"为"血行失度"所致。

唐代孙思邈创立了几十首活血化瘀的方剂，如当归丸、干漆丸、牡丹丸、鳖甲丸、水蛭散、琥珀散、桃仁散、芎䓖汤、蒲黄汤、泽兰汤、桃仁汤、桃仁芍药汤、犀角地黄汤等。并广泛应用水蛭、土鳖虫、蛴螬、虻虫等虫类破血逐瘀药。尤其是"犀角地黄汤治伤寒及温病，应发汗而不汗之内蓄血者，及鼻衄吐血不尽，内余瘀血，面黄、大便黑，消瘀血方"（《千金要方·吐血》）。这对后世医家影响极大，成为治疗血热血瘀的主方，也是治疗脑脉溢血的有效方剂。

宋代陈无择继承了孙思邈的瘀血学说，明确指出"凡伤损，瘀血凝血，气绝欲死，并久积瘀血，烦躁疼痛，叫呼不得"（《三因极一病证方论·折伤瘀血证治》），临床上应用鸡鸣散治之，行血散瘀，推陈致新。"因发汗不彻，吐衄不尽，瘀蓄在内，使人面黄，唇白，大便黑，脚弱，气喘；甚则狂闷，皆瘀血所致。"（《三因极一病证方论·病余瘀血证治》）并极力倡导临证应用《千金要方》之犀角地黄汤，这是清热凉血，和血散瘀的经典方剂。

金代李杲发展了瘀血学说，理法方药自成体系。并把中风与瘀血联系起来："夫从高坠下，恶血留于内，不分十二经，圣人俱作风中肝经，留于胁下，以中风疗之。血者，皆肝之所主，恶血必归于肝，不问何经之伤，必留于胁下，盖肝主血故也。痛甚，则必有自汗；但人有汗出，皆为风证。诸痛，皆属于肝木；既败血凝沍，从其属入于肝也。从高坠下，逆其上行之血气，非肝而何；非伤风无汗，既自汗必是化也，以破血行经之药治之。"（《医学发明·中风同堕坠论》）并创制了复元活血汤、当归导滞散、乳香神应散等方剂。

元代朱震亨认为"气血冲和，万病不生；一有怫郁，诸病生焉。故人身诸病，多生于郁"（《丹溪心法·六郁》），创立了气、血、痰、湿、热、食六郁之说，谓气血之郁为本。血郁者，为血瘀之渐也。"痞块在中为痰饮，在右为食积，在左为血块。气不能作块成瘀，块乃有形之物也。痰与食积，死血成也"。症见"死血痰积成块，在两胁动作，腹鸣嘈杂，眼晕身热，时作时止。"（《丹溪心法·积聚痞块》）治疗上应用行气、活血、化瘀、破癥之药物，如桃仁、红花、当归、川芎、三棱、莪术、香附、青皮等。

明代张介宾认为中风病"总由内伤血气也"（《景岳全书·诸风》）。"夫血非气不行，气非血不化。凡血中无气，则病为纵缓废弛；气中无血，则病为抽掣拘挛。何也？盖气主动，无气则不能动，不能动则不能举也；血主静，无血不能静，不能静则不能舒矣。故筋缓者，当责其无气；筋急者，当责其无血"。在辨证论治上，"治风先治血，血行风自灭。"（《景岳全书·非风》）处方用药，有句名言：补血和血无如当归，行血散血无如川芎，生血凉血无如生地，敛血清血无如芍药，可谓经验之谈。

清代王清任在前人治疗瘀血证的基础上，成为集活血化瘀之大成者，明确指出"半身不遂，亏损元气，是其本源"（《医林改错·半身不遂本源》）。"元气既虚，必不能达于血管，血管无气，必停留而瘀"，形成"气虚血瘀之症"（《医林改错·论抽风不是风》）。在辨证论治基础上，创制了二十二首活血化瘀方剂，大体分为十大类：一为补气活血类，治疗气虚血瘀证，以补阳还五汤、黄芪桃红汤为代表；二为行气活血类，治疗气滞血瘀证，以血府逐瘀汤、膈下逐瘀汤为代表；三为通窍活血类，治疗诸窍血瘀证，以通窍活血汤为代表；四为温经活之类，治疗寒凝血瘀证，以少腹逐瘀汤为代表；五为祛风活血类，治疗风痹血瘀证，以身痛逐瘀汤为代表；六为解毒活血类，治疗热毒血瘀证，以解毒活血汤为代表；七为通脉活血类，治疗脉痹血瘀证，以通经逐瘀汤为代表；八为豁痰活血类，治疗痰浊血瘀证，以癫狂梦醒汤为代表；九为养阴活血类，治疗阴虚血瘀证，以会厌逐瘀汤为代表；十为回阳活血类，治疗阳脱血瘀证，以急救回阳汤为代表。在治疗瘀血证的过程中，发展了活血化瘀的治法。

近年来，中医对瘀血证的认识不断深化，活血化瘀法的应用日益广泛，中医瘀血理论不断完善，逐渐形成一门独立的学说。瘀血学说有完整的理论体系和应用规律，已成为中医工作者继承发扬中医药学的重要课题。

中医生理学认为，人体气血是依靠心之推动，肺之调节，肝之贮藏，脾之统摄，肾之温煦，才能在经脉中正常循行。中医病理学认为，人体脏腑功能失调，气血运行障碍，形成了血瘀和瘀血；血瘀和瘀血，皆称之为瘀证。二者的区别，就在于广义与狭义之分。广义的瘀证，称之为血瘀；狭义的瘀证，称之为瘀血。目前，有人称之为血瘀，也有人称之为瘀血。

中医诊断学把瘀血证大体分为：气滞血瘀、血溢血瘀、寒凝血瘀、热结血瘀、气虚血瘀、血虚血瘀、阴虚血瘀、阳虚血瘀、痰浊血瘀、腑实血瘀、癥瘕血瘀、水胀血瘀、外伤血瘀等证型。人体瘀血证的临床表现，虽不相同，但有共同特征：痛如针刺，痛有定处，疼痛拒按，夜间增剧，颜面黧黑，唇甲青紫，皮肤缕纹，青筋外露，肌肤甲错，皮下出血，瘀斑瘀点，癥瘕积聚，舌质紫暗，脉象弦涩等。

中医治疗学根据痰瘀相关的理论，临床上常以活血化瘀，行气祛痰为原则，运用降低血液黏度、改善血液流变、促进脑血循环、祛除血中浊脂、浊痰、浊气、浊血的药物治疗，如丹参、当归、川芎、赤芍、生地黄、牡丹皮、红景天、鸡血藤、葛根、山楂、麦芽、桃仁、红花、郁金、延胡索、姜黄、益母草、三棱、莪术、乳香、没药、水蛭、䗪虫、三七、毛冬青、牛膝、大黄、血竭、蒲黄、五灵脂、刘寄奴、瓜蒌、远志、天南星、半夏、陈皮、枳实、枳壳、橘红、泽泻、茯苓、莱菔子、白芥子、葶苈子等。

1. 气滞血瘀型

病因：大多为气机郁滞，血液瘀阻所致。

证候：头痛眩晕，急躁易怒，胸闷胁胀，走窜作痛，手足麻木，偏身无力，舌质紫黯，脉象弦涩。

治法：活血化瘀，行气导滞。

方药：血府逐瘀汤(《医林改错》)。

当归　川芎　赤芍　生地黄　桃仁　红花　牛膝　柴胡　枳壳　桔梗　甘草

加减：瘀重者，加水蛭、䗪虫；气虚者，加黄芪、白术；阴虚者，加玄参、麦冬；阳虚者，加附子、肉桂；升阳化风者，加代赭石、龙骨、牡蛎、龟板等。

用法：一日一剂，水煎温服。

2. 血溢血瘀型

病因：大多为脑脉溢血，凝结成瘀所致。

证候：头痛项强，神昏呕吐，面赤气粗，鼻鼾痰鸣，半身不遂，肢体强痉，舌苔黄厚，脉象大数。

治法：凉血清热，止血散瘀。

方药：犀角地黄汤(《千金要方》)。

犀角　生地黄　赤芍　牡丹皮

加减：风阳者，加代赭石、牛膝、龙骨、牡蛎、龟板；血溢者，加茜草、降香、三七；血瘀者，加丹参、葛根、桃仁、红花；神昏者，加石菖蒲、麻黄、龙脑、麝香。

用法：一日一剂，水煎温服。

3. 寒凝血瘀型

病因：大多为血寒凝滞，脉涩瘀结所致。

证候：面白唇暗，神疲力倦，尿清便溏，手冷足寒，肌肤麻木，肢体无力，舌黯苔湿，脉象迟涩。

治法：温血散瘀，活血通脉。

方药：当归四逆汤(《伤寒杂病论》)。

当归　白芍　桂枝　细辛　木通　甘草　大枣

加减：寒甚者，加附子、肉桂；便溏者，加白术、山药；瘀血者，加川芎、红花、水蛭、鸡血藤等。

用法：一日一剂，水煎温服。

4. 热结血瘀型

病因：大多为热盛伤津，炼血成瘀所致。

证候：头痛身热，口渴烦躁，神昏谵妄，肌肤发斑，手足抽掣，颈项强直，舌红苔黄，脉象滑数。

治法：凉血散瘀，清热醒脑。

方药：犀地清络饮(《通俗伤寒论》)。

犀角　生地黄　赤芍　牡丹皮　桃仁　连翘　石菖蒲　竹沥　白茅根　灯芯　生姜

加减：血瘀者，加丹参、郁金、降香、藏红花；神昏者，加牛黄、麝香、石菖蒲等。

用法：一日一剂，水煎温服。

5. 气虚血瘀型

病因：大多为元气亏损，血液瘀滞所致。

证候：头痛眩晕，神疲力倦，面淡颜白，心悸气短，食少纳差，瘫痪麻木，舌质暗淡，脉象弦涩。

治法：益气活血，祛瘀通脉。

方药：黄芪桃红汤(《医林改错》)。

黄芪　桃仁　红花

加减：血瘀者，加丹参、赤芍、川芎、降香、水蛭、䗪虫、红景天、鸡血藤等；气虚者，黄芪可渐加至250g。

用法：一日一剂，水煎温服。

6. **血虚血瘀型**

病因：大多为血虚日久，久虚成瘀所致。

证候：头晕眼花，面淡颜白，唇甲无华，心悸怔忡，手足麻木，肌肤甲错，舌淡苔少，脉象小涩。

治法：养血活血，祛瘀通脉。

方药：桃红四物汤(《医宗金鉴》)。

当归　川芎　白芍　熟地黄　桃仁　红花

加减：血虚者，加黄芪、阿胶、枸杞子、鸡血藤等。

用法：一日一剂，水煎温服。

7. **阴虚血瘀型**

病因：大多为阴液亏损，血液瘀滞所致。

证候：头晕眼花，面憔颧赤，口渴咽燥，烦热耳鸣，手足麻木，偏身无力，舌质红绛，脉象小数。

治法：滋阴活血，祛瘀通脉。

方药：凉血四物汤(《医宗金鉴》)。

当归　川芎　赤芍　生地黄　黄芩　红花　赤苓　陈皮　甘草

加减：阴虚者，加天冬、麦冬、牡丹皮、丹参；五心烦热者，加知母、黄柏等。

用法：一日一剂，水煎温服。

8. **阳虚血瘀型**

病因：大多为阳衰阴盛，血瘀脉痹所致。

证候：面皖颜白，神疲力倦，畏寒喜暖，口湿流涎，手足麻木，肌肤不仁，舌质黯淡，脉象迟涩。

治法：温阳活血，祛瘀通脉。

方药：急救回阳汤(《医林改错》)。

党参　白术　干姜　甘草　附子　桃仁　红花

加减：瘀血者，加当归、川芎、丹参、赤芍、水蛭、䗪虫、红景天、鸡血藤等；气虚者，加黄芪。

用法：一日一剂，水煎温服。

9. 痰气血瘀型

病因：大多为痰郁气滞，血瘀脉痹所致。

证候：头晕如裹，胸闷呕恶，肢困体重，痰涎壅盛，手足麻木，肌肤不仁，舌苔湿腻，脉象弦滑。

治法：行气化痰，活血散瘀。

方药：双合汤(《杂病源流犀烛》)。

当归　川芎　赤芍　生地黄　桃仁　红花　半夏　陈皮　茯苓　甘草　竹沥　白芥子

加减：痰瘀互结者，加丹参、葛根、水蛭、䗪虫、天南星、白附子、葶苈子等。

用法：一日一剂，水煎温服。

10. 水胀血瘀型

病因：大多为瘀血化水，脑髓水胀所致。

证候：头痛项强，神识昏蒙，恶心呕吐，鼻鼾痰鸣，呵欠频伸，肢体强痉，舌苔湿腻，脉象滑数。

治法：活血利水，降浊醒神。

方药：猪苓汤(《伤寒杂病论》)。

猪苓　茯苓　泽泻　滑石　阿胶

加减：瘀血者，加水蛭、䗪虫、郁金、三七；水胀者，益母草、泽兰、防己、桂枝等。

用法：一日一剂，水煎温服。

11. **癥瘕血瘀型**

病因：大多为气机郁滞，瘀血内停所致。

证候：面色晦暗，形体消瘦，积块胀痛，烦躁欲狂，肢体麻木，肌肤甲错，舌质紫黯，脉象弦涩。

治法：活血化瘀，行气消积。

方药：膈下逐瘀汤(《医林改错》)。

当归　川芎　赤芍　牡丹皮　桃仁　红花　延胡索　五灵脂　香附　乌药　枳壳　甘草

加减：气虚者，加黄芪、人参、白术、红景天；癥瘕者，加昆布、海藻、三棱、莪术。

用法：一日一剂，水煎温服。

12. **外伤血瘀型**

病因：大多为跌打损伤，血瘀气滞所致。

证候：外伤肿胀，疼痛拒按，功能障碍，皮肤瘀斑，腰痛腹胀，便秘溲涩，舌质紫黯，脉象弦数。

治法：活血化瘀，疏肝通络。

方药：复元活血汤(《医学发明》)。

柴胡　当归　桃仁　红花　大黄　穿山甲　天花粉　甘草

加减：伤在上肢，加姜黄；伤在下肢，加牛膝；伤在背部，加羌活；伤在胸部，加桔梗；伤在腹部，加枳壳；伤在胁部，加青皮；伤在小腹，加香附等。

用法：一日一剂，水煎温服。

总之，治疗人体血瘀证以活血化瘀为主要原则，但是，根据病因病机的变化，应配合温经、清热、解毒、攻下、凉血、行气、益气、养血、滋阴、助阳、止血、利水、降火、祛痰、化浊、熄风、开窍、醒脑等治疗法则。

（二）痰气

痰气是人体津液代谢障碍的产物。大多为脾失运化，肺失通调，肾失温化，肝失疏泄，心失行血，而导致津液停留，聚湿生痰，阻遏清阳，滞碍气机，扰乱神明，变生诸病。然而痰气又易与风、寒、热、湿、燥、火、食之邪相结成病，互为因果。其证候复杂，变化多端。临床上常见的病证，有风痰、寒痰、热痰、湿痰、燥痰等。故古人有“百病多由痰作祟”之说。

祖国医学对痰气的认识由来已久。《黄帝内经》虽无“痰气”一词，但有“饮积”之说。汉代张机《伤寒杂病论》已有痰饮、溢饮、悬饮、支饮的论述，首创“痰饮”之名。隋代巢元方《诸病源候论》始将“痰”与“饮”分别论述；唐代孙思邈《千金要方》有痰饮、痰水、痰辟、痰结、痰冷、痰热、痰癖、痰厥的记载。宋代陈无择《三因极一病证方论》云：“痰饮病者，营卫不清，气血败浊，凝结而成。”并指出：“随气上厥，伏留阳经，使人呕吐，眩晕，背寒，或一臂不遂，有类风状”。元人朱震亨《丹溪心法》云：“湿土生痰，痰生热，热生风也”；“中风大率主血虚有痰”。明代王纶《明医杂著》云：“津液者，血之余；行之脉外，流通一身，如天之清露。若血浊气滞，则凝而为痰。痰乃津液之变，如天之霜也。故云：痰遍身上下，无处不到，盖即津液之在周身者。”张介宾《景岳全书》云：“中风之痰，本非外感，悉由脾肾虚败所致。”又说：“凡瘫痪瘛疭，半身不遂等证，皆伏痰留滞而然”“津凝血败，皆化为痰。”“痰在周身，为病莫测。”清代林佩琴《类证治裁》云：“痰则随气升降，遍身皆到。在肺则咳，在胃则呕，在心则悸，在头则眩，在背则冷，在胸则痞，在胁则胀，在肠则泻，在经络则肿，在四肢则痹，变化多端。昔人所谓怪病则属痰，暴病多属火也。”故痰之为病，无处不到。

中医生理学认为，津液是人体生命活动的基本物质。津液来源于饮食水谷，津液通过对于饮食的游溢精气和小肠的分清别浊，上输于脾，方能生成。津液又通过脾的转输，肺的宣降，肾的气化，肝的疏泄，心的行散，以三焦通道输布全身。津液还通过汗液、尿液、呼气而排泄，从而维持着人体津液代谢的平衡。中医病理学认为，当人体脏腑功能失调，则导致津液输布障碍，津液不化，水湿内生，积水为饮，酿湿成痰，形成了人体水、湿、痰、饮的病理变化。其中，尤以脾的运化功能障碍为主要因素。故有“脾为生痰之源”的说法。

中风病在辨证论治的过程中，痰气分为风痰、寒痰、热痰、湿痰、燥痰五种类型。风痰以头痛眩晕，神昏抽搐为主证；病机在于肝阳化风，治法以熄风化痰为主。寒痰以痰稀色白，畏寒肢冷为主证；病机在于肾阳虚衰，治法以祛寒化痰为主。热痰以痰稠色黄，烦热口渴为主证；病机在于心火旺盛，治法以清热化痰为主。湿痰为痰涎清稀，色白量多为主证；病机在于脾湿不化，治法以燥湿化痰为主。燥痰以痰少成块，胶黏难咯为主证；病机在于肺阴不足，治法以润燥化痰为主。因为痰证复杂，变化多端，所以在临床上尤详于辨证论治，根据病情变化，力求做到病千变医亦千变，证万变药亦万变。

1. 风痰型

病因：大多为风阳升动，痰气上扰所致。

证候：头痛眩晕，肢体麻木，舌强失语，恶心呕吐，神识昏蒙，痉厥抽搐，舌苔白腻，脉象浮滑。

治法：熄风化痰，抑阳降浊。

方药：涤痰汤(《奇效良方》)。

天南星　半夏　枳实　茯苓　橘红　人参　石菖蒲　竹茹　甘草

加减：风痰盛者，加天麻、白术、白附子、莱菔子、白芥子、葶苈子等。

用法：一日一剂，水煎温服。

2. **寒痰型**

病因：大多为水盛湿聚，寒凝成痰所致。

证候：面苍颜白，吐痰清稀，口中气冷，手足不温，胸膈痞满，喜呕涎沫，舌苔白滑，脉象弦迟。

治法：温中燥湿，行气化痰。

方药：温中化痰汤(《明医杂著》)。

人参　白术　干姜　炙甘草　半夏　茯苓

加减：寒痰盛者，加天南星、白芥子、葶苈子、莱菔子、陈皮；内寒者，加麻黄、细辛、五味子。

用法：一日一剂，水煎温服。

3. **热痰型**

病因：大多为风热化火，炼液成痰所致。

证候：头痛面赤，烦热口渴，胸闷气喘，吐痰黄稠，便秘溲赤，神昏谵妄，舌红苔黄，脉象弦数。

治法：清热化痰，行气止咳。

方药：清气化痰汤(《医方考》)。

瓜蒌　胆南星　半夏　橘红　黄芩　枳实　杏仁　茯苓

加减：热痰盛者，加黄连、郁金、竹沥、栀子、天花粉、天竺黄、栀子、牛黄；痰稠者，减半夏。

用法：一日一剂，水煎温服。

4. **湿痰型**

病因：大多为脾失运化，聚湿生痰所致。

证候：头重眩晕，胸闷呕恶，痰稀色白，质清量大，口中流涎，肢体困倦，舌苔湿腻，脉象弦滑。

治法：燥湿化痰，理气和中。

方药：导痰汤(《严氏济生方》)。

天南星　半夏　陈皮　茯苓　枳实　甘草

加减：湿痰盛者，加麻黄、细辛、干姜、五味子、白附子、葶苈子、白芥子、莱菔子。

用法：一日一剂，水煎温服。

5. 燥痰型

病因：大多为阴虚内热，煎液成痰所致。

证候：面枯颜憔，胸闷气急，干咳少痰，胶黏难咯，口燥唇焦，皮燥肤皱，舌干苔少，脉象弦涩。

治法：滋阴润燥，生津化痰。

方药：润肺汤(《医宗必读》)。

生地黄　麦冬　天花粉　贝母　桔梗　知母　橘红　茯苓　甘草　生姜

加减：燥痰甚者，加沙参、天冬、黄精、玉竹、竹沥、天竺黄、五味子，减橘红、茯苓。

用法：一日一剂，水煎温服。

总之，痰气的成因甚多，治法也不相同。“脾为生痰之源，肺为贮痰之器”；然肾虚不能制水，亦可水泛为痰。宋代庞安时说：“善治痰者，不治痰而治气，气顺则一身津液，亦随气而顺也。”(《证治准绳》）明代李中梓说：“治痰不理脾胃，非其治也。”(《医宗必读·痰饮》）因此，古人有“见痰休治痰”“治痰先治气，气顺痰自愈”的说法。所以，轻则其治在肺，重则其治在脾，久则其治在肾。临床上运用治痰剂，察其本，知其变；辨寒热虚实，分阴阳表里；辨证论治，审因用药。

（三）眩晕

眩晕是头晕目眩的总称。头晕为自感头目昏眩，天旋地转，站立不稳；目眩为自觉眼花缭乱，眼前发黑，视物模糊。由于二者经常同时出现，故合称为“眩晕”。

《黄帝内经》记载：“诸风掉脑，皆属于肝”（《素问·至真要大论》)；并有眩冒、眩转、目眩、掉眩的论述，从风立论。汉代张仲景《伤寒杂病论》虽然无眩晕专用之名，但有头晕目眩之论，并从阳明腑，少阳邪，阳虚水，痰饮上扰辨证论治，为后世奠定了治疗眩晕的基础。唐代孙思邈《千金要方》首先提出了风、热、痰致眩的观点，治疗以扶正气、祛风邪为主。宋代陈无择《三因极一病证方论》正式用眩晕为病证的名称，并以风、寒、暑、湿为外因，喜、怒、忧、思为内因，饮食、房室、吐泻、失血等为不内外因，辨证论治也日趋完善。金代刘完素《素问玄机原病式》对于眩晕主张从火立论，张从政《儒门事亲》提出治疗眩晕以吐法祛邪为主。李明之《兰室秘藏》认为眩晕为脾胃气虚，痰浊上泛所致，治疗以半夏白术天麻汤；并指出："足厥阴痰厥头痛，非半夏不能；眼黑头眩，虚风内作，非天麻不能除"。元代朱震亨《丹溪心法》提出"无痰不作眩"之说，并强调"眩晕乃中风之渐也"。明代虞天民《医学正传》提出"血瘀致眩"的论点，同时强调"眩晕者，中风之渐也"。明代张介宾《景岳全书》又提出"无虚不作眩"之论。后人把《黄帝内经》之"无风不作眩"，《素问玄机原病式》之"无火不作眩"，《丹溪心法》之"无痰不作眩"，《医学正传》之"无瘀不作眩"，《景岳全书》之"无虚不作眩"，归纳为头晕目眩病机的经典之论。清代程国彭《医学心悟》总结出肝火、痰湿、气虚、肾水不足、命门火衰等致病因素，并以重剂参、附、芪治疗眩晕。

现代医学之高血压、低血压、脑动脉粥样硬化、暂时性脑缺血发作等，均可引起眩晕，并可导致中风病的发生。所以，治疗眩晕是预防中风病发生的重要措施之一。

1. 肝阳化风型

病因：大多为肾阴下亏，肝阳上亢所致。

证候：头胀眩晕，眼花耳鸣，少寐多梦，心悸健忘，手足麻木，偏身无力，舌苔黄厚，脉象眩长。

治法：镇肝熄风，滋阴潜阳。

方药：建瓴汤(《医学衷中参西录》)。

代赭石　牛膝　龙骨　牡蛎　生地黄　白芍　山药　柏子仁

加减：便溏者，加莲子，减代赭石；畏凉者，加熟地黄，减生地黄。

用法：一日一剂，水煎温服。

2. 肝阳化火型

病因：大多为阴虚阳亢，风火上扰所致。

证候：头痛脑胀，面红目赤，眩晕耳鸣，烦躁易怒，手足麻颤，言语不利，舌红苔少，脉象弦数。

治法：平肝潜阳，清火熄风。

方药：天麻钩藤饮(《杂病证治新义》)。

天麻　钩藤　栀子　黄芩　牛膝　杜仲　桑寄生　益母草　石决明　朱茯神　夜交藤

加减：阴虚阳亢者，加生地黄、白芍、菊花、龙骨、牡蛎；血瘀者，加丹参、川芎、生地黄、赤芍、牡丹皮。

用法：一日一剂，水煎温服。

3. 痰气内蕴型

病因：大多为运化失职，聚湿生痰所致。

证候：头重如裹，胸闷呕恶，眩晕欲仆，昏沉嗜睡，流涎痰鸣，肢困体丰，舌胖苔湿，脉象弦滑。

治法：健脾和胃，燥湿化痰。

方药：顺气豁痰汤(《赤水玄珠》)。

半夏　橘红　瓜蒌　茯苓　贝母　桔梗　黄连　枳壳　香附　甘草

加减：湿重者，加苍术、厚朴、陈皮、天南星、白芥子，减瓜蒌、贝母。

用法：一日一次，水煎温服。

4. **瘀血中阻型**

病因：大多为瘀血内停，经脉阻滞所致。

证候：头痛眩晕，面黧颜暗，失眠健忘，神疲力倦，肢体疼痛，手足麻木，舌紫瘀斑，脉象弦涩。

治法：行气活血，祛瘀通脉。

方药：血府逐瘀汤(《医林改错》)。

当归　川芎　赤芍　生地黄　桃仁　红花　牛膝　柴胡　枳壳　桔梗　甘草

加减：瘀重者，加丹参、郁金、水蛭、䗪虫、鸡血藤等。

用法：一日一剂，水煎温服。

5. **气血虚弱型**

病因：大多为脾失运化，生血不足所致。

证候：头晕目眩，面淡颜白，神疲力倦，心悸气短，手足麻木，偏身无力，舌质淡白，脉象小弱。

治法：健脾和胃，益气养血。

方药：十全大补汤(《太平惠民和剂局方》)。

人参　白术　茯苓　甘草　当归　川芎　白芍　熟地黄　黄芪　肉桂

加减：虚甚者，倍黄芪，加桂枝、阿胶、枸杞子等；血瘀者，加丹参、赤芍、鸡血藤等。

用法：一日一剂，水煎温服。

6. **肾精亏耗型**

病因：大多为肾精亏耗，髓海不足所致。

证候：头晕目眩，神疲力倦，发落齿摇，腰酸膝软，遗精盗汗，手足麻木，舌瘦苔少，脉象小弱。

治法：益肾补脑，养精填髓。

方药：补脑振痿汤(《医学衷中参西录》)。

黄芪　当归　鹿角胶　龙眼肉　胡桃肉　山萸肉　乳香　没

药　䗪虫　地龙　马钱子（制）

加减：精亏极者，加龟板、熟地黄、黄精、枸杞子，酌减乳香、没药、䗪虫、地龙、马钱子。

用法：一日一剂，水煎温服。

总之，眩晕为本虚标实之证，临床上标本兼顾，急则治其标，缓则治其本。治法常以滋肾养肝，健脾和胃，益气养血，生精填髓为主，以清热息风，镇潜降逆，涤痰化浊，行气散瘀为辅。

（四）心悸

心悸为自感心中悸动，惊惕不安，甚者不能自主，脉见结代的证候。心悸大体分为惊悸与怔忡两大类。惊悸大多因惊恐、恼怒为诱发因素，全身情况较好，发作时间较短，病情较轻。怔忡则为外无惊恐、恼怒之诱发因素，而终日自觉心悸不安，稍劳尤甚，全身情况较差，病情较重。

《黄帝内经》虽无心悸之名称，但有心悸之证候："心中澹澹大动"（《灵枢·经脉》），"心怵惕"（《灵枢·本神》）。汉代张机首次提出"惊悸"的病名："寸口脉，动而弱；动则为惊，弱则为悸"（《金匮要略·惊悸吐衄下血胸》）。并指出："伤寒脉结代，心动悸，炙甘草汤主之。"（《伤寒论·辨太阳病》）炙甘草汤是治疗心悸的著名方剂，沿用至今。华佗提出"热则惊悸""虚则惊悸"（《中藏经·论心脏虚实寒热逆顺脉证法》）的论点。唐代孙思邈认为心悸因于虚，"虚则悸，掣心悸，定心汤主之"（《千金要方·风虚惊悸》）。宋代严用和说："惊悸者，心虚胆怯所致也""怔忡者，此心血不足也。"（《严氏济生方·惊悸论治》）元代朱震亨提出"因痰致悸"的认识："惊悸者，气虚，惊悸有时""怔忡者，血虚，怔忡无时""时作时止者，病因火动""肥人属痰，寻常者，多是痰"（《丹溪心法·惊悸怔忡》）。明代龚廷贤对于心悸怔忡，分为"心血虚""心气虚"

“心神不安”“痰迷心窍”“血虚火盛”“情志不遂”（《寿世保元·惊悸怔忡》），进行论治。清代王清任根据临床实践经验，提出了活血化瘀法治疗心悸；用血府逐瘀汤治疗“胸中血府血瘀之症”“心跳心忙用归脾、安神等方不效，用此方百发百中”（《医林改错·血府逐瘀汤所治之症目》），此为因瘀致悸也。近人唐宗海提出：“凡是怔忡惊悸，健忘恍惚，一切多是痰火沃心，扰其神明所致，统用金箔镇心丸主之。”（《血证论·惊悸》）此为因痰致悸也。

现代医学的冠心病、高心病、肺心病、风心病、先心病、心律失常、心功能不全、心绞痛、心肌梗死、心力衰竭等，皆可出现心悸证候。各种心脏病均可引起中风病的发生，临床上主要分为两大类，一类是心功能不全，导致脑血流量灌注不足，加上脑动脉硬化，脑血管狭窄，血液凝聚，脉道不畅，从而形成了脑血栓；另一类是心脏瓣膜的炎性赘生物脱落，或心脏附壁栓子脱落，随着血液循环进入脑血管而发生脑栓塞。

中医治疗学对于各种原因引起的心脏病，在临床上均可按心悸病证进行辨证论治。

1. 心气虚型

病因：大多为心气不足，行血无力所致。

证候：心悸气短，头晕面淡，神疲力乏，自汗懒言，手足不温，少寐多梦，舌淡苔白，脉象小短。

治法：益气宁，定悸安神。

方药：归脾汤(《正体类要》)。

人参　白术　茯苓　炙甘草　黄芪　当归　枣仁　远志　龙眼肉　木香　生姜　大枣

加减：血虚，加熟地黄、生地黄、阿胶、枸杞子。血瘀者，加丹参、川芎、桃仁、红花等。

用法：一日一剂，水煎温服。

2. **心血虚型**

病因：大多为阴血亏耗，心体失养所致。

证候：心悸怔忡，面淡颜白，头晕目眩，神疲力倦，少寐多梦，健忘心烦，舌质淡白，脉象小弱。

治法：补血益气，养心定悸。

方药：圣愈汤(《兰室秘藏》)。

当归　川芎　生地黄　熟地黄　人参　黄芪

加减：惊悸者，加枣仁、远志、茯神、琥珀；血瘀者，加丹参、川芎、赤芍、郁金等。

用法：一日一剂，水煎温服。

3. **心阴虚型**

病因：大多为劳神过度，热耗心阴所致。

证候：心悸烦躁，头晕目眩，少寐多梦，低热盗汗，口干耳鸣，健忘易惊，舌质红绛，脉象小数。

治法：滋阴降火，养心复脉。

方药：复脉汤(《伤寒杂病论》)。

炙甘草　人参　生地黄　麦冬　麻仁　桂枝　阿胶　大枣　生姜

加减：阴虚火旺者，加知母、黄柏、天冬、枸杞子；心神不安者，加丹参、琥珀、枣仁、远志。

用法：一日一剂，水煎温服。

4. **心阳虚型**

病因：大多为阳虚气弱，温煦失职所致。

证候：心悸胸闷，头晕目眩，声低气短，喜暖畏寒，手冷足凉，溺清便溏，舌苔白滑，脉象小迟。

治法：温心通阳，安神定悸。

方药：参附汤(《严氏济生方》)。

人参　附子

加减：阳虚水寒者，加肉桂、干姜、细辛、茯苓等。

用法：一日一剂，水煎温服。

5. 心虚胆怯型

病因：大多为气血虚弱，心神惊恐所致。

证候：心悸胆怯，善恐易惊，坐卧不安，少眠多梦，心慌神乱，惊悸怔忡，舌苔薄白，脉象弦散。

治法：养心安神，镇惊定悸。

方药：安神定志汤(《千金要方》)。

人参　白术　干姜　甘草　枣仁　远志　茯神　龙骨　独活　防风　桂枝　细辛

加减：心神不安者，加代赭石、琥珀、石菖蒲、灵芝，减独活、干姜、防风等。

用法：一日一剂，水煎温服。

6. 血瘀心脉型

病因：大多为气血凝冱，瘀滞心脉所致。

证候：心悸气短，胸闷脘痞，阵发心痛，唇甲紫暗，喘促咳血，面色苍白，舌质紫黯，脉象弦涩。

治法：活血化瘀，行气通脉。

方药：桃仁红花煎(《素庵医案》)。

桃仁　红花　当归　川芎　赤芍　生地黄　丹参　延胡索　香附　陈皮

加减：瘀血者，加水蛭、䗪虫；痰气者，加半夏、天南星、白附子；心悸者，加枣仁、远志、茯神等。

用法：一日一剂，水煎温服。

7. 痰滞心脉型

病因：大多为津液凝结，痰滞心脉所致。

证候：心悸气短，胸闷呕恶，脘胀腹满，痰壅涎盛，食少纳呆，头重脑胀，舌苔厚腻，脉象弦滑。

治法：行气化痰，定悸安神。

方药：瓜蒌枳实汤(《万病回春》)。

瓜蒌　枳实　陈皮　茯苓　贝母　桔梗　栀子　黄芩　当归　砂仁　木香　甘草

加减：瘀血者，加丹参、郁金、桃仁、红花、水蛭、䗪虫；痰气者，加半夏、天南星、白芥子、葶苈子；心神不安者，加枣仁、远志、石菖蒲、茯神。

用法：一日一剂，水煎温服。

8. 水气凌心型

病因：大多为水浊上泛，心阳遏抑所致。

证候：心悸胸闷，头晕目眩，肢体浮肿，腹胀气短，形寒肢冷，便溏尿少，舌淡苔滑，脉象沉弦。

治法：温阳化气，利水定悸。

方药：真武汤(《伤寒杂病论》)。

附子　白术　茯苓　芍药　生姜

加减：阳虚水泛者，加桂枝、猪苓、泽泻、葶苈子；血瘀者，加丹参、川芎、红花、水蛭、益母草。

用法：一日一剂，水煎温服。

总之，心悸主要以正虚邪实为病理基础。正虚者，以益气养血、滋阴温阳为治则；邪实者，以活血化瘀，理气化痰为治则。临床上辨证论治，酌加养心安神，镇心定悸，宁心定志，温心通阳，行气通脉，温阳化气，利水降浊的药物。

（五）消渴

消渴是阴津亏损，燥热偏胜所致。消者，消水、消谷、消瘦、消耗之意；渴者，渴而能饮，随饮随渴。消渴是以多饮、多食、多尿、身体消瘦、尿有甜味为特征。其病变主要在肺、胃、肾三脏腑，尤以肾为关键。现代医学称之为糖尿病。

《黄帝内经》已有“消渴”（《素问·奇病论》）的记载，并分为消瘅、消中、肺消、鬲消。汉代张机《金匮要略》有“消渴”专论，并创立了肾气丸、人参白虎汤等效方。隋代巢元方《诸病源候论》将消渴病归纳为八类证候。唐代孙思邈《千金要方·消渴》云：“夫内消之为病，当由热中所作也；小便多于所饮，令人虚极短气”，并把控制饮食放在治疗消渴之首位。王焘《外台秘要》已有“消渴尿甜”的认识。宋代王怀隐《太平圣惠方》最早出现了“三消”一词。金代刘完素《三消论》首倡三消燥热学说。明代张介宾《景岳全书》力主三消肾虚之观点。清代黄元御《四圣心源》强调消渴证为肝失疏泄，从肝论治。陈念祖《医学实在易》主张消渴为脾虚湿滞，治则燥脾。费伯雄《医醇賸义》增添了利湿化痰之治法。近人唐宗海《血证论》补充了瘀血致病的理论。尤其是张锡纯《医学衷中参西录》明确指出：“消渴者，元气不升”“中焦膵病”。膵者，胰也。消渴者，乃胰脏之病也。并用以脏治脏之法，采取猪胰滋膵，创立玉液汤、滋膵汤等方剂。近年来，广大中医工作者为攻克消渴病，在长期的医疗实践过程中，创造出很多有效方剂。

中医对消渴病的认识，可谓源远流长。其理论导源于《内经》，学术发展于《金匮》，体系形成于唐宋，经历医家的不断总结，形成独特的理论体系，为临床治疗消病，提供了丰富经验。

1. 上消型

病因：大多为肺热伤津所致。

证候：烦渴引饮，口燥舌干，尿频溲多，形消体瘦，舌红苔黄，脉象大数。

治法：清热润燥，生津止渴。

方药：人参白虎汤(《伤寒杂病论》)。

人参　石膏　知母　粳米　甘草

加减：渴甚者，加沙参、麦冬、天花粉、葛根、百合、石斛、山药、天冬、生地等。

用法：一日一剂，水煎温服。

2. 中消型

病因：大多为胃热炽盛所致。

证候：多食善饥，大便秘结，小便味甜，形消体瘦，舌苔黄燥，脉象滑数。

治法：清胃泄热，养阴增液。

方药：石膏汤(《喉科秘诀》)。

石膏　知母　玄参　天花粉　甘草

加减：渴甚者，加党参、白术、山药、熟地黄、麦冬、天冬、葛根、生地黄等。

用法：一日一剂，水煎温服。

3. 下消型

病因：大多为肾阴亏耗所致。

证候：尿量频多，手足心热，口渴咽燥，形体消瘦，小便浑浊，尿甘如脂，舌质红绛，脉象小数。

治法：养阴润燥，滋肾益精。

方药：地黄汤(《小儿药证直诀》)。

熟地黄　山药　山茱萸　牡丹皮　茯苓　泽泻

加减：阴虚火旺者，加知母、黄柏、生地黄、天冬；尿多者，加益智仁、桑螵蛸、五味子、山茱萸等。

用法：一日一剂，水煎温服。

4. 阴阳两虚型

病因：大多为阴损及阳，阴阳两虚所致。

证候：面色黧暗，耳轮焦枯，小便频数，尿液混浊，饮一溲二，形瘦肢冷，舌淡肢冷，舌淡苔白，脉象沉小。

治法：温阳滋阴，养精益肾。

方药：肾气丸(《金匮要略》)。

熟地黄 山药 山茱萸 牡丹皮 茯苓 泽泻 附子 桂枝

加减：阴阳两亏者，加枸杞子、丹参、肉桂、人参、黄精、鹿茸、肉苁蓉、冬虫夏草等。

用法：改丸为汤，一日一剂，水煎温服。

（六）肥胖

肥胖是人体摄入热量多于消耗量，形成脂肪储存于体内，使人体的实际体重超过标准体重的百分之二十以上者，在医学上称之为“肥胖症”。

祖国医药学早已认识到肥胖证与中风病的关系。《黄帝内经》指出：“凡治消瘅、仆击、偏枯、痿厥、气满、发逆、甘肥贵人，则膏粱之疾也。”（《素问·通评虚实论》）元代朱震亨说：“肥白人多湿”“肥人中风。”（《丹溪心法·中风》）明代张介宾说：“肥人多有非风之证，以肥人多气虚也。”（《景岳全书·非风》）。清代怀远说：“中风肥人多见之，而瘦者间有，然肥人多气虚，气虚则生痰”“瘦人多血虚，血虚则有火。”（《医彻·中风论》）沈金鳌认为“肥人多中风”（《杂病源流犀烛·中风源流》）。现代中医学认为：人体多逸少动，养尊处优，过食肥甘厚味，终日无所用心等，则导致水、湿、痰、瘀阻滞气机，血瘀脉痹，是引起中风病的主要原因之一。

现代医学认为：肥胖是脂肪代谢功能的失常，引起血脂增高；由于血液中脂肪物质增多，容易沉积在动脉血管壁上，促使动脉粥样硬化，导致高血脂、高血压、高血糖、冠心病，并能引起中风病的发生和复中。

1. 痰壅湿盛证

病因：大多为脾失运化，聚湿生痰所致。

证候：面色淡白，形体肥胖，活动自汗，气短懒言，浮肿纳呆，神疲力倦，舌苔水湿，脉象弦滑。

治法：健脾燥湿，化痰利水。

方药：中满分消汤(《兰室秘藏》)。

人参　白术　茯苓　甘草　半夏　橘皮　枳实　厚朴　猪苓　泽泻　姜黄　砂仁　干姜　知母　黄芩　黄连

加减：瘀血者，加丹参、川芎、桃仁、红花、水蛭、䗪虫等；无寒热者，减黄芩、黄连、知母、干姜。

用法：一日一剂，水煎温服。

2. **气滞血凝型**

病因：大多为气机阻滞，血液凝涩所致。

证候：头痛眩晕，形体肥胖，心烦易怒，精神抑郁，腹满口渴，痛处固定，舌质紫暗，脉象弦涩。

治法：行气导滞，活血化瘀。

方药：膈下逐瘀汤(《医林改错》)。

当归　川芎　赤芍　牡丹皮　桃仁　红花　延胡索　香附　灵脂　乌药　枳实　甘草

加减：瘀血者，加丹参、郁金、水蛭、䗪虫；痰湿者，加半夏、天南星、白术、茯苓等。

用法：一日一剂，水煎温服。

3. **气虚湿聚型**

病因：大多为脾胃气虚，水湿不化所致。

证候：形肥体丰，动则气短，腹胖纳呆，神疲力倦，下肢浮肿，大便溏涩，舌苔湿腻，脉象缓弱。

治法：益气健脾，利湿化痰。

方药：香砂六君子汤(《古今名医方论》)。

人参　白术　茯苓　甘草　半夏　陈皮　木香　砂仁

加减：虚寒者，加附子、干姜、细辛、肉桂；血瘀者，加丹参、川芎、桃仁、红花等。

用法：一日一剂，水煎温服。

4. 脾肾阳虚型

病因：大多为脾失运化，肾阳虚衰所致。

证候：面皖颜白，形寒肢冷，腹痛下利，大便溏泻，神疲体丰，腰酸膝冷，舌苔白滑，脉象沉弱。

治法：温脾暖肾，助阳化湿。

方药：实脾饮(《严氏济生方》)。

附子　干姜　白术　茯苓　木香　厚朴　槟榔　草果　木瓜　甘草　生姜　大枣

加减：浮肿者，加猪苓、泽泻、益母草；气虚者，加党参、黄芪、红景天。

用法：一日一剂，水煎温服。

祖国医学中的痰气、瘀血、眩晕、心悸、消渴、肥胖等，与现代医学中的高血脂、高血压、高血糖、脑动脉硬化、各种心脏病，都有密切关系。及时防治中风病的诱发病证，是预防中风病发生的重要措施之一。

三、防治中风的复发因素

中风病治愈之后，大约有四分之一的复发率。复发一次，对人体脑髓神明功能的损害就加重一次。随着复发次数增多，中风致残率、死亡率也明显增加。因此，应采取积极的防治措施，控制中风的复发因素。

明代秦昌遇说：“中风之症，平居无故，倏而仆倒，随即苏醒；一年半载，又举复发；三四发作，其病渐重，或犯半身不遂，口眼㖞斜，甚则痰涎壅闭，便溺不通；手撒口开，遗尿不语，乃为不治。”（《症因脉治·内伤中风症》）清代沈金鳌说：“风病既愈，而根株未能悬拔，隔一二年，或数年必再发，发则必加重，或至丧命。故平时宜预防之，第一防劳，暴怒郁结，调气血，养精神，又常服药以维持之，庶乎可安。”（《杂病源流犀烛·中风源流》）这说明中风易于复发，发则必重，甚则有生命之危。因此应采取积极的预防措施，方保无虞。所以，王清任应用补阳还五汤："若服此方愈后，药不可断，或隔三五日吃一付，或七八日吃一付，不吃恐将来得气厥之症"（《医林改错·瘫痿论》）。这样才能预防中风病不再复发。

总之，凡具有中风病复发因素者，必须做好自我保健，平素注意调情志、节饮食，慎起居，和四时，多运动，防过劳，忌嗜烟，戒酗酒，服药物，常复查等。

（一）调情志

中风病人由于生活不便，语言困难，往往产生悲观厌世，焦虑急躁的情绪，这对于病人的身心健康极为不利，往往是导致中风病复发的重要因素。

《黄帝内经》云："暴乐暴苦，始乐后苦，皆伤精气，精气竭绝，形体毁沮"；又云："离绝菀结，忧恐喜怒，五脏空虚，血气离守。"（《素问·疏五过论》）汉代华佗说："愁忧思喜怒过多，则气结于上""宜节忧思以养气，慎喜怒以全真，此最为良法。"（《中藏经·论气痹》）唐代孙思邈说："多思、多念、多欲、多事、多语、多笑、多愁、多乐、多悲、多怒、多好、多恶，此十二多不除，则荣卫失度，血气妄行，丧生之本也。"（《千金要方·养性》）宋代陈言说："七情者，喜、怒、忧、思、悲、恐、惊是也；若将护得宜，怡然安泰，役冒非理，百疴生焉。"（《三因极一病证方论·三因论》）明代张介宾说："七情者，过于喜者，伤心而气散""过于怒者，伤肝而气逆""过于思者，伤脾而气结""过于忧者，伤肺而气沉""过于恐者，伤肾而气怯也。"（《景岳全书·传忠录》）清代沈金鳌说：预防中风病，"其要又在于戒暴怒，使肝无不平之气"（《杂病源流犀烛·中风源流》）。这些论述说明，情志过极是中风病复发的诱因之一。大怒伤肝，藏血失驭，气血逆乱，并走于上，脑脉溢血，使人薄厥。大喜伤心，心气缓散，血行迟涩，脑脉瘀血，汗出偏沮，使人偏枯。大思伤脾，运化失职，蕴湿酿痰，痰瘀互结，脑脉痹阻，遂致卒中。大悲伤肺，宣肃失宜，气浊血稠，脉涩血滞，脑脉痹阻，遂致中风。大恐伤肾，下元虚惫，肾精亏耗，髓海空虚，脑脉痰瘀，遂致喑痱。

总之，中风病人要经常保持精神愉快，情绪乐观，增强人体脏腑气血功能，改善免疫功能，加强抗病能力。平素调节情志，避免不良情绪，这是防治中风病复发的重要措施之一。

（二）节饮食

《吕氏春秋·季春纪·尽数》云："凡食，无强厚味，无以烈味重酒，是以谓之疾首。食能以时，身必无灾。凡食之道，无饥无饱，是之谓五脏之葆。口必甘味，和精端荣，将之以神气，百节虞欢，咸进受气，饮必小咽，端直无戾。"这是古人饮食经验之谈。

《黄帝内经》云："仆击、偏枯、痿厥、气满、发逆、甘肥贵人，则膏粱之疾也。"（《素问·通评虚实论》）说明平素膏粱厚味，肥甘过盛，易生痰湿，令人内热，痰瘀互结，风火交煽，遂致中风。现代医学认为，过食肥肉脂肪，使人体血脂升高，而高血脂可导致动脉内膜脂质沉着，引起动脉粥样硬化症。所以，高血脂与饮食相关，中风病与高血脂有关。《黄帝内经》云："多食咸则脉凝涩而变色。"（《素问·五藏生成》）这说明食咸过多，则血凝脉涩，面色紫暗，肌肤瘀斑，脑脉瘀血，使人偏枯。现代医学认为，高血压病与食盐过多有密切关系，而脑血管病与高血压病有直接关系。故食咸过多者，能加速高血压病的发展。而中风病的主要原因和病理基础是动脉粥样硬化、高血压、高血脂、高血糖。在饮食上预防中风病，必须做到合理科学。首先是饮食多样化，营养平衡，不要过食，不能偏食。在膳食中有些营养成分，能起到防治动脉硬化、高血压、高血脂、高血糖的作用。饮食要荤素搭配，粗细搭配，如鲜鱼、瘦肉、植物油、豆类制品、瓜果、蔬菜等。五味不宜太过，《吕氏春秋·季春纪·尽数》云："大甘、大酸、大苦、大辛、大咸，五者充形，则害生矣。"一般原则，糖分不要过多，脂肪应适当，蛋白质必须保证，维生素应当丰富，微量元素不可缺少，食盐应该限制。并要根据个人营养状况，不断调整，以达到食疗的目的。

临床上对于有中风病复发倾向者，除用药物防治外，更要注意饮食调理，平素多食芹菜、山楂、香蕉、海带、芝麻、核桃、大枣、食醋等。饮食经常以清淡为宜，荤素搭配，粗细搭配，不宜偏食，对于预防中风病复发大有益处。

（三）慎起居

《黄帝内经》说："上古之人，其知道者，法于阴阳，和于术数，食饮有节，起居有常，故能形与神俱，而尽终其天年，度百岁乃去也。"（《素问·上古天真论》）人类根据自然界的变化规律，按时作息，不宜过劳，才能达到健康长寿的目的。

劳动是人类生存的本能。如果饱食终日，不事劳作，就会使血脉不畅，筋肉松弛；但过度疲劳，也会引起人体抵抗下降而致病。必须定时作息，劳逸适度，才能保持身体健康，精神旺盛。老年人半夜起床便溺，低头穿鞋系带，日常家务劳作，动作定要稳当，体位变化不可过于迅猛。如果体位变化突然，用力过猛，可引起脑脉血液循环紊乱，头脑精髓神明失养，轻者，引起头晕目眩，站立不稳；重者，导致中风病偏瘫。

居住条件也是影响身心健康的重要因素。长期在楼房中居住，家庭之间缺少来往；中老年人尤其在丧偶之后，经常陷于孤独寂寞的处境；中风病人由于生活不能自理，居住条件比较拥挤，活动不便，精神苦恼；家人态度和护理不当，势必造成内心压力，对于预后和复发都有一定影响。在居住环境中，难免出现各种困难，引起中风病人心烦意乱，情绪不定；在无所适从的心理冲突下，可导致脑脉气血循环障碍，而促使中风病的复发。因此改善居住条件，减少环境影响，势在必行。

（四）和四时

一年四时，春温、夏热、秋凉、冬寒为正常规律。自然界的一切生物在这种气候变化的影响下，都会有春生、夏长、秋收、冬藏的相应变化。人类是自然界的生物之一，人体的生理活动随着四时的气候变化，进行相应的调节。

《吕氏春秋·季春纪·尽数》认为："天生阴阳、寒暑、燥湿、四时之化，万物之变，莫不为利，莫不为害。圣人察阴阳之宜，辨万物之利以便生；故精神安乎形，而年寿得长焉。"中医学整体观念认为，人体健康与自然变化有一定的关系，中风病与自然变化也存在着一定的关系。四时气候变化异常，气温过低过高，皆可引起人体阴阳气血失调。冬季气候严寒之时，可使人体经脉收缩，血压过高，脉破血溢，易于导致出血性中风。寒冷气候，可引起人体血液稠浊，血瘀脉痹，易于导致缺血性中风。夏季气候炎热时，人体血热沸腾，血压升高，易于导致出血性中风。同时，由于出汗过多，血液稠浊，血流涩滞，易于导致缺血性中风。中风病一年四季均可发生，一般冬季较多，夏季次之，春秋两季又次之。自然界气候变化，一般不会对人体健康产生危害。《黄帝内经》云："夫四时阴阳者，万物之根本也；所以圣人春夏养阳，秋冬养阴，以从其根。逆其根，则伐其本，坏其真也。故阴阳四时者，万物之始终也，死生之本也；违之则灾害生，从之则苛疾不起，是谓得道。"（《素问·四气调神大论》）

中风病人恢复后，尤其是年老体弱者，在气候突变的情况下，机体一时不能适应客观世界的变化，就会导致中风病的复发。因此，在季节交替，气候多变的时节，要及时增减衣服，采取相应的防护措施，降低中风病的发病率、复发率、死亡率。

（五）勤运动

中风病人恢复以后，在日常生活中，洗脸、梳头、刷牙、穿衣、吃饭、喝茶、便尿等，要尽量自理。平素自己要锻炼瘫痪肢体，做各种功能锻炼活动，每天坚持走路，练五禽戏，打太极拳，做广播体操等各种体育运动。

《吕氏春秋》云："流水不腐，户枢不蠹，动也。"（《季春纪·尽数》）唐代孙思邈说："养性之道，常欲小劳，但莫大疲，及强所不能堪耳。且流水不腐，户枢不蠹，以其运动故也。养性之道，莫久行、久立、久坐、久卧、久视、久听。盖以久视伤血、久卧伤气、久立伤骨、久坐伤肉、久行伤筋也。"（《千金要方·养性》）故经常坚持体育运动，增强病人体质，提高抗病能力，增强心脏功能，改善血管弹性，促进血液循环，提高脑血流量，有利于吐故纳新，新陈代谢，并能扩张血管，降低血压，改善血液循行，减少血小板凝集，降低血液黏稠度，从而防止血栓形成。体育运动可促进血脂代谢，减少体重，防止肥胖，提高血液中高密度脂蛋白含量，从而防止动脉粥样硬化，抗衰缓老，益寿延年。

（六）防过劳

在中风病复发的诱因中，劳累过度最为常见。所谓过劳，就是指在学习、工作、生活、家务中，过度繁忙劳累，工作量超过了人体负担的限度，尤其是在农忙时节，体力大伤，饮食仓促，睡眠不足；脑力劳动，精神紧张；长途旅行，疲劳过度等。

《黄帝内经》云："劳则气耗。"（《素问·举痛论》）这说明过劳的病变机理是耗气，耗气则导致元气亏损。清代王清任说：元气亏损是半身不遂的本源，"元气一亏，经络自然空虚"（《医林改错·半身不遂本源》）。人体脏腑机能减退，机体处于虚弱状态，抗病能力下降，引起头晕目眩，神疲力倦，心悸怔忡，少寐多梦，食欲不振，唇甲无华，舌暗苔少，脉象细涩。尤其是动脉粥样硬化、高血压、高血脂、高血糖、冠心病的病人，过劳是中风病复发的诱因。从发病率来看，脑力劳动多于体力劳动者。用脑过度时，大脑需血量剧增，人体脏腑代谢加快，生理上的消耗不亚于重体力劳动。大脑处于高度兴奋状态，兴奋与抑制的平衡失调，常在脑力劳动过程中，出现头昏脑胀，神疲力倦，心烦易怒，甚则偏身无力，手足麻木，言语不利，舌尖偏斜等，导致中风病复发。

汉代华佗认为："人体欲得劳动，但不当使极尔。动摇则谷气得消，血脉流通，病不得生，譬犹户枢不朽是也。"（《三国志·魏书·方技传》）这说明人体要经常运动，但不能过劳，这是防止中风病复发的重要措施之一。

（七）忌嗜烟

吸烟是导致中风病的诱因。烟草中含有大量的有害物质，包括尼古丁、一氧化碳、焦油、吡啶、酚类、丙烯醛等。这些有害物质可使血液中的浊气增多，清气减少，血液黏稠，血脂升高，促使动脉粥样硬化，从而导致中风病发生。

明代倪朱谟把烟草视为毒草："气甚辛烈，得火燃取烟气吸入喉中……北人日用为常，客至即燃烟奉之，以申其敬。"（《本草汇言》）。明代张介宾说："烧烟吸之能醉人，用时惟吸一、二口，若多吸之，令人醉倒。"（《本草正》）清代张璐说："烟草之火，方书之录，惟朝鲜志见之，始自闽人，吸之祛瘴，向后北人借以辟寒，今则遍行环宇。岂知毒草之气，熏灼脏腑，游行经络，能无壮火散气之虑也。"（《本经逢源》）沈李龙说："凡食烟者，将烟纳入烟管大头内，点火烧吸，满口吞烟，顷刻而周一身"，并指出"味辛温，有毒"（《食物本草会纂》）。古人已认识到吸烟的危害性，吸烟的危害现已被世界公认。大量资料表明：烟量多，吸烟时间长，烟瘾大者，其中风发病率，较不吸烟者高两倍以上，因而吸烟是导致中风病复发的重要因素。

总之，吸烟对人体有百害而无一益，戒烟可减少对人体的损害，降低中风发病率。中风病人更要戒烟，这不仅有利于中风病的治疗和康复，而且有利于防治中风病的复发。

（八）戒酗酒

酗酒是中风病的诱因。据《黄帝内经》记载：“饮酒中风，则为漏风。”（《素问·风论》）。中风病人大量饮酒，不仅于人体脏腑气血之功能有害，而且最易导致中风病复发。

《黄帝内经》云：“酒者，熟谷之液也。”（《灵枢·论勇》）据《汉书·食货志》记载：“酒者，百药之长”。酒有祛风散寒，活血通脉，消除疲劳，振奋精神的作用。唐代孙思邈《千金翼方》治疗中风病，创制了二十余首药酒方剂，如独活酒、牛膝酒、杜仲酒、附子酒、丹参酒、菊花酒、黄芪酒、茵芋酒、芫青酒、紫石酒、蛮夷酒、鲁公酒等。宋代陈无择《三因极一病证方论·中风治法》治疗中风病半身不遂之时，也使用了仙酒、附子酒、小黄芪酒等。可见，药酒对治疗中风病后遗症还是有益的。

饮酒与中风病的关系，主要是酒质与酒量的问题。从酒质上来说，现代很多白酒并非用粮食酿造，而是用酒精勾兑，这类白酒对人体有害无益。从酒量上来讲，成人每天饮用60°白酒量超过250g，即为大量饮酒。中风病人饮用六十度白酒，每天不得超过40g。少量饮酒对人体有益，大量饮酒对人体有害。酗酒是导致中风病复发的诱因之一。

（九）服药物

中风病恢复之后，经常用一些预防性药物，定期服用一些益气养血，滋阴助阳，清脑安神，祛痰化瘀的单方草药及中成药，不仅有利于预防中风病的复发，而且有利于半身不遂、手足麻木、口舌㖞斜、言语謇涩的恢复。

清代沈金鳌认为：中风病“隔一二年，或数年必再发，发则必加重，甚至丧命。故平时宜预防之……常服药物维持之”（《杂病源流犀烛·中风源流》）。根据病人体质，辨证防治，偏于气虚者，宜用人参2g，益气生血，安神增智。开水冲泡，日服三次。偏于血虚者，用枸杞子30g，滋阴养血，补肝益肾，开水冲泡，口服三次。偏于阴虚者，用麦冬15g，开水冲泡，日服一次。偏于阳虚者，用菟丝子10g，补阳益阴，固精明目，开水冲泡，日服三次。偏于痰气者，用橘皮15g，行气化痰，燥湿降浊，开水冲泡，日服三次。偏于瘀血者，用山楂30g，开水冲泡，日服三次。血压高者，用草决明10g，清肝明目，降压安神，开水冲泡，日服三次。血压低者，用桂枝30g，肉桂30g，温阳通脉，强心升压，水煎温服，日服三次。

预防中风病复发，亦可用一些西药，如脉通、桂益嗪、潘生丁、阿司匹林、维脑路通、藻酸双酯钠等。必要时静滴复方丹参注射液、川芎嗪注射液、三七注射液等。

（十）常复查

中风病复发因素是多方面的，但最终是导致脑脉瘀血和脑脉溢血，并涉及肝、心、脾、肺、肾等脏腑。因此，定期检查身体，听取医生的意见是完全必要的。这不仅有利于指导生活保健，而且也有利于中风病复发的防治。

中风病的复发，大多有先兆征象。元代罗天益指出：“凡人初觉大指、次指，麻木不仁，或不用者，三年内必有中风之疾也。”（《卫生宝鉴·中风门》）明代张三锡认为“中风证必有先兆，中年人但觉大拇指时作麻木，或不仁；或手足少力，或肌肉微掣，三年内必有暴病”（《医学六要·中风证》）。凡人年逾四旬，阴气自半，气血渐衰，偶因将息失宜，情志所伤，皆可诱发本病。但未病之前，多有先兆证候，加强防治措施，极为重要。

所以，对于中年以上人群，经常出现头痛眩晕，肢麻肉颤，一时性言语不利等，多属中风先兆证。

总之，中风病复发因素是复杂的。因此，必须一年一次全身健康检查。也可以做一些简单易行的检查，如血压、血糖、血脂、血液流变学等，预防中风病的复发。

第九章　中风病常用药物

根据中医文献史料统计，我国历代医学家治疗中风病应用的药物，已达三百余种，其中常用药物在一百种以上。古代医学家在长期治疗中风病的实践过程中，积累了丰富的用药经验，我们必须进行深入探讨，发扬光大。

第一节　历代治疗中风病用药沿革

我国历代医学家治疗中风病的用药规律，主要是由于当时人们对于病因病机认识水平所决定的，其中有很多临床经验和文献理论，值得我们中医研究工作者借鉴学习。

一、唐宋以前的用药原则

唐宋以前，大多以正虚邪中立论，主要以外风学说为主。《黄帝内经》云："营卫稍衰，则真气去，邪气独留，发为偏枯。"（《灵枢·刺节真邪论》）汉代张机说："络脉空虚，贼邪不泻""正气引邪，㖞僻不遂。"（《金匮要略·中风历节病》）这些学说对于后世医家治疗中风病，无疑在临床辨证用药上产生了极为深远的影响。

治疗中风病大法，在临床上以"益其不足，损其有余"为用药原则。在用药之时以扶正祛邪为主，大多用黄芪、白术、山药、甘草、当归、川芎、芍药、地黄等，以补益气血；用防风、菊花、麻黄、桂枝、羌活、独活、葛根、秦艽等，以疏散外风。又如：附子、干姜、肉桂、细辛、乌头、天雄等，大辛大热，温经活血之品的应用，主要是用于中风病神昏厥逆，阳气外脱之证。值得注意的是，人们已开始应用熊脂、羊肉、狗脑、兔头骨等动物药治疗头风、头眩、大风、不仁等中风病的先兆证候。

古代本草文献中，《神农本草经》治疗中风、大风、头风、头眩、祸僻、偏枯、不仁、拘挛等病，已有三十余种药物，包括云母、菊花、天冬、玉竹、细辛、巴戟、川芎、黄芪、防风、杜若、姑活、熊脂、雁肪、石膏、麻黄、白鲜、白薇、松罗、泽泻、牡丹、马先蒿、枳实、厚朴、活蝓、梅实、葱实、乌头、天雄、大戟、兰茹等。随着医疗实践的发展，在《名医别录》中，又增添了曾青、白术、山药、玉英、当归、秦艽、藁本、葛根、玄参、山茱萸、白芷、木兰、蕙实、羊乳、羊肉、狗脑、兔头骨、蜀椒、葶苈、射罔、贯众、虎掌等二十余种药物。对中风病的治疗，发挥极大的作用。

二、金元以后的用药规律

金元以后，内因学说兴起；金代刘完素提出“心火暴甚”；尤其强调“人卒中，则气血不通而偏枯也”（《素问病机原病式·六气为病》）。李杲认为“正气自虚”，明确提出“中风为百病之长，乃气血闭而不行”（《医学发明·中风》）。元代朱震亨主张“湿热生痰”，特别指出“中风大率血虚有痰”（《丹溪心法·中风》）。明代楼英认为“中风皆因脉道不利，血气闭塞也”（《医学纲目·中风》）。张介宾力倡气虚为本，由于元气大亏，“而津凝血败，皆化为痰”（《景岳全书·非风》）。这些论述都坚持人体内因是中风病的根本原因。清代叶桂强调“精血衰耗”“肝阳化风”之说；王清任力主“元气亏损”“气虚血瘀”之论。为治疗中风病的遣方用药，开创了平肝熄风，活血化瘀的新途径。

金元时期，在治疗中风病的用药规律上有明显变化。从刘完素倡导“心火暴甚，肾水虚衰；郁结壅滞，气血不通”的病因学说之后，应用黄连、黄芩、牛黄、犀角、地黄、巴戟天、麦冬、石斛、大黄、芒硝、枳实、厚朴、当归、川芎、丹参、黄芪之类，以清热、养阴、行气、活血药较多。朱震亨提出“湿土生痰，痰生热，热生风”的病机理论之后，应用天南星、半夏、陈皮、茯苓、枳实、竹沥等顺气祛痰药为多。张介宾指出中风病“皆内伤积损颓败而然”，由于“阴亏于前，而阳损于后，阴陷于下，而阳乏于上，以致阴阳相失，精气不交”所致。临证用药以人参、山药、熟地、当归、枸杞子、山茱萸、菟丝子、杜仲等益气养血，滋阴助阳药较多。叶桂主张“肝阳上亢”“内风升动”的理论，应用平肝熄风药较多，天麻、钩藤、白芍、生地、龙骨、牡蛎、全蝎、蜈蚣、羚羊角、地龙等日趋增多。王清任强调“元气亏损”“气虚血瘀”的学说，益气活血药普及推广，黄芪、当归、川芎、赤芍、生地、桃仁、红花、地龙等，普遍应用。

三、近代中西医汇通派的用药方法

近代随着西方医学大量传入我国，一些中医学家试图运用西医的解剖学、生理学印证中医的古典医理，或应用中医的有关理论印证西医学的相关知识，以改良主义的方法沟通中西医学，从而形成了中西医汇通派。

中西医汇通派的先驱者唐宗海，极力倡导瘀血学说；认为凡离经之血，皆为瘀血，“然既是离经之血，虽清血、新血，亦是瘀血”“且既有瘀血，便有瘀血之证。医者按证治之，无庸畏阻”“故凡血证，总以祛瘀为要”“无论清凝鲜黑，总以祛瘀为先”（《血证论·瘀血》）。中风病属于中医瘀血证的范畴，治法以活血化瘀为原则。

吴瑞甫指出：“中风之病因在血”“血涌入脑”，以致“脑积血及脑脉闭塞”。强调指出“夫中风，血病也”。故“风病即血病也”，“中风言其象也，脑出血言其受病之处也”；“血热生内风”，“用柔润熄风之法”“大都以清凉诸品，降血下行最效”，治疗“中风病主要以凉血散邪”（《删补中风论》），常用药物有石膏、知母、生地黄、赤芍、牡丹皮、羚羊角、天冬、麦冬、白芍、天麻、钩藤、菊花等。

张士骧认为中风为血冲脑气筋之证，“皆因木火内动，肝风上扬，以致血并走于上，冲激前后脑气筋，昏不识人，口眼㖞斜，手足搐搦，口不能言”。治疗上“宜用清火药数剂可愈，切不可用风药”“当用潜阳滋降，镇摄肝肾之法，方宜龟板、磁石、阿胶、甘菊、黑豆衣、女贞子、生熟地、蝉蜕为剂。微见热，加石斛；小便多，加龙齿；大便不通，加麻仁。服一、二日后，其风自熄，三日后，再加归身，其应如神”（《雪雅堂医案·类中秘旨》）。在临床上遣方用药，应以滋阴潜阳，清热息风为主。

张寿颐指出“中风是血冲脑经之病”“其脑中必有死血及积水，是血冲入脑”“所谓血冲脑经，则昏不知人，肢体不动，口眼㖞，或半身不遂，或左或右瘫痪等证”“证有闭脱之分，形状相同，治法则大有区别。闭者宜开，脱者宜固；开关固脱，为治疗中风卒仆一实一虚两大法门”（《中风斠诠》）。闭证宜开，常用牛黄、麝香、龙胆草之类；脱证宜固，常用人参、阿胶、鸡子黄之品。其他：肝阳宜于潜镇，痰涎宜于开泄；气逆宜于顺降，心液肝阴宜于培养；肾阴宜于滋填，偏瘫宜于宣通。用药妥善，别开生面。

张锡纯把中风病分为脑充血和脑贫血两大类。“脑充血者，其脑中之血过多，固能伤其脑髓神经；脑贫血者，其脑中之血过少，又无以养其脑髓神经。是以究其终极，皆可使神经失其所司也。”（《医学衷中参西录·治内外中风方》）治脑中充血证，重用牛膝，引血下行；用龙骨、牡蛎、白芍，以镇肝熄风；代赭石降冲，玄参清气，麦冬养阴；再加桃仁、红花、三七诸药，化脑中瘀血。治脑中瘀血证，重用黄芪益气升阳，用当归养血，枸杞滋阴，山茱萸益精，鹿角胶养髓，再加乳香、没药、丹参诸药，以化脉中瘀血。在治疗中风病立方用药上具有独到之处。

可见，近代治疗中风病用药，大多取法清热凉血，平肝熄风，滋阴潜阳，醒神开窍，活血散瘀，理气化痰，益气养血，补精填髓之类，确有丰富的临床经验。

四、现代中医学家的治疗用药

近年来，中医瘀血学说兴起，临床用药大多以活血化瘀为主，常用丹参、葛根、生地黄、赤芍、牡丹皮、当归、川芎、降香、桃仁、红花、苏木、蒲黄、三七、茜草、泽兰叶、益母草、鸡血藤、毛冬青、三棱、莪术、乳香、没药、姜黄、郁金、牛膝、延胡索、水蛭、䗪虫、穿山甲等，为现代治疗中风病用药的主要特色。

现代中医学家冉雪峰说：“中风自当以脑为主，而各项诱因为辅，其方剂治疗亦当以脑为主。”（《中风临证效方选注·序言》）首倡镇静、兴奋二法，创前人所未有，启后来之先河。镇静以百合、生地，益水敛阴，滋液熄风；又运用铁精、黑锡、银液，戢敛浮越，重镇安神。兴奋以桂枝、牛黄，通阳升气，开窍醒神；草乌、蟾酥、莨菪子、木鳖子，强心温阳，醒脑奋髓。开创了治疗中风病的独特路径。

任应秋认为：治疗中风病主要根据阴虚与阳虚两大类，辨证用药。故治疗阳虚，药取其气，气重在辛；治疗阴虚，药取其味，味重在酸。而总须重在佐以活血。因为阳虚血必凝，不活血无以拨其机；阴虚血必滞，不活血无以通其经。阳虚证用九制豨莶草合黄芪（九制豨莶至阳汤）、附子，以扶阳助气为主；再以细辛领天南星、白附子、防风、白僵蚕，行气熄风；川芎领红花、苏木、牛膝，行血熄风，则三阴三阳诸经气血，和调通畅。阴虚证用九制豨莶草合生地、龟板、知母、黄柏（九制豨签至阴汤），以滋阴益精为主；再以当归领枸杞子、牛膝，温养阴经外泄之气；赤芍、郁金、丹参、菊花，凉肝活血，则阴精复而阳气固，火自宁而风可熄矣。

张学文在长期医疗实践中发现，血瘀是中风病的主要原因，治疗则以活血化瘀为基本大法。肝热血瘀证，用菊花、葛根、草决明、川芎、赤芍、地龙、胆南星、山楂、磁石等。气虚血瘀证，用黄芪、丹参、川芎、赤芍等。痰瘀阻窍证，用丹参、郁金、石菖蒲、远志等。瘀血腑实证，用大黄、芒硝、枳实、厚朴、桃仁、牛膝、郁金、石菖蒲、瓜蒌等。颅脑水瘀证，用丹参、牛膝、茯苓、白茅根等。肾虚血瘀证，用丹参、牛膝、桃仁、红花、黄芪、桑寄生、肉苁蓉等。

王永炎是研究中风病大家，通过对中风病的系统研究，全面总结，把中风病分为两类八纲；认为中风急性期，虽有本虚，但重在标实，尤以瘀血、痰气为主。以便秘腑实，偏瘫失语，舌苔黄腻，脉象弦滑为主证。力倡通腑化痰，升清降浊，常用大黄、芒硝、瓜蒌、胆南星等。把缺血性中风分为四种：风痰血瘀证，药选钩藤、菊花、丹参、赤芍、胆南星、瓜蒌、鸡血藤等；痰热腑实证，药选大黄、芒硝、瓜蒌、胆南星、生地、赤芍、牡丹皮、丹参等；阴虚风动证，药选生地黄、玄参、麦冬、珍珠母、牡蛎、丹参等。出血性中风亦分四种：风火上扰清窍证，药选羚羊角、钩藤、夏枯草、生地黄、白芍、牡蛎、石决明、牡丹皮、大黄等；痰浊蒙塞心神证，药选半夏、天南星、陈皮、茯苓、厚朴、附子、石菖蒲、郁金等；邪热内闭心窍证，药选丹参、黄连、麦冬、连翘、钩藤、菊花、牡丹皮、龙胆、大黄、羚羊角、石决明、牡蛎等；元气败脱、心神散乱证，药选人参、附子、麦冬、五味子等。

中医治疗中风病，在用药上具有独到之处，这里介绍常用中药一百味，沿流溯源，简述每味中药的性味、归经、功效、主治、用量等。但主要论述治疗中风病方面的认识和经验，而治疗其他病证的理论予以从略。凡入脑经的药物，大部分采用山东中医药大学校长王新陆教授的归经方法，很小部分是根据自己的临床实践来确认。

第二节　解表疏风药

解表疏风药是指以发汗散邪的药物。《黄帝内经》指出："其在皮者，汗而发之。"（《素问·阴阳应象大论》）就是说邪在肌表，必须外散使其从汗而解。

一、麻黄

性味：辛、微苦，温。

归经：入脑、肺、膀胱经。

功效：解表发汗，宣肺平喘，利水活血，强心醒脑。

主治：麻黄有散寒温经，调血通脉的作用。麻黄与桂枝配伍：麻黄祛寒宣络散血滞，桂枝温阳化气通脉痹。中风病半身不遂，口㖞失语者，宜用《古今录验方》续命汤：麻黄、桂枝、杏仁、甘草、人参、当归、川芎、石膏、干姜，水煎温服。麻黄与附子合用：麻黄宣气调血散外寒，附子温经通脉祛里寒。中风病血寒血凝，肢体疼痛者，宜用《伤寒杂病论》麻黄附子细辛汤：麻黄、附子、细辛，水煎温服。麻黄有利水活血，强心醒脑的作用。中风病痰壅湿重，神昏厥逆者，宜用《金匮要略》还魂汤：麻黄、桂枝、杏仁、甘草，水煎温服。亦可用《三因极一病证方论》追魂汤：麻黄、杏仁、甘草，水煎温服。

用量：5～15g。

二、桂枝

性味：辛、甘，温。

归经：入脑、心、肺、膀胱经。

功效：发汗解肌，温经通脉，助阳化气，强心活血。

主治：桂枝有温阳化气，行瘀通脉的作用。桂枝与附子相配：桂枝通阳散风寒，横络肢节，附子补火祛湿寒，温通血脉。中风病阳虚血瘀，肢痛畏寒者，宜用《伤寒杂病论》桂枝附子汤：桂枝、附子、甘草、生姜、大枣，水煎温服。中风病寒湿伤阳，形寒肢冷者，宜用《温病条辨》桂枝姜附汤：桂枝、干姜、附子、白术，水煎温服。

用量：5～15g，大量30g。

三、防风

性味：辛、甘，温。

归经：入脑、肝、脾、膀胱经。

功效：祛风胜湿，解痉止痛。

主治：防风有祛风胜湿，镇痉止痛的作用，尤能祛在表在里之风，除在上在下之湿，解大经小络之痉，疗骨节肌肉之痛。中风病风热上扰，头痛眩晕者，宜用《千金要方》防风汤：防风、桂枝、白术、半夏、芍药、川芎、知母、杏仁、甘草、生姜，水煎温服。防风与天麻配伍：防风祛风胜湿止痉挛，天麻熄风潜阳定眩晕。中风病风痰阻络，眩晕肢麻者，宜用《类编朱氏集验方》防风天麻散：防风、天麻、川芎、白芷、川乌、麻黄、甘草，水煎温服。

用量：5～10g，大量30g。

四、柴胡

性味：辛、苦，凉。

归经：入脑、肝、胆、心经。

功效：发表和里，疏肝解郁，散热止痛，升阳举气。

主治：柴胡有发表和里，疏肝解郁的作用。柴胡与黄芩配伍：柴胡疏肝解郁散表邪，黄芩清热燥湿祛里邪。中风病枢机不利，寒热腑实者，宜用《伤寒杂病论》大柴胡汤：柴胡、黄芩、芍药、半夏、大黄、枳实、生姜、大枣，水煎温服。柴胡与白芍合用：柴胡疏肝散郁，白芍柔肝敛阴，一散一敛，和血止痛。中风病肝郁气滞，血瘀脉痹者，宜用《景岳全书》柴胡疏肝汤：柴胡、白芍、香附、甘草、川芎、枳壳、陈皮，水煎温服。

用量：5～10g，大量30g。

五、葛根

性味：甘、辛，平。

归经：入脑、脾、胃经。

功效：解肌退热，升阳透表，生津止渴，行血通脉。

主治：葛根有解肌升阳，行血通脉的作用。葛根与赤芍相配：葛根升阳行血通脑脉，赤芍凉营行血散瘀结。中风病半身不遂，手足麻木者，宜用《疡医大全》葛根汤：葛根、赤芍、茯苓、甘草，水煎温服。葛根与黄连为伍：葛根解肌生津升胃气，黄连清热燥湿降胃火。中风病痰热口渴，眩晕肢麻者，宜用《症因脉治》葛根清胃汤：葛根、黄连、陈皮、甘草、竹茹，水煎温服。

用量：5～15g，大量30～50g。

六、菊花

性味：甘、苦，凉。

归经：入脑、肝、肺、肾经。

功效：疏风散热，清肝明目，平脑潜阳，养血利脉。

主治：菊花有清肝滋肾，解热散风的作用。菊花与防风相配：菊花清肝滋肾散风热，防风搜肝泻肺祛风寒。中风病肝肾不足，眩晕麻木者，宜用《圣济总录》菊花汤：菊花、防风、萸肉、甘草，水煎温服。菊花与石决明为伍：菊花清肝益阴，熄风止痉；石决明平肝潜阳，熄风安神。中风病肝阳上亢，头痛眩晕者，宜用《证治准绳》菊花决明散：菊花、防风、草决明、石决明、蔓荆子、川芎、羌活、黄芩、石膏、木贼、甘草，水煎温服。

用量：5～10g，大量15～30g。

第三节 温里散寒药

温里散寒药是指具有温热性以治疗里寒疾病的药物。《神农本草经·序例》云："疗寒以热药"，就是治里寒疾病的药物。清代程国彭说："温中，温其中也。"这就是说具有温中散寒，益火回阳的作用。

一、细辛

性味：辛，温。

归经：入脑、心、肺、肾经。

功效：祛风散寒，温中化痰，利水行血，通窍止喘。

主治：细辛有祛风散寒，温中化痰的作用。细辛与麻黄相配：细辛利窍化痰，行血散瘀祛里寒；麻黄宣肺平喘，调血破癥散表寒。中风病血寒血瘀，形寒肢冷者，宜用《三因极一病证方论》麻黄细辛汤：麻黄、细辛、附子，水煎温服。细辛与半夏为伍：细辛温肺化饮祛寒瘀，半夏降逆散结燥湿痰。中风病寒痰血瘀，身痛肢冷者，宜用《审视瑶函》细辛汤：细辛、川芎、白芷、独活、半夏、陈皮、茯苓、甘草，水煎温服。

用量：1～3g，大量5～15g。

二、附子

性味：辛、甘，大热、有毒。

归经：入脑、心、脾、肺、肾经。

功效：回阳救逆，益火温中，祛风胜湿，强心醒脑。

主治：附子有回阳救逆，湿中散寒的作用。上则温心阳而通血脉，下则暖肾阴而复元阳；外则达皮毛而除表寒，内则温脾胃而祛里寒。附子与干姜配伍：附子扶肾阳而破阴，干姜温脾阴而散寒。中风病脱证，阳气外泄者，宜用《伤寒杂病论》四逆汤：附子、干姜、甘草，水煎温服。附子与人参合用：附子温阳散寒，人参益气固本。中风病寒湿内盛，骨节疼痛者，宜用《伤寒杂病论》附子汤：附子、人参、白术、茯苓、芍药，水煎温服。

用量：5～15g，大量30g。

三、干姜

性味：大辛，大热。

归经：入脑、心、肺、脾、胃、肾经。

功效：回阳通脉，温中散寒，燥湿消痰，温经止血。

主治：干姜有温中散寒，回阳通脉的作用。干姜与附子相配：干姜回阳通脉，温肺燥脾；附子回阳救逆，强心暖肾。中风病阳衰阴盛，四肢厥脱者，宜用《伤寒杂病论》干姜附子汤：干姜、附子，水煎温服。干姜与麻黄为伍：干姜温里散寒，和血通脉；麻黄温表散寒，调血行瘀。中风病寒痰血瘀，肢厥气逆者，宜用《外台秘要》干姜汤：干姜、麻黄、桂枝、杏仁、甘草、紫菀、五味子，水煎温服。

用量：5～15g，大量30g。

四、肉桂

性味：辛、甘，热。

归经：入脑、肾、脾、心、肝经。

功效：益阳消阴，补火温中，活血通脉，散寒止痛。

主治：肉桂有补火温阳，活血通脉的作用。肉桂与附子相配：肉桂温肾补阳，引火归元；附子强心固脱，补火回阳。中风病血凝脉涩，形寒肢冷者，宜用《三因极一病证方论》桂附汤：肉桂、附子、干姜、桃仁、芍药、茯苓、甘草，水煎温服。肉桂与麻黄为伍：肉桂温中通脉祛里寒，麻黄温经活血散外寒，合用有温中散寒，升阳通脉的作用。中风病面皖肢冷，瘫痪麻木者，宜用《奇效良方》桂心汤：麻黄、肉桂、当归、茯苓、犀角、黄芩、防风、升麻、槟榔、大枣，水煎温服。

用量：5～10g，大量30g。

第四节　清热降火药

清热降火药是指以寒凉清热的药物，解降火热之证。《神农本草经·序例》云："疗热以寒药"，就是指治疗火热病证的寒凉药。《黄帝内经》指出："热者寒之"（《素问·至真要大论》），这就是指治疗火热病证，应用清热降火，清热凉血，清热解毒，清热燥湿，以及清虚热的具体方法。

一、黄芩

性味：苦，寒。

归经：入脑、肺、心、肝、脾、胆、大肠经。

功效：清热燥湿，泻火解毒，止血利尿，凉血安神。

主治：黄芩有清热泻火，凉血解毒的作用。配柴胡以解寒热，伍白芍以止下利，得桑白皮以泻肺火，合白术以燥脾湿。黄芩与天南星相配：黄芩清上焦之火，天南星祛风痰之邪。中风病风痰上扰，头痛眩晕者，宜用《寿世保元》清热导痰汤：黄芩、黄连、天南星、半夏、瓜蒌、枳实、陈皮、桔梗、人参、白术、茯苓、甘草，水煎温服。黄芩与芍药为伍：黄芩清热除烦，泻火燥湿；白芍平肝止痛，养血敛阴。中风病头痛口苦，身热下利者，宜用《伤寒杂病论》黄芩汤：黄芩、芍药、甘草、大枣，水煎温服。

用量：5～10g，大量30g。

二、黄连

性味：苦，寒。

归经：入脑、心、肝、胆、脾、胃、大肠经。

功效：清热燥湿，泻火解毒，清心除烦，醒脑安神。

主治：黄连有清心泻火，凉血止血的作用。黄连与大黄相配：黄连清热凉血止溢血，大黄泻火凉血散瘀血。中风病心火炽盛，神昏谵语者，宜用《张氏医通》黄连泻心汤：黄连、大黄，水煎温服。黄连与黄芩为伍：黄连泻心火，黄芩清肺热。中风病心火暴甚，神昏谵妄者，宜用《外台秘要》黄连解毒汤：黄芩、黄连、黄柏、栀子，水煎温服。

用量：3～10g，大量30g。

三、黄柏

性味：苦，寒。

归经：入肾、膀胱、大肠经。

功效：清热燥湿，泻火除蒸，滋肾坚阴，解毒疗疮。

主治：黄柏有清热燥湿，泄火除蒸的作用。黄柏与知母相配：黄柏清热燥湿泻相火，知母降火滋阴退虚热。中风病水亏火旺，虚热偏枯者，宜用《寿世保元》滋阴降火汤：黄柏、知母、玄参、天花粉、当归、川芎、白芍、熟地黄、桔梗、甘草，水煎去滓，加鲜竹沥汁温服。黄柏与黄连为伍：黄柏清热燥湿益肾水，黄连清热燥湿泻心火。中风病湿热内蕴，下利偏枯者，宜用《千金要方》黄柏汤：黄柏、黄连、黄芩、犀角、当归、升麻、牡蛎、白头翁、石榴皮、桑寄生、艾叶、甘草，水煎温服。

用量：5 ~ 10g。

四、苦参

性味：甘，寒。

归经：入脑、心、肝、肾、胃、大肠经。

功效：清热燥湿，利水杀虫；强心醒脑，镇痉安神。

主治：苦参有清热调胃，镇痉安神的作用。苦参与白芍相配：苦参清热醒脑，镇痉安神；白芍养血平肝，敛阴抑阳。中风病失眠烦燥，身热腹泄者，宜用《蒲辅周医疗经验》苦参木香汤：苦参、白芍、木香、甘草，水煎服。苦参与生地为伍：苦参清热醒脑，燥湿利水；生地黄清热醒脑，凉血散瘀。中风病高热神昏，持续不退者，宜用《千金要方》苦参汤：苦参、生地黄、黄芩，水煎温服。

用量：5 ~ 15g，大量 30g。

五、玄参

性味：甘、苦、咸，寒。

归经：入脑、肺、胃、肾经。

功效：清热凉血，养阴生津，解毒散结，润肠通便。

主治：玄参有清热凉血，滋阴润燥的作用。玄参与羚羊角配伍：玄参清热安神，凉血滋阴；羚羊角清热散血，平肝熄风。中风病高热痉厥，头痛神昏者，宜用《圣济总录》玄参汤：羚羊角、玄参、黄芩、芍药、菊花、防风、蔓荆子，水煎温服。玄参与犀角（以水牛角代）合用：玄参滋阴降火，凉血生津；犀角清热解毒，凉血醒脑。中风病热盛火炽，神昏谵语者，宜用《严氏济生方》玄参升麻汤：犀角、玄参、赤芍、升麻、黄芩、贯众、桔梗、甘草，水煎温服。

用量 10～15g，大量 30g。

六、石膏

性味：甘、辛，寒。

归经：入脑、肺、胃经。

功效：清热泻火，除烦止渴，凉胃消痰，醒脑安神。

主治：石膏有清热降火，生津止渴的作用。石膏与知母配伍：石膏清热解肌，生津止渴；知母清热泻火，滋阴润燥。中风病高热烦渴，大汗脉洪者，宜用《伤寒杂病论》白虎汤：石膏、知母、粳米、甘草，水煎温服。石膏与玄参合用：石膏清热降火泄气热，玄参清热养阴凉血热；中风病肺胃热盛，咽喉肿痛者，宜用《喉科秘诀》石膏汤：石膏、知母、玄参、天花粉、甘草，水煎温服。

用量：15～30g，大量 50～100g。

七、知母

性味：苦、甘，寒。

归经：入脑、肺、胃、肾经。

功效：清热泻火，滋阴润燥，止渴除烦，凉血醒脑。

主治：知母有清热益阴，泻肺滋肾的作用。知母与黄柏配伍：知母清热养阴，泄燥火而滋肾水；黄柏清热燥湿，祛湿热而坚肾阴。中风病水亏火旺，五心烦热者，宜用《医宗金鉴》知柏地黄汤：知母、黄柏、熟地、山药、山萸肉、牡丹皮、茯苓、泽泻，水煎温服。知母与石膏合用：知母滋阴清热止燥渴，石膏降火清热除烦渴。中风病大渴引饮，随饮随渴者，宜用《症因脉治》知母石膏汤：知母、石膏、葛根、甘草，水煎温服。

用量：5～10g，大量15g。

八、栀子

性味：苦，寒。

归经：入脑、心、肝、肺、胃、三焦经。

功效：清热除烦，醒脑安神，泻火利湿，凉血解毒。

主治：栀子有清热除烦，泻心利湿的作用。栀子与大黄配伍：栀子清热除烦，泻火利湿；大黄清热导滞，凉血逐瘀。中风病身热烦躁，便秘溲赤者，宜用《伤寒杂病论》栀子大黄汤：栀子、大黄、枳实，水煎温服。栀子与黄连配伍：栀子清热除烦，泻三焦之湿火；黄连清热燥湿，泻心经之实热。中风病酒湿蕴热，半身不遂者，宜用《症因脉治》栀连二陈汤：山栀子、黄连、半夏、陈皮、茯苓、生甘草，水煎温服。

用量：3～10g。外热用皮，内热用仁。

九、金银花

性味：甘，寒。

归经：入脑、心、肺、胃经。

功效：清热解毒，宣风凉血。

主治：金银花有清热醒神，凉血解毒的作用。金银花与犀角（以水牛角代）相配：银花清热解毒；犀角凉血散瘀。中风病高热面赤，神昏痉厥者，宜用《疡科心得集》银花解毒汤：银花、连翘、犀角、黄连、紫花地丁、牡丹皮、赤茯苓、夏枯草，水煎温服。金银花与连翘为伍：金银花清热安神，宣风凉血；连翘清热解毒，消痈散结。中风病神昏谵语，温毒瘀斑者，宜用《温热经纬》银花败毒汤：金银花、连翘、石膏、黄连、紫花地丁、牡丹皮、赤茯苓、夏枯草，水煎温服。

用量：5～15g，大量30g。

十、蒲公英

性味：甘、苦、寒。

归经：入脑、肝、胃经。

功效：清热解毒，凉血祛火，消肿散结，利水通淋。

主治：蒲公英有凉血清热，利水清肿的作用。蒲公英与金银花相配：蒲公英清热解毒，消肿散结；金银花清热祛风，凉血醒脑。中风病风热烦躁，神谵汗出者；宜用《病医大全》七味至圣汤：蒲公英、金银化、大黄、天花粉、人参、当归、甘草，水煎温服。蒲公英与大青叶为伍：蒲公英清热解毒，利水消肿；大青叶清热解毒，凉血散瘀。中风病风火烦躁，血热瘀斑者；宜用《趙炳南临床经验集》解毒活血汤：蒲公英、大青叶、野菊花、赤芍药、天花粉、紫花地丁、蚤休，水煎温服。

用量：10～15g，大量30g。

第五节　泻下利水药

泻下利水药是指通利谷道，泻下排便；通利水道，渗湿利尿的药物。功效大致可分为：

1. 通腑泻浊，清除肠内宿积燥屎，从大便排出毒素。
2. 清热泻火，通腑泻浊，疏泄壅滞，排出实热。
3. 逐水消肿，祛痰除饮。
4. 利尿渗湿，通利小便。

故在临床上分为通便、利尿两大类。

一、大黄

性味：苦，寒。

归经：入脑、心、肝、脾、胃、大肠经。

功效：攻积导滞，通腑泻热，凉血散瘀，清脑醒神。

主治：大黄有峻下热结，荡涤肠胃的作用。大黄与芒硝相配：大黄攻积导滞，通腑泻浊；芒硝润燥软坚，泻热通便。中腑证痞满燥实，神昏谵语者，宜用《伤寒杂病论》大承气汤：大黄、芒硝、枳实、厚朴，水煎温服。若热结里实，正气内虚者，宜用《伤寒六书》黄龙汤：大黄、芒硝、枳实、厚朴、当归、桔梗、甘草、生姜、大枣，水煎温服。

用量：5～15g，大量30g。

二、芒硝

性味：辛、咸、苦，寒。

归经：入胃、大肠、三焦经。

功效：润燥通腑，清热泻火，利水消肿，软坚散结。

主治：芒硝有润燥软坚，通腑泻热的作用。中风病实热内结，腑实便秘者，宜用《伤寒杂病论》调胃承气汤：大黄、芒硝、甘草，水煎温服。中风病实热内结，腑实尿闭者，宜用《百草名方大全》芒硝汤：芒硝、茴香，水煎温服。

用量：5～15g，药汁冲服。

三、茵陈

性味：苦，平、凉。

归经：入脾、胃、肝、胆经。

功效：清热利尿，除湿退黄。

主治：茵陈有清热利湿，通淋止痛的作用。茵陈与猪苓合用：茵陈清热利湿，猪苓利水渗湿。中风病形寒发热，尿黄短涩者，宜用《金匮要略》茵陈五苓汤：茵陈、猪苓、泽泻、白术、茯苓、桂枝，水煎温服。茵陈与玉竹配伍：茵陈清热利湿退黄疸，玉竹养阴润燥生津液。中风病嗜饮酒疸，面黄溲赤者，宜用《医醇賸义》茵陈玉露饮：茵陈、玉竹、石斛、天花粉、葛根、栀子、陈皮、半夏、茯苓，水煎温服。

用量：5～15g，大量30g。

四、猪苓

性味：甘，平。

归经：入脑、肾、膀胱经。

功效：渗湿利尿，行水降浊，抗癌消瘤，延衰缓老。

主治：猪苓有利水渗湿，泄热祛痰的作用。猪苓与阿胶配伍：猪苓利水渗湿，阿胶滋阴润燥。中风病脑胀水瘀，头昏呕逆者，宜用《伤寒杂病论》猪苓汤：猪苓、茯苓、泽泻、阿胶、滑石，水煎温服。猪苓与桂枝合用：猪苓渗湿利水泄内热，桂枝温阳化气祛外寒。中风病脑胀水瘀，头眩呕逆者，宜用《伤寒杂病论》五苓散：猪苓、茯苓、泽泻、白术、桂枝，改散为汤，水煎温服。

用量：5～10g，大量15g。

五、茯苓

性味：甘、淡，平。

归经：入脑、心、脾、肺、肾经。

功效：利水渗湿，健脾益肺，宁心通肾，养脑安神。

主治：茯苓有健脾燥湿，利水行痰的作用。茯苓与桂枝相配：茯苓利水渗湿，祛痰化饮：桂枝温阳化气，行血通脉。中风病痰气上泛，胸闷呕恶者，宜用《三因极一病证方论》茯苓汤：茯苓、桂枝、白术、甘草，水煎温服。茯苓与半夏为伍，茯苓健脾利湿，行水安神；半夏和胃化痰，降逆止呕。中风病肢体困重，头眩呕逆者，宜用《医学正传》茯苓半夏汤：天麻、白术、茯苓、半夏、橘红、神曲、麦芽、生姜，水煎温服。

用量：5～15g，大量30g。

六、泽泻

性味：甘、淡，寒。

归经：入脑、肾、膀胱经。

功效：利水渗湿，清热降浊。

主治：泽泻有利水渗湿，升清降浊的作用。泽泻与鹿衔草配伍：泽泻清热利湿，祛痰化饮；鹿衔草祛风胜湿，破癥逐水。饮酒中风，则为漏风，宜用《黄帝内经》泽术麋衔散：泽泻、白术、鹿衔草，为末冲服。泽泻与白术合用：泽泻渗湿利水，升清降浊；白术燥湿利水，益气止汗。中风病头昏目眩，频伸数欠，恶心呕吐，小便不利者，宜用《伤寒杂病论》泽泻汤：泽泻、白术，水煎温服。

用量：5～15g，大量30g。

第六节　理气行滞药

理气行滞药是指疏理气分，调节气机，行气消郁，顺气降逆的药物，具有行气消胀，解郁止痛，降逆镇吐，顺气宽胸，止呃平喘的作用；并有调脾气，和胃气，舒肝气，理肺气，行心气，温肾气，清脑气的功能。一言以蔽之：理气行滞药为调节气机出入升降的药物。

一、橘皮

性味：辛、苦，温。

归经：入肺、脾、胃经。

功效：理气健脾，燥湿化痰。

主治：橘皮有和中燥湿，消痰理气的作用。橘皮与半夏相配：橘皮健脾燥湿，理气化痰；半夏和胃降逆，燥湿化痰。中风病头晕目眩，胸闷呕恶者，宜用《济阴纲目》陈皮半夏汤：陈皮、半夏、茯苓、甘草、紫苏、黄芩、生姜，水煎温服。中风病呕逆恶心，流涎吐痰者，宜用《太平惠民和剂局方》橘皮半夏汤：橘皮、半夏、生姜，水煎温服。

用量：5～10g，大量30g。

二、香附

性味：辛、甘、微苦，平。

归经：入脑、肝、胃、三焦经。

功效：舒肝解郁，理气止痛，行血散滞，通脑降逆。

主治：香附之气平，香能窜，辛能散，苦能降，甘能和。行气利三焦，疏肝解六郁；通一身元阳之气，行人体经脉之血。上通头脑耳目，下行胸腹腰膝；内彻脏腑器官，外达经络皮毛。香附为调节人体气机升降出入之圣药。香附与诸药配伍：得人参、白术则益气；得当归、白芍则养血；得木香、枳实则疏滞和中；得檀香、砂仁则理气醒脾；得柴胡、沉香则升降诸气；得川芎、苍术则总解众郁；得栀子、黄连则降火清热；得茯苓、茯神则交肾济心；得厚朴、半夏则决壅消胀；得茴香、补骨脂则引气归元；得三棱、莪术则破癥消积；得紫苏、葱白则散邪理气；得桂枝、麻黄则温通血脉；得艾叶、肉桂则暖达子宫。明代李时珍称之为“气病之总司，女科之主帅”（《本草纲目·香附》），此之谓也。

用量：5～10g，大量15g。

三、枳实

性味：辛、苦，凉。

归经：入脑、脾、胃、大肠经。

功效：破气化痰，消积散痞，强心活血，升阳利尿。

主治：枳实有行气破痰，通腑消痞的作用。枳实与厚朴配伍：枳实破气消痞，化湿行痰；厚朴理气除满，燥湿化痰。中风病气机郁滞，腹胀便秘者，宜用《寿世保元》枳实大黄汤：大黄、枳实、厚朴、槟榔、木香、甘草，水煎温服。枳实与白术合用：枳实和胃导滞破痰结，白术健脾益气利水湿。中风病脾胃虚寒，痰湿内停者，宜用《太平惠民和剂局方》枳实理中汤：枳实、茯苓、人参、白术、干姜、甘草，水煎温服。

用量：5～10g，大量15g。

四、厚朴

性味：辛、苦，温。

归经：入脾、胃、肺、大肠经。

功效：行气燥湿，祛痰平喘，消积导滞，除痞散满。

主治：厚朴有开郁化湿，行气导滞的作用。厚朴与大黄合用：厚朴化湿导滞，大黄攻积导滞。中风病腹满胀痛，大便秘结者，应宜用《金匮要略》厚朴大黄汤：厚朴、大黄、枳实，水煎温服。厚朴与半夏配伍：厚朴利湿消痰，降气除满，半夏燥湿化痰，降逆消痞。中风病痰湿壅盛，脘痞腹满者，宜用《太平惠民和剂局方》厚朴半夏汤：厚朴、半夏、茯苓、苏叶、生姜、大枣，水煎温服。

用量：5～15g，大量30g。

五、木香

性味：辛、苦，温。

归经：入脾、胃、大肠经。

功效：行气止痛，健脾和胃，消食化积，通窍化浊。

主治：木香有行气导滞，燥湿消积的作用，尤善行脾胃之滞，理三焦之气。木香与厚朴合用：木香行气止痛健脾胃，厚朴理气燥湿除胀满。中风病浊气在上，脘腹胀满者，宜用《医学发明》木香顺气汤：木香、厚朴、青皮、陈皮、茯苓、泽泻、柴胡、升麻、苍术、半夏、当归、干姜、吴茱萸、草豆蔻、益智仁，水煎温服。木香与藿香配伍：木香健脾和胃化积滞，藿香醒脾开胃化湿浊。中风病胸闷脘痞，呕逆痰涎者，宜用《杂病源流犀烛》木香调气饮：木香、藿香、砂仁、白豆蔻、甘草，水煎温服。

用量：3～10g。生用行气，熟用止泻。

六、乌药

性味：辛，温。

归经：入脾、肺、肾、膀胱经。

功效：顺气降逆，散寒止痛，祛郁行滞，温肾醒脑。

主治：乌药有温肾降逆，行气止痛的作用。乌药与麻黄相配：乌药暖肾散寒，降气祛湿；麻黄温经散寒，调血逐瘀。中风病肢节疼痛，手足不遂者，宜用《太平惠民和剂局方》乌药顺气散：乌药、麻黄、川芎、白芷、白僵蚕、桔梗、枳壳、陈皮、干姜、甘草，水煎温服。乌药与延胡索为伍：乌药温肾散寒，顺气止痛；延胡索活血化瘀，行气止痛。中风病情志郁结，脘腹胀痛者，宜用《痧胀玉衡》乌药顺气汤：乌药、延胡索、红花、香附、三棱、莪术、枳壳、青皮、莱菔子、白芥子，水煎温服。

用量：5～10g，大量15g。

第七节　活血化瘀药

活血化瘀药是指行血通脉，祛瘀散滞的药物，具有活血止痛，活血通脉，活血散瘀，活血破症的作用。凡能和血、行血、活血、破血、祛瘀、散瘀、化瘀、逐瘀的药物，均属活血化瘀药的范畴。根据药物功效的程度，可分为和血、活血、破血三大类。

1. **和血类**　有丹参、生地黄、赤芍、牡丹皮、当归、鸡血藤六种药物。

2. **活血类**　有川芎、郁金、延胡索、姜黄、牛膝、红花、益母草、泽兰、三七、蒲黄、苏木、大黄、乳香、没药、刘寄奴、五灵脂、鬼箭羽、王不留行、穿山甲、蛴螬、紫葳二十一种药物。

3. **破血类**　有水蛭、䗪虫、三棱、莪术、桃仁、虻虫、干漆、血竭八种药物。

其他：麻黄主要功能在于解表平喘，但有一定的活血化瘀作用。又如：在药物分类上，葛根解肌散瘀，而归类于解表药；当归补血活血，而归类于补血药；大黄攻泻逐瘀，而归类于泻下药；山楂消积散瘀，而归类于消食药。还有一些活血药应用较少，供参考应用。

一、丹参

性味：苦，凉。

归经：入脑、心、肝、心包经。

功效：活血化瘀，养血安神，清心除烦，凉血醒脑。

主治：丹参有和血、补血、生血、凉血的作用。古人有“一味丹参散，功同四物汤”（《妇人明理论》）之说。丹参与川芎配伍：丹参散脉中之瘀血，川芎行血中之滞气。中风病气滞血瘀，心热偏瘫者，宜用《证治准绳》丹参散：丹参、川芎、葛根、黄芩、犀角、麻黄、枳壳、竹叶、竹茹，水煎温服。丹参与檀香合用：丹参性凉散血瘀，清心通脉；檀香性温行气滞，温肺通经。中风病血瘀脉痹，手足不遂者，宜用《时方歌括》丹参饮：丹参、檀香、砂仁，水煎温服。

用量：15～30g。

二、川芎

性味：辛，温。

归经：入脑、心、肝、胆、心包经。

功效：活血化瘀，行气导滞，清脑醒神，强心止痛。

主治：川芎有活血散瘀，行气开郁的作用。川芎与当归相配：川芎活血行气调肝血，当归补血活血理肝气。中风病情志郁结，热滞食积者，宜用《赤水玄珠》芎归养荣汤：当归、川芎、白芍、熟地黄、知母、黄柏、人参、麦冬、枸杞子、甘草，水煎温服。川芎与细辛为伍：川芎活血行气祛头风，细辛温里降气化寒痰。中风病痰厥头痛，眩晕呕逆者，宜用《证治准绳》芎辛导痰汤：川芎、细辛、半夏、天南星、陈皮、茯苓、枳壳、甘草、生姜，水煎温服。

用量：5～10g，大量15g。

三、生地

性味：甘、苦，寒。

归经：入脑、心、肝、肾经。

功效：清热凉血，生津养液，补血散瘀，通脉醒神。

主治：生地有清热滋阴，凉血散瘀的作用。生地与玄参配伍：生地凉血消瘀通血脉，清血中之热；玄参凉血降火养阴液，解血中之毒。中风病脑脉溢血，神昏谵妄者，宜用《外科正宗》凉血地黄汤：生地黄、玄参、当归、黄连、栀子、甘草，水煎温服。生地与羚羊角合用：生地凉血清热，养阴散瘀血；羚羊角凉血解毒，平肝熄风。中风病实热烦躁，头痛眩晕者，宜用《圣济总录》地黄汤：生地黄、羚羊角、麦冬、丹参、牛膝、槟榔、枳壳、黄芩、赤苓、甘草，水煎温服。

用量：10～30g，大量50g。

四、赤芍

性味：苦，凉。

归经：入脑、肝、脾、肺经。

功效：清热凉血，活血散瘀，通络止痛，破癥消瘕。

主治：赤芍有凉血清热，和血散瘀的作用。赤芍与川芎配伍：赤芍凉血清热，泄血中之瘀热；川芎活血行气，散血中之滞气。中风病头痛眩晕，面红目赤者，宜用《医林改错》通窍活血汤：赤芍、川芎、桃仁、红花、老葱、生姜、大枣、麝香、黄酒，水煎温服。赤芍与黄芪合用：赤芍凉血散瘀通血脉，黄芪益气生血达肌肤。中风病气虚血瘀，肌肤麻木者，宜用《赤水玄珠》芍药黄芪汤：黄芪、赤芍、白术、甘草，水煎温服。

用量：10～15g，大量30g。

五、牡丹皮

性味：辛、苦，凉。

归经：入脑、心、肝、肾经。

功效：凉血清热，行血散瘀，止血除蒸，活血止痛。

主治：牡丹皮有清热凉血，和血散瘀的作用。牡丹皮与桂枝配伍：牡丹皮凉血散瘀，桂枝温经通脉。牡丹皮性凉，通血脉中热结；桂枝气温，散血脉中寒凝。中风病血瘀骨蒸，手足心热者，宜用《普济方》牡丹汤：牡丹皮、桃仁、桂枝、木通、鳖甲、土瓜根，水煎温服。牡丹皮与生地黄合用：牡丹皮凉血散瘀，散肝经之郁火；生地黄凉血散瘀，滋肾中之真水。中风病水亏火旺，头晕偏枯者，宜用《寿世保元》清火滋阴汤：牡丹皮、赤芍、生地黄、天冬、麦冬、栀子、黄连、山药、山萸肉、茯苓、泽泻、甘草，水煎温服。

用量：5～10g，大量15g。

六、郁金

性味：辛、苦，凉。

归经：入脑、心、肺、肝经。

功效：活血散瘀，行气解郁，清心醒脑，凉血安神。

主治：郁金有凉血清心，行气散瘀的作用。郁金与木香配伍：郁金活血止痛散血瘀，木香行气止痛理气滞。中风病气滞血瘀，肢体疼痛者，宜用《医宗金鉴》颠倒木金散：郁金、木香，水煎温服。郁金与黄连合用：郁金清心凉血行气郁，黄连清心泻火散血热。中风病舌纵外伸，手足痿软者，宜用《医学纲目》清心导痰汤：黄连、郁金、天南星、半夏、白附子、天花粉、白僵蚕、羌活、川乌、生姜，水煎温服。

用量：5~10g，大量15g。

七、桃仁

性味：苦、甘，平。

归经：入脑、心、肝、肺、大肠经。

功效：活血化瘀，强心通脉，祛瘀生新，润肠通便。

主治：桃仁有活血通脉，祛瘀生新的作用。桃仁与红花配伍：桃仁破血祛瘀通心脉，红花活血化瘀达脑络。中风病气滞血瘀，瘫痪麻木者，宜用《痧胀玉衡》桃仁红花汤：桃仁、红花、苏木、蒺藜、独活、乌药、青皮，水煎温服。中风病头重脑胀，肢麻偏枯者，宜用《医醇賸义》桃仁化浊汤：桃仁、红花、丹参、赤芍、当归、牛膝、延胡索、降香、茵陈、泽泻、车前子、血余炭，水煎温服。

用量：10~15g，大量30g。

八、红花

性味：辛，温。

归经：入脑、心、肝经。

功效：活血通脉，祛瘀生新，强心通络，调经止痛。

主治：红花有活血祛瘀，强心通脉的作用。红花与当归配伍：红花活血生血通血脉，当归和血养血达血络。中风病血热血瘀，偏枯肢痛者，宜用《医学入门》活血四物汤：红花、桃仁、当归、川芎、赤芍、生地黄、苏木、黄连、连翘、防风、甘草，水煎温服。红花与桃仁合用：红花活血化瘀生新血，桃仁破血祛瘀散败血。中风病气滞血瘀，偏枯胁痛者，宜用《症因脉治》红花桃仁汤：红花、桃仁、当归、赤芍、大黄、枳壳、厚朴，水煎温服。

用量：5~10g，大量15g。

九、水蛭

性味：咸、苦，平。

归经：入脑、肝、膀胱经。

功效：破血逐瘀，通经散癥，强心利水，镇脑安神。

主治：水蛭有破血逐瘀，通脉利水的作用。水蛭与虻虫配伍：水蛭破血逐瘀利水道，虻虫破血逐瘀通血脉。中风病脑脉瘀血，瘫痪麻木者，宜用《伤寒杂病论》抵当汤：水蛭、虻虫、大黄、桃仁，水煎温服。亦可用《千金要方》水蛭散：水蛭，研末冲服，或装胶囊服。

用量：5～10g，散剂1～2g。

十、䗪虫

性味：咸，寒。

归经：入脑、肝经。

功效：破血逐瘀，接骨续筋，通脉散癥，活络止痛。

主治：䗪虫有破血逐瘀，接骨续筋的作用。䗪虫与大黄配伍：䗪虫破血逐瘀，软坚散结；大黄攻积导滞，通腑泄热。中风病面色黧暗，肌肤甲错者，宜用《伤寒杂病论》大黄䗪虫丸：大黄、䗪虫、水蛭、虻虫、蛴螬、干漆、桃仁、黄芩、芍药、地黄、杏仁、甘草，研末为丸，一日两次。䗪虫与自然铜合用：䗪虫破血逐瘀接折骨，自然铜散血消瘀续伤筋。中风病半身不遂，跌伤骨折者，宜用《袖珍方》接骨续筋散：䗪虫、自然铜，为末调服。或装胶囊服。

用量：5～10g，散剂1～2g。

十一、三棱

性味：辛、苦，平。

归经：入肝、脾经。

功效：破血行气，消积止痛。

主治：三棱有破血逐瘀，行气散结的作用。三棱与莪术配伍：三棱破血中之气，莪术行气中之血。中风病气虚血瘀，半身不遂者，宜用《医学衷中参西录》理冲汤：黄芪、山药、党参、白术、三棱、莪术、知母、天花粉、鸡内金，水煎温服。气滞血瘀，半身不遂者，宜用《卫生宝鉴》和血通经汤：三棱、莪术、当归、熟地黄、红花、木香、血竭、苏木、肉桂、贯众，水煎温服。

用量：5～10g。

十二、三七

性味：甘、微苦，温。

归经：入脑、心、肝、胃经。

功效：止血散瘀，活血消肿，通脉止痛，强心安神。

主治：三七有止血活血，散瘀消肿的作用。三七与龙骨配伍：三七止血散瘀，行血通脉；龙骨平肝潜阳，熄风安神。中风病脑脉溢血，呕逆谵妄者，宜用《医学衷中参西录》补络补管汤：三七、龙骨、牡蛎、山茱萸，水煎温服。参三七与花蕊石合用：参三七活血散瘀止吐，花蕊石止血化瘀散积滞。中风病脑脉溢血，吐衄不止者，宜用《医学衷中参西录》化血丹：花蕊石、参三七、血余炭，开水冲服，或鼻饲灌服。

用量：5～10g，散剂13g。

十三、降香

性味：辛，温。

归经：入心、肝、脾经。

功效：活血散瘀，止血定痛，降气行滞，辟秽化浊。

主治：降香有止血化瘀，理气定痛的作用。降香与桃花配伍：降香行气活血，止血散瘀；桃花逐水消肿，通腑泻浊。中风病脑胀水瘀，头胀昏蒙者，宜用《痧胀玉衡》降香桃花散：降香、桃花、牛膝、红花、凤仙花、白蒺藜，水煎温服。

用量：5～10g，研末1～2g。

十四、延胡索

性味：辛、苦，温

归经：入脑、心、肝、脾、肺经。

功效：活血化瘀，行气止痛，镇痉安神，强心通脉。

主治：延胡索有活血化瘀，行气止痛的作用。延胡索与肉桂相配：延胡索活血行气，祛瘀止痛；肉桂温经散寒，通脉止痛。中风病寒凝脉痹，肢体疼痛者，宜用《严氏济生方》延胡索汤：延胡索、肉桂、当归、赤芍、姜黄、蒲黄、乳香、没药、木香、甘草，水煎温服。延胡索与川楝子为伍：延胡索舒肝活血，祛瘀止痛；川楝子清肝解郁，行气止痛。中风病气滞血瘀，偏枯胁痛者，宜用《医垒元戎》玄胡六合汤：延胡索、川楝子、当归、川芎、白芍、生地黄，水煎温服。

用量：5～10g，大量15g。

十五、牛膝

性味：苦、酸，平。

归经：入脑、肝、肾经。

功效：活血祛瘀，补肝益肾，利尿通淋，引血下行。

主治：川牛膝破血消瘀力胜，怀牛膝补肝益肾效强。生用破血通经，引热下行；熟用补肝益肾，强筋壮骨。牛膝与代赭石配伍：牛膝活血通脉，引血下行；代赭石镇肝降逆，止气上升。中风病肾阴下亏，肝阳上亢，头晕耳鸣，肢麻足软者，宜用《医学衷中参西录》镇肝熄风汤：代赭石、牛膝、龙骨、牡蛎、龟板、白芍、天冬、玄参、川楝子、茵陈、麦芽、甘草，水煎温服。牛膝与延胡索合用：牛膝补肝益肾，破血通经；延胡索活血散瘀，行气止痛。中风病气滞血瘀，头痛眩晕者，宜用《济阴纲目》牛膝散：牛膝、延胡索、当归、赤芍、牡丹皮、桃仁、木香、桂心，水煎温服。

用量：10～15g，大量30g。

十六、益母草

性味：辛、苦，凉。

归经：入脑、心、肝、膀胱经。

功效：活血化瘀，利水消肿，强心通脉，调经止痛。

主治：益母草有活血通脉，去瘀生新的作用。益母草与全当归配伍：益母草活血通脉，去瘀生新；全当归养血和血，滋阴润燥。中风病血瘀脉痹，肢节疼痛者，宜用《万病回春》益母草汤：益母草、当归、川芎、白芍、熟地黄、玄参、黄芩、蒲黄、香附、阿胶、白术、陈皮、甘草，水煎温服。亦可用《傅青主女科》散瘀定痛汤：益母草、当归、川芎、牡丹皮、桃仁、乳香、山楂、黑芥穗，水煎温服。

用量：15～30g，大量60g。

十七、鸡血藤

性味：甘、苦，温。

归经：入脑、肝、肾经。

功效：活血养血，舒筋通络，调经止痛，祛风除痹。

主治：鸡血藤有活血养血，祛瘀通络的作用。鸡血藤与豨莶草配伍：鸡血藤活血散瘀，舒筋通络；豨莶草祛风胜湿，通痹止痛。中风病血瘀脉痹，偏枯肢痛者，宜用《脑病良方》鸡血藤汤：鸡血藤、豨莶草、丹参、当归、红花、桑寄生、杜仲、陈皮，水煎温服。

用量：15～30g，大量50～150g。

第八节　祛风胜湿药

祛风胜湿药是指祛除经络、筋骨、关节、肌肉之间风湿的药物。《黄帝内经》云："风、寒、湿三气杂至，合而为痹也。"（《素问·痹论》）临床上治疗痹证，则以祛风、除湿、散寒、清热、活血、通络、行痹、止痛的药物为主。

一、秦艽

性味：辛、苦，凉。

归经：入胃、肝、胆经。

功效：祛风胜湿，疏经活络，通痹止痛，清除虚热。

主治：秦艽有祛风除湿，舒筋活血的作用。秦艽与生地黄相配：秦艽祛风胜湿，通经活络；生地黄凉血散瘀，清热除痹。中络证肌肤麻木，口眼㖞斜者，宜用《杂病源流犀烛》秦艽地黄汤：秦艽、生地黄、柴胡、钩藤、牡丹皮、白术、茯苓、甘草，水煎温服。秦艽与升麻为伍：秦艽祛风胜湿清虚热，升麻升阳举陷散风热。中风病阳明头痛，肢体拘急者，宜用《卫生宝鉴》秦艽升麻汤：秦艽、升麻、葛根、白芍、人参、桂枝、白芷、防风、甘草，水煎温服。

用量：5～10g，大量15g。

二、木瓜

性味：酸、温。

归经：入肺、肝、脾、胃经。

功效：敛肺伐肝，理脾和胃；祛湿降浊，舒筋活络。

主治：木瓜有理脾和胃，利湿化浊的作用。宣木瓜与吴茱萸配伍：宣木瓜利水降浊，调气和胃；吴茱萸散寒止痛，降逆止呕。中风病头痛足冷，水肿呕逆者，宜用《圣济总录》木瓜茱萸汤：宣木瓜、吴茱萸、干姜、肉桂、木香、槟榔，水煎温服。木瓜与黄柏合用：木瓜祛湿降浊，平肝和胃；黄柏清热燥湿，泄火除蒸。中风病湿热内蕴，手足瘫软者，宜且《杂病源流犀烛》清热泻湿汤：黄柏、木瓜、苍术、防己、泽泻、槟榔、苏叶、枳壳、木通、羌活、香附、甘草，水煎温服。

用量：10~15 克，大量 30g。

三、羌活

性味：辛、苦，温。

归经：入肝、肾、膀胱经。

功效：祛风胜湿，散寒止痛，升清降浊，活血通脉。

主治：羌活有解表散寒，祛风胜湿的作用。羌活与防风相配：羌活疏风散寒，通痹止痛；防风祛风胜湿，解痉止痛。中风病头痛项强，肢节麻木者，宜用《症因脉治》羌活防风汤：羌活、防风、陈皮、甘草，水煎温服。羌活与当归为伍：羌治祛风胜湿利关节，当归补血和营通血脉。中风病口眼㖞斜，手足不遂者，宜用《症因脉治》羌活四物汤：羌活、防风、当归、川芎、白芍、生地黄，水煎温服。

用量：5~10g，大量 15g。

四、独活

性味：辛、苦，温。

归经：入肝、肾、膀胱经。

功效：祛风胜湿，散寒止痛。

主治：独活有祛风胜湿，通痹止痛的作用。独活与桂枝配伍：独活祛风胜湿通周身，桂枝疏风散寒达肢节。中风病四肢不收，手足蝉曳者，宜用《千金要方》独活汤：独活、桂枝、葛根、白芍、天花粉、甘草、生姜，水煎温服。独活与细辛合用：独活祛风胜湿通经络，细辛温经散寒行气血。中风病手足不遂，腰膝冷痛者，宜用《症因脉治》独活细辛汤：独活、细辛、秦艽、防风、川芎、生地黄、甘草，水煎温服。

用量：5～10g，大量15g。

五、桑寄生

性味：苦、甘，平。

归经：入肝、肾经。

功效：祛风胜湿，滋肝益肾，强筋壮骨，养血安胎。

主治：桑寄生有祛风胜湿，强筋壮骨的作用。桑寄生与防风相配：桑寄生散风除湿和血脉，防风祛风胜湿通经络。中风病手足麻木，半身不遂者，宜用《济阴纲目》桑寄生防风汤：桑寄生、防风、当归、川芎、白芍、续断、独活、桂心、生姜，水煎温服。桑寄生与当归为伍：桑寄生祛风胜湿强筋骨，当归补血和血通经脉。中风病瘛疭痉挛，筋脉拘急者，宜用《陈素庵妇科补解》桑寄生养荣汤：桑寄生、人参、当归、川芎、白芍、生地黄、钩藤、续断、牡丹皮、茯苓、甘草，水煎温服。

用量：5～15g，大量30g。

六、威灵仙

性味：辛、苦，温。

归经：入肝、肾、膀胱经。

功效：祛风胜湿，通经活络，除痹止痛，软骨化鲠。

主治：威灵仙有祛风胜湿，通络止痛的作用。中风病手足不遂，麻木痹痛者，宜用《千金要方》威灵仙散：威灵仙，研为细末，温酒调服。威灵仙与木瓜配伍，威灵仙祛风胜湿，通经活络；木瓜和中祛湿，强筋壮骨。中风病筋脉拘挛，屈伸不利者，宜用《三因极一病证方论》舒筋保安散：威灵仙、木瓜、天麻、防风、虎骨、牛膝、黄芪、当归、白芍、续断、乌药、白僵蚕、松节、五灵脂，水煎温服。

用量：5～15g，骨鲠30g。

七、白花蛇

性味：甘、咸，温，有毒。

归经：入肝经。

功效：搜风透骨，解痉通络，祛癣除疥，镇痛止痒。

主治：白花蛇有搜风透骨，舒筋活络的作用。白花蛇与白附子配伍：白花蛇搜风剔，透骨定搐；白附子祛风化痰，通络止痉。宜用《圣济总录》白花蛇散：白花蛇、白附子、天南星、白僵蚕、白鲜皮、蔓荆子、何首乌、天麻、犀角、麻黄、防风、羌活、肉桂、萆薢、磁石、蚕蛾，共为细末，温水调服。白花蛇与威灵仙合用：白花蛇披风剔络透骨骱，威灵仙祛风胜湿通经络。中风病头痛脑风，肢体麻木者，宜用《太平圣惠方》白花蛇散：白花蛇、威灵仙、白鲜皮、蔓荆子、天麻、防风、羌活、枳壳、槐子、蚕沙、甘草，水煎温服。

用量：3～10g，散剂0.5～1g。

八、乌梢蛇

性味：甘，平。

归经：入肝、肺经。

功效：祛风止痛，定惊止搐，搜风剔络，除癣止痒。

主治：乌梢蛇有搜风定搐，通经活络的作用。乌梢蛇与麻黄配伍：乌梢蛇搜经络之风，外达皮腠；麻黄散肌表之风，内通筋骨。中风病手足麻木，筋脉拘挛者，宜用《太平圣惠方》乌梢蛇丸：乌梢蛇、犀角、全蝎、白僵蚕、天麻、半夏、天南星、白附子、麻黄、桂枝、独活、蚕沙、麝香、生姜，为末调服。亦可用《医学入门》乌蛇散：乌梢蛇、麻黄、天麻、全蝎、干姜、川乌、附子、川芎，为末调服。

用量：3～10g，散剂1～2g。

第九节　开窍化湿药

开窍化湿药是指气味芳香，善于走窜，通关开窍的药物；与气味芳香，善于辟浊，化湿醒脾的药物，合称为开窍化湿药。然开窍之药，皆入心脑；而化湿之品，多入脾胃。大多有通窍、辟浊、化湿、醒脾之功效。

一、牛黄

性味：苦、甘，凉。

归经：入脑、心、肝经。

功效：清心凉肝，镇惊熄风，醒脑安神，利痰开窍。

主治：牛黄有清热解毒，凉肝熄风，醒脑安神，豁痰开窍的作用。牛黄与犀角（以水牛角代）配伍：牛黄清心化痰熄肝风，犀角清热凉血醒脑神。中风病高热神昏，谵妄烦躁者，宜用《温病条辩》安宫牛黄丸：牛黄、犀角、黄连、郁金、栀子、黄芩、朱砂、雄黄、珍珠、麝香、冰片、金箔，炼蜜为丸。亦可用《痘疹心法》牛黄清心丸：牛黄、栀子、黄连、郁金、黄芩、朱砂，炼蜜为丸。

用量：入丸、入散，0.1～0.3g。

二、麝香

性味：辛，温。

归经：入脑、心、脾、肝经。

功效：开窍醒神，活血止痛，散瘀消肿，催产下胎。

主治：麝香有开窍醒脑，活血散瘀的作用。麝香与牛黄配伍：麝香辟秽化浊醒脑神，祛瘀通脉；牛黄清热解毒熄风，豁痰开窍。中风病神昏谵，痰壅肢厥者，宜用《太平惠民和剂局方》至宝丹：麝香、安息香、牛黄、犀角、龙脑、琥珀、玳瑁、雄黄、朱砂、金箔、银箔。麝香与水蛭合用：麝香醒神开窍，活血散结；水蛭破血逐瘀，通经散症。中风病脑中瘀血，神昏肢痉者，宜用《普济方》麝香散：麝香、水蛭，为散冲服。

用量：入丸、散，0.1～0.3g。

三、苏合香

性味：甘、辛，温。

归经：入脑、心、脾经。

功效：开窍通神，逐秽辟浊。

主治：苏合香有醒脑开窍，行气止痛的作用。苏合香与麝香相配：苏合香醒神止痛开气闭，麝香醒神开窍散血结。中风病痰气瘀血，神昏厥逆者，宜用《太平惠民和剂局方》苏合香丸：苏合香、安息香、龙脑香、青木香、麝香、檀香、乳香、沉香、丁香、荜茇、香附、犀角、白术、诃子、朱砂，炼蜜为丸。亦可用《通俗伤寒论》苏合香丸：苏合香、安息香、犀角、白术、麝香、乳香、沉香、木香、丁香、香附、冰片，炼蜜为丸。

用量：1～2g，宜作丸剂，不入汤剂。

四、石菖蒲

性味：辛、苦，温。

归经：入脑、心、肝、胃经。

功效：醒脑安神，豁痰开窍，和中辟浊，祛湿开胃。

主治：石菖蒲有通关开窍，清脑醒神的作用。石菖蒲与郁金相配：石菖蒲祛痰辟浊，醒脑开窍；郁金行气解郁，凉血散瘀。中风病身热神昏，痰瘀心窍者，宜用《温病全书》石菖蒲郁金汤：石菖蒲、郁金、栀子、连翘、牡丹皮、木通、灯芯、竹叶，水煎去滓，加竹沥、玉枢丹温服。石菖蒲与远志为伍：石菖蒲醒脑开窍，和中辟浊；远志祛痰利窍，安神益智。中风病神志痴呆，言语謇涩者，宜用《普济方》石菖蒲丸：石菖蒲、远志、人参、麦冬、当归、川芎、乳香、朱砂，炼蜜为丸。

用量：5～10g，大量15g。

五、藿香

性味：辛，微温。

归经：入脑、脾、胃、肺经。

功效：发表解暑，除湿化浊，理气止呕，开窍醒神。

主治：藿香有祛湿化浊，和中止呕的作用。藿香与砂仁配伍：藿香和中醒脾，散湿化浊清脑神；砂仁温中开胃，行气化湿健脾气。中风病湿浊内郁，头重呕逆者，宜用《世医得效方》藿香养胃汤：藿香、砂仁、人参、白术、茯苓、甘草、半夏、乌药、神曲、薏苡仁、荜澄茄，水煎温服。藿香与厚朴合用：藿香和中止呕，芳香化湿；厚朴行气导滞，降逆化湿。中风病湿热中阻，脾胃不和者，宜用《温热论》藿朴夏苓汤：藿香、厚朴、半夏、茯苓、泽泻、猪苓、杏仁、白豆蔻、薏苡仁、香豉，水煎温服。

用量：5～10g，大量15g。

六、佩兰

性味：辛，平。

归经：入脑、脾、胃经。

功效：发表解暑，醒脾开胃，化湿辟浊，和中通神。

主治：佩兰有醒脾开胃和中气，化湿辟浊通脑神的作用。中风病头重如裹，口甘呕恶者，宜用《黄帝内经》兰草汤：佩兰，水煎温服。佩兰与藿香配伍：佩兰辟秽化湿，和中快气；藿香解表降浊，醒脑奋神。中风病头胀胸闷，肢困体重者，宜用《时病论》芳香化浊汤：藿香、佩兰、半夏、陈皮、荷叶、大腹皮，水煎温服。

用量：5～10g，大量15g。

第十节　补虚养弱药

补虚养弱药是指补养人体气血阴阳不足的药物。人体气虚、阳虚者，是指体内阳气不足；血虚、阴虚者，是指体内阴血不足。正如《黄帝内经》指出："形不足者，温之以气；精不足者，补之以味。"（《素问·阴阳应象大论》）因此，温之以气者，是指益气助阳药；补之以味者，是指养血滋阴药。所以，补虚养弱药大体分为益气药、养血药、补阳药、滋阴药四大类。

一、人参

性味：甘、微苦，微温。

归经：入脑、脾、肺经。

功效：大补元气，复脉固脱，补脾益肺，安神益智。

主治：人参有大补元气，复脉固脱的作用。人参与大枣相配：人参益气摄血，回阳固脱；大枣益气养血，敛阴和营。中风病元气虚衰，神昏脉散者，宜用《十药神书》独参汤：人参、大枣，水煎温服。人参与当归为伍：人参益气生津，统血复脉；当归养血和营，活血通脉。中风病面萎偏枯，唇淡脉小者，宜用《景岳全书》参归汤：人参、当归，水煎温服。人参与生地黄合用：人参益气固脱，摄血复脉；生地黄滋阴生血，凉血散瘀。中风病唇红颧赤，心烦脉数者，宜用《医宗金鉴》参地汤：人参、生地黄，水煎温服。人参与附子配伍：人参大补元气，固脱救逆；附子峻补元阳，回厥救逆。中风病面㿠神昏者，宜用《妇人良方》参附汤：人参、附子，水煎温服。

用量：3～30g，散剂1～3g。

二、黄芪

性味：甘，微温。

归经：入脑、脾、肺经。

功效：补气固表，升阳益脑，生血利水，托毒排脓。

主治：黄芪有益气固表，升阳养脑的作用。黄芪与桂枝相配：黄芪益气生血，升阳通脉；桂枝温经活血，化气通络。中风病气虚血滞，半身不遂者，宜用《金匮要略》黄芪桂枝五物汤：黄芪、桂枝、白芍、生姜、大枣，水煎温服。黄芪与当归为伍：黄芪益气升阳，生血通脉；当归补血和血，行血散瘀。中风病气虚血瘀，半身不遂者，宜用《医林改错》补阳还五汤；黄芪、当归、川芎、赤芍、桃仁、红花、地龙，水煎温服。

用量：10～30g，大量100～250g。

三、党参

性味：甘、平。

归经：入脾、肺经。

功效：补中益气，养血生津。

主治：党参有补气强心，健脾和胃的作用。党参与黄芪相配：党参补中益气，调脾和胃；黄芪补气升阳，益元固表。中风病脑脉瘀血，肢体瘦废者，宜用《医家衷中参西录》振颓汤：党参、白术、黄芪、当归、乳香、没药、怀牛膝、威灵仙、知母、干姜，水煎温服。党参与玉竹为伍：党参补中益气，生津养血；玉竹养阴润燥，生津止渴。中风病口渴引饮，腰软膝痿者，宜用《医醇賸义》玉华煎：党参、白术、茯苓、玉竹、麦冬、沙参、山药、五味子、牛膝、续断，水煎温服。

用量：10～15g，大量30g。

四、白术

性味：苦、甘，温。

归经：入脑、脾、胃经。

功效：健脾益气，补脑安神，燥湿利水，固表止汗。

主治：白术有益气补中，助阳升血的作用。白术与半夏相配：白术健脾燥湿，益气升阳；半夏和胃燥湿，祛痰降逆。中风病湿浊困脾，痰涎壅盛者，宜用《三因极一病证方论》白术汤：白术、半夏、茯苓、甘草、生姜，水煎温服。白术与人参为伍：白术燥湿益气，升阳养脑；人参健脾益气，补元复脉。中风病头晕目眩，肠鸣腹泻者，宜用《严氏济生方》白术饮：人参、白术、干姜、甘草、肉蔻、草果、木香、厚朴、橘红、麦芽、生姜、大枣，水煎温服。

用量：10～15g，大量30g。

五、红景天

性味：甘、涩，寒。

归经：入脑、心、脾、肺经。

功效：益气养血，扶正固本，活血化瘀，通脉醒神。

主治：红景天有益气养血，祛瘀通脉的作用。红景天与黄芪配伍：红景天益气养血，活血通脉；黄芪益气升阳，补中通脉。中风病气虚血瘀，瘫痪心悸者，宜用益气化瘀汤：红景天、黄芪、当归、党参、白术、葛根、川芎、桂枝、水蛭、䗪虫、桃仁、红花、丹参、附子、益母草、赤芍、郁金、香附、山楂、鸡血藤，水煎温服。

用量：10～15g，大量30g。

六、当归

性味：甘、辛，温

归经：入脑、心、肝、脾经。

功效：补血和营，调经止痛，活血通脉，润肠行便。

主治：当归有养血和血，活血散瘀的作用。当归与桂枝相配：当归补血活血，理血中气滞；桂枝温阳通脉，行气中血凝。中风病手足拘挛，身痛如掣者，宜用《伤寒杂病论》当归四逆汤：当归、芍药、桂枝、细辛、木通、甘草、大枣，水煎温服。当归与大黄为伍：当归养血和血，润肠通便；大黄破血逐瘀，攻积导滞。中风病身热烦躁，便秘腹胀者，宜用《素问病机气宜保命集》当归承气汤：当归、大黄、芒硝、甘草、生姜、大枣，水煎温服。

用量：5～15g，大量30g。

七、白芍

性味：苦、酸，凉。

归经：入脑、脾、肝经。

功效：养血和营，柔肝止痛，敛阴收汗，平肝潜阳。

主治：白芍有养血敛阴，平肝潜阳的作用。白芍与甘草相配：白芍养血和营敛肝阴，甘草缓急止痛益脾气。中风病筋脉挛急，肢节酸痛者，宜用《伤寒杂病论》芍药甘草汤：白芍、甘草，水煎温服。白芍与黄芪为伍：白芍养血和营，敛阴柔肝；黄芪益气生血，升阳健脾。中风病气血不和，肌肤麻木者，宜用《赤水玄珠》芍药黄芪汤：黄芪、芍药、白术、甘草、生姜、大枣，水煎温服。

用量：5～15g，大量30g。

八、熟地黄

性味：甘，微温。

归经：入脑、心、肝、肾经。

功效：养血滋阴，益精填髓。

主治：熟地黄有益肾填精髓，滋肝补阴血的作用。熟地黄与肉苁蓉相配：熟地黄滋肝补阴血，肉苁蓉益肾助阳气。中风病肾虚精亏，舌喑足废者，宜用《黄帝素问宣明论》地黄饮子：熟地黄、山茱萸、肉苁蓉、五味子、麦冬、巴戟天、石斛、附子、肉桂、石菖蒲、远志、茯苓、生姜、大枣、薄荷，水煎温服。熟地与人参为伍：熟地滋阴养血填精髓，人参助阳益气养真元。中风病气血亏损，脑转耳鸣者，宜用《证治准绳》熟地黄汤：熟地黄、人参、麦冬、天花粉、甘草、生姜、大枣，水煎温服。

用量：15～30g，大量60g。

九、何首乌

性味：苦、涩，温。

归经：入脑、肝、肾经。

功效：养血益肝，补精益肾。

主治：何首乌有强心行血，补精益肾的作用。何首乌与白鲜皮配伍：何首乌补肝益肾，消痈解毒；白鲜皮清热燥湿，祛风解毒。中风病褥疮溃烂，湿热风毒者，宜用《疡医大全》何首乌汤：何首乌、白鲜皮、银花、连翘、荆芥、防风、苦参、苍术、木通、甘草，水煎温服。首乌与生地合用：何首乌补肝滋肾益精血，生地黄凉血清热生津液。中风病肩背拘急，肌肉顽痹者，宜用《卫生宝鉴》何首乌散：何首乌、荆芥穗、天名精、蔓荆子、威灵仙、防风、甘草，煮散为汤，水煎温服。

用量：10～30g。

十、枸杞子

性味：甘，微温。

归经：入脑、肾、肝、肾经。

功效：补肾益精，滋肝明目，润肺止咳，养脑安神。

主治：枸杞子有滋肝养血，益肾填精的作用。枸杞子与菊花配伍：枸杞子益精填髓养阴血，菊花平肝明目清阳气。中风病头晕目眩，肢麻偏瘫者，宜用《麻证全书》杞菊地黄汤：枸杞子、菊花、熟地黄、山药、山萸肉、牡丹皮、茯苓、泽泻，水煎温服。亦可用《百草良方》枸杞首乌汤：枸杞子、菟丝子、何首乌，水煎温服。

用量：10～15g，大量30g。

十一、百合

性味：甘，凉。

归经：入脑、心、肺经。

功效：润肺止咳，清心安神。

主治：百合有润肺养阴，清心安神的作用。百合与生地黄配伍：百合养阴润肺清心神，生地清热凉血生津液。中风病阴虚内热，神思恍惚者，宜用《金匮要略》百合地黄汤：百合、生地黄，水煎温服。百合与知母合用：养阴安神，清心润肺；知母清热除烦，泻肺滋肾。中风病阴虚内热，心烦惊悸者，宜用《金匮要略》百合知母汤：百合、知母，水煎温服。

用量：10～15g，大量30g。

十二、沙参

性味：甘，凉。

归经：入肺、胃经。

功效：润肺化痰，益胃生津，养阴清热，除烦止咳。

主治：沙参有清肺养阴，燥湿生津的作用。沙参与麦冬配伍：沙参润肺止咳，养胃生津；麦冬润肺止咳，养阴请热。中风病阴虚内热，口渴咽燥，干咳少痰，瘫痪麻木者，宜用《温病条辩》沙参麦冬汤：沙参、麦冬、天花粉、玉竹、扁豆、桑叶、甘草，水煎温服。亦可用《医醇賸义》润肺降气汤：沙参、瓜蒌仁、桑白皮、苏子、杏仁、橘红、郁金、旋覆花、合欢花、鲜姜皮，水煎温服。

用量：10～15g，大量30g。

十三、麦冬

性味：甘、微苦，凉。

归经：入脑、心、肺、胃经。

功效：润肺养阴，益胃生津，清心除烦，滋脑安神。

主治：麦冬有养阴润燥，清心生津的作用。麦冬与人参配伍：麦冬滋阴养血，益胃润肺；人参培元补气，健脾养心。中风病烦热自汗，半身不遂者，宜用《血证论》麦冬养营汤：人参、麦冬、五味子、黄芪、当归、白芍、生地黄、知母、陈皮、甘草，水煎温服。麦冬与半夏合用：麦冬养阴润肺生津液，半夏化痰和胃降逆气。中风病气逆呕恶，痰稠口渴者，宜用《伤寒杂病论》麦冬汤：人参、麦冬、半夏、甘草、粳米、大枣，水煎温服。

用量：10～15g，大量30g。

十四、龟板

性味：甘、咸，凉。

归经：入脑、心、肝、肾经。

功效：滋阴潜阳，益肾壮骨，养心补血，填髓充脑。

主治：龟板有滋阳潜阳，养心益肾的作用。龟板与鳖甲相配：龟板养血熄风，滋阴力强；鳖甲凉血熄风，清热力胜。中风病头目眩晕，筋脉拘挛者，宜用《温病条辨》大定风珠汤：龟板、鳖甲、牡蛎、阿胶、生地黄、白芍、麦冬、五味子、火麻仁、甘草、鸡子黄，水煎温服。龟板与黄柏为伍：龟板滋阴潜阳，清肝泄热；黄柏清热除蒸，滋肾降火。中风病头眩颧赤，骨蒸潮热者，宜用《通俗伤寒论》龟柏地黄汤：龟板、黄柏、熟地、白芍、山药、牡丹皮，山茱萸、朱茯神、陈皮，水煎温服。

用量：10～15g，大量30g。

十五、鳖甲

性味：咸、甘，凉。

归经：入脑、肾、肝经。

功效：滋阴潜阳，益精补血，退热除蒸，软坚散结。

主治：鳖甲有滋阴潜阳，退热除蒸的作用。鳖甲与熟地相配：鳖甲滋阴退热除骨蒸，熟地黄益阴养血通血脉。中风病水亏火旺，羸瘦烦热者，宜用《严氏济生方》鳖甲地黄汤：鳖甲、熟地黄、当归、麦冬、秦艽、柴胡、人参、白术、茯苓、甘草、石斛、肉桂、乌梅、生姜，水煎温服。鳖甲与秦艽为伍：鳖甲滋阴潜阳除骨蒸，秦艽祛风胜湿退虚热。中风病阴虚盗汗，偏枯肢麻者，宜用《证治准绳》清骨散：鳖甲、秦艽、知母、青蒿、胡黄连、银柴胡、地骨皮、生甘草，水煎温服。

用量：10～15g，大量30g。

十六、鹿茸

性味：甘、咸，温。

归经：入脑、肝、肾经。

功效：补督脉，壮元阳，生精髓，强筋骨。

主治：鹿茸有益气壮阳，生精填髓的作用。鹿茸与人参配伍：鹿茸补肝益肾，养精助阳；人参健脾养心，益气生津。中风病瘫痪日久，筋骨痿弱者，宜用《太平惠民和剂局方》鹿茸大补汤：鹿茸、熟地黄、当归、白芍、人参、白术、茯苓、甘草、黄芪、石斛、附子、肉桂、五味子、肉苁蓉、杜仲、半夏、生姜、大枣，水煎温服。鹿茸与肉苁蓉合用：鹿茸生精益髓壮元阳，肉苁蓉壮阳强阴益元精。中风病瘫痪痿软，虚劳咳嗽者，宜用《魏氏家藏方》鹿茸汤：鹿茸、肉苁蓉、当归、川芎、白芍、生地黄、白术、五味子，水煎温服。

用量：2～5克，入丸散剂，少入煎剂。

十七、山茱萸

性味：酸、甘，温。

归经：入脑、肝、肾经。

功效：补肝滋肾，益精填髓，敛汗止血，固脱安神。

主治：山茱萸有滋肾益精，敛阴固脱的作用。山茱萸与补骨脂配伍：山茱萸益肾固元精，补骨脂养肾壮元阳。中风病舌喑足废，眩晕气短者，宜用《本草纲目》草还丹：山茱萸、补骨脂、当归、麝香，炼蜜为丸，临睡服下。山茱萸与金狗脊合用：山茱萸补肝益肾，逐寒除湿；金狗脊壮腰强膝，祛风胜湿。中风病半身不遂，肢体疼痛者，宜用《千金翼方》山茱萸散：山茱萸、金狗脊、生地黄、山药、白术、秦艽、附子、肉桂、天雄、干漆，水煎温服。

用量：5～15g，大量30g。

十八、五味子

性味：酸，温。

归经：入肺、肾、心经。

功效：固肺滋肾，宁心安神，生津敛汗，涩精止泻。

主治：五味子有敛肺滋肾，生津止汗的作用。五味子与人参配伍：五味子敛肺滋肾，固汗生津；人参益气固本，补脾复脉。中风病面白汗多，胸满息促者，宜用《证治准绳》五味子汤：五味子、麦冬、人参、杏仁、陈皮，水煎温服。五味子与吴茱萸合用：五味子滋肾敛阴止久泻，吴茱萸温中止痛燥寒湿。中风病偏枯日久，肾虚溏泻者，宜用《普济本事方》五味子散：五味子、吴茱萸，共同炒香为末，米汤送服。

用量：5～10g，大量15g。

十九、肉苁蓉

性味：甘，温。

归经：入脑、肾、大肠经。

功效：补肾益精，润肠通便。

主治：肉苁蓉有补肾壮阳，润肠通便的作用。肉苁蓉与龙骨配伍：肉苁蓉益精养血，补肾壮阳；龙骨平肝潜阳，敛阴安神。中风病虚阳上越，瘫痪厥逆者，宜用《圣济总录》肉苁蓉丸：肉苁蓉、五味子、黄芪、当归、茯苓、泽泻、龙骨、牡蛎，改丸为汤，水煎温服。肉苁蓉与菟丝子合用：肉苁蓉补肾壮阳通溲便，菟丝子补肝滋肾益阴阳。中风病本虚气弱，尿频便秘者，宜用《奇效良方》肉苁蓉丸：肉苁蓉、菟丝子、熟地黄、五味子，改丸为汤，水煎温服。

用量：10～15g，大量30g。

二十、淫羊藿

性味：辛，温。

归经：入脑、肝、肾经。

功效：补肾壮阳，祛风除湿。

主治：淫羊藿有强心通脉，祛风胜湿的作用。淫羊藿与威灵仙合用：淫羊藿祛风除湿，补肾壮阳；威灵仙祛风胜湿，通络止痛。中风病肢节拘挛，麻木痹痛者，宜用《证治准绳》仙灵脾散：淫羊藿、威灵仙、苍耳子、川芎、桂枝，水煎温服。淫羊藿与巴戟天配伍：淫羊藿补肾壮阳强筋骨，巴戟天补肾壮阳祛风湿。中风病头晕目眩，五心烦热者，宜用《百草良方》淫羊藿汤：淫羊藿、巴戟天、仙茅、当归、知母、黄柏，水煎温服。

用量：10～15g。

第十一节　祛痰消食药

祛痰消食药是指祛痰化湿，消食导滞的药物。由于脾失运化，聚湿生痰，胃失纳降，宿食积滞，在病机上有着密切关系，故在治疗上无论是消食，还是祛痰，用药之要，在于调气，这是祛痰消食药的配伍原则。

一、半夏

性味：辛、温，有毒。

归经：入脑、肺、脾、胃经。

功效：燥湿化痰，降逆止呕，消痞散结，健脾开胃。

主治：半夏有燥湿化痰，降逆止咳的作用。半夏与陈皮相配：半夏和胃燥湿，降逆化痰；陈皮健脾化湿，理气祛痰。中风病痰湿壅盛，气逆眩晕者，宜用《太平惠民和剂局方》二陈汤：半夏、陈皮、茯苓、甘草，水煎温服。半夏与天麻为伍：半夏健脾燥湿，降逆定眩；天麻滋肝熄风，升清止眩。痰厥头痛，非半夏不能治；风痰眩晕，非天麻不能疗。中风病头痛眩晕，胸闷呕恶者，宜用《医学心悟》半夏白术天麻汤：天麻、白术、半夏、橘红、茯苓、甘草、生姜、大枣，水煎温服。

用量：5～10g。

二、天南星

性味：苦、辛，温，有毒。

归经：入脑、肺、肝、脾经。

功效：燥湿化痰，熄风镇痉，消肿散结，定惊止痛。

主治：天南星有祛风化痰，解痉通络的作用。天南星与半夏相配：天南星祛经络中之风痰，半夏燥脏腑中之湿痰。中风病眩晕昏仆，舌强不语者，宜用《太平惠民和剂局方》省风汤：天南星、半夏、防风、黄芩、甘草、生姜，水煎温服。天南星与乌头为伍：天南星解痉通络祛风痰，乌头祛风胜湿散寒痰。中风病筋脉拘急，手足麻痹者，宜用《圣济总录》天南星散：天南星、乌头、天麻、半夏、麻黄、肉桂、蝎尾、麝香，为细末服。

用量：3～10g，生用1～2g。

三、杏仁

性味：苦，温，有小毒。

归经：入肺、大肠经。

功效：降气平喘，止咳化痰，润肠通便，祛风散寒。

主治：杏仁有宣肺平喘，止咳化痰的作用。杏仁与人参配伍：杏仁宣肺平喘化痰浊，人参补肺平喘益元气。中风病气喘息急，半身不遂者，宜用《普济方》杏参汤：杏仁、人参、桃仁、桑白皮，水煎温服。杏仁与黄连合用：杏仁宣肺利气，祛痰平喘；黄连清热燥湿，清心醒神。中风病头重神昏，身热不扬者，宜用《温病指南》杏仁芥子汤：白芥子、杏仁、黄连、栀子、连翘、木通、滑石、半夏、茯苓、竹叶、芦根，水煎温服。

用量：5～10g。

四、瓜蒌

性味：甘、微苦，寒。

归经：入肺、胃、大肠经。

功效：清热涤痰，宽胸利气，散结消肿，润燥滑肠。

主治：瓜蒌有清热化痰，润燥通便的作用。瓜蒌与枳实合用：瓜蒌清热涤痰，润燥散结；枳实行气破痰，消积散痞。中风病痰郁脑经，神昏喉鸣者，宜用《万病回春》瓜蒌枳实汤：瓜蒌、枳实、杏仁、桔梗、贝母、陈皮、苍术、砂仁、川芎、香附、木香、黄芩、生姜，水煎，加竹沥、姜汁，水煎温服。亦可用《万病回春》瓜蒌枳壳汤：瓜蒌、枳壳、桔梗、杏仁、贝母、黄芩、川芎、苍术、木香、砂仁、香附、陈皮，水煎温服。

用量：10～15g，大量30g。

五、竹沥

性味：甘，寒。

归经：入心、肺、胃经。

功效：清热滑痰，镇痉除烦，清心醒神，熄风开窍。

主治：竹沥有清热滑痰，熄风开窍的作用。竹沥与姜汁配伍：竹沥清热利痰熄肝风，姜汁散寒祛痰开清窍。中风病心神昏愦，四肢不收者，宜用《千金翼方》竹沥汤：竹沥、姜汁、生葛汁，合和温服。亦可加石菖蒲，煎汤送服。竹沥与防风合用：

竹沥清心开窍，泄热滑痰；防风祛风胜湿，解痉止痛。中风病神识恍惚，口噤不语者，宜用《千金要方》大竹沥汤：竹沥、防风、葛根、独活、人参、白术、茯苓、甘草、麻黄、桂枝、细辛、石膏、黄芩、川芎、赤芍、防己、乌头、茵芋、生姜，共为粗末，水煎温服。

用量：30～60g，大量100g。

六、白附子

性味：辛、甘，温，有毒。

归经：入脑、肝、肺、胃经。

功效：祛风散，燥湿化痰，镇痉止痛，解毒散结。

主治：白附子有逐风痰、祛寒湿、通经络、解痉挛的作用。白附子与白僵蚕配伍：白附子散寒化痰，祛风达头面；白僵蚕泄热化痰，熄风通经络。中风病风痰阻络，口眼㖞斜者，宜用《杨氏家藏方》牵正散：白附子、白僵蚕、全蝎，为末调服。中风病风痰上扰，头痛眩晕者，宜用《丹溪心法》白附子丸：白附子、白僵蚕、全蝎、天麻、天南星、半夏、川芎、菊花、橘红、干姜、旋覆花，姜汁为丸，以荆芥煎汤送服。

用量：3～5g。

七、山楂

性味：酸、甘，温。

归经：入脑、脾、胃、肝经。

功效：健脾和胃，消食化积，理气行滞，活血散瘀。

主治：山楂有活血散瘀，行气化痰的作用。山楂与益母草配伍：山楂消积散瘀化痰气，益母草活血通脉散瘀血。中风病头痛眩晕，偏枯麻木者，宜用《会约医镜》山楂益母汤：山楂、益母草、当归、川芎、香附、陈皮、干姜，水煎温服。山楂与枸杞子合用：山楂活血散瘀消肉积，枸杞子补血益精滋肝肾。中风病头晕目眩，眼花耳鸣者，宜用《本草纲目》山楂枸杞饮：山楂、枸杞，水煎温服。

用量：10～15g，大量30g。

八、麦芽

性味：甘，平。

归经：入脾、胃、肝经。

功效：健脾开胃，疏肝理气，消食化积，和中除胀。

主治：麦芽有舒肝理脾，消食和中的作用。麦芽与山楂相配：麦芽行气导滞，消痰化湿；山楂理气消积，和血散瘀。中风病头晕目眩，脘闷腹胀者，宜用《景岳全书》消导宽中汤：山楂、麦芽、白术、半夏、枳实、厚朴、陈皮、神曲、莱菔子，水煎温服。麦芽与神曲为伍：麦芽消痰化食舒肝郁，神曲消食和胃化积滞。中风病胸膈痞满，泛酸吐涎者，宜用《圣济总录》麦蘖汤：麦芽、神曲、槟榔、厚朴、紫菀、大黄、当归、鳖甲、生姜，水煎温服。

用量：10～15g，大量30g。

第十二节　熄风安神药

熄风安神药是指具有平肝潜阳，熄风止痉，透骨剔络，镇惊安神功效的药物。熄风以熄风止痉，平肝潜阳为主要作用；安神以镇惊安神，宁心敛阳为主要作用。其中，有一些虫类是搜风剔络药，这一类药物势峻力宏，收效显著，大多用于中风病后期，不仅能平熄内风，对于偏瘫恢复也有良好作用。

一、天麻

性味：甘，平。

归经：入脑、肝经。

功效：天麻有平肝潜阳，熄风镇痉的作用。天麻与钩藤相配：天麻熄风定眩滋肝阴，钩藤熄风镇痉潜肝阳。中风病肝阳上亢，头痛眩晕者，宜用《杂病证治新义》天麻钩藤饮：天麻、钩藤、栀子、黄芩、牛膝、杜仲、益母草、石决明、桑寄生、夜交藤、朱茯神，水煎温服。天麻与半夏为伍：天麻平肝熄风通血滞，半夏健脾化痰降气逆。中风病痰气上逆，虚风内作者，宜用《卫生宝鉴》天麻散：天麻、半夏、白术、茯苓、甘草、生姜、大枣，水煎温服。

用量：5～10g，大量15g。

二、钩藤

性味：甘，凉。

归经：入脑、肝、心经。

功效：清热平肝，熄风镇痉，醒脑安神，通络止痛。

主治：钩藤有凉肝清热，熄风止痉的作用。钩藤与犀角（以水牛角代）相配：钩藤清肝凉营平肝风，犀角清心凉血镇心神。中风病痰火郁结，神昏喉鸣者，宜用《证治准绳》钩藤饮：天麻、钩藤、犀角、全蝎、木香、甘草、生姜，水煎温服。钩藤与菊花为伍：钩藤清肝利目，平阳熄风；菊花养肝明目，散热疏风。中风病头晕目眩，呕逆肢厥者，宜用《普济本事方》钩藤散：钩藤、菊花、半夏、陈皮、茯苓、茯神、人参、麦冬、石膏、防风、甘草、生姜，水煎温服。

用量：5～15g，大量30g。

三、代赭石

性味：苦，寒。

归经：入脑、肝、心经。

功效：平肝潜阳，降逆止血，清脑安神，凉血祛痰。

主治：代赭石有平肝潜阳，凉血降逆的作用。代赭石与牛膝配伍：生代赭石平肝镇逆，凉血泻热；怀牛膝滋肝益肾，引血下行。中风病肾阴下亏，肝阳上亢，头胀耳鸣，眩晕肢麻者，宜用《医学衷中参西录》镇肝熄风汤：代赭石、牛膝、龙骨、牡蛎、龟板、白芍、天冬、玄参、茵陈、川楝子、麦芽、甘草，水煎温服。代赭石与旋覆花合用：代赭石镇逆平肝止血溢，旋覆花降气止噫消痰积。中风病痰瘀内阻，嗳气呃逆者，宜用《医方集解》代赭旋覆汤：代赭石、旋覆花、人参、半夏、甘草、大枣、生姜，水煎温服。

用量：15～30g，大量60g。

四、龙骨

性味：甘、涩，平。

归经：入脑、心、肝、肾经。

功效：平肝潜阳，镇痉安神，固汗涩精，生肌敛疮。

主治：龙骨有潜镇浮阳，安静神志的作用。龙骨与牡蛎相配：龙骨镇静安神，固脱敛阳；牡蛎软坚散结，益阴潜阳。中风病心烦神躁，失眠出汗者，宜用《医学衷中参西录》龙蚝理痰汤：龙骨、牡蛎、白芍、半夏、陈皮、茯苓、黑芝麻、柏子仁、朴硝，水煎温服。龙骨与熟地黄为伍：龙骨潜阳敛阴，固精安神；熟地黄养血滋阴，益精填髓。中风病头晕目眩，惊悸肢麻者，宜用《太平圣惠方》龙骨散：龙骨、熟地黄、黄芪、麦冬、茯神、远志、赤石脂、桑螵蛸、韭菜子、大红枣，水煎温服。

用量：10～15g，大量30g。

五、全蝎

性味：辛，平，有毒。

归经：入脑、肝、心经。

功效：熄风止痉，搜骨别络，散结止痛，攻毒逐邪。

主治：全蝎有熄风化痰，解痉通络的作用。全蝎与白僵蚕相配：全蝎搜风祛痰通经络，白僵蚕熄风化痰散症结。中风病口㖞言謇，偏枯肢麻者，宜用《阎氏小儿方论》全蝎散：全蝎、白僵蚕、天麻、天南星、川芎、赤芍、黄芩、麻黄、桂枝、甘草、生姜，水煎温服。

用量：2～5克，研末1～2克。

六、地龙

性味：辛、咸，凉。

归经：入脑、肝、肾、胃经。

功效：清热定惊，镇肝熄风，平喘利水，通经活络。

主治：地龙有清热止痉，活络通痹的作用。地龙与乌头相配：地龙清热息风，活络止痛；乌头散寒搜风，温经除湿。中风病手足麻木，半身不遂者，宜用《太平惠民和剂局方》小活络丹：地龙、天南星、川乌、草乌、乳香、没药，炼蜜为丸。地龙与当归为伍：地龙熄风行血，清热活络；当归补血和血，散寒通脉。中风病血瘀脉痹，手足拘急者，宜用《兰室秘藏》地龙散：地龙、当归、麻黄、肉桂、羌活、独活、桃仁、苏木、黄柏、甘草，共为粗末，水煎温服。

用量：5～10g，散剂1～2克。

七、枣仁

性味：酸、甘、平。

归经：入心、脾、肝、胆经。

功效：宁心安神，养阴敛汗；清肝醒脾，生津除烦。

主治：枣仁有宁心安神，柔肝敛阴的作用。枣仁与人参配伍：枣仁养心安神，除烦止汗；人参益气安神，强心复脉。中风病气虚血瘀，少寐多梦者，宜用《杂病源流犀烛》益气安神汤：人参、黄芪、枣仁、远志、当归、生地黄、黄连、胆南星、麦冬、茯苓、竹叶、甘草，水煎温服。枣仁与当归合用：枣仁养阴安神，宁心除烦，当归养血安神，柔肝行血。中风病血虚血瘀，少寐多梦者，宜用《万病回春》养血安神汤：当归、川芎、白芍、生地黄、枣仁、茯神、黄连、柏仁、白术、陈皮、甘草，水煎温服。

用量：10～15g，大量30g。

八、远志

性味：辛、苦、温。

归经：入心、肺、肾经。

功效：宁心安神，祛痰开窍；通心交肾，益精强志。

主治：远志有通心交肾，祛痰安神的作用。远志与枣仁相配：远志益智定神，祛痰开窍；枣仁宁心安神，清肝除烦。中风病心神失守，虚烦不寐者，宜用《症因脉治》枣仁远志汤：酸枣仁、远志、当归、白芍、麦冬、茯神、龙眼肉，水煎温服。远志与当归为伍：远志交通心肾，祛痰安神；当归补血养心，活血通脉。中风病血虚血瘀，神烦不寐者，宜用《杂病源流犀烛》安神补心汤：酸枣仁、远志、茯神、黄连、当归、川芎、白芍、生地黄、白术、玄参、麦冬、甘草，水煎温服。

用量：10～15g。

第十章　中风病常用方剂

祖国医学对于中风病的治疗，不仅有丰富的理论知识和实践经验，而且积累了大量的有效方剂，并成为现代中医临床上治疗中风病不可替代的有效手段。

第一节　历代治疗中风病方剂规律

历代医学家们在治疗中风病的临床实践中，创立了一些行之有效的方剂。唐宋以前以治疗外风的方剂为主，金元以后以治疗内风的方剂为主，近代治疗中风病以潜阳熄风的方剂为主，现代治疗中风病以活血化瘀的方剂为主，这是我国历代治疗中风病方剂的基本规律。

一、唐宋以前治疗中风病方剂特点

唐宋以前，大多数医学家治疗中风病，都以疏散外风为主。《黄帝内经》记载："饮酒中风，则为漏风。"（《素问·风论》）并创制了泽术麋衔散。"酒风……以泽泻、术各十分，麋衔五分，合以三指撮为后饮"（《素问·病能论》），这是一首治疗饮酒中风的方剂。

汉代张机指出："络脉空虚，贼邪不泻……正气引邪，㖞僻不遂。"（《金匮要略·中风历节病》）并制订了风引汤、侯氏黑散、防己黄芪汤、头风摩散等，这是治疗中风病的重要方剂。汉代华佗认为"中风偏枯，其脉数，而面干黑黧，手足不遂，语言謇涩，治之奈何？在上则吐之，在中则泻之，在下则补之，在外则发之，在内则温之，按之，熨之”（《中藏经·论治中风偏枯之法》），并制订了十余首治疗中风病的各种方剂。

唐代甄立言《古今录验》续命汤，以麻黄汤为基础，再加人参益气，当归养血，干姜温经，川芎行血，佐石膏以制其辛燥之性，其功能以疏散外风为主。唐代孙思邈承制出小续命汤、大续命汤、排风汤、大排风汤、续命散、大续命散、芎䓖汤、防风汤等。后世医家皆宗之，并以之为治疗中风病的主方。此数方皆以麻黄汤为基础，不仅能治疗外风，而且还能治疗内风。现代研究：小续命汤水煎剂具有明显的降脂作用，其中麻黄破血，桂枝通脉，杏仁化痰，甘草调中，川芎行瘀，白芍和营，附子强心，防己利水等。因此小续命汤祛风活血，温经通脉，是古人治疗中风病的常用方剂。

宋代陈无择认为中风病“其经络空虚，而中伤者，为半身不遂，手脚瘫痪，涎潮昏塞，口眼㖞斜”（《三因极一病证方论·叙中风论》），并创制了独活散、舒筋保安散等，为治疗中风病的有效方剂。宋代严用和指出，人体“真气先虚，荣卫失度，腠理空疏，邪气乘虚而入，及其感也，为半身不遂，肌肉疼痛，为痰涎昏塞，口眼㖞斜，偏废不仁，神志昏乱，为舌强不语，顽痹不知，精神恍惚，惊惕恐怖，或自汗恶风，筋脉挛急，变化多端”（《济生方·中风论治》），并创制了八味顺气散、青龙妙应丸、星香汤、豨莶丸等方剂。此外，《太平惠民和剂局方》和《圣济总录》中也有很多治疗中风病的方剂。

二、金元以后治疗中风病方剂特点

金元时期，刘完素主火、李杲主气、朱震亨主痰，因而在治疗方剂上也发生了相应变化。刘完素说：“中风者，俱有先兆之证……宜先服八风汤、愈风汤、天麻丸各一料为效。”（《素问病机气宜保命集·中风论》）这是对于中风先兆证的治疗。李杲认为“中血脉，外有六经之形证，则以小续命汤加减，及疏风汤治之。中腑，内有便溺之阻隔，宜三化汤，或《局方》中麻仁丸通利。外无六经之形证，内无便溺之阻隔，宜养血通气，大秦艽汤、羌活愈风汤治之。中脏，痰涎昏冒，宜至宝丹之类镇坠”（《医学发明·中风》）。朱震亨提出“半身不遂，大率多痰，在左属死血、瘀血，在右属痰、有热，并气虚。左以四物汤，加桃仁、红花、竹沥、姜汁；右以二陈、四君子等汤，加竹沥，姜汁”（《丹溪心法·中风》），从而顺气化痰，活血熄风。治疗中风病的方剂，日趋增多。

明代张介宾说：“中风一证，病在血分；多属肝经，肝主风木，故名中风”（《景岳全书·古方八阵》），并在继承陈自明关于“医风先医血，血行风自灭”（《妇人良方大全·妇人贼风偏枯方论》）的基础上，拟订了行血祛风的方剂，并提出用大营煎、小营煎、三阴煎、五福饮等活血养血的方剂。后来，秦昌遇提出：“中风之治，初起脉静神清，宜活血安神，加减茯神汤”“若脉数沉实，昏冒不省，先宜清火为急，安神丸；痰涎壅盛，当化痰理气，涤痰汤；膏粱积热者，清胃汤；俟诸证平安，然后养血安神。气虚者，四君子汤；血虚者，四物汤；气血皆虚者，加味归脾汤”“半身不遂之治，血痹者，活血汤；痰结者，二陈汤，加竹沥、生姜；酒湿成瘫者，戒酒，服散湿热药，葛花平胃散，或加栀、连，或栀连二陈汤；若气虚补气，血少补血”（《症因脉治·内外中风论》）。从此，应用活血养血，益气化痰的方剂，在治疗中风病的过程中逐渐发展起来。

清代李用粹认为，治疗中风病“以疏风化痰为君，以补气养血为佐”“若脾胃二经虚而中者，当滋化源。脾虚食少痰多者，六君子汤。中气倦怠而痰多者，补中益气汤，加茯苓、半夏。心脾气虚而难言者，归脾汤。肾阴不足而难言者，六味地黄汤；肾虚喑痱者，地黄饮子；肝经血燥而挛蜷者，加味逍遥散”

(《证治汇补·中风章》)。清代尤怡指出:“中风之病,其本在肝……五脏各有中风之证。在治疗上,故立中风八法:一曰开关,二曰固脱,三曰泄大邪,四曰转大气,五曰逐痰涎,六曰除热风,七曰通窍隧,八曰灸腧穴”;并创立了五脏中风病的分治方剂,“肾风苁蓉丸、肺风人参汤、脾风白术汤、心风犀角丸、肝风天麻散”(《金匮翼·中风》)。清代王清任在《医林改错》中制订了补阳还五汤、血府逐瘀汤、通窍活血汤、黄芪桃红汤等益气活血、逐瘀通脉的方剂治疗中风病,尤其是补阳还五汤治疗元气大亏之中风后遗症,疗效更为显著。

三、近代治疗中风病方剂特点

近代中西汇通派的兴起,对于中风病的认识也发生了极大的变化。近人吴瑞甫认为“血热生内风”(《删补中风论·序》),并明确指出:“夫中风,血病也”“大都以清凉诸品,降血下行最效……脑中积血,使之消散”(《删补中风论·中风后论》)。并以竹沥汤(竹沥、荆沥、姜汁)治热风,心中烦闷,言语謇涩;地黄煎(生地汁、枸杞根汁、生姜汁、酥、荆沥、栀子仁、大黄、茯苓、天冬、人参、竹沥)治热风,心中烦闷,肠间积热,不下饮食;清心散(薄荷、青黛、硼砂、牛黄、冰片)凉血降痰,祛风安脑,治风痰不开。可见应用清热凉血、降痰熄风之类的方剂,治疗中风病,确为灵心妙手,别具一格。

近人张士骧指出,中风为血冲脑气筋之病,“皆由木火内动,肝风上扬;血气并走于上,冲激前后脑气筋,昏不知人……应用潜阳镇摄肝肾法:方宜龟板、磁石、阿胶、甘菊、乌豆衣、女贞子、生熟地、蝉蜕为剂。微见热,加石斛;小便多,加龙齿;大便不通,加麻仁;服一、二剂后,其风自熄。三日后,再加归身,应验如神”(《雪雅堂医案·类中秘旨》)。可见,以滋阴潜阳,镇摄熄风之品为治疗中风病的方剂,实有卓见。

近人张寿颐认为中风是血冲脑经之病，“皆由肝火自旺，化风煽动，激其气血，并走于上，直冲犯脑，震扰神经；而昏不识人，祸斜倾倒，肢体不遂，言语不清诸证；皆脑神经失其功用之病”“急用潜阳镇逆之剂，抑降气火之上浮……泄痰解热之品，无不应手得效”（《中风斠诠·序》），创立了闭者宜开，脱者宜固，肝阳宜于潜降，痰涎宜于开泄，气逆宜于顺降，心液肝阴宜于培养，肾阴宜于滋填，偏瘫宜于宣通等治疗中风病之八法。

近人张锡纯指出，中风病上盛下虚，肝阳化风，“因肝木失和，风自肝起”（《医学衷中参西录·镇肝熄风汤》）。并云：中风病“实有脑部充血与脑部缺血之殊”“脑充血者，血注之于脑者过多，力能排挤脑髓神经，俾失所司。脑贫血者，血之注于脑者过少，无以养其脑髓神经，亦恒失所司。”（《医学衷中参西录·论脑贫血痿废治法》）。在临床上脑充血者，治以建瓴汤、镇肝熄风汤；脑贫血者，治以干颓汤、补脑振痿汤。一实一虚，两大法门。

总之，近代在中风病的认识上，张士骧主张类中、真中之说，张寿颐强调内风、外风之论，张锡纯则汇通两家之学，明确指出：“夫外受之风为真中风，内生之风为类中风。”（《医学衷中参西录·镇肝熄风汤》）由于对中风病的认识广泛，治法也是多方面的，并对后世学术有承前启后的影响。

四、现代治疗中风病的方剂特点

现代中医治疗中风病，已经跳出了内风引动痰火的藩篱，重点着眼于血瘀学说，并有血瘀脑脉和血溢脑脉之分。一代中医名家治疗中风病，虽各有千秋，但都注重于活血化瘀法的应用。这是当前治疗中风病的主导思想。

冉雪峰认为“中风发病以脑为主，而各项诱因为辅，方剂治疗亦当以脑为主”（《中风临证效方选注·序》）。他选辑古人有关风病、脑病诸方，根据自己的临床经验，撰成了《中风临证效方选注》一书。该书分十一类，计八十一方，“虽是疗风，却是治脑；虽是治脑，却仍疗风”。尤其是首倡镇静、兴奋二法，可谓一大创举。镇静方剂中，如百合生地汤：百合、生地汁，益水敛阳，滋液熄风，戢敛浮越，宁谧神经。兴奋方剂中，如木鳖散：木鳖子仁、厚朴，兴奋神经，通畅隧络。可见，其对于中风病的治疗思路，独辟蹊径。

任应秋认为“阳虚与阴虚实为中风两大关键”。一般治疗阳虚，药取其气，气重在辛；治疗阴虚，药取其味，味重在酸。而总须重佐以治血。因为阳虚血必凝，不活血无以拨其机；阴虚血必滞，不活血无以通其经；这是中风病的最吃紧处。用豨莶至阳汤，治疗中风阳虚证，方药为：九制豨莶草、黄芪、天南星、白附子、附片、川芎、红花、细辛、防风、牛膝、白僵蚕、苏木。用豨莶至阴汤，治疗中风阴虚证，方药为：九制豨莶草、生地黄、知母、黄柏、当归、赤芍、丹参、郁金、牛膝、龟板、枸杞子、菊花。二方皆有独到之处。

张学文根据自己的临床经验，总结出中风病六大证候：肝热血瘀证，治宜清脑通络汤：菊花、葛根、草决明、鸡血藤、丹参、川芎、牛膝、山楂、地龙、磁石等；气虚血瘀证，治宜通脉舒络汤：药用黄芪、当归、川芎、赤芍、桃仁、红花、丹参、地龙、牛膝、桂枝、鸡血藤等；痰瘀阻窍证，治宜蒲金丹针剂，药用石菖蒲、郁金、丹参等；痰热腑实证，治宜三化汤加减，药用大黄、芒硝、羌活、丹参、牛膝、桃仁、石菖蒲、胆南星、瓜蒌等；颅脑水瘀证，治宜通窍活血汤加减，药用丹参、桃仁、红花、川芎、赤芍、水蛭、牛膝、茯苓、白茅根、葱白、麝香、黄酒等；肾虚血瘀证，治宜地黄饮子加减，药用熟地、巴戟天、山茱萸、石斛、肉苁蓉、麦冬、茯苓、石菖蒲、远志、桑寄生、丹参、桃仁、红花等。并强调气虚血瘀为多见。

王永炎把中风病分为缺血性中风和出血性中风两大类。在治疗用药上，缺血性中风分四证：风痰血瘀证，宜用钩藤、菊花、瓜蒌、胆南星、丹参、赤芍、鸡血藤等；痰热腑实证：宜用胆南星、瓜蒌、大黄、芒硝等；气虚血瘀证：宜用黄芪、太子参、丹参、赤芍、鸡血藤等；阴虚风动证：宜用生地黄、玄参、麦冬、丹参、牡丹皮、牡蛎、珍珠母等。出血性中风亦分四证：风火上扰清窍证：宜用羚羊角、钩藤、夏枯草、生地黄、白芍、牡蛎、石决明、牡丹皮、大黄等；痰浊蒙塞心神证：宜用半夏、天南星、陈皮、茯苓、石菖蒲、郁金、厚朴、附子等；邪热内闭心窍证：宜用丹参、黄连、麦冬、连翘、钩藤、菊花、龙胆草、牡丹皮、大黄、羚羊角、牡蛎、石决明等；元气败脱、心神散乱证：宜用人参、附子、麦冬、五味子等。尤其重视痰热腑实证，创制了化痰通腑饮，用于抢救危重病人，往往取得卓著疗效。

第二节　历代治疗中风病方剂荟萃

根据中医临床治疗的实用性，在选择治疗中风病方剂之时，既要考虑到古人对中风病的认识水平，又要注意到现代中医临床的实用价值，并根据年代的先后进行选取，从而可以看出治疗中风病方剂的发展规律。全部方剂均按名称、来源书刊、药物组成等，进行选编。

一、唐宋以前治疗中风病方剂选录

1. **泽术麋衔散**(《黄帝内经》)

泽泻　白术　麋衔

2. **侯氏黑散**(《金匮要略》)

菊花　防风　桂枝　细辛　人参　白术　茯苓　当归　川芎　干姜　黄芩　桔梗　牡蛎　矾石

3. **风引汤**(《金匮要略》)

大黄　干姜　桂枝　甘草　龙骨　牡蛎　石膏　滑石　寒水石　赤石脂　白石脂　紫石英

4. **麻黄汤**(《伤寒杂病论》)

麻黄　桂枝　杏仁　甘草

5. **桂枝汤**(《伤寒杂病论》)

桂枝　芍药　甘草　生姜　大枣

6. **大青龙汤**(《伤寒杂病论》)

麻黄　桂枝　杏仁　甘草　石膏　生姜　大枣

7. **小青龙汤**(《伤寒杂病论》)

麻黄　桂枝　细辛　甘草　干姜　半夏　芍药　五味子

8. **麻杏石甘汤**(《伤寒杂病论》)

麻黄　杏仁　石膏　甘草

9. **麻杏薏甘汤**(《伤寒杂病论》)

麻黄　杏仁　薏仁　甘草

10. **桂枝甘草汤**(《伤寒杂病论》)

桂枝　甘草

11. **桂枝人参汤**(《伤寒杂病论》)

桂枝　人参　白术　干姜　甘草

12. **桂枝当归汤**(《伤寒杂病论》)

桂枝　当归　芍药　半夏　黄柏　甘草

13. **大柴胡汤**(《伤寒杂病论》)

柴胡　黄芩　半夏　芍药　大黄　枳实　生姜　大枣

14. **小柴胡汤**(《伤寒杂病论》)

柴胡　黄芩　半夏　人参　甘草　生姜　大枣

15. **柴胡汤**(《伤寒杂病论》)

柴胡　黄芩　半夏　芍药　甘草

16. **柴芍枳甘汤**(《伤寒杂病论》) 即四逆散方

柴胡　芍药　枳实　甘草

17. **人参石膏汤**(《伤寒杂病论》)

人参　石膏　黄连　半夏　竹叶

18. **葛根汤**(《伤寒杂病论》)

葛根　芍药　麻黄　桂枝　甘草　生姜　大枣

19. **栀子汤**(《伤寒杂病论》)

栀子　黄芩　半夏　甘草

20. **黄芩汤**(《伤寒杂病论》)

黄芩　芍药　甘草　大枣

21. **黄连汤**(《伤寒杂病论》)

黄连　人参　桂枝　半夏　干姜　甘草　大枣

22. **半夏茯苓汤**(《伤寒杂病论》)

半夏　茯苓　泽泻　干姜

23. **栝蒌薤白半夏汤**(《伤寒杂病论》)

栝蒌　薤白　半夏　白酒

24. **葶苈大枣泻肺汤**(《伤寒杂病论》)

葶苈子　大枣

25. **越婢汤**(《伤寒杂病论》)

麻黄　石膏　甘草　生姜　大枣

26. **人参附子汤**(《伤寒杂病论》)

人参　附子　干姜　半夏　阿胶　侧柏叶

27. **人参干姜汤**(《伤寒杂病论》)

人参　干姜　附子　桂枝　甘草

28. **胶艾汤**(《伤寒杂病论》)

当归　川芎　芍药　地黄　阿胶　艾叶　甘草

29. **胶姜汤**(《伤寒杂病论》)

当归　川芎　芍药　地黄　阿胶　生姜　甘草

30. **温经汤**(《伤寒杂病论》)

当归　川芎　芍药　人参　桂枝　吴茱萸

31. **人参汤**(《伤寒杂病论》)

人参　白术　干姜　甘草

32. **麻子仁丸**(《伤寒杂病论》)

麻子仁　杏仁　芍药　大黄　枳实　厚朴

33. **大建中汤**(《伤寒杂病论》)

人参　干姜　蜀椒　胶饴

34. **小建中汤**(《伤寒杂病论》)

桂枝　芍药　甘草　生姜　大枣　胶饴

35. **黄芪建中汤**(《伤寒杂病论》)

黄芪　桂枝　芍药　甘草　生姜　大枣　胶饴

36. **黄芪当归汤**(《伤寒杂病论》)

黄芪　当归

37. **参术芍甘汤**(《伤寒杂病论》)

人参　白术　芍药　甘草

38. **当归芍药散**(《伤寒杂病论》)

当归　川芎　芍药　白术　茯苓　泽泻

39. **栝蒌茯苓汤**(《伤寒杂病论》)

栝蒌　茯苓　黄连　半夏

40. **泻心汤**(《伤寒杂病论》)

大黄　黄连

41. **安息香丸**(《华氏中藏经》)

安息香　苏合香　龙脑香　麝香　檀香　乳香　沉香　木香　丁香　荜茇　犀角　白术　诃子　朱砂

42. **醉仙丹**(《华氏中藏经》)

麻黄　天南星　附子　地龙

43. **再生丸**(《华氏中藏经》)

麝香　大黄　巴豆　川乌　朱砂

44. **三生散**(《华氏中藏经》)

草乌 厚朴 甘草

45. **缩砂丸**(《华氏中藏经》)

砂仁 天南星 高良姜

46. **五皮散**(《华氏中藏经》)

生姜皮 桑白皮 陈橘皮 大腹皮 茯苓皮

47. **香芎散**(《华氏中藏经》)

香附 川芎 石膏 甘草

48. **荆芥散**(《华氏中藏经》)

荆芥穗 菊花 川芎 白术

49. **再苏丹**(《华氏中藏经》)

川乌头 草乌头 五灵脂

50. **接骨丹**(《华氏中藏经》)

人参 白术 川芎 木香 防风 犀角 麝香 龙脑 苦参 紫河车 威灵仙 蔓荆子 何首乌 地骨皮 五味子

51. **大续命汤**(《千金要方》)

麻黄 桂枝 杏仁 甘草 当归 川芎 石膏 黄芩 干姜 荆沥

52. **西州续命汤**(《千金要方》)

麻黄 桂枝 杏仁 甘草 当归 川芎 石膏 黄芩 干姜

53. **排风汤**(《千金要方》)

麻黄 桂枝 杏仁 甘草 当归 川芎 芍药 白术 茯苓 独活 生姜 白鲜皮

54. **乌头汤**(《千金要方》)

乌头 干姜 桂心 细辛 当归 芍药 地黄 吴茱萸 甘草

55. **犀角汤**(《千金要方》)

犀角 羚羊角 栀子 黄芩 大黄 升麻 射干 前胡 豆

豉

56. **地黄煎**(《千金要方》)

生地汁　杞根酥　姜汁　杞根汁　荆沥　竹沥　人参　天冬　茯苓　大黄　栀子仁

57. **大防风汤**(《千金要方》)

防风　麻黄　当归　生地黄　黄芩　附子　白术　茯苓　甘草　山茱萸

58. **芎䓖汤**(《千金要方》)

芎䓖　当归　黄芩　石膏　秦艽　干姜　麻黄　桂枝　杏仁　甘草

59. **羌活汤**(《千金要方》)

羌活　葛根　麻黄　桂枝　芍药　生地黄　甘草　生姜

60. **葛根汤**(《千金要方》)

葛根　生地黄　芍药　羌活　麻黄　桂枝　甘草　生姜

61. **黄芪汤**(《千金要方》)

黄芪　人参　芍药　桂枝　生姜　大枣

62. **犀角麻黄汤**(《千金要方》)

犀角　羚羊角　麻黄　桂枝　杏仁　甘草　石膏　黄芩　独活　防风　当归　川芎　白术　防己　生姜

63. **桃仁汤**(《千金要方》)

桃仁　当归　水蛭　虻虫　大黄　芒硝　桂心　甘草

64. **水蛭散**(《千金要方》)

水蛭

65. **葛根煎**(《千金要方》)

葛根

66. **丹参汤**(《千金要方》)

丹参

67. **生地汤**(《千金要方》)

生地

68. **当归汤**(《千金要方》)

当归　川芎　芍药　地黄　桂枝　甘草

69. **独活寄生汤**(《千金要方》)

独活　桑寄生　杜仲　牛膝　秦艽　防风　桂心　细辛　当归　川芎　芍药　生地黄　人参　茯苓　甘草

70. **桃仁芍药汤**(《千金要方》)

桃仁　芍药　当归　川芎　干姜　桂心　甘草

71. **大胶艾汤**(《千金要方》)

当归　川芎　芍药　地黄　阿胶　艾叶　干姜　甘草

72. **大续命散**(《千金翼方》)

麻黄　桂枝　杏仁　甘草　石膏　黄芩　当归　川芎　芍药　人参　茯苓　干姜　乌头　蜀椒　防风

73. **大排风汤**(《千金翼方》)

麻黄　桂枝　杏仁　甘草　石膏　葛根　独活　白芷　防风　防己　当归　人参　白术　茯神　附子　白鲜皮

74. **三黄汤**(《千金翼方》)

麻黄　独活　细辛　黄芩　黄芪

75. **防己汤**(《千金翼方》)

人参　白术　茯苓　甘草　防己　乌头　肉桂　生姜

76. **紫雪**(《千金翼方》)

石膏　磁石　黄金　寒水石　犀角　羚羊角　麝香　沉香　木香　丁香　朴硝　玄参　升麻　甘草　硝石　朱砂

77. **玄霜**(《千金翼方》)

石膏　磁石　黄金　寒水石　犀角　羚羊角　麝香　沉香　木香　芒硝　朴硝　玄参　升麻

78. **琥珀散**(《千金翼方》)

琥珀

79. **当归芍药汤**(《千金翼方》)

当归　芍药　地黄　人参　桂心　甘草　生姜　大枣

80. **大黄朴硝汤**(《千金翼方》)

大黄　朴硝　牛膝　桃仁　水蛭　虻虫　牡丹皮　干姜　细辛　代赭石　麻仁　紫葳　甘草

81. **八风汤**(《外台秘要》)

人参　黄芪　当归　白芍　附子　干姜　独活　防风　茯苓　甘草　大豆

82. **守中汤**(《外台秘要》)

人参　白术　茯苓　山药　生地黄　麦冬　菊花　枸杞子

83. **十味独活汤**(《外台秘要》)

独活　防风　麻黄　桂枝　当归　芍药　附子　半夏　甘草　生姜

84. **羚角饮**(《外台秘要》)

羚羊角　大黄　麦冬　大青　栀子仁　青葙子　红蓝花　冬葵子

85. **半夏饮子**(《外台秘要》)

半夏　厚朴　人参　白术　橘皮　大枣　粳米　生姜

86. **吃力伽（白术）丸**(《外台秘要》)

白术　朱砂　诃子　犀角　香附　荜茇　麝香　沉香　木香　丁香　苏合香　安息香　白檀香　熏陆香　龙脑香

87. **四物汤**(《理伤续断方》)

当归　川芎　白芍　熟地黄

88. **五积散**(《理伤续断方》)

苍术　厚朴　桔梗　枳壳　当归　川芎　芍药　麻黄　白芷　肉桂　干姜　半夏　陈皮　茯苓　甘草

89. **大红丸**(《理伤续断方》)

川乌　芍药　何首乌　天南星　骨碎补　自然铜　当归　牛

膝　细辛　桑白皮　赤小豆

90. **大活血丹**(《理伤续断方》)

青桑炭　大栗间　骨碎补　天南星　川牛膝　自然铜　木鳖子　炮川乌　乳香　没药　血竭　芍药　白芷　细辛　黑豆

91. **牛黄丸**(《太平圣惠方》)

牛黄　麝香　全蝎　白僵蚕　蕲蛇　赤箭　羌活　桂心　白附子

92. **龙脑丸**(《太平圣惠方》)

龙脑香　安息香　麝香　牛黄　琥珀　玳瑁　朱砂　雄黄　天麻　附子　白僵蚕

93. **天南星散**(《太平圣惠方》)

天南星　半夏　赤箭　乌头　蝎梢　麝香　麻黄　桂枝

94. **天竺黄丸**(《太平圣惠方》)

天竺黄　牛黄　麝香　龙脑　朱砂　黄连　远志　龙齿　铁粉　茯神　菊花　甘草　芒硝　金箔　银箔

95. **人参散**(《太平圣惠方》)

人参　桂心　枳壳　茯神　熟地黄　菊花　枸杞子　山茱萸　五味子　柏子仁

96. **黄芪散**(《太平圣惠方》)

黄芪　当归　赤芍　生地黄　人参　麦冬　柴胡　黄芩　地骨皮　赤茯苓　甘草

97. **四君子汤**(《太平惠民和剂局方》)

人参　白术　茯苓　甘草

98. **大醒风汤**(《太平惠民和剂局方》)

天南星　附子　独活　防风　全蝎　甘草

99. **五香散**(《太平惠民和剂局方》)

丁香　木香　沉香　乳香　藿香

100. **沉香降气汤**(《太平惠民和剂局方》)

沉香　砂仁　香附　甘草

101. **人参养荣汤**(《太平惠民和剂局方》)

人参　白术　茯苓　甘草　黄芪　当归　白芍　熟地黄　远志　陈皮　肉桂　五味子

102. **十全大补汤**(《太平惠民和剂局方》)

人参　白术　茯苓　甘草　当归　川芎　白芍　熟地黄　黄芪　肉桂

103. **人参清肺汤**(《太平惠民和剂局方》)

人参　杏仁　桑白皮　罂粟壳　地骨皮　阿胶　知母　乌梅　甘草

104. **秦艽汤**(《圣济总录》)

秦艽　防风　麻黄　桂枝　杏仁　细辛　石膏　独活　防己　干姜　人参　白术　茯苓　甘草　山茱萸

105. **地黄汤**(《圣济总录》)

生地黄　白芍　川芎　当归　阿胶　艾叶　桂枝　甘草　补骨脂

106. **真珠散**(《普济本事方》)

真珠　龙齿　犀角　沉香　当归　熟地黄　枣仁　茯神　柏子仁

107. **星附散**(《普济本事方》)

天南星　半夏　白附子　白僵蚕　川乌　附子　没药　人参　茯苓

108. **续断汤**(《普济本事方》)

续断　杜仲　牛膝　肉桂　秦艽　防风　独活　细辛　当归　川芎　白芍　熟地黄　人参　茯苓　甘草

109. **退阴散**(《普济本事方》)

川乌　干姜

110. **还阳散**(《普济本事方》)

硫黄

111. **菖蒲散**(《全生指迷方》)

石菖蒲　麝香

112. **桃仁汤**(《全生指迷方》)

桃仁　地黄　水蛭　虻虫　苏木

113. **宁肺汤**(《杨氏家藏方》)

人参　白术　茯苓　甘草　当归　川芎　白芍　熟地黄　阿胶　麦冬　五味子　桑白皮

114. **蠲痹汤**(《杨氏家藏方》)

黄芪　当归　白芍　姜黄　羌活　防风　炙甘草

115. **清脾汤**(《三因极一病证方论》)

人参　白术　茯苓　甘草　半夏　橘皮　川芎　肉桂　白芷　草果

116. **七气汤**(《三因极一病证方论》)

人参　白术　茯苓　橘皮　半夏　厚朴　肉桂　苏叶

117. **三棱煎**(《三因极一病证方论》)

三棱　莪术　半夏　青皮　麦芽

118. **羌附汤**(《严氏济生方》)

羌活　附子　白术　甘草

119. **星附汤**(《严氏济生方》)

天南星　附子　木香

120. **温胆汤**(《严氏济生方》)

半夏　枳实　陈皮　茯苓　竹茹　甘草　生姜　大枣

121. **鳖甲饮子**(《严氏济生方》)

鳖甲　黄芪　白术　川芎　芍药　槟榔　草果　橘红　厚朴　甘草

122. **疏凿饮子**(《严氏济生方》)

秦艽　羌活　泽泻　商陆　木通　椒目　槟榔　赤小豆　茯

苓皮　大腹皮

123. **聚香饮子**(《严氏济生方》)

檀香　藿香　乳香　沉香　木香　丁香　延胡索　姜黄　川芎　肉桂　桔梗　甘草

124. **春泽汤**(《奇效良方》)

人参　白术　茯苓　泽泻　猪苓　麦冬　柴胡　桂枝

125. **导气汤**(《奇效良方》)

大黄　黄芩　黄连　白芍　木香　当归　枳壳　槟榔

126. **当归活血汤**(《奇效良方》)

当归　川芎　熟地黄　白术　升麻　青皮　槐花　荆芥穗

127. **地黄丸**(《小儿药证直诀》)

熟地黄　山药　山萸肉　牡丹皮　茯苓　泽泻

128. **镇心丸**(《小儿药证直诀》)

牛黄　琥珀　龙齿　朱砂　全蝎　人参　茯苓　防风　铁粉

129. **导赤散**(《小儿药证直诀》)

生地黄　木通　生甘草

130. **异功散**(《小儿药证直诀》)

人参　白术　茯苓　甘草　陈皮

131. **五虎汤**(《仁斋直指方论》)

麻黄　杏仁　石膏　甘草　细茶

132. **五拗汤**(《仁斋直指方论》)

麻黄　杏仁　桔梗　甘草　荆芥穗

133. **养心汤**(《仁斋直指方论》)

黄芪　人参　当归　川芎　半夏　茯苓　酸枣仁　远志　茯神　肉桂　柏子仁　五味子　甘草　大枣　生姜

134. **生附汤**(《仁斋直指方论》)

附子　干姜　苍术　厚朴　杜仲　牛膝　白术　茯苓　甘草

135. **姜术汤**(《仁斋直指方论》)

干姜　肉桂　白术　茯苓　半夏　甘草　生姜　大枣

136. **天麻钩藤汤**(《小儿卫生总微论方》)

天麻　钩藤　蝉蜕　白僵蚕　蝎尾　麝香　人参　川芎　麻黄　防风　甘草

137. **独活黄芪汤**(《小儿卫生总微论方》)

黄芪　独活　川芎　麻黄　枣仁　肉桂　羚羊角　桑白皮

138. **牛黄丸**(《小儿卫生总微论方》)

牛黄　犀角　全蝎　龙胆　黄芩　朱砂

139. **乌犀煎**(《小儿卫生总微论方》)

乌犀角　白花蛇　天麻　天南星　白附子　蝎尾梢

140. **和中散**(《阎氏小儿方论》)

人参　白术　茯苓　甘草　黄芪　葛根　白扁豆　藿香叶

141. **全蝎散**(《阎氏小儿方论》)

全蝎　白僵蚕　天麻　天南星　麻黄　桂枝　川芎　赤芍　黄芩　甘草

142. **天王补心丹**(《妇人良方》)

人参　茯苓　当归　生地黄　丹参　玄参　天冬　麦冬　枣仁　远志　桔梗　柏子仁　五味子

143. **神仙解语丹**(《妇人良方》)

天麻　天南星　白附子　石菖蒲　全蝎　白僵蚕　远志　木香　羌活　薄荷

144. **仙方活命饮**(《妇人良方》)

穿山甲　皂角刺　天花粉　银花　当归　赤芍　乳香　没药　白芷　防风　贝母　陈皮　甘草

145. **滋肾生肝饮**(《妇人良方》)

熟地黄　山药　山萸肉　牡丹皮　茯苓　泽泻　当归　白术　五味子　甘草

146. **人参黄芪散**(《妇人良方》)

人参　黄芪　葛根　秦艽　知母　麦冬　赤苓　甘草

147. **丹栀逍遥散**(《妇人良方》)

牡丹皮　栀子　柴胡　白芍　当归　白术　茯苓　甘草

148. **六君子汤**(《妇人良方》)

人参　白术　茯苓　甘草　半夏　陈皮

149. **四神丸**(《妇人良方》)

吴茱萸　补骨脂　肉豆蔻　五味子

150. **通关散**(《妇人良方》)

皂角　细辛　薄荷

二、金元以后治疗中风病方剂选录

1. **麦冬饮子**(《黄帝素问宣明论方》)

人参　麦冬　生地黄　知母　葛根　茯神　瓜蒌实　炙甘草

2. **防风通圣散**(《黄帝素问宣明论方》)

防风　麻黄　薄荷　连翘　当归　川芎　白芍　石膏　大黄　芒硝　滑石　黄芩　栀子　荆芥　桔梗　白术　甘草

3. **防风天麻散**(《黄帝素问宣明论方》)

防风　天麻　白芷　荆芥　羌活　川芎　当归　草乌　白附子　滑石　甘草

4. **愈风汤**(《素问病机气宜保命集》)

秦艽　羌活　白芷　防风　麻黄　桂枝　细辛　甘草　蔓荆子　菊花　薄荷　独活　柴胡　黄芩　人参　黄芪　当归　川芎　生地黄　熟地黄　苍术　厚朴　石膏　知母　茯苓　防己　杜仲　枳壳　前胡　地骨皮　枸杞子

5. **牛黄通膈汤**(《医学启源》)

牛黄　大黄　芒硝　甘草

6. **不换金丹**(《医学启源》)

天麻　羌活　荆芥　防风　全蝎　白僵蚕　川乌　白附子

川芎　藿香　薄荷　甘草

7. **活命金丹**(《医学启源》)

牛黄　麝香　犀角　珍珠　龙胆　青黛　板蓝根　大黄　朴硝　辰砂　葛根　川芎　桂枝　薄荷　甘草

8. **羌活胜湿汤**(《内外伤辨惑论》)

羌活　防风　独活　川芎　藁本　蔓荆子　生甘草

9. **木香化滞汤**(《内外伤辨惑论》)

柴胡　木香　半夏　橘皮　当归　红花　枳壳　草豆蔻　炙甘草

10. **升阳益胃汤**(《内外伤辨惑论》)

黄芪　白芍　人参　白术　茯苓　甘草　半夏　橘皮　羌活　独活　柴胡　防风　黄连　泽泻　生姜　大枣

11. **升阳散火汤**(《内伤伤辨惑论》)

葛根　升麻　白芍　生甘草　羌活　独活　人参　柴胡　防风　炙甘草

12. **当归导滞汤**(《医学发明》)

当归　大黄　麝香

13. **导气除湿汤**(《医学发明》)

大黄　枳实　当归　羌活

14. **火郁汤**(《兰室秘藏》)

葛根　升麻　柴胡　白芍　防风　甘草

15. **乌药汤**(《兰室秘藏》)

乌药　香附　当归　木香　甘草

16. **通幽汤**(《兰室秘藏》)

当归　生地黄　桃仁　红花　熟地黄　升麻　炙甘草

17. **升麻补胃汤**(《兰室秘藏》)

升麻　葛根　白芍　生地黄　柴胡　防风　羌活　独活　黄芪　当归　熟地黄　肉桂　牡丹皮　甘草

18. **人参益胃汤**(《兰室秘藏》)

人参　白术　黄芪　当归　柴胡　黄芩　半夏　陈皮　益智仁　苍术　升麻　甘草

19. **三黄补血汤**(《兰室秘藏》)

黄芪　熟地黄　当归　川芎　白芍　生地黄　柴胡　升麻　牡丹皮

20. **当归六黄汤**(《兰室秘藏》)

黄芪　当归　生地黄　熟地黄　黄芩　黄连　黄柏

21. **生脉汤**(《丹溪心法》)

人参　麦冬　五味子

22. **八珍汤**(《丹溪心法》)

当归　川芎　赤芍　熟地黄　人参　砂仁　茯苓　甘草

23. **玉屏风散**(《丹溪心法》)

黄芪　白术　防风

24. **六磨汤**(《世医得效方》)

大黄　沉香　木香　乌药　枳壳　槟榔

25. **逐瘀汤**(《世医得效方》)

大黄　桃仁　川芎　赤芍　生地黄　莪术　阿胶　五灵脂　茯苓　白芷　木通　茯神　枳壳　甘草

26. **大固阳汤**(《世医得效方》)

附子　干姜　白术　木香

27. **导滞通经汤**(《卫生宝鉴》)

白术　茯苓　木香　陈皮　桑白皮

28. **和血通经汤**(《卫生宝鉴》)

当归　熟地黄　三棱　莪术　红花　苏木　血竭　肉桂　木香　贯众

29. **秦艽鳖甲散**(《卫生宝鉴》)

秦艽　鳖甲　柴胡　当归　知母　地骨皮

30. **人参蛤蚧散**(《卫生宝鉴》)

人参　蛤蚧　知母　贝母　杏仁　茯苓　桑白皮　炙甘草

31. **沉香温脾汤**(《卫生宝鉴》)

沉香　木香　丁香　砂仁　白豆蔻　附子　肉桂　人参　白术　干姜　甘草

32. **当归四逆汤**(《卫生宝鉴》)

当归　附子　肉桂　茴香　柴胡　白芍　延胡索　茯苓　泽泻　川楝子

33. **附子温中汤**(《卫生宝鉴》)

附子　干姜　人参　白术　茯苓　炙甘草　白芍　厚朴　陈皮　草豆蔻

34. **六磨饮**(《证治要诀》)

人参　木香　沉香　乌药　枳壳　槟榔

35. **当归黄芪饮**(《医学正传》)

当归　白芍　黄芪　人参　升麻

36. **生血润燥饮**(《医学正传》)

黄芪　当归　生地黄　熟地黄　天冬　麦冬　桃仁　红花　黄芩　瓜蒌仁　五味子

37. **山栀地黄汤**(《医学入门》)

栀子　生地黄　赤芍　牡丹皮　知母　贝母　麦冬　天花粉　瓜蒌仁

38. **人参麦冬汤**(《医学入门》)

人参　麦冬　白芍　茯苓　竹茹　甘草　小麦

39. **扶脾生脉散**(《医学入门》)

黄芪　当归　白芍　人参　麦冬　五味子　紫菀　甘草

40. **清肝汤**(《医学入门》)

当归　川芎　柴胡　白芍　山栀　牡丹皮

41. **清痰汤**(《赤水玄珠》)

山栀　黄芩　瓜蒌仁　川贝母　香附　枳壳　半夏　橘红　茯苓　甘草

42. **活络汤**(《赤水玄珠》)

人参　白术　干姜　甘草　当归　牛膝　附子　肉桂　杜仲

43. **人参黄芪汤**(《赤水玄珠》)

人参　白术　茯苓　甘草　黄芪　当归　陈皮

44. **木香导滞汤**(《赤水玄珠》)

大黄　白芍　木香　枳壳　黄连　当归　槟榔

45. **补肝养荣汤**(《赤水玄珠》)

当归　川芎　白芍　熟地黄　菊花　陈皮　甘草

46. **参归芍药汤**(《万病回春》)

人参　白术　茯苓　甘草　当归　芍药　砂仁　陈皮

47. **香砂平胃散**(《万病回春》)

香附　砂仁　苍术　枳实　陈皮　木香　藿香　甘草

48. **香砂养胃汤**(《万病回春》)

香附　砂仁　苍术　厚朴　陈皮　木香　白豆蔻　人参　白术　茯苓　甘草

49. **养血安神汤**(《万病回春》)

当归　川芎　白芍　生地黄　黄连　白术　陈皮　枣仁　茯神　酸枣仁　柏仁　甘草

50. **顺气散瘀汤**(《古今医鉴》)

当归　川芎　白芍　生地黄　桃仁　红花　延胡索　莪术　青皮

51. **清热解郁汤**(《古今医鉴》)

黄连　栀子仁　川芎　枳壳　苍术　香附　陈皮　甘草　干姜　生姜

52. **清热调血汤**(《古今医鉴》)

当归　川芎　白芍　生地黄　桃仁　红花　黄连　牡丹皮

香附　莪术

53. **生津养血汤**(《古今医鉴》)

当归　川芎　白芍　生地黄　知母　黄柏　麦冬　天花粉　黄连　乌梅　莲肉　薄荷　甘草

54. **滋筋养血汤**(《古今医鉴》)

当归　川芎　白芍　熟地黄　人参　麦冬　五味子　薏苡仁　知母　黄柏　牛膝　杜仲　苍术　羌活　防风　甘草

55. **五虎二陈汤**(《古今医鉴》)

麻黄　杏仁　石膏　甘草　人参　橘皮　半夏　茯苓　木香　沉香　细茶　生姜　葱白　蜂蜜

56. **先天归一汤**(《古今医鉴》)

人参　白术　茯苓　甘草　当归　川芎　白芍　生地黄　牡丹皮　半夏　陈皮　香附　砂仁　牛膝

57. **参芪益气汤**(《证治准绳》)

人参　麦冬　五味子　黄芪　白术　附子　陈皮　甘草

58. **芎归养荣汤**(《证治准绳》)

当归　川芎　白芍　熟地黄　知母　黄柏　枸杞子　麦冬　甘草

59. **香砂宽中汤**(《证治准绳》)

木香　砂仁　白术　茯苓　半夏　厚朴　香附　陈皮　白豆蔻　槟榔　青皮　甘草

60. **秦艽地黄汤**(《证治准绳》)

秦艽　羌活　白芷　防风　当归　川芎　白芍　生地黄　荆芥　升麻　牛蒡子　蔓荆子　甘草

61. **人参补肺汤**(《证治准绳》)

人参　白术　茯苓　甘草　黄芪　当归　熟地黄　山药　山萸肉　牡丹皮　麦冬　陈皮　五味子

62. **除湿蠲痛汤**(《证治准绳》)又名：除湿蠲痹汤

苍术　羌活　白术　陈皮　茯苓　泽泻　甘草

63. **滋阴抑火汤**(《证治准绳》)

当归　川芎　芍药　生地黄　黄连　知母　熟地黄　肉桂　甘草

64. **复元汤**(《寿世保元》)

附子　干姜　黄连　知母　人参　麦冬　五味子　白芍　甘草

65. **活血汤**(《寿世保元》)

当归　川芎　赤芍　牡丹皮　桃仁　红花　延胡索　香附　乌药　枳壳　肉桂　木香　甘草

66. **清晕化痰汤**(《寿世保元》)

天南星　半夏　橘皮　茯苓　黄芩　枳实　川芎　羌活　白芷　防风　细辛　甘草

67. **益气养荣汤**(《外科正宗》)

人参　白术　茯苓　甘草　黄芪　当归　川芎　白芍　熟地黄　贝母　香附　桔梗　陈皮

68. **和气养荣汤**(《外科正宗》)

人参　白术　茯苓　甘草　黄芪　当归　熟地黄　牡丹皮　沉香　陈皮

69. **红花散瘀汤**(《外科正宗》)

红花　当归　皂针　穿山甲　大黄　乳香　苏木　贝母　白僵蚕　连翘　牛蒡子　石决明

70. **栀子清肝汤**(《外科正宗》)

栀子　牡丹皮　黄连　石膏　柴胡　黄芩　白芍　当归　川芎　牛蒡子　甘草

71. **清肝渗湿汤**(《外科正宗》)

柴胡　黄芩　山栀　龙胆　当归　川芎　白芍　生地黄　天花粉　泽泻　木通　甘草

72. **滋阴八物汤**(《外科正宗》)

当归 川芎 赤芍 生地黄 大黄 牡丹皮 天花粉 泽泻 甘草 灯芯

73. **还原保真汤**(《外科正宗》)

人参 白术 茯苓 甘草 当归 川芎 白芍 熟地黄 黄芪 枸杞 附子 肉桂 泽泻 牡丹皮

74. **一阴煎**(《景岳全书》)

生地黄 熟地黄 芍药 丹参 牛膝 甘草

75. **二阴煎**(《景岳全书》)

生地黄 玄参 黄连 麦冬 枣仁 茯苓 木通 甘草

76. **三阴煎**(《景岳全书》)

熟地黄 当归 芍药 人参 枣仁 甘草

77. **四阴煎**(《景岳全书》)

生地黄 白芍 百合 沙参 麦冬 茯苓 甘草

78. **五阴煎**(《景岳全书》)

熟地黄 白芍 山药 扁豆 五味子 人参 白术 茯苓 甘草

79. **五福饮**(《景岳全书》)

人参 白术 当归 熟地黄 甘草

80. **右归饮**(《景岳全书》)

熟地黄 山药 山茱萸 枸杞子 附子 肉桂 杜仲 甘草

81. **左归饮**(《景岳全书》)

熟地黄 山药 山茱萸 枸杞子 茯苓 甘草

82. **大营煎**(《景岳全书》)

熟地黄 当归 杜仲 牛膝 肉桂 枸杞子 炙甘草

83. **小营煎**(《景岳全书》)

熟地黄 当归 白芍 山药 枸杞子 炙甘草

84. **举元煎**(《景岳全书》)

人参 白术 黄芪 升麻 甘草

85. **大分清饮**(《景岳全书》)

栀子 茯苓 泽泻 猪苓 木通 枳壳 车前子

86. **小分清饮**(《景岳全书》)

薏仁 茯苓 泽泻 猪苓 厚朴 枳壳

87. **人参健脾汤**(《景岳全书》)

人参 白芍 桂枝 甘草 生姜 大枣 胶饴

88. **当归养心汤**(《景岳全书》)

当归 生地黄 人参 麦冬 升麻 炙甘草

89. **四味回阳饮**(《景岳全书》)

人参 附子 干姜 炙甘草

90. **当归地黄饮**(《景岳全书》)

当归 熟地黄 山药 山萸肉 牛膝 杜仲 炙甘草

91. **胆星汤**(《症因脉治》)

胆南星 石菖蒲 钩藤 橘红 苏子 甘草

92. **参冬饮**(《症因脉治》)

人参 麦冬

93. **导滞消痰汤**(《症因脉治》)

天南星 半夏 石菖蒲 橘红 枳实 厚朴 竹沥 姜汁

94. **调荣活络饮**(《症因脉治》)

当归 赤芍 桃仁 红花 大黄 秦艽 独活 牛膝 桂枝

95. **柴胡清肝饮**(《症因脉治》)

柴胡 白芍 黄芩 栀子 牡丹皮 钩藤 当归 青皮 甘草

96. **滋血活络汤**(《傅青主女科》)

黄芪 当归 人参 熟地黄 川芎 天麻 黄连 茯神 荆芥穗 防风 羌活 陈皮 甘草

97. **散结定痛汤**(《傅青主女科》)

当归 川芎 牡丹皮 桃仁 乳香 山楂 益母草 黑芥穗

98. **利气泄火汤**(《傅青主女科》)

人参　白术　当归　白芍　熟地黄　黄芩　芡实　甘草

99. **和血熄风汤**(《辨证录》)

黄芪　当归　玄参　麦冬　天花粉　秦艽　升麻　白芷　防风　桂枝　甘草

100. **助阳通气汤**(《辨证录》)

黄芪　当归　人参　白术　茯苓　天花粉　玉竹　麦冬　附子　乌药　防风　木香

101. **助气解麻汤**(《辨证录》)

黄芪　当归　人参　白术　麦冬　柴胡　半夏　荆芥　附子　乌药

102. **滋血通经汤**(《辨证录》)

黄芪　当归　熟地黄　麦冬　天花粉　秦艽　五味子

103. **生血起废汤**(《辨证录》)

当归　熟地黄　玉竹　茯苓　山茱萸　白芥子

104. **益阴生血汤**(《辨证录》)

人参　白术　麦冬　白芍　熟地黄　五味子　白芥子

105. **顺气和血汤**(《辨证录》)

黄芪　当归　人参　白术　天麻　天南星　半夏　附子　羌活　独活

106. **固气收涎汤**(《辨证录》)

人参　山药　茯苓　麦冬　附子　半夏　枣仁　远志　巴戟天

107. **上下两济丹**(《辨证录》)

黄连　肉桂　人参　白术　熟地黄　山茱萸

108. **水火两补汤**(《辨证录》)

人参　白术　麦冬　五味子　熟地黄　牛膝　肉桂　茯神　山茱萸　车前子

109. **交泰丸**(《韩氏医通》)

黄连　肉桂

110. **三子养亲汤**(《韩氏医通》)

紫苏子　白芥子　莱菔子

111. **犀角玄参汤**(《温疫论》)

犀角　玄参　黄芩　射干　升麻　甘草

112. **清燥救肺汤**(《医门法律》)

石膏　麦冬　杏仁　甘草　人参　阿胶　麻仁　桑叶　枇杷叶

113. **顺气活血汤**(《伤科大成》)

当归　赤芍　桃仁　红花　香附　苏木　砂仁　枳壳　厚朴　木香　苏梗

114. **当归复元汤**(《证治汇补》)

当归　穿山甲　桃仁　红花　大黄　天花粉　柴胡　青皮　甘草

115. **理气降痰汤**(《证治汇补》)

半夏　橘红　贝母　桔梗　香附　枳壳　桂枝　茯苓　甘草

116. **导滞通幽汤**(《证治汇补》)

当归　熟地黄　桃仁　红花　大黄　生地黄　升麻

117. **调荣活络散**(《证治汇补》)

当归　川芎　赤芍　牛膝　桃仁　红花　大黄　杏仁　桂枝　羌活

118. **滋阴养荣汤**(《证治汇补》)

当归　川芎　白芍　熟地黄　牛膝　杜仲　续断　木瓜　秦艽　独活　石斛　麦冬　薏仁　车前子　五加皮

119. **柴葛解肌汤**(《医学心悟》)

柴胡　黄芩　葛根　生地黄　赤芍　牡丹皮　知母　川贝　甘草

120. **生地八物汤**(《医学心悟》)

生地黄　麦冬　黄芩　黄连　黄柏　知母　牡丹皮　山药　荷叶

121. **益气聪明汤**(《医学心悟》)

黄芪　当归　人参　白术　柴胡　白芍　升麻　陈皮　蔓荆子　炙甘草

122. **通经导滞汤**(《医宗金鉴》)

当归　川芎　赤芍　熟地黄　牛膝　红花　牡丹皮　香附　紫苏　独活　枳壳　陈皮　甘草

123. **散瘀葛根汤**(《医宗金鉴》)

葛根　川芎　红花　香附　半夏　桔梗　羌活　升麻　白芷　防风　细辛　苏叶　甘草

124. **桂附地黄汤**(《医宗金鉴》)

熟地黄　山药　山萸肉　牡丹皮　茯苓　泽泻　附子　肉桂

125. **清上散瘀汤**(《医宗金鉴》)

当归　川芎　赤芍　生地黄　桃仁　红花　苏木　大黄　栀子　黄芩　连翘　桔梗　羌活　独活　枳壳　甘草

126. **消下破血汤**(《医宗金鉴》)

当归　川芎　赤芍　生地黄　桃仁　红花　苏木　大黄　枳实　栀子　柴胡　黄芩　牛膝　泽兰　木通　五灵脂

127. **宁神导痰汤**(《杂病源流犀烛》)

天南星　半夏　橘红　茯苓　石菖蒲　远志　枳实　黄芩　甘草　朱砂

128. **理中降痰汤**(《杂病源流犀烛》)

人参　白术　干姜　甘草　半夏　茯苓　苏子

129. **清心温胆汤**(《杂病源流犀烛》)

黄连　麦冬　半夏　陈皮　石菖蒲　远志　枳实　香附　人参　白术　茯苓　甘草　当归　白芍　川芎　生姜　竹茹

130. **清肝凉胆汤**(《杂病源流犀烛》)

柴胡　白芍　山栀　牡丹皮　当归　川芎　龙胆草

131. **清神解语汤**(《杂病源流犀烛》)

黄连　枳实　天南星　半夏　石菖蒲　远志　陈皮　茯苓　当归　川芎　白芍　生地黄　麦冬　乌药　羌活　防风　竹茹　甘草

132. **清心补血汤**(《杂病源流犀烛》)

人参　麦冬　五味子　当归　川芎　白芍　生地黄　栀子　枣仁　茯神　陈皮　炙甘草

133. **秦艽地黄汤**(《杂病源流犀烛》)

秦艽　生地黄　牡丹皮　钩藤　柴胡　白术　茯苓　甘草

134. **养血祛风汤**(《杂病源流犀烛》)

当归　川芎　生地黄　荆芥　防风　羌活　细辛　藁本　石膏　半夏　甘草　旋覆花　蔓荆子　生姜　大枣

135. **安神补心汤**(《杂病源流犀烛》)

枣仁　远志　茯神　黄芩　当归　川芎　白芍　生地黄　白术　玄参　麦冬　甘草

136. **益气安神汤**(《杂病源流犀烛》)

人参　麦冬　黄芪　当归　枣仁　远志　胆南星　茯苓　生地黄　黄连　竹叶　甘草

137. **清心汤**(《杂病源流犀烛》)

黄芩　黄连　黄柏　栀子　生地黄　赤芍　牡丹皮　连翘　当归　川芎　菊花　灯心　甘草

138. **和伤活血汤**(《疡医大全》)

当归　川芎　桃仁　红花　乳香　没药　穿山甲　血竭　苏木　大黄　生地黄　天花粉　威灵仙　五加皮　甘草

139. **凉肝导赤汤**(《疡医大全》)

山栀　生地黄　赤芍　牡丹皮　茯苓　泽泻　木通　人中黄

140. **肾风苁蓉丸**(《金匮翼》)

苁蓉 熟地黄 山药 牛膝 虎骨 防风 当归 石斛 独活 黑豆

141. **肺风人参汤**(《金匮翼》)

人参 麻黄 防风 羚羊角 石膏 杏仁 桔梗 甘草 白鲜皮

142. **脾风白术汤**(《金匮翼》)

人参 白术 茯苓 甘草 防风 麻黄 白芍 附子 防己 薏苡仁

143. **心风犀角丸**(《金匮翼》)

人参 犀角 生地黄 天冬 麝香 龙脑 石菖蒲 远志 赤箭 防风 茯苓 细辛 丹砂 紫石英

144. **肝风天麻散**(《金匮翼》)

天麻 钩藤 羚羊角 犀角 乌梢蛇 菊花 人参 川芎 枣仁 柏子仁

145. **清营汤**(《温病条辨》)

犀角 生地黄 玄参 麦冬 丹参 黄连 银花 连翘 竹叶

146. **一甲复脉汤**(《温病条辨》)

牡蛎 生地黄 白芍 麦冬 阿胶 麻仁 炙甘草

147. **二甲复脉汤**(《温病条辨》)

牡蛎 鳖甲 生地黄 白芍 麦冬 阿胶 麻仁 炙甘草

148. **三甲复脉汤**(《温病条辨》)

牡蛎 鳖甲 龟板 生地黄 白芍 麦冬 阿胶 麻仁 炙甘草

149. **导赤承气汤**(《温病条辨》)

生地黄 赤芍 黄连 黄柏 大黄 芒硝

150. **清肝达郁汤**(《通俗伤寒论》)

柴胡　白芍　栀子　牡丹皮　菊花　当归　薄荷　陈皮　生甘草　橘叶

151. **柴胡白虎汤**(《通俗伤寒论》)

柴胡　黄芩　石膏　知母　粳米　甘草　天花粉　荷叶

152. **柴胡达原饮**(《通俗伤寒论》)

柴胡　黄芩　枳壳　厚朴　槟榔　草果　桔梗　青皮　炙甘草　荷梗

153. **养荣承气汤**(《通俗伤寒论》)

当归　芍药　生地黄　知母　大黄　枳实　厚朴

154. **陷胸承气汤**(《通俗伤寒论》)

瓜蒌仁　黄连　半夏　大黄　芒硝　枳实

155. **龙牡复脉汤**(《通俗伤寒论》)

人参　阿胶　龟板　鳖甲　龙骨　牡蛎　玳瑁　生地黄　白芍　麦冬　炙甘草　鸡子黄　大坎气

156. **玳瑁郁金汤**(《通俗伤寒论》)

玳瑁　郁金　石菖蒲　山栀　牡丹皮　连翘　木通　竹沥　姜汁　紫金片

157. **清热养血汤**(《笔花医镜》)

生地黄　赤芍　牡丹皮　丹参　栀子　青蒿　甘草

158. **洋参麦冬汤**(《笔花医镜》)

西洋参　麦冬　犀角　生地黄　白芍　丹参　当归　石斛　甘草

159. **养血平肝汤**(《类证治裁》)

当归　川芎　白芍　熟地黄　柴胡　香附　青皮　甘草

160. **安神导痰汤**(《类证治裁》)

黄连　黄芩　石菖蒲　远志　天南星　半夏　陈皮　茯苓　枳实　甘草　朱砂

161. **牛黄清心饮**(《医醇賸义》)

牛黄　琥珀　黄连　丹参　石菖蒲　远志　胆南星　橘红　麦冬　竹叶

162. **滋生青阳汤**(《医醇賸义》)

生地黄　白芍　牡丹皮　麦冬　石斛　天麻　菊花　石决明　柴胡　桑叶　薄荷　磁石

163. **滋肾熄风汤**(《医醇賸义》)

熟地黄　枸杞　巴戟天　菟丝子　当归　独活　天麻　菊花　豨莶草　红枣　生姜

164. **调荣通脉汤**(《医醇賸义》)

生地黄　当归　党参　白术　天冬　丹参　柏仁　茯神　黄连　牛膝　续断　桑枝　红枣

165. **舒筋通络汤**(《医醇賸义》)

当归　川芎　白芍　生地黄　枸杞　木瓜　牛膝　狗脊　续断　秦艽　独活　桑枝　楮实子

166. **犀角地黄汤**(《温热经纬》)

犀角　生地黄　连翘　甘草

167. **银翘败毒汤**(《温热经纬》)

银花　连翘　葛根　石膏　蝉蜕　白僵蚕　牛蒡子　板蓝根　马勃

168. **立效丹**(《霍乱论》)

牛黄　麝香　龙脑　朱砂　雄黄　芒硝　荜茇　硼砂

169. **行军散**(《霍乱论》)

牛黄　麝香　龙脑　朱砂　雄黄　芒硝　珍珠　飞金

170. **连朴饮**(《霍乱论》)

黄连　山栀　半夏　厚朴　石菖蒲　香豉　芦根

三、近代治疗中风病方剂汇集

1. **凉血地黄汤**(《血证论》)

生地黄　玄参　黄连　栀子　黄芩　当归　甘草

2. **当归地黄汤**(《血证论》)

当归　川芎　白芍　熟地黄　藁本　细辛　白芷　防风

3. **防风芎归汤**(《血证论》)

防风　生地黄　当归　川芎　甘草

4. **滋阴通络汤**(《雪雅堂医案》)

生地黄　石斛　龟板　防己　川贝　姜黄　薏苡仁　海桐皮　丝瓜络

5. **凉血通络汤**(《雪雅堂医案》)

生地黄　玄参　龟板　虎骨　贝母　杏仁　白茅根　茯苓　木通

6. **和阴熄风汤**(《雪雅堂医案》)

生地黄　熟地黄　龟板　蝉蜕　龙齿　牡蛎　磁石　菊花　女贞子　黑豆衣

7. **和阳熄风汤**(《雪雅堂医案》)

生地黄　白芍　麦冬　阿胶　龟板　鳖甲　牡蛎　磁石　茯神　黑芝麻　炙甘草

8. **滋阴熄风汤**(《雪雅堂医案》)

生地黄　白芍　石斛　阿胶　羚羊角　龟板　牡蛎　石决明　磁石　茯神

9. **滋阴镇潜汤**(《雪雅堂医案》)

羚羊角　龟板　牡蛎　石决明　蝉蜕　磁石　生地黄　蒺藜　茯神　生铁落

10. **平肝降气汤**(《雪雅堂医案》)

羚羊角　白芍　丹参　降香　苏子　旋覆花

11. **滋水降火汤**(《雪雅堂医案》)

生地黄　玄参　白芍　牡丹皮　石斛　山栀　丹参　三七　桑叶　夏枯草

12. **滋阴镇痉汤**(《雪雅堂医案》)

西洋参　熟地黄　白芍　阿胶　龟板　肉苁蓉　橘皮　茯苓　桑枝　磁石　紫石英

13. **凉血降逆汤**(《雪雅堂医案》)

犀角　生地黄　白芍　牡丹皮　白茅根　大黄　栀子　侧柏叶　竹茹

14. **天麻白芍汤**(《中风斠诠》)

天麻　半夏　白芍　浙贝母　代赭石　龙齿　牡蛎　玳瑁　杏仁　石菖蒲　远志　茯神　首乌藤　旋覆花

15. **胆星茯苓汤**(《中风斠诠》)

胆南星　半夏　茯苓　陈皮　石菖蒲　远志　菊花　甘草　龙齿　牡蛎　磁石　紫石英

16. **金铃牡蛎汤**(《中风斠诠》)

金铃　牡蛎　天麻　菊花　当归　沙参　牡丹皮　陈皮　石决明　瓜蒌皮　枸杞子　山茱萸

17. **菖蒲牡蛎汤**(《中风斠诠》)

石菖蒲　牡蛎　当归　白芍　大贝　川贝　天竺黄　橘红　续断　桑寄生　藏红花

18. **参须羚角汤**(《中风斠诠》)

参须　羚羊角　白芍　橘红　胆南星　天竺黄　石菖蒲　牡蛎　石决明　礞石　半夏　竹沥　姜汁

19. **羚角菖蒲汤**(《古今医案平议》)

羚角　石菖蒲　栀子　连翘　银花　桑叶　石斛　天花粉　知母　川楝实　青蒿　白薇　竹沥

20. **羚角胆星汤**(《古今医案平议》)

羚角　胆南星　石菖蒲　丹参　牡蛎　钩藤　贝母　橘红　茯苓　蒺藜　桑叶

21. **羚角玳瑁汤**(《古今医案平议》)

羚羊角　玳瑁　龙齿　牡蛎　磁石　玄精　天麻　胆南星　石菖蒲　郁金　白芍　玄参　石斛　牡丹皮　天竺黄　橘红　枳实　竹茹　茯神　蚕沙　旋覆花

22. **羚角龙齿汤**(《古今医案平议》)

羚羊角　龙齿　牡蛎　贝齿　天麻　胆南星　天竺黄　贝母　白芍　石斛　茯神　竹茹　牡丹皮　陈皮　连翘　蚕沙　桑白皮　枇杷叶　海浮石

23. **羚羊角天麻汤**(《古今医案平议》)

羚羊角　天麻　天竺黄　橘络　当归　枳实　桑枝　竹茹　蚕沙　薏苡仁　胡麻仁　丝瓜络　海蛤壳

24. **和血熄风汤**(《医学衷中参西录》)

当归　川芎　白芍　阿胶　黄芪　桃仁　红花　荆芥　防风

25. **搜风汤**(《医学衷中参西录》)

人参　半夏　白僵蚕　防风　石膏　柿霜　麝香

26. **逐风汤**(《医学衷中参西录》)

黄芪　当归　羌活　独活　全蝎　蜈蚣

27. **振颓汤**(《医学衷中参西录》)

黄芪　当归　党参　白术　乳香　没药　牛膝　干姜　威灵仙

28. **干颓汤**(《医学衷中参西录》)

黄芪　当归　乳香　没药　枸杞子　山茱萸　鹿角胶

29. **起痿汤**(《医学衷中参西录》)

黄芪　白芍　代赭石　牛膝　乳香　没药　䗪虫　玄参　天花粉　柏子仁　马钱子

30. **养脑利肢汤**(《医学衷中参西录》)

党参　白芍　代赭石　牛膝　乳香　没药　䗪虫　玄参　天花粉　威灵仙　马钱子

第三节　现代治疗中风病方剂荟萃

现代中医大家在治疗中风病的过程中，积累了丰富的临床经验，探讨出颇多独到的理论见解，发现了很多传统方剂和经验方剂。近年来，广大中医工作者在治疗中风病的临床实践中，创制出很多新方剂、新制剂。现从中选出部分中药方剂，并将自己长期治疗中风病的方剂整理出来，以供临证参考。

一、现代中医名家方剂荟萃

1. **黄芪知母汤**(《萧龙友医案》)

黄芪　沙参　知母　栀子　黄芩　黄柏　牡丹皮　川贝　枳椇子　白鲜皮　合欢花　首乌藤　茯神　甘草　藕节

2. **黄芪生地汤**(《萧龙友医案》)

黄芪　磁石　羚羊角　犀角　生地黄　玄参　天花粉　郁金　秦艽　桑枝　忍冬藤　甘草

3. **黄芪当归汤**(《萧龙友医案》)

黄芪　防风　当归　川芎　乳香　没药　牛膝　郁金　桑寄生　杜仲　续断　狗脊　木瓜　酸枣仁　首乌藤　甘草

4. **黄芪白术汤**(《萧龙友医案》)

黄芪　当归　党参　白术　茯神　熟地黄　牛膝　桑寄生　狗脊　补骨脂　骨碎补　枸杞子　山茱萸　珍珠母　首乌藤　甘草

5. **银花栀子汤**(《萧龙友医案》)

银花　连翘　栀子　知母　沙参　川贝　天花粉　牡丹皮　郁金　茯苓　青蒿　薄荷　杏仁　荷叶

6. **黄芩龙胆汤**(《施今墨医案》)

黄芩　龙胆　钩藤　蒺藜　牛膝　连翘　菊花　桑叶　大黄

芒硝　枳实　桑枝　首乌藤　紫石英　西瓜仁　青铅

7. **黄连远志汤**(《施今墨医案》)

黄连　栀子　枣仁　远志　茯神　牛膝　麦冬　枳实　陈皮　竹茹　豆豉　甘草　夏枯草

8. **钩藤僵蚕汤**(《施今墨医案》)

钩藤　白僵蚕　全蝎　地龙　蒺藜　蒲黄　当归　川芎　白芍　石斛　石菖蒲　防风　甘草

9. **天麻菊花汤**(《施今墨医案》)

天麻　菊花　代赭石　半夏　紫石英　紫贝齿　冬青子　夏枯草　旋覆花　丹参　白僵蚕　远志　茯神　皂角　白薇　枳壳　桔梗　桑葚　蚕沙

10. **天麻蒺藜汤**(《施今墨医案》)

紫石英　紫贝齿　鹿角胶　首乌藤　天麻　蒺藜　菊花　生地黄　连翘　白薇　玳瑁　石决明　当归　川芎　白芍　熟地黄　远志　草决明

11. **麻黄犀角汤**(《孔伯华医案》)

麻黄　杏仁　石膏　犀角　羚角　银花　郁金　莲子心　桃仁　苏子　瓜蒌　天竺黄　石斛　石菖蒲　龙胆　芦根　竹茹　辛夷　桑枝　芦根　荷叶　竹沥

12. **麻黄菖蒲汤**(《孔伯华医案》)

麻黄　杏仁　石膏　石菖蒲　藿香　天竺黄　桃仁　蝉蜕　桑寄生　竹茹　滑石　莲子心　威灵仙

13. **麻黄半夏汤**(《孔伯华医案》)

麻黄　杏仁　石膏　知母　半夏　橘皮　茯苓　天竺黄　当归　川芎　桃仁　牛膝　苏子　藿香　桑寄生　威灵仙　莲子心　滑石　竹沥

14. **麻黄地龙汤**(《孔伯华医案》)

麻黄　杏仁　石膏　地龙　石决明　穿山甲　当归　桃仁

桑寄生　防风　天竺黄　竹茹　威灵仙　豨莶草　莲子心　竹沥

15. **麻黄赭石汤**(《孔伯华医案》)

麻黄　杏仁　石膏　玄参　当归　川芎　桃仁　牛膝　代赭石　白僵蚕　蒺藜　菊花　石决明　桑寄生　瓜蒌　竹茹　辛夷　荷叶　旋覆花　地骨皮　威灵仙　豨莶草　藕

16. **羚角贝齿汤**(《汪逢春医案》)

羚羊角　贝齿　栀子　杏仁　白豆蔻　佩兰　茯苓　泽泻　赤芍　厚朴　薏苡仁　蒺藜　大豆卷

17. **天麻瓜蒌汤**(《汪逢春医案》)

天麻　瓜蒌　胆南星　贝齿　石菖蒲　郁金　牛膝　橘皮　莱菔子　枇杷叶　海风藤　络石藤　威灵仙　蛇胆　陈皮

18. **天麻胆星汤**(《汪逢春医案》)

天麻　胆南星　当归　赤芍　牛膝　桑枝　泽泻　威灵仙　络石藤　豨莶草　海风藤　蛇胆　陈皮

19. **天麻秦艽汤**(《汪逢春医案》)

天麻　秦艽　山栀　赤芍　大黄　枳实　蒺藜　桑枝　香橼　旋覆花　枇杷叶　海桐皮　络石藤　苍耳子　丝瓜络

20. **天麻半夏汤**(《汪逢春医案》)

天麻　半夏　胆南星　蒺藜　杏仁　橘络　枇杷叶　海浮石　冬瓜子　苦丁茶　蚕沙　蛇胆　陈皮

21. **化痰醒脑汤**(《冉雪峰医案》)

白薇　百合　龙骨　牡蛎　紫石英　赤石脂　磁石　滑石　寒水石　铁锈末　大黄　荆沥　竹沥

22. **消瘀通络汤**(《冉雪峰医案》)

白薇　当归　白芍　牛膝　橘络　青木香　白茅根　蒲黄　五灵脂

23. **凉血逐瘀汤**(《冉雪峰医案》)

犀角　生地黄　大黄　藏红花　鲜竹沥

24. **养阴安神汤**(《冉雪峰医案》)

白薇　百合　生地黄　牛膝　白茅根　山萸肉　枣仁　茯神　龙齿　珍珠　甘草

25. **清热息风汤**(《冉雪峰医案》)

犀角　生地黄　大黄　白薇　百合　牛膝　石菖蒲　天竺黄　石决明　竹沥

26. **龙牡龟甲汤**(《蒲辅周医案》)

龙骨　牡蛎　龟甲　玳瑁　石决明　磁石　红参　附子　酸枣仁　远志

27. **芪归升麻汤**(《蒲辅周医案》)

黄芪　当归　党参　白术　柴胡　升麻　陈皮　甘草　茯神　远志　生姜　大枣

28. **参术龙骨汤**(《蒲辅周医案》)

人参　白术　茯苓　白芍　龙骨　牡蛎　附子　桑寄生　狗脊　杜仲

29. **钩藤菊花汤**(《蒲辅周医疗经验》)

钩藤　石决明　菊花　薄荷　黄芩　生地黄　白芍　熟地黄　牛膝　陈皮　砂仁　枸杞子　益智仁

30. **天麻菊花汤**(《蒲辅周医疗经验》)

天麻　钩藤　菊花　蒺藜　酸枣仁　茯神　玳瑁　知母　石斛　陈皮　女贞子　石决明　灵磁石　珍珠母

31. **人参茯神汤**(《蒲辅周医疗经验》)

人参　白术　茯神　山药　黄精　陈皮　砂仁　蒺藜　龟甲　磁石　肉苁蓉　枸杞　龙眼　山萸肉　莲子肉　黑芝麻

32. **半夏菖蒲汤**(《蒲辅周医疗经验》)

半夏　石菖蒲　橘红　枳实　茯苓　竹茹　白芍　香附　玄明精　珍珠母　夏枯草　生甘草

33. **黄芪防风汤**(《蒲辅周医疗经验》)

黄芪　防风　半夏　天南星　橘红　茯苓　全蝎　白僵蚕　白附子　钩藤　生姜　大枣

34. **黄芪赤芍汤**(《蒲辅周医疗经验》)

黄芪　赤芍　桂枝　甘草　天麻　白术　秦艽　羌活　防风　桑枝　大枣　生姜

35. **犀角生地汤**(《蒲辅周医疗经验》)

犀角　生地黄　白芍　牡丹皮　白茅根　大黄　栀子　柏叶　竹茹

36. **生地白芍汤**(《李斯炽医案》)

生地黄　白芍　牡丹皮　山药　龙骨　牡蛎　茯苓　泽泻　石菖蒲　远志　山茱萸　竹茹

37. **丹参白芍汤**(《李斯炽医案》)

丹参　白芍　钩藤　牡蛎　玉竹　麦冬　石菖蒲　远志　茯神　知母　女贞子　柏子仁　竹茹　甘草

38. **红参白芍汤**(《李斯炽医案》)

红参　白芍　石菖蒲　丹参　麦冬　天花粉　玉竹　茯苓　柏子仁　莲子　桑枝　甘草

39. **黄芪红花汤**(《李斯炽医案》)

太子参　黄芪　白术　茯苓　当归　川芎　赤芍　香附　桃仁　红花　鸡血藤　甘草

40. **当归红花汤**(《李斯炽医案》)

当归　川芎　赤芍　地龙　桃仁　红花　黄芪　童参　牛膝　姜黄　桑枝　威灵仙

41. **当归牛膝汤**(《章次公医案》)

当归　牛膝　白芍　续断　白僵蚕　蝎尾　枸杞子　何首乌　豨莶草

42. **当归首乌汤**(《章次公医案》)

当归　白芍　何首乌　枸杞子　牛膝　续断　白僵蚕　蝎尾

竹沥

43. **当归天麻汤**(《章次公医案》)

当归　天麻　首乌　蒺藜　川贝　赤芍　牡丹皮　牛膝　熟地黄　白芍　桑枝　木瓜　昆布　白僵蚕　蝎尾　旱莲草　女贞子　石决明　藏红花　络石藤　豨莶草

44. **当归芦荟汤**(《章次公医案》)

当归　芦荟　龙胆　牡丹皮　牛膝　蚤休　川贝　远志　竹沥　草决明

45. **当归远志汤**(《章次公医案》)

当归　远志　生地黄　熟地黄　枸杞子　补骨脂　牛膝　甘草

46. **羚羊角骨汤**(《邓铁涛经验良方》)

羚羊角　钩藤　白芍　地龙　牛膝　杜仲　茯苓　天竺黄　石决明

47. **秦艽牵正汤**(《邓铁涛经验良方》)

秦艽　防风　当归　川芎　白芍　生地黄　白术　茯苓　全蝎　白僵蚕　羌活　白附子

48. **平肝钩藤饮**(《邓铁涛经验良方》)

天麻　钩藤　牡蛎　全蝎　石决明　天竺黄　首乌　牛膝　杜仲

49. **化痰开窍汤**(《谢海洲经验良方》)

天南星　半夏　陈皮　茯苓　石菖蒲　天竺黄　枳实　地龙　乌药　薄荷　莲子心　益智仁　竹沥

50. **化痰通腑汤**(《谢海洲经验良方》)

大黄　芒硝　枳实　厚朴　桃仁　红花　当归　赤芍　地龙　莲子心

51. **涤痰熄风汤**(《谢海洲经验良方》)

天麻　钩藤　黄芩　白芍　大黄　厚朴　桑寄生　天竺黄

石决明

52. **涤痰潜阳汤**(《谢海洲经验良方》)

牛黄 胆南星 天竺黄 麝香 龙脑 石菖蒲 远志 白芍 天麻 钩藤 石决明

53. **清肝熄风汤**(《高辉远学术经验真传》)

羚羊角 石决明 天竺黄 代赭石 钩藤 白芍 牡丹皮 礞石 龟甲 菊花 甘草 夏枯草

54. **豁痰熄风汤**(《高辉远学术经验真传》)

天麻 钩藤 胆南星 枳实 石菖蒲 远志 白僵蚕 地龙 郁金 陈皮 竹茹

55. **固脱救逆汤**(《高辉远学术经验真传》)

红参 附子 麦冬 龙骨 牡蛎 五味子 山萸肉

56. **祛痰逐瘀汤**(《高辉远学术经验真传》)

胆南星 半夏 陈皮 枳实 竹茹 荷叶 丹参 赤芍 桃仁 红花 甘草

57. **益气散瘀汤**(《高辉远学术经验真传》)

黄芪 防风 当归 川芎 赤芍 地龙 桃仁 红花 鸡血藤 络石藤

58. **豁痰开窍汤**(《张琪临证治验实录》)

半夏 胆南星 陈皮 茯苓 石菖蒲 郁金 枳实 竹茹 甘草

59. **清热平肝汤**(《张琪临证治验实录》)

生地黄 玄参 黄连 菊花 酸枣仁 柏仁 代赭石 牛膝 龙骨 牡蛎 珍珠母 夏枯草

60. **活血通络汤**(《张琪临证治验实录》)

丹参 赤芍 川芎 红花 全蝎 钩藤 菊花 独活 石膏 黄芩

61. **益气活血汤**(《张琪临证治验实录》)

黄芪　丹参　当归　川芎　赤芍　地龙　桃仁　红花

62. **养血祛风汤**(《张琪临证治验实录》)

当归　川芎　赤芍　生地黄　熟地黄　葛根　秦艽　防风　羌活　独活　白芷　黄芩

63. **清脑通络汤**(《张学文经验良方》)

葛根　川芎　菊花　地龙　丹参　赤芍　山楂　胆南星　磁石　草决明　川牛膝　鸡血藤

64. **活血止血汤**(《张学文经验良方》)

丹参　三七　水蛭　牛膝　花蕊石

65. **通腑化瘀汤**(《张学文经验良方》)

大黄　芒硝　羌活　牛膝　丹参　桃仁　石菖蒲　胆南星　瓜蒌

66. **活血利水汤**(《张学文经验良方》)

丹参　川芎　赤芍　牛膝　桃仁　红花　茯苓　白茅根　生姜　葱白　麝香

67. **补肾化瘀汤**(《张学文经验良方》)

生地黄　石斛　麦冬　茯苓　石菖蒲　远志　五味子　山茱萸　巴戟天　肉苁蓉　丹参　牛膝　桃仁　红花　桑寄生

68. **益气活血汤**(《王永炎经验良方》)

黄芪　太子参　丹参　赤芍　鸡血藤

69. **化痰通络汤**(《王永炎经验良方》)

胆南星　瓜蒌　菊花　钩藤　丹参　赤芍　鸡血藤

70. **滋阴熄风汤**(《王永炎经验良方》)

生地黄　玄参　麦冬　丹参　牡丹皮　牡蛎　珍珠母

71. **清肝熄风汤**(《王永炎经验良方》)

羚羊角　钩藤　生地黄　白芍　牡丹皮　大黄　牡蛎　石决明　夏枯草

72. **涤痰开窍汤**(《王永炎经验良方》)

半夏　天南星　陈皮　茯苓　石菖蒲　郁金　厚朴　附子

73. **通腑熄风汤**(《郭建中医案》)

大黄　芒硝　枳实　龙胆　羚羊角　钩藤　石决明　生地黄　黄芩　菊花　竹茹　石膏　夏枯草

74. **清肝熄风汤**(《李斯炽医案》)

羚羊角　牛膝　天麻　钩藤　菊花　桑叶　竹茹　甘草　夏枯草　苦丁茶　朱茯神　石决明

75. **祛瘀熄风汤**(《李斯炽医案》)

当归　赤芍　桃仁　红花　胆南星　半夏　枳实　橘红　钩藤　茯苓　石菖蒲　竹沥　甘草

76. **凉血熄风汤**(《李斯炽医案》)

生地黄　牡丹皮　龙骨　牡蛎　石菖蒲　远志　白芍　竹茹　茯苓　泽泻　山药　山茱萸

77. **镇肝化痰汤**(《陆观虎医案》)

代赭石　钩藤　蒺藜　石决明　菊花　石菖蒲　木瓜　桑枝　天竺黄　海风藤　天仙藤　忍冬藤

78. **熄风化痰汤**(《陆观虎医案》)

钩藤　白僵蚕　半夏　橘红　竹沥　桑枝　木瓜　酸枣仁　黛蛤粉　天仙藤　丝瓜络　海风藤

79. **清热化痰汤**(《陆观虎医案》)

龙胆　黄芩　连翘　牡丹皮　贝母　钩藤　当归　白芍　延胡索　益母草　冬瓜子　枇杷叶　淡竹茹

80. **泻肝化痰汤**(《史沛堂医案》)

羚羊角　钩藤　生地黄　石斛　郁金　牡丹皮　栀子　连翘　菊花　青蒿　天竺黄　川贝　夏枯草

81. **平肝化痰汤**(《史沛堂医案》)

羚羊角　石决明　天麻　钩藤　半夏　橘红　石菖蒲　郁金　黄芩　竹沥

82. **祛风化痰汤**(《陈耀堂医案》)

黄芪　白芍　麻黄　桂枝　防风　川芎　桑枝　防己　石菖蒲　白僵蚕　附子　石决明　紫贝齿

83. **通腑涤痰汤**(《周筱斋医案》)

大黄　芒硝　枳实　桃仁　半夏　陈皮　石菖蒲　远志　钩藤　竹沥　茯苓　甘草

84. **补气活络汤**(《仝示雨医案》)

黄芪　党参　当归　川芎　赤芍　丹参　桃仁　红花　地龙　防风　细辛　甘草　鸡血藤　络石藤

85. **祛风活络汤**(《仝示雨医案》)

当归　川芎　赤芍　丹参　桃仁　红花　全蝎　白僵蚕　柴胡　牛膝　木香　山楂　甘草　钩藤　首乌藤　络石藤　海风藤

86. **通络益气汤**(《王季儒经验良方》)

黄芪　当归　党参　白术　白芍　熟地黄　全蝎　白僵蚕　地龙　桑寄生　白附子　威灵仙　鸡血藤　豨莶草

87. **镇肝益阴汤**(《王季儒经验良方》)

石决明　蛤粉　代赭石　天竺黄　石菖蒲　石膏　龙胆　知母　黄柏　牛膝　郁金　磁石　滑石　羚羊角　竹茹　旋覆花

88. **开窍转舌汤**(《杨友鹤经验良方》)

石菖蒲　郁金　栀子　连翘　胆南星　半夏　茯苓　青皮　细辛　牙皂　大黄　枳实　薄荷

89. **通腑醒神汤**(《马云翔经验良方》)

大黄　芒硝　枳实　生地黄　山栀　牛膝　代赭石　磁石　石决明　珍珠母

90. **滋阴活血汤**(《郑荪谋医案》)

人参　麦冬　生地黄　黄芪　桂枝　三七　丹参　桃仁　红花　地龙　山萸肉　炙甘草

91. **潜阳熄风汤**(《钟一堂医案》)

钩藤　黄芩　菊花　桑寄生　白芍　牡丹皮　槐花　泽泻　决明子　珍珠母

92. **潜阳活血汤**(《钟一堂医案》)

生地黄　赤芍　牡丹皮　白芍　黄芩　菊花　桃仁　地龙　槐花　珍珠母　瓜蒌皮　瓜蒌仁　陈皮　甘草

93. **调气化瘀汤**(《胡翘武医案》)

丹参　红花　胆南星　䗪虫　桑叶　鳖甲　黑芝麻　鸡血藤　丝瓜络　海风藤

94. **祛风活血汤**(《来春茂医案》)

秦艽　续断　当归　川芎　白芍　熟地黄　生地黄　白术　杜仲　伸筋草　肉苁蓉　豨莶草　海风藤

95. **柔肝熄风汤**(《赵金铎医案》)

枸杞子　夏枯草　菊花　蒺藜　桑寄生　首乌　当归　白芍　牛膝　玄参　钩藤　地龙　珍珠母

96. **活血通脉汤**(《赵金铎医案》)

当归　赤芍　桃仁　红花　丹参　柴胡　枳壳　桔梗　乌药　鸡血藤

97. **凉肝熄风汤**(《周炳文医案》)

羚羊角　生地黄　牡丹皮　白芍　石菖蒲　栀子　龟板　大黄　枳实　石决明

98. **八虫散**(《周炳文医案》)

三七　甲珠　全蝎　蜈蚣　水蛭　䗪虫　蝉蜕　地龙

99. **活血宁风汤**(《曹永康验方》)

黄芪　葛根　丹参　川芎　三七　天麻　郁金　泽泻　何首乌　黄精　苍术　狗脊　羌活　磁石

100. **镇痉熄风汤**(《曹永康验方》)

羚羊角　钩藤　全蝎　白僵蚕　蝉蜕　地龙　葛根　白芍　木瓜

101. **升阳补气汤**(《奚凤霖医案》)

黄芪　人参　当归　白芍　生地黄　柴胡　升麻　地龙　山萸肉

102. **益气祛瘀汤**(《奚凤霖医案》)

黄芪　当归　川芎　赤芍　生地黄　桃仁　红花　石菖蒲　地龙　乳香　没药

103. **益气消瘀汤**(《陈树森医案》)

黄芪　当归　川芎　赤芍　生地黄　桃仁　红花　䗪虫　地龙　牛膝　杜仲　三七　甘草

104. **清热开窍汤**(《陈树森医案》)

石菖蒲　郁金　天竺黄　代赭石　钩藤　石决明　石膏　知母　山栀　牛膝　白芍　橘红　橘络

105. **镇肝活血汤**(《廖先齐医案》)

代赭石　牛膝　黄连　郁金　丹参　赤芍　钩藤　珍珠母　酸枣仁　茯神　大黄　半夏　乳香　没药　三七　柏子仁

106. **祛风活血汤**(《廖先齐医案》)

当归　川芎　赤芍　生地黄　丹参　钩藤　菊花　防风　秦艽　独活　威灵仙

107. **养阴熄风汤**(《陆芷青医案》)

生地黄　白芍　龟板　鳖甲　牡蛎　地龙　全蝎　白僵蚕　地龙　天竺黄　桃仁　赤芍　郁金　麦冬　竹沥

108. **豁痰熄风汤**(《陆芷青医案》)

胆南星　竹沥　白僵蚕　地龙　羚羊角　钩藤　川芎　红花　桂枝　滑石　寒水石

109. **半夏温胆汤**(《汪履秋医案》)

天麻　钩藤　石菖蒲　郁金　远志　半夏　橘红　枳实　苍术　厚朴　竹茹

110. **顺气熄风汤**(《汪履秋医案》)

乌药　沉香　木瓜　青皮　苏梗　橘红　天麻　胆南星　羚羊角　酸枣仁　太子参　竹沥汁

111. **清肝活血汤**(《谢昌仁验方》)

桑叶　菊花　丹参　川芎　赤芍　枳实　半夏　陈皮　黄芩　桑枝　豨莶草　决明子　夏枯草

112. **滋肾活血汤**(《谢昌仁验方》)

生地黄　麦冬　石斛　茯苓　石菖蒲　丹参　川芎　赤芍　秦艽　桑枝

113. **熄风通络汤**(《徐景藩验方》)

天麻　钩藤　菊花　蒺藜　半夏　陈皮　丹参　赤芍　地龙　桑枝　豨莶草　竹沥

114. **养阴通络汤**(《吕继端医案》)

黄芪　山药　沙参　麦冬　玉竹　石斛　全蝎　白僵蚕　桑枝　竹沥

115. **熄风开窍汤**(《吕继端医案》)

羚羊角　钩藤　天竺黄　川贝　石菖蒲　远志　生地黄　白芍　菊花　竹沥

116. **羚角黄连汤**(《王少华医案》)

羚羊角　黄连　生地黄　白芍　桑叶　菊花　钩藤　石决明　茯苓　代赭石　夏枯草

117. **半夏南星汤**(《王少华医案》)

半夏　天南星　枳实　橘红　石菖蒲　郁金　茯苓　钩藤　白僵蚕　石决明

118. **祛痰化瘀汤**(《郭维一医案》)

丹参　葛根　水蛭　白芥子　生地黄　白芍　菊花　枸杞子　何首乌

119. **祛痰散瘀汤**(《郭维一医案》)

丹参　葛根　水蛭　白芥子　牛膝　天花粉　女贞子　旱莲

草　鸡血藤　黄芪　当归　党参　白术　柴胡　升麻　陈皮　甘草

120. **祛痰消瘀汤**(《郭维一医案》)

丹参　葛根　水蛭　白芥子　西洋参　鸡血藤　天花粉　半夏　陈皮　远志　茯苓　枳实　竹茹　甘草

121. **行气消瘀汤**(《朱进忠医案》)

柴胡　郁金　当归　赤芍　桃仁　红花　连翘　青皮　木瓜　丝瓜络

122. **天麻导痰汤**(《张发荣医案》)

天麻　钩藤　胆南星　半夏　陈皮　茯苓　黄芩　杜仲　牛膝　益母草　石决明　夏枯草　夜交藤

以上老中医临证处方多无名称，现根据主证、主药，试加方名，以便查阅。

123. **养心补脑汤**(《脑血辨证》)

人参　白术　茯苓　甘草　黄芪　当归　木香　酸枣仁　合欢皮

124. **养肺补脑汤**(《脑血辨证》)

西洋参　麦冬　五味子　黄芪　百合　沙参　琥珀　半夏　甘草

125. **养肝补脑汤**(《脑血辨证》)

柴胡　白芍　香附　甘草　龙胆　当归　白术　茯苓　合欢皮

126. **养脾补脑汤**(《脑血辨证》)

黄芪　当归　党参　白术　枣仁　茯神　陈皮　甘草　合欢皮　肉苁蓉

127. **养肾补脑汤**(《脑血辨证》)

鹿茸　熟地黄　人参　黄芪　山萸肉　补骨脂　肉苁蓉　五味子　牛膝　茯苓　陈皮　甘草

128. **养胰补脑汤**(《脑血辨证》)

黄芪　生地黄　麦冬　天花粉　熟地黄　山药　山萸肉　甘草

129. **宁脑安神汤**(《脑血辨证》)

珍珠母　合欢皮　益智仁　淫羊藿　酸枣仁　郁金

130. **清脑醒神汤**(《脑血辨证》)

石菖蒲　远志　柴胡　黄芩　山栀　龙齿　半夏　茯苓　白矾

131. **通脑活络汤**(《脑血辨证》)

黄芪　当归　石菖蒲　天麻　全蝎　蜈蚣　水蛭　地龙　土鳖虫　川芎　甘草

132. **益脑填髓汤**(《脑血辨证》)

海马　何首乌　草决明　淫羊藿　桑寄生

133. **破瘀醒神汤**(《脑病良方》)

水蛭　䗪虫　桃仁　红花　石菖蒲　大黄　白薇

134. **涤痰醒神汤**(《脑病良方》)

胆南星　半夏　橘红　茯苓　石菖蒲　枳实　全蝎　蜈蚣　白僵蚕　竹茹

135. **复元醒脑汤**(《脑病良方》)

红参　丹参　水蛭　三七　大黄　钩藤　甘遂

136. **熄风醒脑汤**(《脑病良方》)

胆南星　龙骨　龟板　珠母　石菖蒲　郁金　白芍　大黄　枳壳　厚朴　甘遂　楮实子

137. **化浊开窍汤**(《脑病良方》)

藿香　佩兰　白豆蔻　枳实　天南星　半夏　茯苓　郁金　滑石　芒硝　旋覆花

138. **育阴熄风汤**(《脑病良方》)

生地黄　玄参　白芍　钩藤　丹参　桑寄生　女贞子

139. **凉血降气汤**(《脑病良方》)

大黄　牛膝　黄连　丹参　三七　石菖蒲　半夏　白茅根　甘草

140. **活血降逆汤**(《脑病良方》)

当归　川芎　生地黄　桃仁　红花　代赭石　牛膝　半夏　枳壳　旋覆花

141. **逐瘀降浊饮**(《脑病良方》)

水蛭　地龙　丹参　川芎　赤芍　牡丹皮　黄芪　当归　山楂　白术　半夏　茯苓　泽泻　陈皮　甘草

142. **丹参通脉汤**(《脑病良方》)

丹参　赤芍　当归　鸡血藤　黄芪　白芍　枳壳　地龙　麻黄　桂枝　细辛　甘草

143. **红花复脉汤**(《脑病良方》)

红花　丹参　生地黄　赤芍　葛根　牛膝　黄芪　熟地黄　贝母　石菖蒲

144. **活血平肝汤**(《脑病良方》)

丹参　川芎　赤芍　桃仁　红花　牛膝　黄芩　栀子　珍珠母　夏枯草

145. **活血豁痰汤**(《脑病良方》)

丹参　川芎　赤芍　桃仁　红花　半夏　天南星　白术　茯苓　橘红　枳壳　白僵蚕

146. **活血搜风汤**(《脑病良方》)

天麻　白芍　川芎　赤芍　红花　细辛　全蝎　蜈蚣　甘草

147. **活血涤痰汤**(《脑病良方》)

当归　川芎　赤芍　牛膝　桃仁　红花　胆南星　瓜蒌　半夏　茯苓　陈皮　桔梗　天竺黄

148. **化瘀通脉汤**(《脑病良方》)

黄芪　当归　丹参　川芎　牛膝　桃仁　水蛭　地龙　益母

草

149. **涤痰化瘀汤**(《脑病良方》)

天麻　胆南星　半夏　茯苓　天竺黄　贝母　枳实　石菖蒲　川芎　赤芍　连翘　珍珠

150. **清心安神汤**(《脑病良方》)

黄连　栀子　黄芩　莲心　牛黄　生地黄　玄参　茯神　百合　酸枣仁　水牛角

二、中风病临床常用方剂集锦

1. **益气熄风汤**

黄芪　白术　茯苓　甘草　葛根　丹参　生地黄　白芍　当归　川芎　天麻　钩藤　地龙　羚羊角

2. **养血熄风汤**

熟地黄　白芍　当归　川芎　葛根　丹参　枸杞　首乌　天麻　钩藤　半夏　地龙　菊花　甘草

3. **滋阴熄风汤**

生地黄　白芍　当归　川芎　葛根　丹参　牛膝　麦冬　石斛　龟板　天麻　钩藤　菊花　甘草

4. **助阳熄风汤**

黄芪　桂枝　肉桂　附子　葛根　丹参　当归　川芎　白芍　桃仁　红花　天麻　白僵蚕　全蝎

5. **顺气熄风汤**

柴胡　白芍　香附　甘草　当归　川芎　赤芍　生地黄　桃仁　红花　天麻　钩藤　全蝎　地龙

6. **降气熄风汤**

代赭石　牛膝　半夏　丁香　沉香　降香　桃仁　红花　丹参　川芎　全蝎　地龙　天麻　甘草

7. **凉血熄风汤**

生地黄　赤芍　牡丹皮　丹参　玄参　郁金　牛膝　玳瑁　羚羊角　天麻　钩藤　白僵蚕　地龙　水牛角

8. 温血熄风汤

黄芪　白术　附子　肉桂　麻黄　桂枝　细辛　川芎　乳香　没药　天麻　蜈蚣　全蝎　白僵蚕

9. 养脑熄风汤

熟地黄　桑葚　石菖蒲　远志　葛根　川芎　天麻　钩藤　首乌　枸杞　山萸肉　益智仁　龟板胶　甘草

10. 醒脑熄风汤

石菖蒲　郁金　麻黄　桂枝　细辛　附子　葛根　丹参　川芎　赤芍　白芷　降香　天麻　钩藤

11. 疏肝熄风汤

柴胡　白芍　香附　甘草　丹参　川芎　郁金　当归　木香　青皮　天麻　钩藤　全蝎　地龙

12. 清心熄风汤

牛黄　郁金　黄连　栀子　丹参　川芎　赤芍　牡丹皮　胆南星　石菖蒲　天麻　钩藤　白僵蚕　地龙

13. 健脾熄风汤

人参　白术　茯苓　甘草　丹参　川芎　半夏　天南星　陈皮　天麻　钩藤　蜈蚣　全蝎　地龙

14. 宣肺熄风汤

麻黄　桂枝　杏仁　甘草　丹参　川芎　葛根　赤芍　天南星　半夏　天麻　钩藤　白僵蚕　地龙

15. 滋肾熄风汤

熟地黄　山药　枸杞　山萸肉　龟板　鹿茸　桑寄生　续断　葛根　川芎　天麻　蜈蚣　牛膝　地龙

16. 祛痰熄风汤

天南星　半夏　橘红　茯苓　白芥子　葶苈　丹参　川芎

桃仁　红花　石菖蒲　远志　天麻　地龙

17. **破瘀熄风汤**

葛根　川芎　丹参　赤芍　桃仁　红花　水蛭　䗪虫　郁金　牛膝　天麻　钩藤　全蝎　地龙

18. **通腑熄风汤**

大黄　枳实　厚朴　桃仁　当归　川芎　赤芍　生地黄　丹参　牛膝　天麻　钩藤　白僵蚕　地龙

19. **化湿熄风汤**

藿香　佩兰　苍术　厚朴　砂仁　白豆蔻　半夏　茯苓　丹参　益母草　全蝎　蜈蚣　白僵蚕　地龙

20. **润燥熄风汤**

生地黄　玄参　麦冬　石斛　黄精　玉竹　白芍　龟板　鳖甲　牡蛎　天麻　钩藤　全蝎　地龙

21. **韩氏活血汤**

丹参　赤芍　葛根　川芎　桃仁　红花　郁金　三七　降香　半夏　陈皮　甘草

22. **益气活血汤**

黄芪　当归　党参　白术　葛根　川芎　桂枝　桃仁　红花　丹参　赤芍　附子　益母草　红景天　半夏　甘草

23. **养血活血汤**

黄芪　当归　白芍　熟地黄　葛根　川芎　丹参　赤芍　桃仁　红花　益母草　鸡血藤　红景天　半夏　天南星　陈皮

24. **滋阴活血汤**

生地黄　玄参　麦冬　天冬　葛根　郁金　丹参　赤芍　桃仁　红花　牡丹皮　鸡血藤　红景天　龟板　鳖甲　牡蛎

25. **温阳活血汤**

附子　肉桂　葛根　川芎　黄芪　桂枝　丹参　赤芍　桃仁　红花　麻黄　细辛　茯苓　鸡血藤　红景天　小茴香

26. **利水活血汤**

益母草 红景天 参三七 泽兰 茯苓 泽泻 丹参 当归 川芎 赤芍 桃仁 红花 郁金 降香 桂枝 甘草

27. **降浊活血汤**

藿香 佩兰 砂仁 白豆蔻 石菖蒲 郁金 半夏 茯苓 丹参 川芎 桃仁 红花 鸡血藤 红景天 陈皮 甘草

28. **导痰活血汤**

半夏 天南星 陈皮 茯苓 丹参 川芎 桃仁 红花 三七 降香 石菖蒲 郁金 红景天 白芥子 枳实 甘草

29. **止血活血汤**

茜草 三七 蒲黄 地榆 代赭石 牛膝 葛根 丹参 赤芍 生地黄 降香 郁金 红景天 益母草 荷叶 甘草

30. **凉血活血汤**

水牛角 生地黄 赤芍 牡丹皮 玄参 葛根 丹参 郁金 降香 桃仁 红花 三七 红景天 白茅根 茜草 甘草

31. **温血活血汤**

三七 艾叶 附子 干姜 桂枝 细辛 葛根 川芎 丹参 赤芍 三七 降香 鸡血藤 红景天 香附 甘草

32. **行气活血汤**

乌药 香附 木香 青皮 丹参 赤芍 葛根 川芎 桃仁 红花 三七 降香 柴胡 白芍 枳实 甘草

33. **降气活血汤**

沉香 乌药 半夏 代赭石 丹参 赤芍 葛根 川芎 桃仁 红花 牛膝 降香 红景天 益母草 旋覆花 甘草

34. **熄风活血汤**

天麻 钩藤 羚羊角 地龙 丹参 赤芍 葛根 川芎 桃仁 红花 代赭石 牛膝 龙骨 牡蛎 石决明 红景天

35. **搜风活血汤**

全蝎　蜈蚣　乌梢蛇　地龙　丹参　赤芍　葛根　川芎　桃仁　红花　郁金　降香　三七　红景天　半夏　甘草

36. **通腑活血汤**

大黄　芒硝　枳实　厚朴　丹参　赤芍　葛根　川芎　桃仁　红花　郁金　降香　瓜蒌　红景天　半夏　陈皮

37. **止泻活血汤**

党参　白术　山药　茯苓　丹参　葛根　白芍　川芎　砂仁　红花　罂粟壳　益智仁　乌药　陈皮　甘草

38. **醒神活血汤**

牛黄　麝香　石菖蒲　郁金　葛根　丹参　赤芍　川芎　桃仁　红花　麻黄　白芷　三七　红景天　附子　蒺藜

39. **安神活血汤**

龙齿　琥珀　枣仁　远志　葛根　丹参　赤芍　川芎　桃仁　红花　天麻　羚羊角　三七　红景天　半夏　天南星

40. **熄风启闭汤**

天麻　钩藤　羚羊角　玳瑁　石菖蒲　郁金　附子　细辛

41. **通腑启闭汤**

大黄　芒硝　枳实　厚朴　石菖蒲　郁金　白芷　细辛

42. **涤痰启闭汤**

半夏　天南星　橘红　枳实　石菖蒲　郁金　川贝　细辛

43. **逐瘀启闭汤**

水蛭　䗪虫　琥珀　降香　石菖蒲　郁金　白芷　甘草

44. **清脑醒神汤**

牛黄　龙脑　石菖蒲　郁金　犀角　生地黄　赤芍　牡丹皮

45. **温脑醒神汤**

麝香　苏合香　石菖蒲　郁金　水蛭　三七　天南星　细辛

46. **人参固脱汤**

人参　龙骨　山萸肉　炙甘草

47. 参芪固脱汤

人参　黄芪　五味子　山萸肉

48. 参归固脱汤

人参　当归　白芍　山萸肉

49. 参地固脱汤

人参　生地黄　麦冬　五味子

50. 参附固脱汤

人参　附子　桂枝　五味子

三、中药注射剂

中药注射剂使用方便，疗效可靠，最适用于临床应急，在治疗中发挥了很大的作用。这里介绍二十余种中药注射剂，以供临床参考应用。

1. 清开灵注射液

牛黄　山栀　黄芩　水牛角　金银花　板蓝根　珍珠母等

2. 醒脑静注射液

牛黄　麝香　郁金　石菖蒲　栀子　黄芩　龙脑等

3. 羚羊角注射液

羚羊角

4. 石菖蒲注射液

石菖蒲

5. 菖蒲郁金注射液

石菖蒲　郁金

6. 参麦注射液

人参　麦冬

7. 参附注射液

人参　附子

8. 生脉注射液

人参　麦冬　五味子

9. 四逆注射液

附子　干姜　甘草

10. 人参注射液

人参

11. 黄芪注射液

黄芪

12. 当归注射液

当归

13. 红花注射液

红花

14. 丹参注射液

丹参

15. 复方丹参注射液

丹参　降香

16. 川芎嗪注射液

川芎

17. 血塞通注射液

三七

18. 疏血通注射液

水蛭　地龙

19. 灯盏花注射液

灯盏花

20. 葛根素注射液

葛根

21. 脉络宁注射液

牛膝　玄参　石斛等

跋

本书出版已近十年，随着医疗实践经验的积累，书中的理论知识需要提高，缺点错误应该修正。这次再版我做了全面增补、删改、充实、提高。然我也算是脑主神明论者，主张要总结提高中医脑神学的传统文化，确立巩固头脑元神论的主导地位，构建完善的脑主神明论的传统体系，充实、发展“脑主神明论”的医学思想，故写下文。我们不必陷于“脑主神明”与“心主神明”的争论，心主神明不必放弃，脑主神明也势必建立。

构建完善地脑主神明论的传统体系

近年来，中医学术界开展了心主神明与脑主神明的争鸣，这是一场中医藏象理论的深入讨论。

中医在何脏主神明的问题上出现了两种观点。传统派坚持心主神明说，认为中医藏象学说是心、肺、肝、脾、肾人体五大系统的宏观现象，心脏是五大系统的核心。心主神明说是长期医疗实践的经验总结。创新派力倡脑主神明论，认为头脑是生命活动的中枢，必须摆脱传统观念的束缚，确立脑主神明论是中医发展的突破点，构建脑主神明论是中医现代化的一项系统工程。

关于心主神明与脑主神明之学术争鸣，我必须从中医传统文化的历史源流上探究其来龙去脉。

一、心主神明是中医藏象学的主流观念

心主神明说由来已久矣。甲骨文中有“心”的记载。《周易

·旅卦》云："我心不快。"《尚书·大禹谟》云："人心惟危。"孔丘曰："从心所欲。"（《论语·为政》）管仲曰："百体从心。"（《管子·立政》）孟轲曰："心之官则思。"（《孟子·告子》）荀况曰："心者，形之君也，而神明之主也。"（《荀子·解蔽》）可见，在先秦时期早已有心主神明说。

《黄帝内经》云："心者，五脏六腑之大主，精神之所舍也。"（《灵枢·邪客》）又云："心者，君主之官，神明出焉。"（《素问·灵兰秘典论》）唐代孙思邈说："心主神，神者，心之脏也。"（《千金要方·心脏》）宋代陈自明说："心藏神，为诸脏之主。"（《妇人良方·妇人血风心神惊悸方论》）明代张介宾说"心为一身之君主，禀虚实而含造化，具一理而应万机，脏腑百骸，惟所是命；聪明智慧，莫不由之，故曰神明出焉。"（《类经·脏象类》）清代张志聪说："五脏六腑，心为之主，则十二官各类其职。"（《素问集注·灵兰秘典论》）可见，心主神明说是中医传统理论的主流观念。故心藏神，主神明，就是指人体精神、意识、思维、认识的活动，并把神、魂、魄、意、志归属于五脏，以心为主宰。所谓君主之官，譬犹皇帝也。《黄帝内经》确立了心主神明的地位，但又说"主明则下安……主不明则十二官危"（《素问·灵兰秘典论》）。这就暗示脑为神明之主。明代赵献可说："人身别有一主，非心也；谓君主之官当与十二官平等，不得独尊心之官为主。"（《医贯·内经十二官论》）清代喻昌说："头为一身之元首，穹然居上，乃主脏而不奉脏也……其所主之脏，则以头之外壳包藏脑髓。"（《寓意草·沙宅小儿治验》）现代著名老中医冉雪峰说："十二官皆秉承天上玉清之脑，十二官不得相失，十二官与脑更不得相失。"（《内经举要·形身》）中医大师蒲辅周更明确指出："十二官指脏腑，其中心脏也在内。因此，我认为主就是大脑……主和脏腑的关系，就是现代医学中枢神经系统与脏腑组织的关系。"（《蒲辅周医疗经验·辨证求本》）王新陆教授说：“《内经》认为‘脑是凌驾于五脏六腑之上的更重要器官，也就是说主不应该是心，而应该是脑’。”（《王新陆文集·从内经看心与脑》）这就突出了头脑在人体脏腑中的地位，元首是人身至高之大主矣。

自汉以来，《黄帝内经》被尊为经典，如果越雷池一步，就被视为离经叛道。因此，《黄帝内经》确立心为君主之官以后，再也无人进行改变；所以，心主神明说一直沿用至今，这与封建政治制度也有密切关系。

二、脑主神明是中国文化的传统思想

从中医对人体脑髓的认识来看：甲骨文中的“囟”字，象头壳之形，其意为首脑矣。马王堆医书中的各种“脑”字的出现，说明古人对头脑精髓的认识在不断发展。《周易》有“元”“首”二字，《尚书》有“元首”一词。《春秋左氏传》也有“而盐其脑”的说法。《老子》有“谷神不死”（《道德经·成象》）的记载。何谓谷神？《道藏·谷神不死论》解释云：“头有九宫，上应九天；中间一宫，谓之泥丸……乃元神所住之宫，其空如谷，而神居之，故谓之谷神。”因此，头脑在中国传统文化中早有论述，所以，脑主神明是自古至今的理性认识。

汉代许慎说：“囟，头会脑盖也。”（《说文解字·囟部》）《黄帝内经》云：“头者，精明之府；头倾视深，精神将夺矣。”（《素问·脉要精微论》）何谓精明？《黄帝内经》解释：“夫精明者，以视万物，别白黑，审短长”。（《素问·脉要精微论》）故精明即为睛明，也就是指眼睛；府者，视觉中枢也。唐代司马承祯说：“人生时禀得灵气，精明通悟，学无滞塞，则谓之神。”（《天隐子·神仙》）可见精明是人体灵神矣！宋代曾慥说：“精者，体之神也；明者，身之宝也。”（《道枢·真诰》）可见，精明是人体宝神矣。然灵神、宝神，皆为精神矣！明代吴崑说：

“夫六阳清气上升于头，故头为精明之府；盖七窍以神用，故同谓之精明。”（《素问吴注·脉要精微论》）可见，精明为六阳清气矣。明代张介宾说：“五脏六腑之精气，皆上升于头，已成七窍之用，故头为精明之府。”（《类经·疾病类》）可见，精明为脏腑精气矣，而清气亦为精气也，就是说脏腑之精气，经脉之清气，上升于头，头面七窍皆为脑神所用，故为精明矣！清代张志聪说：“诸阳之神气，上会于头；诸髓之精，上聚于脑；故头为精髓神明之府也。”（《素问集注·脉要精微论》）可见，精明为精髓神明也。然头脑为生命活动之中枢，而睛明曾被称为命门。诚如《黄帝内经》云：“太阳根于至阴，结于命门；命门者，目也。”（《灵枢·根结》）“气在头者，止之于脑。”（《灵枢·卫气》）明代张介宾说：“太阳经穴终于睛明，睛明所夹之处，是为脑心，乃至命之处，故曰命门。”（《类经附翼·辨正录》）清代张志聪说：“夫气在头者，止之于脑；两目之脉入于脑，而绝于内也。”（《灵枢集注·卫气》）可见，命门一说，最早是指两目，即睛明也；并直接与头脑生命中枢相联系。因此，脑主神明是从精明、精神、精气、精髓神明逐步发展而来的。唐代孙思邈说：“头者，身之元首，人神所注；三百六十五络，皆上归于头。”（《千金要方·灸例》）宋代陈无择说：“头者，诸阳之会；上丹产于泥丸宫，百神所集。”（《三因极一病证方论·头痛证治》）明代李时珍说：“脑为元神之府，鼻为命门之窍。”（《本草纲目·辛夷》）清代王清任说：“灵机记性不在心在脑。”（《医林改错·脑髓说》）近人张锡纯说：“神明之体在于脑。”（《医学衷中参西录·人体神明诠》）因此，脑主神明是中华民族传统文化的理论观念，这是中医在长期医疗实践过程中不断发展起来的。

当我们循着中医对人体脑髓认识源流上来看，就会发现无论是在中华民族传统文化背景下，还是在中医传统理论范围中，脑主神明是古往今来的理性认识。清代邵同珍说："脑者，人身之大主，又曰元神之府。"（《医易一理·脑论》）因此，头脑总统诸神之元神。同时，我们也发现，在中国道家著作中，蕴藏着大量人体解剖学、生理学的知识。所以，中医和道家对于人体解剖学的认识，也是互达共识，相得益彰。

三、确立巩固头脑元神论的主导地位

当前，中医面临着世界性脑科学研究的热潮，我们要总结提高中医脑神学的传统文化，确立巩固头脑元神论的主导地位，构建完善的脑主神明论的传统体系。这样，才能把中医脑神学的研究上升到一个新兴高度。

中医藏象学认为：人在胚胎形成之初，形具神生；"故生之来谓之精，两精相搏谓之神"（《灵枢·本神》）。这就是先天之神。正如《黄帝内经》记载："人始生，先成精，精成而脑髓生"（《灵枢·经脉》）；"脑为髓之海，其输上在于其盖，下在风府"（《灵枢·海论》）。《春秋纬·春秋元命苞》云："脑之为言在也，人精在脑。"《尔雅·释诂》云："在，察也。"这是说人精在脑，元神藏于脑髓中，脑主思维认识，所以能察事辨物，确定了头脑是精髓神明之首府。人出生后，在先天元神的基础上，逐渐获得心理思维之活动，即后天之识神，识神藏于心脏内。然元神与识神的关系，就是指脑主神明与心主神明的关系；而元神与识神的名称，在中国传统文化中早已出现。汉代董仲舒早提出"元神"（《春秋繁露·立元神》）一词；三国时期卫讯说：人初受精气后，"元神具，降真灵"（《颅囟经·论初受气》），这就是先天之元神。汉代王符首先应用"识神"（《潜夫论·卜列》）一词；北魏时期魏收说"识神不灭"（《魏书·释老志》），这就是后天之识神。唐代司马承祯说："人之生也，禀天地之元气，为神为形；受元一之气，为液为精……上补泥丸，下壮元气；脑实则神全，神全则气全……元神元气，不离身形。”（《元气论》）五代时期，由于道家对于人体科学的探索，在道家著作中有很多关于人体解剖学的记载。尤其是《正统道藏》中所收的烟萝子六幅《内景图》，是中国现存最早的人体解剖图。其中《首部图》和《朝真图》是关于头颅九宫与脑中元神示意图，意为道家修炼体系中，突出了头脑元神的主导地位。宋代曾慥说：“首者，天界之首也，是为上元。天谷泥丸之宫，万神之所聚焉”（《道枢·观天》）“元神之府也。”（《道枢·神景》）明代赵台鼎说：“脑为上丹田，元神所居之宫；人能握元神栖于本宫，则真气自生，真息自定。所谓一窍开则百窍齐开，大关通则百关尽通也。”（《脉望·卷五》）清代吴尚先说：“元宫者，元神之室，灵性之所存也，即泥丸宫。”（《理瀹骈文·身形五官》）徐文弼说：“元神乃本来之灵神，非思虑之神也。”（《寿世传真·总论精气神》）这就是说头为一身之主，脑为元神之府；元神为先天生命之神，识神为后天思虑之神。近人中西医汇通学派医学家张锡纯总结了我国传统文化中关于元神与识神的理论，明确指出：“脑中为元神，心中为识神。元神者，藏于脑；无思无虑，自然虚灵也。识神者，发于心，有思有虑，灵而不虚也”（《医学衷中参西录·人身神明诠》）。可见，脑主神明为先天之元神，心主神明为后天之识神，元神为生命运动之中枢，识神为心理活动之主宰。在我国历史上，儒家重心，道家重脑；脑主神明论在道家著作中论述甚多，而儒家典籍中论述极少。因为儒家思想在中国传统文化中占主导地位，中医理论采用儒家重心的观点，所以，心主神明说就成为中医学术的指导思想。

脑主神明论与心主神明说，都是根植于中华民族传统文化。本是同根生，相煎何太急！传统派认为：心主神明是中医理论的传统思想，动一动就会破坏中医理论结构的完整性；脑主神明是完全西化的学术思想，与中医传统理论相悖。创新派认为：脑主神明是中国传统文化的学术思想，由于长期受到古代科学水平的限制，未能得到应有的发展；应当吸取现代脑科研成果，创立完善的脑主神明论的学术体系，这是中医现代化的突破点。然这两种思想都不能使中医理论得以正确发展，传统派如果过于泥古守旧，使中医学术故步自封，不能得到应有的发展，中医也就没有前途了。而创新派如果过于标新立异，用现代脑科学移花接木，揠苗助长，则会失去中医理论的传统特色，也就不是中医了。其实，人体神明者，无论是脑神与心神，还是元神与识神，无非是有先天与后天之分，广义与狭义之别，没有根本的利害冲突，都是无谓之争。脑主神明，心主神明，各有千秋，相得益彰。因此，我们中医理论研究工作者，既不能泥古守旧，也不能标新立异；心主神明不必放弃，脑主神明也势必建立。所以我们应当深入研究头脑元神论，总结、提高、充实、发展脑主神明论的传统体系。

四、提高发展脑主神明论的传统体系

我们必须总结提高中国传统文化中的头脑理论，构建完善的脑主神明论的传统体系。但有人担心："脑主神明把脑的生理功能提高到一个新的重要高度，脑与心、肺、肝、脾、肾诸脏一道，相互协调，共同维持生命活动的正常代谢过程，脑为重要一脏。如此，五行学说与脏腑学说密切结合的基础前提消亡了，他们之间的分离成为必然，这也是对古代朴素的唯物论和自发的辩证法思想与自然科学模糊结合的一次否定"。其实，这种担心虽有道理，但也不必忧虑，因为头脑元神论在中国传统文化中已自成体系，所以我们把脏腑学说与头脑元神论有机地结合在一起，交相辉映，浑然一体。

头脑与太极：头脑就是太极。何谓太极？太极又称为太一、太乙。太者，至大唯一也；极者，至高无上也。早在《黄帝内经》中就有“太一游九宫”（《灵枢·九宫八风》）的记载。“神游上丹田，太一帝君泥丸宫下”（《素问·本病论》），这说明太一，上丹田，泥丸，都是指头脑矣！汉代宋均说：“头者，神之所居，上圆象天，气之府也。”（《春秋纬·春秋元命苞》）唐代司马承祯说：“元气本一”“一谓太一”“元神，名曰元命”，“元命者，元气也。”（《元气论》）宋代张君房说：“太一帝君在头，曰泥丸君，总众神也。照生识神，人之魂也。”（《云笈七签·太上老君内观经》）宋代曾慥说：“太一者……元神也。”（《道枢·内德》）“泥丸者，脑也。”（《道枢·泥金》）宋代陈椿荣说：“太一在脑，总众神也。”（《度人经四注》）明代张介宾说：“人之脑为髓海，是谓上丹田，太一帝君所居，亦曰泥丸宫，总众神者也。”（《类经·运气类》）明代张宇初说：“太一乃百神之主。”（《度人经四注》）清代汪文绮说：“盖脑为神脏，谓之泥丸宫也，而精髓藏焉”“故谓之元首至尊，而不可犯也。”（《杂症会心录·头痛》）近人朱沛文说：“夫居元首之内，贯腰脊之中，统领百骸，联络关节，为魂魄之宅，性命之枢机者，脑髓也。”（《中西脏腑图象会纂·脑论》）近人张锡纯说：“神明在脑之说，吾中华医学早先西人数千百年而发明之；且其所发明者，较西人尤为精奥。”（《医学衷中参西录·人体神明诠》）可见中国传统文化论述表明：头脑在人体脏腑中的地位，就是太极、太一、元首、元神等。这些至高至尊的名词，也说明了古人对头脑元神的重视。

头脑与阴阳：人生之本，本于阴阳，正如《黄帝内经》所说：“人生有形，不离阴阳”（《素问·宝命全形论》）。故头脑也不离阴阳。头者，阳也；“脑者，阴也”（《素问·解精微论》）。头脑与阴阳，本为一体。太极动而生阳，静而生阴；一动一静，互为其根；阳以阴为基，阴以阳为统；无阴则阳无以生，无阳则阴无以化。阴中有阳，阳中有阴；阴中有阴，阳中有阳。三国时期卫讯说："太一元神曰泥丸，总众神也。"（《颅囟经·论初受气》）这说明头脑为至清至高之元神，非五脏诸体之众神。唐代孙思邈说："夫二仪之内，阴阳之中，唯人最贵。人者，禀受天地中和之气，法律礼乐，莫不由人。人始生，先成其精，精成而脑髓生。头圆法天，足方象地。"（《千金要方·治病略例》）宋代邵雍说："太极既分，两仪立矣。阳上交于阴，阴下交于阳，四象生矣……于是八卦成矣。八卦相错，然后万物生焉。是故一分为二，二分为四，四分为八，八分为十六，十六分为三十二，三十二分为六十四。故曰分阴分阳，迭用刚柔；故易六位，而成章也。十分为百，百分为千，千分为万……合之斯为一，衍之斯为万。"（《皇极经世·先天象数》）"神统于心，气统于肾，形统于首。形气交而神主乎其中，三才之道也。"（《皇极经世·观物外篇衍义》）明代李梴说："太极肇分，而有阴阳。夫阴阳者，天地之道也，万物之纲纪，变化之父母，生杀之本始，神明之府也。"（《医学入门·运气总论》）清代张志聪说："凡人有生，受气于天，天以阴阳五行化生万物，故人生之本，本于阴阳也。"（《素向集注·生气通天论》）然诸阳之神气，上会于头；诸阴之精血，上聚于脑；故头脑为精髓神明之首府也。可见，头脑与阴阳的关系极为密切，头脑为阴阳互藏之整体。

头脑与五行：古人将太极与阴阳五行，演为一体。中医传统理论认为：太极者，头脑也；阴阳者，气血也；五行者，五脏也。唐代司马承祯说："元气本一""一含五气""五气混一一既分元，列为五气，气出有象。"（《元气论》）宋代周敦颐说："太极动而生阳，动极而静；静而生阴，静极而动。一动一静，互为其根；分阴分阳，两仪立矣。阳变阳合，而生水、火、木、金、土；五气顺布，四时行焉。五行一阴阳也，阴阳一太极也，太极本无极也。"（《周子全书·太极图说》）可见，太极动静而分阴阳，阴阳交感而生万物。万物归结为水、火、木、金、土五大元素。明代赵献可说："以木、火、土、金、水，配肝、心、脾、肺、肾；相生相克，素已知矣""若论其至，五行各有五，五五二十五，正行各具一太极，此所以成变化也。"（《医贯·五行论》）清代何梦瑶说："赵氏之说甚是有理，诚能触类引申，则五脏互相关系之故，无不了然矣。赵氏有论五行各有五……知五脏各有五行，则其相互关系之故，愈推愈觉无穷，而生克之妙，不愈可见哉。"（《医碥·五脏生克说》）可见，五行各有五，五脏与五行的关系极为密切，而头脑与五行的关系，尤其是头脑与脏腑、经络的配属关系至关紧要。就天神来讲，从先秦时期到西汉前期，只有五帝神。《黄帝内经》中有"苍帝""赤帝""上古黄帝""白帝""黑帝"（《灵枢·阴阳二十五人》）的记载。到了汉武帝时期，又增奉了太一神。汉代司马迁说："天神贵者，太一；太一佐曰五帝。"（《史记·封禅书》）这说明在中华民族传统文化中，太一神是天神至尊之首领，五帝是太一神之配祀。在祖国医学中，《黄帝内经》有"心藏神，肺藏魄，肝藏魂，脾藏意，肾藏志"（《素问·宣明五气》）的记载，后来，又增添了总统众神的元神。因此古人把头脑元神的地位，放在高于五脏诸神的位置，所以头脑至尊贵，不在五行中。

头脑与脏腑：头脑与脏腑的关系，是君与臣的关系。但也有人认为："脑另立为脏，与原来的五脏相合为六脏，六脏与六腑相配，则脑与三焦相表里，脑的功能至广至贵，为诸脏之主宰；三焦所辖涉及胸腹腔诸器官与水谷、气血、津液等人体生命活动的基本物质代谢有关，亦至为重要，故二者正好相配。从二者功能上来看，将脑与三焦相配为表里，远比心包与三焦为表里更为合理"。其实，这种设想是不错，但是，中医藏象理论如此改造，势必牵一发而动全身矣！使中医学理论结构受到多方面的影响，如脏腑与阴阳，脏腑与五行，脏腑与脏腑，脏腑与经络，脏腑与官窍，脏腑与药物归经……涉及甚广。清代喻昌说："头为一身之元首，穹然居上，乃主脏而不奉脏也。”（《寓意草·沙宅小儿治验》）就是说头脑为人体至高之元首，主宰脏腑而不奉从脏腑；这不是表里关系，而是君臣关系。我们何必拆散心包与三焦的原本配偶，非让它们改弦易嫁呢？然头脑至尊，难为匹配；元首至高，无可比翼。故曰：头脑至尊贵，不在五行中。因为头脑为人体脏腑之元首，不存在头脑与五行的配偶关系。所以，五行学说与脏腑学说的密切结合，相依为命，不可移易。而头脑与脏腑的关系，又是元神与众神的关系。宋代曾慥说：“夫脑者，一身之灵宗，百神之命窟。”（《道枢·平都》）宋代张君房说：“元神如主，千神如臣”“元神者，非五脏诸体之神，能生其三魂七魄，及诸体之神。”（《云笈七签·道生旨》）正如《黄帝内经》所云：“五脏所藏：心藏神，肺藏魄，肝藏魂，脾藏意，肾藏志。”（《素问·宣明五气》）可见，心藏神，神为心之神；肺藏魄，魄为肺之神；肝藏魂，魂为肝之神；脾藏意，意为脾之神；肾藏志，志为肾之神。五脏诸神，相依为命；尊奉元神，总归一体。因为脑为元神之府，脑神为总统众神之元首；心神为尊奉元神之识神，为众神之一。这不仅保持中医脏腑学的本色，而且还维护头脑元神的首位。

头脑与经络：有人认为“人身五脏六腑都有其对应经络，而统帅五脏六腑的大脑竟没有经脉”“通过潜心研究，认定太阳经是大脑经”。也有人认为“将五脏六腑中的心包改为脑，故十二经脉之手厥阴心包络之脉，亦应改为脑手厥阴之脉”。虽然这些探究思路都有依据，但是皆为改变原来的配属关系而设立。如果实行这样的改革，势必造成中医理论整体结构上的不良影响。在中国医学史上，历代医学家都重视头脑与经络的联系。据《黄帝内经》记载：“五藏六府之精气……与脉并为系，上属于脑，后出项中。”（《灵枢·大惑论》）“十二经脉，三百六十五络，其气血皆上于面而走空窍。”（《灵枢·邪气藏府病形》）故脏腑与经络表里相配，上归于脑；奇经与奇府也互通相交，上络于脑。唐代孙思邈说：人体“三百六十五络，皆上归于头；头者，诸阳之会也”（《千金要方·灸例》）。宋代严用和说：“头者上配于天，诸阳经脉之所聚。”（《严氏济生方·头痛论治》）明代张介宾说：“督脉上额交巅入络脑。”（《类经图翼·经络》）清代唐宗海说：“脑经分布，散行于脏腑肢体；凡知觉运动，皆脑司之。”（《中西汇通医经精义·全体总论》）张世骧说：“经络俱由脑中出。”（《类中秘旨》）近人张寿颐说：“脑经者，以其发源于脑，而分布于全体也。”（《中风斠诠》）张锡纯说：“督脉贴于脊梁，下连气海，上至脑际”“血循督脉，上行透脑。”（《医学衷中参西录·医学宜参看丹经论》）这些论述，一方面说明十二经络与头脑的密切联系，另一方面说明督脉与头脑的关系相当密切。因此，有人建议“将督脉归属于脑经”。由于督脉自上起于目内眦，上额交巅入络脑，别项贯脊抵腰中；从下起于下极俞，循脊上项入风府，络脑交巅抵鼻柱。且督为奇经之脉，脑为奇恒之府，二者相配，无伤大体。既不影响人体脏腑经络的整体联系，又不影响中医理论结构的完善统一。所以，这一思路中立和谐，值得我们深入探讨。

头脑与官窍：头脑为五官七窍之大主也，官窍皆由头脑所统辖。但有人认为：“脑开窍于耳”。这种说法，虽有一定道理，但还不全面。《黄帝内经》说：“脑者，正属目本，名曰眼系。”（《灵枢·寒热病》）又云：“眼系入于脑。”（《灵枢·大惑论》）这岂不是说，脑开窍于目吗？隋代杨上善认为“声、色、芳、味之气，循七窍从外入内”；并指出：“七窍者，精神之户牖也”（《黄帝内经太素·藏府气液》）。唐代孙思邈指出：“鼻入于面者，名曰悬颅……通项入于脑者，正属目本。”（《千金要方·七窍病》）宋代陈无择认为“夫眼者，五脏之精明……上属于脑”（《三因极一病证方论·眼叙论》）。这就是说目通于脑也。明代李时珍说："脑为元神之府，而鼻为命门之窍。"（《本草纲目·辛夷》）这岂不是说脑又开窍于鼻吗？那么，脑开窍于何器官呢？清代喻昌明确指出"虽目通肝，耳通肾，鼻通肺，口通脾，舌通心；不过借之为户牖，而不得其主也。其所主之脏，则以头之外壳包藏脑髓也"（《寓意草·沙宅小儿治验》）。这说明虽五脏开窍于五官，但五官之主是头脑，而不是五脏。清代王宏翰强调指出："人之一身，五脏藏于身内，为生长之具；五官居于身上，为知觉之具。耳、目、口、鼻聚于首，最高最显，便于接物；耳、目、口、鼻之所以导入，最近于头，必以脑先受其象，而觉之，而寄之，而存之也。"（《医学原始·记心辩》）清代邵同珍说："夫耳目之能视听者，惟赖脑之精气贯注于其内""鼻之于臭也，舌之于味也，皆全赖脑精气之灵敏觉悟为之主宰也。"（《医易一理·目视耳听论》）可见，耳之听，目之视，鼻之嗅，舌之味，全赖于头脑元神之大主矣。清代唐宗海说："耳目口鼻，全与脑通。"（《中西汇通医经精义·全体总论》）这说明肝开窍于目，目通于脑；心开窍于舌，舌通于脑；脾开窍于口，口通于脑；肺开窍于鼻，鼻通于脑；肾开窍于耳，耳通于脑。既然头脑与五官相通，可以说头脑开窍于五官也。尽管如此，似为全面，但仍不如原来五脏开窍于五官的传统理论为好。因此头脑为五官七窍之大主，官窍皆由头脑元神所主宰；且五官七窍把外界现象反映于脑，脑主感觉运动而产生相应的反应。所以，我们继承发扬祖国医药学的传统理论，总结提高脑主神明的主导地位，但不能以破坏中医传统理论体系为代价，不要改变脏腑的配属关系、经络的表里关系、五脏的官窍关系之定型理论。

纵观中华民族传统文化的历史，前人对脑主神明也非常重视，历代学者不仅对脑主神明多有论述，而且随着古代科学水平的发展而逐步深化。诚然，中医脑主神明的理论尚不完善，不能全面揭示人体生命活动的本质。因此，头脑与太极元神、阴阳五行、脏腑经络、气血津液、肢节官窍、病因病机、辨证论治、药物归经、方剂组成等，尤其是对临床实践的指导作用，需要我们深入探讨，在前人对头脑元神认识的基础上，构建完善的脑主神明论的传统体系。

方剂索引

三画

四画

五画

六画

七画

八画

九画

十画

十一画

十二画

十三画

十四画

十五画

十六画

十七画以上

主要参考文献

黄寿祺，张善文，周易．上海：上海古籍出版社，1990.
阎若璩．尚书古文疏证．上海：上海古籍出版社，1987.
黄帝内经．北京：中华书局，2011.
黄帝内经素问．北京：人民卫生出版社，1979.
灵枢经．北京：人民卫生出版社，1979.
神农本草经．北京：人民卫生出版社，1984.
春秋纬．北京：中华书局，2012.
杨上善．黄帝内经太素．北京：人民卫生出版社，1965.
苏敬，等．新修本草．合肥：安徽科学技术出版社，1998.
孙思邈．千金要方．北京：华夏出版社，1993.
孙思邈．千金翼方．北京：华夏出版社，1993.
司马承祯．元气论．北京：华夏出版社，1997.
曾慥．道枢．北京：华夏出版社，2009.
张君房．云笈七签．北京：华夏出版社，2009.
王怀隐，等．太平圣惠方．北京：人民卫生出版社，1959.
钱乙．小儿药证直诀．北京：人民卫生出版社，2006.
唐慎微．证类本草．合肥：安徽科学技术出版社，2003.
陈师文．太平惠民和剂局方．北京：人民卫生出版社，1998.
许叔微．普济本事方．上海：上海科技出版社，1959.
陈言．三因极一病证方论．北京：人民卫生出版社，1998.
陈自明．妇人大全良方．北京：人民卫生出版社，1998.
严用和．严氏济生方．北京：华夏出版社，1998.

刘完素．黄帝素问宣明论方．北京：人民卫生出版社，1998.

刘完素．素问玄机原病式．北京：人民卫生出版社，1998.

刘完素．素问病机气宜保命集．北京：人民卫生出版社，1998.

张元素．医学启源．北京：人民卫生出版社，1978.

张从政．儒门事亲．北京：人民卫生出版社，1994.

李杲．内外伤辨惑论．北京：人民卫生出版社，1993.

李杲．医学发明．北京：人民卫生出版社，1993.

罗天益．卫生宝鉴．北京：人民卫生出版社，1993.

危亦林．世医得效方．北京：人民卫生出版社，2006.

朱震亨．格致余论．北京：人民卫生出版社，1993.

朱震亨．丹溪心法．北京：人民卫生出版社，1973.

葛乾孙．十药神书．北京：人民卫生出版社，1956.

戴思恭．证治要诀．北京：人民卫生出版社，2006.

王履．医经溯洄集．北京：人民卫生出版社，1993.

楼英．医学纲目．北京：人民卫生出版社，1998.

虞抟．医学正传．北京：人民卫生出版社，1962.

王纶．明医杂著．北京：人民卫生出版社，2007.

陈嘉谟．本草蒙筌．北京：人民卫生出版社，1998.

薛己．内科摘要．南京：江苏科技出版社，1998.

薛己．正体类要．北京：人民卫生出版社，1998.

李时珍．本草纲目．北京：人民卫生出版社，1998.

李梴．医学入门．北京：人民卫生出版社，2006.

杨继洲．针灸大成．北京：人民卫生出版社，1998

龚廷贤．古今医鉴．南昌：江西科技出版社，1998.

龚廷贤．万病回春．北京：人民卫生出版社，1998.

龚廷贤．寿世保元．北京：中国中医药出版社，1993.

孙一奎．赤水玄珠．北京：科学出版社，1998.
缪希雍．先醒斋医学广笔记．北京：人民卫生出版社，2007.
王肯堂．证治准绳．北京：人民卫生出版社，2014.
陈实功．外科正宗．北京：人民卫生出版社，1973.
张介宾．景岳全书．北京：人民卫生出版社，2007.
张介宾．类经．北京：人民卫生出版社，1965.
李中梓．医宗必读．北京：人民卫生出版社，2006.
秦昌遇．症因脉治．北京：人民卫生出版社，2006.
喻昌．医门法律．北京：人民卫生出版社，2006.
傅山．傅青主女科．上海：上海科技出版社，1998.
祁坤．外科大成．上海：上海科技出版社，1958
张志聪．黄帝内经集注．杭州：浙江古籍出版社，2002.
张志聪．本草崇原．北京：中国中医药出版社，2002.
汪昂．本草备要．北京：人民卫生出版社，2005.
汪昂．医方集解．北京：人民卫生出版社，2006.
张璐．张氏医通．北京：人民卫生出版社，2006.
程国彭．医学心悟．北京：人民卫生出版社，2006.
叶桂．临证指南医案．北京：人民卫生出版社，2006.
吴谦，等．医宗金鉴．北京：人民卫生出版社，1973.
沈金鳌．杂病源流犀烛．北京：人民卫生出版社，2006.
吴仪洛．本草从新．上海：上海科技出版社，1958
吴仪洛．成方切用．北京：人民卫生出版社，2007.
尤怡．金匮翼．北京：中国中医药出版社，1997.
陈念祖．医学从众录．北京：中国中医药出版社，1996.
黄宫绣．本草求真．上海：上海科技出版社，1959.
吴瑭．温病条辨．北京：人民卫生出版社，1996.
王清任．医林改错．北京：人民卫生出版社，1998.

费伯雄．医醇賸义．北京：人民卫生出版社，2006.
雷丰．时病论．北京：人民卫生出版社，1972.
唐宗海．血证论．北京：人民卫生出版社，2005.
周学海．读医随笔．北京：人民卫生出版社，2006.
张士骧．类中秘旨．上海：上海三联书店，1990.
张寿颐．中风斠诠．福州：福建科学技术出版社，1990.
张锡纯．医学衷中参西录．石家庄：河北人民出版社，1977.
吴瑞甫．删补中风论．西安：陕西科学技术出版社，1997.
冉雪峰．中风临证效方选注．北京：科技文献出版社，1998.
中医研究院．蒲辅周医疗经验．北京：人民卫生出版社，1976.
李经纬，等．中医大辞典．北京：人民卫生出版社，1998.
张伯臾，等．中医内科学．上海：上海科技出版社，1998.
田德录．中医内科学．北京：中医古籍出版社，1996.
李明富．中医内科学．北京：中国中医药出版社，1995.
方药中，等．实用中医内科学．上海：上海科技出版社，1995.
黄星垣．中医内科急症证治．北京：人民卫生出版社，1996.
张学文．中风病防治研究．西安：陕西科学技术出版社，1999.
张云鹏．中风病．北京：科技文献出版社，2000.
王松龄，等．中西医结合防治脑血管病．北京：人民卫生出版社，1993.
单书健，等．古今名医临证金鉴．北京：中国中医药出版社，1979.

杨培君，等．脑病良方1500首．北京：中国中医药出版社，1978.

许沛虎．中医脑病学．北京：中国医药科技出版社，1998.

张问渠，等．气血证治．北京：科学技术文献出版社，1990.

陈可冀，等．实用血瘀证学．北京：人民卫生出版社，1999.

翁维良．活血化瘀治疗疑难病．北京：学苑出版社，2003.

陈高，等．脑中风．北京：农村读物出版社，2000.

韩涛，等．中风病实用方．北京：人民卫生出版社，1999.

王新志．中华实用中风病大全．北京：人民卫生出版社，1996.

常青，等．实用中风病防治手册．北京：中国中医药出版社，1996.

杨金生．中风病防治研究．北京：中医古籍出版社，1999.

苏保洲．历代中风方论评注．北京：中医古籍出版社，2000.

王新陆．脑血辨证．北京：中国医药科技出版社，2002.

王新陆．王新陆文集．上海：上海中医药大学出版社，2005.